FRENCH DOCTORS

DU MÊME AUTEUR

Voyage au pays de toutes les Russies,
récit, Quai Voltaire, 1992.

OLIVIER WEBER

FRENCH DOCTORS

*Les 25 ans d'épopée
des hommes et des femmes
qui ont inventé la médecine humanitaire*

ROBERT LAFFONT

ISBN 2-87645-229-4

A Christine

« Tout ce qui a été fait de grand dans le monde a été fait au nom d'espérances exagérées. »

Ernest RENAN

Avant-propos

La médecine humanitaire a vingt-cinq ans. Ébauchée dans les maquis du Biafra par une poignée de volontaires de la Croix-Rouge, l'épopée des *French Doctors* s'est amorcée timidement. De catastrophe en guerre, ils ont couru la planète, trousse de secours en main, traversant la guerre froide, l'après-guerre froide et en fin de compte une partie de l'histoire contemporaine, avec son cortège de conflits et de guérillas.

Un quart de siècle après leurs premiers pas, l'heure est aux bilans. Au doute aussi. La Somalie, la Bosnie, le Rwanda, les dernières *expéditions* humanitaires ont révélé des failles, des ambiguïtés, des carences. Mon but n'est pas de présenter une nouvelle thèse sur l'action humanitaire, un bilan critique des œuvres des volontaires de l'urgence, mais bien plutôt, sans tomber dans le travers d'une approbation béate ou d'un rejet critique, d'évoquer l'histoire de ces nouveaux militants, de leurs associations – Médecins sans frontières, Médecins du monde, Aide médicale internationale et d'autres. A travers le récit de leurs missions, leurs aventures sur le terrain, leurs querelles à Paris, cette enquête entreprend aussi d'analyser le défi que ces volontaires proposent aux sociétés contemporaines – une nouvelle morale altruiste, un pari d'humanisme, un code de générosité – en ces temps de rupture avec les grandes idéologies, les discours messianiques et dans un contexte de crise d'identité des intellectuels. En explorant les personnalités, les motivations, les péripéties inhérentes aux missions, l'environnement politique, les grandeurs et les servitudes du geste humanitaire, ses héroïsmes de tous les jours et ses faiblesses, j'ai voulu retrouver les ferments des débats en cours – l'humanitaire d'État, l'alliance entre politique et humanitaire, le témoignage, la philosophie du *secours occidental*.

L'histoire, la saga, plutôt, des humanitaires est riche en péripéties, en complots, en rivalités, en amitiés ainsi qu'en drames – suicides, morts, blessures. Objets d'un culte, encensés dans les sondages, les French Doctors, comme les ont surnommés les journalistes américains depuis les maquis d'Afghanistan, subissent cependant les foudres de la critique. Certains souffriraient d'hypermédiatisation, d'autres pratiqueraient le témoignage à outrance. Cet ouvrage, après trois ans d'enquête, une quinzaine de pays visités, et plus de deux cents interviews de fondateurs, dirigeants passés ou présents, volontaires de base, médecins, infirmières ou logisticiens et compagnons de route, propose d'allier analyse sociologique et enquête pour explorer les voies du militantisme humanitaire, sans parti pris ni a priori. J'ai volontairement tenu à privilégier certaines missions, importantes historiquement ou révélatrices d'un comportement, d'une attitude des associations. D'autres n'ont été qu'à peine évoquées. Puissent les volontaires non cités se retrouver dans cette description de l'épopée des humanitaires, esquisse de leur histoire forcément inachevée.

Première partie

PRÉMICES

« S'ils ne répondent pas à ton appel, marche seul, marche seul. »

Poème de Rabindranath TAGORE,
récité par le mahatma Gandhi
lors de ses marches pacifistes.

« La vraie générosité envers l'avenir consiste à tout donner au présent. »

Albert CAMUS

1.

Un aéroport clandestin

Max Récamier s'éponge le front. Sa chemise de coton lui colle à la peau. Sur l'aéroport de Santa Isabel, où il vient de débarquer en ce jour de septembre 1968, les employés de la Croix-Rouge déchargent des caisses de morue séchée et de lait condensé. Au loin, une montagne verte pointe ses forêts vers le ciel. La savane commence aux portes de l'aéroport envahi par les mauvaises herbes. De l'autre côté s'étalent des plages de sable fin et des palmiers. Il règne une étrange atmosphère sur cette île de Guinée espagnole, dans le golfe du Bénin. L'air est moite, la chaleur équatoriale envahit les nouveaux arrivants, et les habitants de la colonie de Madrid perdue au large du Cameroun, qui rêvent d'indépendance, ne se soucient guère de ces pacifiques envahisseurs. Plus loin, réunis dans un vieux hangar, les pilotes d'avion, français, suisses et scandinaves, semblent extrêmement inquiets.

Le cheveu court, le visage anguleux, des airs de Céline en vadrouille, le docteur Max Récamier, quarante et un ans, se tourne vers ses coéquipiers. Il y a là Jean-François Bernaudin et Olivier Dulac, encore étudiants. L'un est trapu, rondouillard, l'autre grand et mince. Tous deux ont vingt-deux ans et viennent d'achever leur quatrième année de médecine. Ils regardent Max Récamier. Le grand frère, le père de la mission même, en impose, avec sa gueule de médecin qui aurait pu être para, et ce mélange de simplicité et d'allure aristocratique, hérité de son illustre famille. Deux autres médecins, Patrick Valas et Bernard Kouchner, ainsi qu'un infirmier, Francis Deschartres, piaffent d'impatience. Tous viennent de débarquer d'un quadriréacteur Coronado de la Balair, en provenance de Genève. Ils scrutent les alentours où des hangars déglingués et une baraque en planches semblent rassembler toutes les institutions de l'île : *Bar, Aduanu y Policia* (Bar, Douane et Police). Ces hommes qui se connaissent à peine ont répondu à l'appel de la Croix-Rouge. « Recherchons médecins pour le Biafra. »

Max Récamier n'en est pas à sa première mission, ce qui lui confère un certain prestige. Deux équipées successives l'ont mené au fin fond du Yémen, pour soigner les partisans de l'imam Badr, dans les montagnes, les grottes, les vallées profondes et désertiques. Il connaît déjà les journées sans pain et sans eau, les nuits sans sommeil, les longues marches pour fuir l'assaillant. Il sait que cette nouvelle aventure sera dure. Il n'en dit mot, et se contente de contempler sa troupe. Ces volontaires, il les a recrutés au siège de la Croix-Rouge française à Paris. Mais lui-même ne sait plus pourquoi il est allé se fourrer dans ce guêpier. Le goût de l'aventure, sans doute, ou un esprit de générosité, dérisoire devant le danger qui s'annonce. Il surmonte son anxiété et arpente les hangars et les bars du petit aéroport, à la recherche d'un hypothétique pilote. Derrière Max, l'un des volontaires, un blondinet aux yeux verts, semble plus exalté que les autres.

Durant les folles journées de mai 68, Bernard Kouchner n'a jamais caché son scepticisme. Cette révolution-là lui semblait trop parisienne, trop nombriliste. Une révolution? Non, pour ce jeune gastro-entérologue, fils d'un médecin juif de Montreuil dans la banlieue parisienne, militant communiste dans les années 50, ce fut une révolte de nantis. Les vrais défis se déroulent ailleurs, en brousse, dans les maquis de Bolivie, où vient de périr un an plus tôt un certain Ernesto Guevara, dit le Che.

Lors des journées des barricades, Kouchner se perd dans les rues de Paris, vient humer l'air du temps à la Sorbonne ou au bar du Champollion. Il y retrouve la bande des « Italiens », les exclus de l'Union des étudiants communistes en 1965, Jean Schalit, Pierre Goldman, Michel-Antoine Burnier, Roland Castro, Frédéric Bon, Guy Tissier et les autres. Il les connaît depuis longtemps : il fut chef du service d'ordre de l'UEC, chargé notamment de garder l'appartement de Simone de Beauvoir. Sa chambre du boulevard Raspail, où il hébergeait quelque fantassin clandestin du FLN, servait de lieu de repli. Mais, malgré une ascendance martiale – son père fut champion de lutte gréco-romaine – et la fréquentation des salles de boxe française, il déteste cogner et préfère lancer ses troupes pour contrer les manifestations de fascistes venus de la faculté d'Assas. D'ailleurs, il n'est guère fait pour le baston. Il fréquente davantage les clubs de jazz, le Lorientais, le Tabou, les bars de Saint-Germain-des-Prés, où l'on parle de Sartre, Merleau-Ponty et Camus, que les salles de boxe. Il écrit dans *Clarté*, le journal de l'UEC, plus pour encenser les nouveaux arrivistes ou gloser sur la littérature américaine que pour défendre le dogme marxiste-léniniste. A la Sorbonne, l'atmosphère de potaches en rupture de ban n'impressionne guère Kouchner, même dans la fumée des gaz lacrymogènes. Lancer des pavés? « Un exercice de style », lâche-t-il, désinvolte, aux compagnons des barricades. Entre deux manifs, le médecin qui rêvait de devenir chanteur ou comédien et dont l'idole s'appelle Yves Montand, pratique la course à pied et conduit les voitures de sport des camarades bien nés.

Au coin de la rue, l'aventure... Un soir d'août, il bondit sur l'occasion. Il est invité chez Marek Halter, un vieil ami, qui occupe un studio-atelier de la rue des Minimes, près de la place des Vosges. Tous deux appartiennent au Comité international de la gauche pour la paix au Moyen-Orient. Ils discutent à nouveau du conflit israélo-palestinien. Depuis la création du Comité, en juin 1967, au moment de la guerre des Six Jours, Marek Halter a réussi à rassembler autour de lui un aréopage éloquent : Maurice Clavel, Pierre Mendès France, Jean Lacouture, les cinéastes Jean-Claude Rappeneau et Claude Berry, puis plus tard, au moment de la sortie de la revue *Éléments*, Clara Malraux, qui sera directrice de la publication.

Ce soir-là, Jacques Derogy, journaliste à *L'Express*, est présent. Il évoque le Biafra. Renée, sa femme, qui a collaboré à la Croix-Rouge à Genève, lui a appris que l'organisation cherchait des volontaires pour cette contrée africaine. Kouchner écoute attentivement. Le Biafra? Peu autour de lui savent où le situer sur la carte. Lui-même hésite avant de se remémorer les événements. Mars 1967... Dans une province du Nigeria, un lieutenant-colonel à la barbe drue proclame l'indépendance... La riposte est fulgurante. Des morts par milliers, six mille par jour selon les rares journalistes qui ont pu franchir les lignes, en atterrissant de nuit sur un petit aérodrome clandestin.

Durant toute la soirée, Kouchner s'interroge. Que faire? Larguer les amarres, s'aventurer au fond de la jungle et de la guerre? Fuir les pseudo-révolutionnaires partis en vacances ou aux champs? Quelques jours plus tôt, les chars soviétiques ont envahi un pays frère, la Tchécoslovaquie. Le Printemps de Prague est étouffé dans l'œuf. La résistance est vite matée. On ne plaisante pas avec l'ordre soviétique. L'amitié entre les peuples ne tolère pas les écarts.

Paris s'est muré dans une indifférence surprenante, trois mois après les fumées des barricades. Pas de banderoles pour défendre les Tchèques et les Slovaques assiégés. Pas de manif. Rien. Ou si peu : deux voitures du groupuscule S. ou B., Socialisme ou Barbarie, ont foncé vers Prague, à l'initiative d'un carabin de la rue des Saints-Pères, Jacques Bérès. Kouchner est outré de ce silence complice.

En plein dîner, le téléphone sonne. C'est Isabelle Vichniac, correspondante du *Monde* à Genève. Elle est aussi la mère adoptive de Renée Decoudray, la femme de Jacques Derogy. Marek Halter décroche, échange quelques mots dans le combiné puis se tourne vers les convives :

– C'est Isa, la Croix-Rouge a besoin de médecins au Biafra. Bernard, elle demande si tu veux y aller...

– Quand?

– Eh bien, tout de suite...

Kouchner sent trois regards braqués sur lui, ceux des vieux copains, qui l'ont surnommé « Rimbaud enfant » pour sa verve et sa plume lorsqu'il collaborait à la revue *L'Événement* d'Emmanuel d'Astier de La Vigerie.

– Bon, passe-la-moi...

Quelques minutes plus tard, Kouchner raccroche. Marek Halter a eu le temps de trouver une carte d'Afrique cachée entre ses pots de peinture. Il cherche du doigt la province sécessionniste, devenue « République libre du Biafra ».

– J'y vais, dit Kouchner, subitement exalté.

Le volontaire est aussitôt propulsé dans la 2 CV de Marek Halter. Dans son petit appartement, il boucle sa valise en un tour de main. Trop tard, le dernier avion pour Genève a déjà décollé. Le lendemain, Kouchner téléphone au médecin chargé de coordonner les appels de la Croix-Rouge, Max Récamier, ophtalmologiste établi.

S'engage alors une conversation brève et grave :

– On m'a parlé de l'annonce. Je suis candidat, déclare crânement Kouchner.

– OK, répond placidement Récamier, tu es de la première équipe, on partira ensemble. Merci de te joindre à nous.

Avant de s'envoler pour Genève, le carabin file à la Croix-Rouge, place Henri-Dunant. Le général Nicollet, nommé par de Gaulle, lui demande de signer un contrat en bonne et due forme. Jusque-là, Kouchner riait de sa visite dans les locaux : une atmosphère de dame patronnesse, un silence tout bureaucratique dans les couloirs, des personnes âgées à l'accueil. Si les camarades de la Sorbonne le voyaient, nul doute qu'il subirait insultes ou quolibets...

Puis il déchante en lisant le contrat.

« Je soussigné Kouchner Bernard, engagé par le CICR [...], m'engage à m'astreindre à la plus grande discrétion et notamment à m'abstenir, sans autorisation préalable du CICR, de toutes communications et de tous commentaires sur ma mission, même après la fin de celle-ci, ainsi que sur les constatations et informations, directes ou indirectes, qui pourraient parvenir à mon attention pendant son déroulement. »

Il est même interdit aux « missionnaires » d'évoquer la guerre ou la situation politique du Biafra dans les lettres envoyées en France. Ce n'est pas un contrat, c'est un bâillon.

Conscient de l'enjeu, Kouchner signe malgré tout, mais à contrecœur. L'aventure utile nécessite bien quelques concessions. Le Biafra... Pour pénétrer dans cette zone de guerre, il faut en payer le prix.

On lui remet une carte officielle portant le numéro 2530, ainsi qu'une liste d'ustensiles et de vêtements à se procurer chez Manuel, un magasin spécialisé dans les costumes tropicaux du boulevard Saint-Germain. Là, il achète chapeau de brousse, short en tergal, veste saharienne, chemise en nylon bleu à épaulettes. En sortant, il craint de ressembler à la fois à un boy-scout et à un soldat du corps expéditionnaire australien.

A Genève, la Croix-Rouge siège au bord du lac Léman, dans l'ancien hôtel Carlton, entre les ambassades américaine et soviétique. Kouchner rencontre les responsables de l'organisation et reçoit, dans les salons de la vénérable institution, des rudiments de médecine de guerre, des conseils prodigués par les médecins des premières missions au Biafra. Surtout, il écoute, avec ses coéquipiers, une leçon académique sur le sacro-saint principe de la Croix-Rouge, cette loi du silence si lourde à porter face aux massacres, aux viols et aux exactions de toute guerre : ne rien dire, ne pas témoigner...

Le soir même, à l'hôtel Bristol, il convainc un autre médecin, Patrick Valas, étudiant en psychanalyse, de rencontrer Isabelle Vichniac. Au domicile de la correspondante du *Monde*, ils parlent de cette contrée lointaine. Quand les deux carabins quittent l'appartement, Isabelle Vichniac leur lance un regard plein de compassion avant de fermer la porte.

Elle redoute que ces jeunes Français ne se fassent trouer la peau au soleil d'Afrique.

Bernard Kouchner décolle pour Santa Isabel le 4 septembre, survole la Méditerranée, les Aurès d'Algérie, les sables du Niger. Puis surgissent l'île espagnole de Santa Isabel et la piste d'atterrissage. La chaleur envahit la carlingue, une pluie tropicale fouette les vitres, la porte s'ouvre sur une aérogare minuscule. Sur la piste, Bernard Kouchner ronge son frein aux côtés de Max Récamier, qui connaît le terrain. « La forêt vierge. Un ciel de plomb. Un paysage d'orgueilleux. Baraques de planches. Douaniers pompeux », note le premier sur un cahier d'écolier. Tous deux portent un badge de la Croix-Rouge qu'on leur a collé sur la poitrine avec des inscriptions en plusieurs langues nigérianes.

Olivier Dulac et Jean-François Bernaudin, pressés d'en découdre avec l'aventure utile, soucieux de rompre au plus vite avec les théories salonnardes de Paris, s'impatientent eux aussi sur la piste. Ils ne sont pas très à l'aise : ils portent des bottes beiges, un pantalon militaire et une chemisette blanche sur laquelle est cousu un gros écusson de la Croix-Rouge. Leur départ fut tout aussi épique que celui des autres volontaires.

En août 1968, dans les locaux de la faculté de médecine, deux étudiants rongent leur frein. Dulac et Bernaudin viennent consulter le panneau des internes, mais le cœur n'y est pas. Depuis la Pentecôte et la fin des événements de mai, c'est un peu la déprime. Non pas à cause de leur engagement dans les rangs maoïstes ou trotskistes, mais plutôt en raison de cette aptitude des partisans à rentrer si rapidement dans leur coquille. L'essence à nouveau disponible, des journées ensoleillées, et la France entière se retrouve sur les routes. Et puis cette indifférence dans les rues de Paris pour une vraie révolution, un drame tangible qui se joue à quelques heures d'avion. Le Biafra... Un nom de pays en guerre qui résonne terriblement aux oreilles des deux étudiants. Alors que l'on jette des pavés sur les barricades, les journaux relatent en quelques lignes seulement un événement d'une portée considérable. Sur la côte du Nigeria, la ville de Port Harcourt, aux mains des rebelles biafrais, est tombée. On parle de blessés exécutés dans les hôpitaux, de civils massacrés.

A l'hôpital Tenon, Olivier Dulac remarque une petite annonce sur le panneau d'affichage réservé aux internes. « La Croix-Rouge recherche des volontaires pour le Biafra. » Il appelle aussitôt Bernaudin :

– On cherche des volontaires pour le Biafra. On y va? demande-t-il.

– On y va, répond l'autre

Au siège de la Croix-Rouge, ils sont reçus par Mlle Martin, une infirmière aux cheveux blancs et en béret, aux allures d'ancienne parachutiste. En deux secondes, leur décision est prise. Ils signent.

A l'aéroport de Santa Isabel, où Récamier et les siens dévorent des gambas à la terrasse d'un petit restaurant, les nouvelles du front biafrais ne sont guère encourageantes. Les pilotes, qui ne manquent pourtant pas d'audace, craignent les tirs de DCA. Une rumeur court les bars de la ville : les ennemis nigérians utiliseraient des fusées russes sol-air. Et puis on se colporte le mot d'un professionnel respecté, l'Américain Hank Wharton, un marchand d'armes qui convoie lui-même ses chargements. Quelques jours auparavant, dans l'île portugaise de Sãao Tomé, son chef pilote a confié à un Suédois son découragement : « J'ai fait au cours de la guerre plus de soixante raids au-dessus du Japon. Si je dis qu'il est impossible de voler jusqu'au Biafra, c'est que c'est vrai. J'ai vu des fusées et j'ai juste eu le temps de rebrousser chemin. Essayer de passer, c'est du suicide. »

Selon Wharton, les chances d'atterrir à Uli, l'aéroport clandestin du Biafra, sont évaluées à un pour cent. « L'héroïsme collectif se renforce, note Kouchner, l'angoisse aussi. »

Au sol, la situation n'est guère meilleure. Les soldats de l'armée régulière du général Gowon ont réussi à repousser les rebelles sur plusieurs côtés du réduit sécessionniste, à peine plus grand qu'un département français, et peuplé de huit à neuf millions de personnes. Les vivres manquent, les médicaments aussi. En un mois, la Croix-Rouge a réussi à acheminer mille trois cents tonnes de nourriture et de médicaments. Un exploit mais une goutte d'eau au regard des besoins, car la famine menace. Déjà, on mange les semences, les rats et des serpents. Les derniers chiens et oiseaux ont été consommés depuis longtemps.

Le Biafra ressemble à un ghetto, à un immense ventre vide.

Au bar de Santa Isabel, les médecins écoutent les pilotes leur parler des Rapaces, ces avions ennemis qui tournent sans cesse dans le ciel du Biafra, pilotés par des mercenaires britanniques, égyptiens, australiens et sud-africains. Pour parfaire le quadrillage de la poche indépendantiste, un bombardier nigérian survole nuit et jour l'aéroport secret d'Uli, devenu le seul point de sortie du Biafra. Or les Biafrais n'ont, pour défendre la piste, que quelques lance-roquettes antichars et des mitrailleuses. Pas de DCA, ni de canons... Quand les Rapaces se pointent à la verticale de la piste, c'est la débandade.

Un pilote suédois, particulièrement éprouvé par ses dernières mésaventures, raconte les conditions de vol :

– On a l'impression d'avoir réussi à se frayer un chemin à travers les Indiens qui assiègent un fort pour lancer aux assiégés un paquet de sandwichs. Puis de repartir dans la nuit chercher un autre petit paquet de sandwichs.

Les médecins tentent de se rassurer. L'écusson de la Croix-Rouge suffira-t-il à protéger leur périlleuse mission ? Max Récamier se remémore la devise de l'organisation : *Inter arma caritas*, « Entre les armes, la charité ».

Maigre viatique pour un pays en feu.

La nuit tropicale tombe brusquement. C'est le signal pour embarquer. L'estomac noué, Récamier et ses compagnons montent à bord d'un Hercules C 130. Kouchner a un haut-le-cœur en s'engouffrant dans la carlingue : l'appareil sent le stockfish, la morue séchée que la Croix-Rouge envoie par tonnes au Biafra pour lutter contre le kwashiorkor, cette carence en protéines qui frappe les survivants dans la brousse – estomac gonflé, cheveux des enfants blanchis, peau sèche et craquelée.

A la verticale des côtes du Nigeria, l'avion éteint ses lumières. La DCA du général Gowon se déchaîne, mais l'appareil vole à haute altitude. Puis c'est l'approche du réduit biafrais. La descente est brutale. Les passagers s'accrochent. Kouchner et Récamier en ont la nausée. Dans la nuit noire, le pilote ne discerne pas la piste, mais parvient à entrer en contact avec la tour de contrôle de l'aéroport clandestin.

– Attention, annonce la voix d'un Biafrais, la piste est bombardée.

La nuit est noire, les brûlots censés éclairer pendant trente secondes l'aéroport sont invisibles. Piteux, le pilote rebrousse chemin.

– Ça y est, on est repartis pour un tour, fulmine Récamier.

A Santa Isabel, la petite troupe revenue sur ses pas change d'avion et d'équipage. Les médecins ne veulent pas rester un jour de plus dans cette île perdue, paradis pour touristes en mal d'aventures et transformée en tête de pont de la Croix-Rouge. Il faut faire vite. Dans quelques heures le jour se lèvera, et l'envol pour le Biafra deviendra impossible.

C'est un Norvégien qui, à bord d'un DC-6, conduit finalement l'équipe dans les cieux d'Uli. L'avion est un vieux coucou. Les sièges tiennent à peine et des vapeurs d'essence prennent feu autour des moteurs. Mais il passe ! Des petites lueurs orange, les tirs de DCA, illuminent la nuit. Les obus explosent à dix mille pieds, soit trois mille mètres, juste en dessous de l'avion. Les pilotes scrutent l'obscurité avec des jumelles. Seules les lampes rouges et vertes du tableau de bord éclairent leurs visages. Les médecins se cramponnent.

C'est alors qu'une voix surgit du poste de radio : celle d'un pilote mercenaire qui tournoie dans les environs et qui insulte le Norvégien.

– On va te faire la peau, salopard, hurle-t-il dans le haut-parleur qui grésille.

Le Norvégien rit.

– On se connaît tous, dit-il. On se retrouve au bar d'un hôtel au Gabon. On plaisante, on boit un coup ensemble. Mais, en mission, on ne se fait pas de cadeau.

Il vérifie sa position. Au sol, indiscernable dans la nuit, les Biafrais n'ont installé qu'une seule radio balise de guidage, à l'émission très faible, à quelques centaines de mètres de la piste, ce qui rend les atterrissages extrêmement périlleux.

Le Norvégien s'arc-boute. Au dernier moment, il vire brusquement puis plonge vers la forêt. Jean-François Bernaudin retient son souffle, se cramponne à son siège. « Ça passe ou ça casse », marmonne l'étudiant. Il tend le cou vers le hublot. Sur la piste, longue de deux mille cinq cents mètres, des phares de voiture ont été allumés, ainsi que les brûlots surnommés par les pilotes « goosenecks », les cous d'oie, pour leur forme en arrosoir. Les résistants, pendant l'Occupation, utilisaient le même système de lampe à mèche pour guider les avions britanniques atterrissant clandestinement en France.

– Ça va durer trente secondes, pas plus, hurle le pilote, les mains crispées sur le manche.

A peine les roues touchent-elles le sol sur la route élargie que les feux des braseros s'éteignent. Le Norvégien se guide avec les phares de l'avion. Les médecins poussent un soupir de soulagement.

Kouchner est à la fois exalté et inquiet.

Commence maintenant la longue mission, clandestine et périlleuse.

La porte de la carlingue s'ouvre. La carcasse d'un avion gît sur le bas-côté. Récamier saute sur le sol, comme un fantassin débarquant en terrain inconnu. Un responsable du CICR les attend, peu rassuré. Des pères irlandais de la mission Caritas sont présents sur la piste, ainsi que des mercenaires européens. Récamier ordonne immédiatement le déchargement du matériel : des médicaments, du lait concentré, du poisson séché, des appareils de chirurgie, du carburant pour alimenter les groupes électrogènes. Kouchner aperçoit deux mercenaires européens en faction, et des caisses d'armes. Puis l'avion repart pour ne pas offrir, au lever du jour, une proie facile aux Rapaces.

La petite troupe se met en marche vers les services d'émigration, une longue baraque en bois recouverte de tôle ondulée, qui abrite des bureaux et un salon pour les hôtes de marque. Les médecins n'y ont pas droit. Dans la nuit chaude et chargée d'humidité, Bernaudin, qui sirote un thé sucré, découvre bien vite les obstacles bureaucratiques, symboles de l'indépendance. Dans une petite guérite en bois, un douanier amaigri leur pose cette question invraisemblable, tandis qu'une secrétaire sourit ingénument à Kouchner :

– Quelle est la raison de votre voyage au Biafra?

Récamier n'en revient pas. Lui et son équipe débarquent dans un réduit affamé, dont les maigres remparts menacent de tomber d'un moment à l'autre, dont les soldats en guenilles affrontent une armée innombrable. Et on leur demande de montrer patte blanche, alors que le canon tonne à quelques encablures! De quoi perdre sa bonne volonté... Récamier a la fâcheuse impression de rentrer dans un pays du bloc de l'Est.

Entre-temps, on vérifie soigneusement les carnets de vaccination des nouveaux arrivants – fièvre jaune, choléra – et on remplit des formulaires :

« Fumez-vous? Buvez-vous de l'alcool? Êtes-vous catholique? Quels sont vos diplômes? Racontez brièvement les étapes de votre carrière. » Les douaniers poursuivent leur tâche tatillonne alors que l'on se bat à quelques kilomètres...

– Qu'ils se dépêchent, on est là pour soigner, pas pour faire du tourisme, tempête Kouchner.

– Patience, tu vas vite découvrir combien les Biafrais sont pointilleux et organisés, répond Récamier.

On ne plaisante pas avec les emblèmes d'un État, fût-il fragile comme un papillon de brousse.

Depuis la présence anglaise au Nigeria au siècle dernier, Londres s'est efforcé de favoriser les Haoussas, l'ethnie musulmane du Nord, contre les peuples du Sud, catholiques. Entre Haoussas et Ibos, la tension monte tout au long du xxe siècle. Les musulmans accusent les chrétiens de monopoliser le commerce, la finance, les professions libérales, et d'occuper de prestigieux postes dans l'administration. En 1966, l'armée, commandée par les Haoussas, se livre à de sanglants massacres. En deux jours, plusieurs dizaines de milliers de civils sont exterminés à la hache et au fusil, dans les gares, les aéroports, les cases, les ministères, les trains. Les survivants gagnent la région Ibo, au sud-est. Les représentants biafrais tentent de négocier la paix mais doivent vite se rendre à l'évidence : les Haoussas ne veulent pas baisser la garde. Au sein de la Fédération nigériane, les Ibos et autres populations chrétiennes sont réduits à l'état de citoyens de seconde zone, voire d'esclaves. La négociation n'est plus possible. Quelques mois plus tard, le lieutenant-colonel Ojukwu, trente-quatre ans, diplômé d'Oxford, fils d'un homme d'affaires richissime, à la longue barbe déjà légendaire, déclare l'indépendance. Le Biafra libre naît au forceps.

La réplique nigériane est foudroyante. Le chef de l'État, le général Gowon, trente-trois ans, qui a connu Ojukwu à l'Académie militaire britannique de Sandhurst, veut une répression implacable. Dans leur réduit, les assiégés tiennent contre vents et marées.

En un an, les Biafrais, à quatre-vingts pour cent alphabétisés, ont pu constituer un embryon d'État. Les frontières sont aussi élastiques qu'incertaines, et les Nigérians gagnent du terrain. Mais les rebelles tiennent plusieurs grandes villes, contrôlent des champs pétroliers, battent monnaie et établissent des relations diplomatiques à l'étranger. Quatre pays ont reconnu cette nation en gestation : le Gabon, la Côte-d'Ivoire, la Zambie et la Tanzanie. Pour s'y reconnaître dans cette jungle compliquée des soutiens et des condamnations de la rébellion, Kouchner commence à prendre des notes dans son cahier. France, Portugal, Tchécoslovaquie... Il effectue aussi des repérages pour tourner un film sur la tragédie. De temps à autre, comme une réponse donnée à l'agonie, des avions chargés d'armes, des DC-3 aux numéros masqués, atterrissent à Uli. Les mercenaires qui encadrent les Biafrais, dont l'Allemand Rolf Steiner, un ancien légionnaire qui a servi dans le corps des parachutistes en Algérie, puisent dans les caisses de quoi tenir deux ou trois semaines. L'aéroport lui-même est commandé par un mercenaire britannique. Quand les cartouches sont épuisées, c'est le repli puis l'attaque en commando derrière les lignes, afin de récupérer les armes sur l'ennemi. Les soldats d'élite, spécialisés dans les coups de main en territoire adverse, portent sur les épaulettes le signe des pirates : une tête de mort et deux tibias.

Les « raffineries » de pétrole symbolisent l'ingéniosité biafraise. En fait de raffineries, ce sont des cuves artisanales bricolées par des ingénieurs et des étudiants, dont certains sont rentrés d'Europe et des États-Unis pour soutenir la lutte armée. Installées dans d'anciennes usines ou des ateliers, fabriquées grâce à un assemblage hétéroclite de réfrigérateurs et de barils, ces raffineries permettent de distiller un précieux carburant, du diesel. Malgré sa mauvaise qualité, il parvient à alimenter les moteurs des camions, des ambulances et des autobus transformés en blindés à l'aide de quelques plaques de tôle. La raffinerie la plus importante est cachée au fond de la brousse, à l'abri des avions ennemis.

A l'aéroport, le douanier revient deux heures plus tard et tend aux médecins et infirmiers français leurs passeports, dûment tamponnés.

– Bienvenue dans la République libre du Biafra, lance-t-il le plus sérieusement du monde.

L'équipe de Récamier n'est pas au bout de ses surprises. Les abords d'Uli sont plongés dans une étrange activité. Ateliers artisanaux, garages de fortune, petites usines à l'équipement dérisoire.

– On ne peut travailler que la nuit, dit l'un des gardes.

Des portefaix convoient des sacs de nourriture vers la ville d'Umuahia, où le chef de l'insurrection, le lieutenant-colonel Ojukwu, qui s'est octroyé le grade de général, occupe une villa, ancienne résidence d'un notable, transformée en un bunker enterré sur trois niveaux. Plus loin, le secrétaire d'État à la présidence loge, faute de place, dans une roulotte. Des médicaments sont acheminés vers l'hôpital d'Awo Omamma.

– C'est la piste Hô-Chi-Minh, juge Bernaudin.

Quelques véhicules s'aventurent sur la route, des 403 et des 404 Peugeot essentiellement, réquisitionnées par l'armée, aux pièces rafistolées par des techniciens émérites : suspension de fortune, châssis ressoudés, pneus rechapés. Une Jeep transporte des blessés du front.

Après plusieurs kilomètres de piste défoncée, entre palmiers et mangroves, les médecins arrivent à l'hôpital d'Awo Omamma, à quatre heures du matin. Un hôpital? Ils croyaient trouver un établissement digne de ce nom, avec des salles d'opération, des instruments de stérilisation, des moyens à la hauteur de l'enjeu indépendantiste. Il leur faut vite déchanter. Les cinq bâtiments sont désuets, les équipements dérisoires. Récamier a à peine le temps de poser son sac qu'il voit surgir trente blessés ensanglantés, ramenés du front. Il est frappé par le silence de ces Biafrais, leur résignation, leur regard chargé de fatalisme.

Okôyé, le seul chirurgien biafrais de l'endroit, accueille l'équipe de la Croix-Rouge à bras ouverts et lui offre des bananes séchées et des oranges sanguines. Il est assisté de deux médecins, d'une trentaine d'étudiants et d'une nuée d'infirmières biafraises souriantes et jolies, formées à Londres ou à Lagos. Étudiant aux États-Unis, Okôyé est revenu au Biafra par solidarité. Pour joindre les deux bouts, il achète des jerricans de pétrole et revend de l'essence grossièrement raffinée dans un alambic de sa confection, assemblage de casseroles et de tuyaux en bambou.

– Qu'on nous laisse en paix, dira-t-il un soir aux médecins, et vous verrez quel travail nous ferons, les maisons que nous bâtirons. Nos enfants retourneront en Europe pour leurs études et le pays sera riche. Nous n'aimons pas la guerre, nous voulons travailler tranquillement.

La visite des salles est encore plus surprenante. L'hôpital a une capacité de quatre-vingts malades. Plus de trois cents s'y entassent, dans les couloirs, à trois par lit, sous les sommiers de fer. Certains gémissent, d'autres trouvent la force de sourire en voyant la troupe de médecins. Personne ne se plaint. Un mélange terrible de force et de résignation hante l'hôpital, comme si la poursuite du combat était pour tous la seule chance de survie.

Des enfants emmaillotés dans des linges tachés de sang chassent les mouches qui s'agglutinent sur leurs plaies. Des vieillards rendent un dernier soupir, victimes de la carence en plasma. Des soldats gisent par terre, amputés du bras, de la jambe, l'épaule fracassée, la mâchoire brisée, des sondes dans la gorge ou dans la bouche.

Les Français prennent un peu de repos. Ils découvrent la maisonnette entourée de palmiers qui tiendra lieu d'auberge – trois chambres où s'entassent des lits de camp, une salle à manger et une véranda. On leur sert un plat d'ignames et des légumes bouillis qui ont un goût de pomme de terre. Puis, au petit matin, commence la lourde tâche. Deux camions militaires viennent de décharger quinze blessés par balles. Il fait plus de trente degrés. Des rats rôdent autour de l'hôpital, alléchés par l'odeur des membres amputés que l'on enterre à peine. Des abris antiaériens sont creusés dans le sol. L'emblème de la Croix-Rouge ne protège même plus les Biafrais des foudres du ciel : les murs et les toits de l'hôpital, où la croix est peinte avec ostentation, sont régulièrement mitraillés.

Les pieds dans le sang, Kouchner applique les rudiments de médecine de guerre appris à Genève. Gastro-entérologue de formation, il devient chirurgien traumatologue de terrain. Réduire les fractures, panser rapidement les plaies, stopper les hémorragies. Et, surtout, trier les blessés, première leçon de cette médecine de l'extrême urgence. Là, une balle dans le fémur, ici, un projectile entré par le rectum...

Il s'agit d'abord d'écarter les plus gravement atteints, dont le traitement demanderait trop de temps et de moyens. Ceux-là, marqués d'un sparadrap sur le front, savent qu'ils vont mourir. Puis de reléguer dans un coin ceux qui peuvent patienter plusieurs heures. Enfin, de soigner les blessés de moyenne gravité. Kouchner apprend ce tri douloureux, sous le regard implorant des agonisants.

Vingt heures par jour, lui et les autres vont soigner, découper, panser, recoudre. L'hôpital dispose d'un groupe électrogène qui alimente des lampes à néon sur lesquelles viennent tourbillonner des nuées de moustiques. L'autoclave qui sert à stériliser le linge et les instruments tombe fréquemment en panne et le médecins doivent opérer sans calot, ni gants, ni chaussons. Ils ne s'octroient que quelques heures de repos et profitent de la relative fraîcheur de la nuit pour opérer les blessures les plus délicates, jusqu'à l'épuisement, jusqu'à la nausée. Le soir, dans la maisonnette surnommée « le mess » qui sert d'abri aux médecins,

Récamier, avant d'engloutir un repas frugal – morue séchée et œufs en poudre pour tout le monde –, s'autorise un verre de whisky. Kouchner le suit. Puis le premier, un peu éméché, sort de son sac un livre d'Eluard et déclame à son équipe des poèmes d'amour à la lampe de poche. Tous oublient alors un instant l'horreur quotidienne et, surtout, l'immense fatalisme qui les entoure. Comme si les Biafrais se savaient perdus. Comme si le combat ne servait qu'à reculer l'heure de la mort.

Le doute commence à tarauder l'équipe. De plus en plus nombreux, des enfants au ventre ballonné, à la peau desséchée, arrivent à l'hôpital. Ils sont atteints du kwashiorkor. « Décrire l'indescriptible, note Kouchner, le soir sur son lit. La main de la petite Assi comme une feuille de cigarette. » La famine guette... Car les Nigérians se servent de l'arme alimentaire et imposent le blocus. Comment une nation de onze millions de personnes entassées dans un réduit de quatre-vingts kilomètres sur quarante peut-elle survivre avec, comme unique cordon ombilical, une fragile piste d'aéroport labourée par les bombes? Même les combattants, qui disposent de moyens d'approvisionnement privilégiés, ont des rations dérisoires. Ils partent au front l'estomac vide, se ravitaillent au bout de trois jours et trompent la faim en mâchant de l'herbe ou en suçant des morceaux de bois. De temps en temps, l'un d'eux s'écroule, après plusieurs jours de jeûne, en montant à l'assaut.

Les médecins s'estiment floués. Embauchés par la Croix-Rouge, ils ne peuvent témoigner des atrocités commises par les hommes du général Gowon, des exactions à l'égard des civils. La troupe médicale doit soigner et se taire. « Tu ne diras rien de la maison dans laquelle tu pénètres », énonce Hippocrate, auquel ils ont tous prêté serment.

Au dispensaire de Santana, à quelques kilomètres de l'hôpital, Olivier Dulac découvre un étrange spectacle : la gigantesque soupe populaire préparée par une infirmière biafraise de la Croix-Rouge. Dans une gamelle grande comme une baignoire, elle mélange pendant des heures du lait, des légumes locaux et du stockfish, celui qui écœure les médecins depuis le vol de Santa Isabel. Une file immense d'enfants attend devant le chaudron. Ils viennent de la brousse, ont marché parfois dix kilomètres pour goûter au breuvage salvateur. Des milliers d'yeux contemplent la soupe et Olivier Dulac, alternativement. Terrible impression d'impuissance et de résignation. Quelquefois, un enfant tombe sur le sol, sans un cri.

La vie, pourtant, continue dans les rues d'Umuahia, où des femmes policiers en gants blancs et tailleur bleu marine, une casquette posée sur leurs nattes, gèrent la maigre circulation automobile. Jusqu'à la fin du conflit, les feux tricolores clignoteront dans la ville aux allures de cité fantôme.

Devant l'étonnement de Jean-François Bernaudin, Max Récamier le prend par le bras et commente :

– On les appelle les « Juifs » de l'Afrique. D'une certaine manière, c'est ce qui les a amenés à déclarer leur indépendance.

– On se croirait en pays britannique, dit Bernaudin.

De leurs postes de radio, d'où sortent les voix de la BBC, les missionnaires de la Croix-Rouge reçoivent confirmation de ce qu'ils craignaient : les vivres convoyés de l'autre côté de la ligne de front sont bloqués par les troupes nigérianes. Des tonnes de poisson séché, de lait en poudre et de farine pourrissent ainsi dans les hangars de Lagos et de Port Harcourt.

A Santana, à quelques kilomètres de l'hôpital, un centre de nutrition est ouvert. Des centaines de parents s'y précipitent, leurs enfants dans les bras. Kouchner et Récamier, qui ont pris le centre en main, commencent à douter de leur action et de la mission Croix-Rouge. Les enfants malades sont renutris en trois semaines, puis repartent dans la forêt et la savane. Un à deux mois plus tard, les médecins les voient revenir, dans un état plus pitoyable encore.

– Est-il possible de se taire ? s'interroge Kouchner.

Soigner les survivants de la tragédie biafraise ne semble servir qu'à prolonger leur agonie. Les médecins français flirtent quotidiennement avec l'absurde. Max Récamier s'aperçoit ainsi qu'il soigne les mêmes blessés à quelques semaines d'intervalle. Pour se redonner des bribes d'espoir, il se rend chaque dimanche à la messe, célébrée par les pères irlandais d'Awo Omamma dans la salle de consultation de l'hôpital. Il est assis au dernier rang, la tête rentrée dans les épaules. C'est le seul Blanc présent dans l'assistance. Admiratif devant tant de ferveur, Kouchner pénètre quelquefois dans l'église et observe de loin son ami.

Là-bas, à Paris, près de la Sorbonne bien pensante, les esprits ne s'agitent guère pour cette cause jugée « de droite » puisqu'elle est condamnée par Moscou. En recevant les nouvelles parisiennes par lettre et par radio, Récamier et Kouchner s'insurgent.

– Ils se sont battus sur les barricades et ne sont même pas capables de lever le petit doigt pour l'essentiel, la survie d'enfants, tempête Kouchner.

– Si on se tait, on est complices, surenchérit Récamier.

Au sein de l'équipe de la Croix-Rouge, Max Récamier fait un peu office de chef scout. Il dirige la mission avec calme et pondération. On l'écoute, on l'admire. Certains se demandent pour quelles raisons il est venu se perdre dans les maquis biafrais, lui qui vit dans un somptueux hôtel particulier du VIe arrondissement de Paris, rue du Regard. Kouchner est, en revanche, le trublion de l'équipe. Malgré le manque de sommeil, il s'agite continuellement. Il veut convoquer une conférence de presse lors de son retour en France pour dénoncer le mutisme assassin de la Croix-Rouge. Tout les oppose : pétri d'idéologie libérale, Récamier a étudié sur les campus américains. Kouchner s'est frotté aux expériences militantes, contre la guerre d'Algérie et en faveur du régime castriste à Cuba. Pourtant, malgré leurs divergences, les deux hommes savent parfaitement s'entendre. A propos du silence de la Croix-Rouge, ils entament un vrai débat. Autour d'eux, les médecins et carabins les écoutent attentivement.

Lors de leurs courts moments de répit, tous refont le Biafra. En regardant la carte dépliée sur le sol, ils savent que les chances de survie de l'État lilliputien sont bien minces. Pas de portes de sortie. L'aéroport peut fermer à tout moment. Les mercenaires allemands, français et britanniques demeurent eux-mêmes très sceptiques.

– On n'a pas d'armes pour tenter des coups, dit l'un d'eux.

– Mes soldats n'ont plus que cinq cartouches par fusil, confie à Bernard Kouchner un officier allemand, ancien de la Légion étrangère.

Les volontaires du Biafra s'aperçoivent peu à peu que la nasse se referme derrière eux... Jamais, pourtant, les médecins ne cèdent à la panique, même lorsque les soldats nigérians s'approchent à cinq cents mètres de l'hôpital. Les obus pleuvent aux abords des salles d'opération. L'apocalypse se rapproche. A chaque rafale de fusil, les médecins sursautent. Ils ont l'impression que le coup a été tiré depuis la pièce voisine. Alors, le soir, ils épanchent leur cafard devant une bouteille d'alcool, parlent de leurs amours, de leurs craintes puis, terrassés, s'effondrent en silence pour quelques heures de sommeil éthylique. « Suite alcoolique, consigne Kouchner dans son journal de bord. Quelques chansons et, invariablement, on finit par affirmer que les femmes ne sont pas sorties de l'auberge mais enfin, le couple est possible. Certainement. »

A chaque avancée des troupes ennemies, Récamier et Kouchner assistent à un spectacle inouï : brusquement, les blessés partent vers la forêt, bandages à moitié défaits, perfusion à bout de bras. Avant que les malades ne fuient, les médecins médusés leur livrent quelques pansements supplémentaires et distribuent à chacun trois jours d'antibiotiques. Des amputés boitillent sur des béquilles de fortune. Les pansements se délient dans la fuite. Des plâtres soutenant des jambes fragiles se craquellent. Un homme au front bandé chancelle au bout de deux cents mètres. Mais, malgré la débandade, les premières lignes tiennent. Awo Omamma, épicentre humanitaire du réduit biafrais, ne tombe pas.

Les médecins poursuivent inlassablement leur tâche, en dépit de la fatigue et des nuits sans sommeil, bercés par les bruits du canon et de l'orage tropical. Un matin, on leur transmet un ordre de la Croix-Rouge :

« Que personne ne bouge. » Les volontaires savent pourtant que les soldats du général Gowon ne feront pas de quartier s'ils parviennent à pénétrer dans l'hôpital d'Awo Omamma : « Les médecins de la Croix-Rouge sont des mercenaires, et s'ils sont faits prisonniers, ils seront fusillés comme tous les mercenaires », a averti sur les ondes de la radio biafraise le colonel nigérian Benjamin Adékunlé, de sinistre réputation depuis qu'il a commandité les tueries de 1966. Il a déjà ordonné, quelques semaines auparavant, le massacre de tous les médecins et malades de deux hôpitaux biafrais, à Abo et Ikotek-Pene. Il frappe ses soldats et insulte les observateurs étrangers en public, dont le général Raab en personne, représentant de la Croix-Rouge. Mécontent des propos d'un journaliste, il l'a fait fouetter sur la place publique. Les Biafrais l'ont surnommé le « Scorpion noir ».

Ses menaces ne sont jamais vaines.

Okôyé, le médecin biafrais d'Awo Omamma, raconte ainsi à Bernard Kouchner les massacres commis par les soldats nigérians dans les hôpitaux de Port Harcourt :

– Un soir, ils sont arrivés. Personne ne s'y attendait. Les malades ont été abattus un à un dans leur lit. Ils ont tué tout le monde, même les médecins, les infirmières et le personnel de l'hôpital. Moi, je veux bien rester dans mon hôpital et protéger mes malades, mais il me faut des armes.

Kouchner écoute attentivement ces récits d'horreur. Le médecin français pense aux pays qui arment le Nigeria, à l'indifférence des autres nations, au silence qui entoure cette tuerie à huis clos. Il est encore choqué par le bombardement de l'hôpital, par les images des femmes et des enfants fauchés par les roquettes. Il n'a pu sauver ce jour-là que la petite Assi, deux ans et demi, perdue dans la cour de l'hôpital, le visage apeuré et les yeux grands ouverts.

Incontestablement, Okôyé symbolise la dignité des Biafrais, faite de force et de résignation. A l'hôpital d'Awo Omamma, le lendemain, le chirurgien reçoit un blessé nigérian. C'est un ennemi. Va-t-on le reléguer au fond d'une salle pour qu'il attende son heure? Non, Okôyé le soigne immédiatement, mais le cœur du Nigérian s'arrête. Pendant vingt minutes, Okôyé se livre à un long massage cardiaque à thorax ouvert. Peine perdue. Le chirurgien referme alors soigneusement la poitrine du défunt, point par point, puis lance une étrange oraison funèbre, sans haine ni amertume :

– Je crois que nous avons fait pour toi tout ce qui était en notre pouvoir. Je regrette que tu sois parti avant nous, mais nous nous reverrons plus tard...

Les infirmières s'inclinent. Les médecins français aussi.

Le 15 septembre, un chirurgien guatémaltèque, Minor Hernandez, rejoint le groupe. Cet homme trapu de trente-six ans, à la voix rocailleuse et chaleureuse, n'a pas froid aux yeux. A l'hôpital d'Awo Omamma, on le surnomme « le mercenaire » pour ses allures de baroudeur, sa connaissance des armes, son goût du maquis. Max Récamier l'appelle plus affectueusement Pancho Villa et, en retour, se fait appeler Don Quichotte. Kouchner, lui, a hérité d'un sobriquet qui déclenche les rires : Mister Vétiver, à cause de son goût pour les lotions après-rasage. Même durant les bombardements, il s'attarde devant l'évier pour s'asperger d'eau de toilette.

Au Guatemala, au lendemain du coup d'État fomenté en 1954 par la CIA afin de renverser le président José Arbenz, Hernandez s'était lancé dans la lutte armée, tout en continuant ses études de médecine. Il a œuvré clandestinement dans la capitale pour la brigade Tecun Eman – du nom d'un Indien révolutionnaire – avant de rejoindre les maquis de la sierra. Le groupuscule affichait des sympathies procommunistes, mais recueillait aussi dans ses rangs des modérés, des intellectuels socialistes, des chrétiens, armés de pistolets et de dérisoires machettes. Leur slogan naïf n'offrait guère d'alternative aux patriotes : « Pour la patrie, avec la patrie ou sans elle. »

En 1956, lors d'une manifestation à Guatemala City, le guérillero Hernandez et son détachement tentèrent de s'emparer à mains nues d'un blindé afin de neutraliser une mitrailleuse de calibre 30. La manifestation, sanglante, fut violemment réprimée : cinq morts et vingt-trois blessés graves. Minor échoua dans sa folle tentative. Lui et les membres de son groupe furent arrêtés, bâillonnés et emmenés dans la cour d'une caserne. Les yeux bandés, Minor entendit la sentence : condamnés à mort. Finie la révolution...

Les soldats chargèrent leurs fusils, l'officier cria : « *Preparen armas, a punte, fuego.* » Hernandez serra les dents, la gorge nouée, et guetta la détonation... qui ne vint pas. Il entendit un autre officier lire un contrordre : « L'exécution est reportée à cinq heures du soir. » Grandiose mise en scène, que le peloton interpréta à merveille. Hernandez écopa de trois mois de prison.

Quelques années plus tard, Miguel de Asturias, l'ambassadeur guatémaltèque à Paris, qui est aussi prix Nobel de littérature, lui octroie une bourse d'études en France. Hernandez effectue un stage à Cochin puis devient assistant à l'hôpital Lariboisière. Survient mai 68. Son chef de service, Jean-Michel Krivine, frère d'Alain, se jette dans la rue. Lui reste indifférent, ce qui ne l'empêche pas, badaud rue Gay-Lussac, de recevoir quelques coups de matraque sur la tête. Mais tout cela l'ennuie. L'aventure, la vraie, est ailleurs. En août, il rend visite à une amie qui tient une librairie au 140, boulevard Saint-Germain.

– On cherche un chirurgien pour le Biafra, lui dit-elle. C'est un boulot pour toi.

– Ah, et tu crois vraiment que j'ai le physique de l'emploi?

– Bien sûr, ironise-t-elle, la Croix Rouge demande quelqu'un de costaud, physiquement et moralement! Les anciens guérilleros feront bien l'affaire.

Ils rient tous deux. Puis Hernandez devient grave. Il rentre chez lui, consulte les journaux du jour, ouvre un atlas. Au journal télévisé, le présentateur évoque une guerre atroce. Sur l'écran défilent des images d'enfants qui ont trop vite vieilli. Hernandez se remémore le maquis du Guatemala. Il ne réfléchit pas longtemps avant de s'envoler pour le Biafra.

A l'escale de Santa Isabel, il rencontre un médecin français, Louis Schittly, trente ans, un Alsacien immense, à la barbe abondante, spécialiste des maladies infectieuses, et qui, comme lui, vient de débarquer. Il semble un peu perdu. Ensemble, ils boivent quelques whiskies et vont manger dans un restaurant tenu par un Madrilène. Les nouvelles qui roulent de table en table sont mauvaises pour la sécession biafraise. Le réduit est sur le point de tomber, les troupes nigérianes gagnent sans cesse du terrain. Schittly et Hernandez en ont froid dans le dos.

– Les enfants y meurent par milliers chaque semaine, leur dit-on.

Ils partent tous deux dans un Hercules, atterrissent non loin du QG d'Ojukwu et sont aussitôt bombardés par la chasse de Lagos. Ils courent se réfugier dans l'abri en construction. Là, ils retrouvent un Européen blond au profil dur, au regard d'acier, sosie de l'acteur Curd Jurgens.

– Bonjour, je suis Karl Heinrich Jaggi, responsable de la Croix-Rouge au Biafra.

Dans le bruit des bombes, le chef de la mission leur résume la situation : les combats se rapprochent, et les médecins sont très exposés, mais il faut rester à l'hôpital d'Awo Omamma coûte que coûte. Depuis deux semaines déjà, des médecins français opèrent nuit et jour.

– Ils sont débordés, dit Jaggi à Hernandez. Il y a là un ophtalmologiste, un gastro-entérologue, ainsi que des étudiants en médecine. Il leur fallait un chirurgien. Merci d'être venu.

Les deux hommes se dévisagent. L'un est un ex-révolutionnaire d'un petit pays d'Amérique centrale; l'autre fut le concessionnaire de Peugeot et de Mercedes au Nigeria, reconverti dans les œuvres caritatives. Le guérillero et le responsable de la Croix-Rouge font ainsi connaissance dans la nuit étoilée et le bruit des bombes. Malgré le danger, Hernandez jubile : le réduit biafrais est bien cette terre d'aventure qu'il recherchait depuis si longtemps.

A la fin du bombardement, Jaggi prend une Jeep et conduit les nouveaux arrivants à l'hôpital. Bernard Kouchner et Max Récamier viennent de finir leur journée. Hernandez n'a pas le temps de se présenter : on lui passe autour du cou un semblant de blouse tachée de sang et il se met aussitôt au travail, malgré l'épuisement dû au voyage. A deux heures du matin, quand il raccroche son tablier, les présentations commencent. Entre le Guatémaltèque et Kouchner, qui affiche d'emblée des sympathies pour les mouvements révolutionnaires latino-américains, le courant passe. On plaisante, en français et en espagnol :

– Je vais t'apprendre la chirurgie, lance Hernandez à Kouchner.

– D'accord, et moi je vais t'apprendre l'intelligence, réplique celui-ci.

Le soir, avec Récamier, les deux compères chantent des ballades mexicaines, des chants de Cuba. Hernandez, qui a tâté de la geôle au Guatemala, répète sans cesse le refrain de « El numero nueve », une chanson sur un prisonnier. Les chœurs s'arrêtent quand la dernière bouteille de whisky est vide.

Un soir, les volontaires se réunissent à la table du mess. Ils sont tendus, et quelques bouteilles de bière ne parviennent pas à les apaiser. Récamier et Kouchner savent que tous sont sur la liste des hommes à abattre.

– La situation est de plus en plus dangereuse. La Croix-Rouge nous demande de rester. Que fait-on? dit Récamier.

Les médecins se concertent. Chacun sait que, si les soldats de Lagos parvenaient à forcer le réduit par la porte d'Awo Omamma, ils ne se soucieraient guère de la couleur de leur passeport. Les risques sont réels. Et le tronçon de route qui dessert l'aéroport peut fermer à tout moment.

Minor Hernandez élève la voix :

– Il faudrait que la Croix-Rouge nous garantisse qu'ils vont faire le maximum pour nous sortir de ce bordel. Parce que abandonner les blessés, je ne suis pas d'accord.

Un autre médecin répond :

– Tu sais, les blessés, ils s'en vont dans la forêt.

– Que ceux qui veulent partir partent. Moi, je reste.

Les médecins se regardent, conscients des risques à courir.

– Armons-nous, poursuit Hernandez. Je ne me laisserai pas abattre, toi non plus, n'est-ce pas Bernard?

La remarque suscite réflexion. Tout le monde connaît les frasques de Minor Esseyn-Hernandez, ancien guérillero guatémaltèque, qui porte un couteau à la ceinture. « Un tueur à gages », dit-on autour de lui pour plaisanter.

– Tu as raison. Trouvons des revolvers! répond Kouchner.

Au terme d'un long conciliabule, les médecins décident de remplir leur mission jusqu'au bout :

– On reste, concluent-ils, mais à une condition : on prévient les journalistes et on organise une conférence de presse pour avertir l'opinion publique du drame qui se joue ici.

Récamier est opposé à une telle attitude. Il est le responsable de la mission et doit faire respecter la loi du silence.

– On ne peut pas enfreindre la règle. N'oubliez pas, on a signé.

Au fond de lui-même, il n'y croit guère. La tête penchée, une cigarette brune aux lèvres, il se laisse gagner par les arguments adverses. Il sait que si l'opinion internationale n'est pas rapidement mobilisée, le Biafra disparaîtra de la carte.

Kouchner, le cheveu en bataille, prend la parole :

– Je me porte volontaire pour aller gueuler à Genève. Faites-moi confiance, je ferai du foin !

Les autres approuvent. Récamier envoie aussitôt un rapport à la Croix-Rouge, signifiant leur décision de rester coûte que coûte.

« Nous espérons qu'en nous voyant sur place, écrit-il, non seulement les Nigérians ne nous toucheront pas, mais qu'ils respecteront également nos malades. »

Les médecins viennent de franchir un pas gigantesque : ils veulent rompre le tabou de la Croix-Rouge en dénonçant publiquement les exactions nigérianes.

Tous s'attendent à une réplique implacable de la part des bureaucrates de l'organisation.

Peu à peu, Bernard Kouchner s'est imposé. Il est devenu le meneur de la troupe. Le soir, cependant, il doute du combat mené au nom de la charité. L'altruisme des volontaires de la Croix-Rouge ne servirait-il qu'à prolonger l'agonie ? Il pressent que l'issue du conflit ne peut être que tragique. En guise de réconfort, il attend les lettres de sa femme Évelyne, qui ne lui parviennent pas. « Cette cause n'est pas la mienne et je m'y cherche en vain, consigne-t-il dans ses carnets. Parviendrai-je à l'oubli ? Vais-je accepter l'épreuve ? Nous vivons cette aventure comme un amour fragile, au jour le jour. Je vais sans doute perdre cette aventure comme j'ai perdu le reste. Assez de boy-scoutisme entre deux querelles d'amants. Assez de demi-mesures. Il est dur de dormir. »

Pour l'heure, Kouchner découvre la chirurgie de guerre, avec peu de moyens pour soigner. Un principe de base : aller vite, très vite. Le sang manque et la gangrène guette dans la chaleur tropicale. Comme le catgut, le fil de chirurgie, est rare, on ne recoud pas, on laisse les plaies bourgeonner de l'intérieur. Débordés, les médecins ne peuvent répondre à l'afflux de blessés, qui arrivent par vagues entières, au rythme des bombardements. Quelquefois, l'un des Français donne son sang.

Les blessés attendent à même le sol, parfois plusieurs jours, dans des râles contenus. Les médecins les opèrent torse nu, à la lumière d'une lampe-tempête. Les assistants biafrais dorment sur des nattes, le stéthoscope à portée de main. Quand vient leur tour, ils bondissent dans la salle d'opération, en sueur, vêtus d'un slip, et soignent jusqu'au petit matin, sous la direction du chirurgien Okôyé. Dans cette pièce de cinq mètres sur huit, où sont disposées quatre tables d'opération, s'improvise tous les jours un hymne à la vie, malgré l'omniprésence d'un lugubre personnage, le croque-mort, que l'on reconnaît à dix lieues avec son passe-montagne gris.

Un enfant s'est porté volontaire pour aider les hommes blancs. On lui apprend à placer des tuyaux dans la bouche, à surveiller la respiration des blessés. Il devient anesthésiste à l'âge où l'on entre à l'école secondaire. Aux soldats qui déboulent en armes, il en impose. Il n'a que dix ans.

Pour dissuader les Français de rester à Awo Omamma, la Croix-Rouge a dépêché un émissaire, Carlotti.

– Vous avez signé un contrat, leur dit celui-ci.

– La situation dans laquelle nous sommes ne correspond plus au contrat, lui répondent les médecins. Foutez-nous la paix.

L'émissaire transmet la réponse à Genève et Paris. Au siège de la Croix-Rouge française, c'est le branle-bas de combat. On craint que l'équipe d'Awo Omamma ne finisse comme les médecins biafrais assassinés à Port Harcourt.

Le 11 octobre, Jean-François Bernaudin écrit à ses parents :

« Ne vous en faites pas pour nous, le moral est au beau fixe et je crois que nous sommes plus à envier qu'à plaindre, vu l'intensité que l'on met dans notre vie. »

Le même jour, place Henri-Dunant, l'un des responsables de la Croix-Rouge, le général Nicollet, envoie un télex à Max Récamier :

– C'est à vous de juger. Nous ne pouvons pas vous donner d'ordre, mais faites revenir à Fernando Poo le personnel qui n'est pas nécessaire.

Peu de temps après, un incident sème la panique au sein de l'hôpital. Dans la salle d'opération surgit un délégué suédois de la Croix-Rouge, blême :

– Mon chauffeur vient d'être tué à l'aéroport, hurle-t-il, ils attaquent !

– Calme-toi, lui répond-on.

Le Suédois tremble, les médecins sentent la peur les envahir. L'ombre du sinistre Scorpion noir se profile sur l'hôpital d'Awo Omamma. La nasse se referme...

Patrick Valas, l'étudiant en psychanalyse, file dans sa chambre, boucle sa valise en un clin d'œil et traverse la salle d'opération.

– Vous êtes complètement fous, les gars, on ne va pas rester à se faire flinguer, moi je me tire.

Il sort et se dirige vers la voiture. Son départ jette un froid dans « l'auberge », la maisonnette qui sert de dortoir.

– Comment peut-il nous faire ça ? pense Kouchner qui s'était lié d'amitié avec Valas à cause de son humour, ses imitations de Woody Woodpecker et son côté gauchiste.

Valas quitte le Biafra par le premier avion. Attristés, les médecins restent cois mais ne le suivent pas.

Kouchner tente de décontracter l'ambiance et propose d'écrire une pièce de théâtre intitulée « Où sont les culottes ? », car, lance-t-il aux compagnons à la mine grave, « je ne veux pas mourir dans les culottes du Seigneur ».

Un soir, le docteur Pascal Grellety-Bosviel prend sa plume et, sur un coin de table du mess, écrit à l'hebdomadaire *L'Express*. Ce médecin de trente-sept ans, au visage angélique, est un ami de longue date de Récamier. Ils se sont rencontrés sur le bateau *Ile-de-France* qui les emmenait tous deux vers les États-Unis dans les années 50. Grellety-Bosviel a lui aussi bourlingué aux antipodes. Il s'est aventuré en Inde, au Tchad puis au Yémen où, avec son ami Max, il est parti soigner les rebelles à dos d'âne ou de chameau.

Ce soir-là, il exprime son découragement et évoque le sort improbable des blessés.

« Faut-il les remonter un peu, pour qu'ils meurent égorgés ? Nous opérons nuit et jour, et lorsque les Nigérians sont à quelques kilomètres, les malades partent dans la brousse avec leurs plâtres, leurs plaies non cicatrisées, et vont crever quelque part sous les arbres... C'est sans doute ma dernière lettre, car demain ou après-demain les Nigérians seront là, et nous avons décidé, avec l'équipe française, de rester pour protéger l'hôpital d'une nouvelle boucherie... »

Les menaces du Scorpion noir ne vont pas rester lettre morte. Le 9 décembre 1968, un Iliouchine repère l'hôpital d'Awo Omamma, aisément discernable par sa grande croix-rouge peinte sur le toit, puis fond sur le bâtiment, larguant un chapelet de bombes. Les médecins courent aux abris. Hernandez se met à maudire le ciel et brandit un poing vengeur. D'autres médecins, imperturbables, continuent de travailler. Quatre obus atterrissent dans la cour de l'hôpital, avec un fracas inouï. Tous retiennent leur souffle. Grellety-Bosviel croit que son heure est arrivée, tandis que l'ancien guérillero Hernandez regrette de ne pas avoir une DCA à portée de main. L'avion remonte dans le ciel et descend une deuxième fois, mitraillant civils et blessés qui fuient dans la brousse. Impuissant, Pascal Grellety-Bosviel compte les victimes : cinq morts et quarante-quatre blessés à réopérer. Un homme agonisant tente de rester stoïque et s'excuse auprès de Pascal, dans un anglais impeccable :

– *I am sorry to disturb you* (Je suis désolé de vous déranger).

Un garçon de treize ans a le bras arraché. On l'opère d'urgence, mais on manque de sérum antitétanique. Il mourra douze jours plus tard. Ce jour-là, Grellety-Bosviel se met à maudire les cieux.

Dans l'hôpital du bout du monde, les blessés affluent. Les soldats de la nouvelle armée bien sûr, puisque le front n'est qu'à quelques kilomètres, mais aussi des réfugiés, des paysans, des habitants de villes voisines. Toute la contrée se passe le mot : « Des Français sont là. » Les arrivants regardent, étonnés, les médecins bénévoles venus se perdre dans une telle galère. Beaucoup ne comprennent pas, d'autres ont les larmes aux yeux. Ces hommes-là, épuisés, qui œuvrent nuit et jour, ne sont ni des mercenaires, ni des missionnaires...

Max Récamier est conscient des limites de la mission. Si la Croix-Rouge a envoyé des volontaires, c'est pour répondre à l'appel de De Gaulle qui soutient, comme les dirigeants chinois, la sécession biafraise. La France, aidée par l'Afrique du Sud, a parachuté des armes et des mercenaires. Un pilote d'Air France de quarante-trois ans joue ainsi les « transporteurs de sulfateuses », fusils, mortiers, grenades, munitions, malgré le retrait de sa licence en France pour cause d'infarctus.

Récamier plaide pour le témoignage. Mais il entend aussi rester fidèle à l'esprit de la mission : être présent pour soulager les souffrances de la population. Surtout, il ne veut pas de prises de position politiques au sein du groupe.

Kouchner, lui, s'affirme très vite comme le théoricien de l'équipe. Rompu au militantisme de l'Union des étudiants communistes, il plaide pour une action conséquente. Il veut porter l'affaire sinon devant les tribunaux, du moins devant les médias. Son expérience d'ancien journaliste à *L'Événement* le sert.

– Le Biafra, c'est un problème avant tout politique, et non médical, lance-t-il un soir au mess devant ses compagnons épuisés, légèrement grisés par l'alcool de palme.

Ce soir-là, le petit cénacle entérine la proposition d'envoyer Kouchner en Europe. Il sera l'émissaire du groupe.

– Je parlerai de la tentative de génocide fomentée par les Nigérians, on lèvera le voile sur le blocus alimentaire et la famine qui en découle.

– Tu as raison, lui répond Récamier. Il faut que le monde entier soit au courant de ce qui se passe ici. Le blocus est devenu une arme de guerre. Les Nigérians ne font plus la distinction entre combattants et population civile, ils tirent dans le tas. Est-ce qu'on le sait, en Europe?

On le sait, mais les événements du Biafra ne rencontrent que peu d'échos, malgré la présence de reporters anglo-saxons et français sur le terrain, les avalanches d'images d'enfants au ventre ballonné et de foules de mendiants qui implorent le ciel. Les médecins fréquentent peu les journalistes. Ils craignent que ceux-ci ne soient manipulés. Max Récamier, à sa grande stupéfaction, a découvert un stratagème manigancé par les Biafrais : un camp de réfugiés « réservé » à la presse, un champ entouré de cases et de barrières où des combattants surveillent les allées et venues. A l'intérieur du périmètre, des centaines de gueux affamés, au regard vide, à la bouche sèche. Max Récamier descend de la voiture qu'il a garée sur le bas-côté. Il se précipite vers le camp, ébahi.

– Mais qu'est-ce que c'est? hurle-t-il à un officier. Ça fait des semaines qu'on est là et on ne nous a rien dit.

L'officier lui fait signe de décamper.

– Je veux entrer, répète Récamier.

– Les médecins n'ont pas le droit d'entrer, lui répond l'officier.

Récamier trépigne. Le spectacle qui s'étale devant ses yeux est insupportable. Enfants atteints de kwashiorkor, femmes aux seins faméliques, vieillards mourants... Et surtout cette impression d'emprisonnement, comme si les réfugiés étaient parqués de force. Le médecin menace alors d'appeler le lieutenant-colonel Ojukwu.

– Pas la peine, répond placidement l'officier. Il est au courant

– Vous ne pouvez pas les laisser dans cet état.

– Ce sont des soldats. En restant affamés, ils servent la cause du Biafra !

Inutile d'insister. Écœuré, Max Récamier tourne les talons. Il remonte dans sa voiture en titubant de colère. Pour la première fois, il réalise que l'armée biafraise manipule les journalistes, invités en grande pompe dans ce camp « réservé. » Et, par là même, les volontaires de la Croix-Rouge, appelés à soigner les plaies du Biafra, mais pas toutes.

Dans sa tête, brusquement, surgit le doute. Venus pour sauver les corps, les volontaires de la Croix-Rouge, porte-drapeau d'une opinion mondiale attristée et culpabilisée, avalisent la pérennité de la guerre. Ils soulagent les victimes sans pouvoir parler des causes. En fait, ils rejoignent les belligérants, qui des deux côtés sont affairés à prolonger la guerre : les gouvernementaux pour affamer le réduit, les insurgés pour rameuter la communauté internationale. On nourrit et on sauve les hommes pour mieux prolonger leur agonie. La Croix-Rouge, paradoxe insupportable de la charité, a donné quatre fois plus d'aide alimentaire aux gouvernementaux qu'aux Biafrais... Il est clair désormais que l'action humanitaire ne peut demeurer neutre, au risque de se fermer les yeux sur les pires exactions.

– On doit rester à l'écart de toutes ces magouilles, se jure Récamier en rentrant à l'hôpital d'Awo Omamma.

Quelques jours plus tard, Kouchner prend l'avion à Uli pour gagner Genève. Lors de l'escale à Santa Isabel, des fonctionnaires zélés de la Croix-Rouge lui rappellent les termes du contrat, le menacent même. Un responsable lui donne l'ordre, en termes peu amènes, de rebrousser chemin.

– Vous n'irez pas à Genève, clame celui-ci, mais n'ayez crainte, la conférence se tiendra. On parlera du Biafra.

Kouchner obtempère, la mort dans l'âme. Il tourne en rond dans l'aéroport puis franchit le seuil d'un bar. Là, il tombe sur Patrick Valas, qui n'est pas encore rentré à Paris depuis sa fuite de l'hôpital, et qui, entre deux avions, rumine son dépit. Des pilotes éméchés les entourent, des desperados de l'île espagnole, des filles de bar aux cheveux épais. Ce soir-là, les deux compagnons boivent plus que de coutume. Et pour prouver à Kouchner qu'il n'est pas un lâche, Valas se jette sur un Allemand assis près du comptoir, le traite de nazi et le roue de coups. Pitoyable sortie du Biafra.

Le 30 septembre, Kouchner regagne le réduit indépendantiste par l'avion de nuit. Il fulmine.

La loi du silence n'a pas été rompue.

– Les Nigérians peuvent continuer leur sale boulot, lâche-t-il en posant son sac de voyage à l'hôpital.

A ce moment-là, Hernandez lui tend une bouteille de whisky :

– Attends, il y a pire : les Nigérians viennent d'assassiner deux Yougoslaves et deux missionnaires britanniques.

Kouchner écoute, médusé. A Okigwi, à quelques kilomètres de là, les quatre volontaires de la Croix-Rouge sont tombés sous les balles de soldats nigérians, qui ont tiré sans sommation. Certains des soldats étaient ivres.

– C'est une méprise... lâche Kouchner.

– Impossible, explique Hernandez, les volontaires de la Croix-Rouge sortaient de leur abri avec un drapeau blanc.

Au sein du groupe naît un sentiment de découragement. Kouchner se mord les lèvres. S'il avait pu se rendre à Genève pour demander la protection des malades et des équipes médicales, ce carnage aurait sans doute été évité. Les médecins, unanimes, maintiennent leur décision. Il faut rester, à tout prix.

2.

Parjures

La mission de la Croix-Rouge au Biafra s'avère de plus en plus périlleuse. Les médecins français notent avec anxiété l'avancée des troupes régulières. Les communiqués des Nigérians trahissent un esprit de revanche sanglant, qui n'épargne pas les médecins étrangers. Sur les ondes de la radio de Lagos, un speaker renouvelle les menaces du Scorpion noir. Il déclare que l'hôpital d'Awo Omamma est « une base de mercenaires français à la solde des rebelles ».

Dans cet enfer vert défilent d'étranges personnages. Le commandant Morançay, l'un des pilotes qui ravitaillent le Biafra, amène ainsi à Uli sa jeune compagne. Elle débarque en manteau de fourrure sur la piste. Des dizaines de gamins s'attroupent et s'esclaffent. La dame en vison a chaud, mais n'ose se dévêtir devant les mains tendues.

– Quel culot! commente Grellety-Bosviel. Tout ça pour montrer à sa nénette à quoi ressemble le Biafra!

A Pâques, c'est la princesse Cécile de Bourbon-Parme qui atterrit à Uli. Elle représente l'ordre de Malte, puissant bailleur de fonds du Biafra libre. Quand elle descend de l'avion, en saharienne, les quelques médecins présents à l'aéroport n'en reviennent pas : les soutes transportent sept tonnes d'œufs de Pâques...

– Faites attention, crie-t-elle aux manutentionnaires, ce sont des œufs pour mes petits Biafrais!

Dans la forêt tropicale, pour des centaines d'enfants, elle organise un banquet. Les Biafrais, encore pétris de royalisme britannique, attendent une reine vêtue en conséquence. A la sortie de l'avion, ils découvrent, déçus, une dame sans couronne ni tenue royale. La princesse est venue sur un caprice. Craignant d'être refoulée par les insurgés, elle les a menacés d'envoyer des tonnes de fret à leurs ennemis, les dirigeants de Lagos. Les indépendantistes l'ont donc accueillie en grande pompe.

– C'est pas possible, ce carnaval, soupire le journaliste François Debré, présent à ce moment-là au Biafra pour écrire un livre sur l'histoire de la sécession.

Dans cet embryon d'État aux abois, les médecins découvrent chez les habitants une volonté acharnée de survie. Malgré les nuages lourds qui s'amoncellent sur leur tête depuis un an et demi, malgré le blocus économique total, les Biafrais poursuivent leur combat. Ils déploient un formidable appétit de vivre. Le Caire, Londres et Moscou continuent d'alimenter en armes les troupes du général Gowon, condamnant par là même le nouvel État. Au début de 1969, le Biafra libre se réduit à une enclave, dérisoire à l'échelle du Nigeria.

Aux abords d'Umuahia, seule ville digne de ce nom et siège du gouvernement d'Ojukwu, des ingénieurs ont construit une usine artisanale d'armement. On y produit des mortiers, des fusils, des petits canons. On manque d'armes? Qu'à cela ne tienne : on creuse des trous sous les routes, depuis les bas-côtés, pour que les tanks s'enfoncent, piégés comme des éléphants. Un bulldozer est transformé en char d'assaut grâce à des plaques de tôle. Son moteur est fatigué : il ne roulera que trois kilomètres. Plus loin, des techniciens se rassemblent dans un bâtiment de la banlieue résidentielle. Une pancarte indique qu'il s'agit du Science Group. Les ingénieurs s'y concertent, cherchent, crayon en main, les nouveaux ersatz du pays. Les botanistes ont découvert que les feuilles de cassave recèlent des protéines. Aussitôt, le gouvernement biafrais encourage par voie de tract la cueillette de la plante. Du savon est fabriqué avec des cendres. Un nouveau métier à tisser est étudié pour commercialiser le coton. Un produit minéral est extrait du sol afin de remplacer le sel, dont les cours se sont envolés sur les marchés. Les pneus des voitures, usés jusqu'à l'armature, sont rechapés avec de la gomme ou des chiffons. Dans les garages de la ligne de front, des mécaniciens plongent leur tête sous les capots; pour remplacer le liquide de frein qui vient à manquer, ils utilisent un curieux succédané, le lait de noix de coco. Plus loin, des forgerons improvisés fabriquent des boulons à la chaîne.

Le réduit biafrais ressemble à une immense usine de recyclage. Dans les écoles, ceux qui enseignent portent des pansements ou des plâtres.

Dans les rues d'Awo Omamma, le carabin Bernaudin constate avec étonnement que des journaux sont vendus à la criée. On s'arrache pour trois pennies le *Jet*, le *Mirror*, le *Biafran Nationalist* et le *Sun*, à la pagination réduite, imprimés à l'encre verte, rouge ou bleue sur des feuilles de cahier d'écolier et qui relatent les nouvelles du Biafra, d'Afrique, de Paris... Les événements de Tchécoslovaquie y sont abondamment traités et les éditorialistes évoquent « la trahison de l'URSS ». On publie même des petites annonces. Les Biafrais se montrent aussi très curieux dans leurs conversations avec les étrangers et leur posent des questions sur les suites de mai 68, sur la construction européenne, l'Université française. Des pancartes ornent de simples cases : Hôtel De Gaulle, Palace des Réfugiés, Hôtel de France. Le Progress Hotel, où l'intelligentsia biafraise vide des bouteilles d'alcool de palme, a des allures de café parisien. On entretient les médecins de la traduction des *Antimémoires* de Malraux en anglais, de Sartre, de Genet, de Cocteau. Dehors, une femme élégante en robe de soie verte déploie un parapluie pour se protéger d'une ondée. Et le samedi soir, pour oublier les bruits de la guerre, on danse le jerk au son d'un vieux tourne-disque.

Lorsqu'ils se risquent hors de l'hôpital, Grellety-Bosviel et les autres membres de l'équipe vont de surprise en surprise. Toute l'administration est encore en place. Des timbres sont toujours imprimés dans une ville européenne au nom tenu secret. La philatélie biafraise va même attirer des spéculateurs occidentaux, qui raflent des kilos de timbres dans l'attente de la montée des cours – timbres du premier anniversaire de l'indépendance, dessins d'enfants blessés et d'hommes morts sur le champ de bataille. Des permis de conduire sont délivrés sur des petits carnets d'écolier à couverture orange, et le postulant Kouchner obtient le numéro 180424. Des juges siègent dans des tribunaux privés de ventilateur et transformés en étuves. Formés pour la plupart dans des universités britanniques, ils sont en haillons mais s'évertuent à garder la perruque. Pour éviter des scènes de racket et de pillage, le général Ojukwu leur a recommandé la fermeté. Ils condamnent à mort voleurs et malfrats, énonçant doctement leur verdict devant les registres de la Common Law anglaise. Lourde sentence, car la peine de mort remplace au Biafra les peines de prison. Les gardiens sont au front et, faute de vivres, il n'y a rien à jeter dans les écuelles.

Bernaudin et Hernandez, eux, aiment s'aventurer dans la ville. Dans la fraîcheur du soir, les anciens notables de la province sortent leur voiture, à vitesse réduite pour économiser le carburant. Leurs épouses revêtent des robes multicolores. Les bijoux sont montrés avec ostentation, comme un défi à la guerre. Ultime dérision, un généraliste biafrais a inscrit devant son cabinet : « Pourquoi mourir en silence, consultez donc le docteur Dédé... »

Pendant ce temps, Pascal Grellety-Bosviel subit les rigidités de la Croix-Rouge. Des fonctionnaires zélés respectent des horaires stricts, s'en remettent aux décisions de Genève et refusent d'improviser face à l'urgence. Ancien de l'honorable maison, Grellety-Bosviel ne peut réprimer un accès de colère.

Il doit, ce jour-là, prendre des médicaments dans un entrepôt de la Croix-Rouge géré par un Suédois, le général Brucellius. Après une heure de piste en Jeep, accompagné de Minor Hernandez, il aperçoit enfin le bâtiment – de la tôle ondulée dans une clairière. Il est midi. Il frappe. Un Scandinave ensommeillé entrouvre le battant :

– C'est fermé, c'est l'heure de la sieste.

– Il y a urgence, c'est pour l'hôpital d'Awo Omamma ! expliquent les deux médecins.

– Puisque je vous dis que c'est fermé. Revenez dans deux heures.

Et le Scandinave ferme la porte.

Grellety-Bosviel et son compagnon en restent bouche bée. Ils font le tour du bâtiment et menacent de le cambrioler purement et simplement. Le garde crie au voleur et alerte le général suédois, un ancien casque bleu du Congo belge.

– Vous, les Français, vous n'êtes pas sérieux, décrète le chef du camp. On n'ouvre pas à cette heure-ci !

– Général, implore Hernandez, on a opéré quarante-huit heures durant, il nous faut des médicaments...

Le Scandinave refuse. Pascal s'interpose :

– Ici, général, vous n'êtes pas un soldat, mais un employé de la Croix-Rouge. On n'est pas là pour plaisanter.

La tension monte, Hernandez veut donner du coup de poing. Grellety-Bosviel, lui, enfonce la porte et, sous le regard médusé du général suédois, rafle le dépôt. En deux temps trois mouvements, ils ont déjà rempli la Jeep de caisses de pansements, de sérum physiologique et d'antibiotiques.

– Désolé, mais nous sommes un peu pressés, hurle Grellety-Bosviel. Sinon, dans deux heures, il y aura d'autres morts.

Pour un peu, Hernandez aurait cloué le général au sol, à coups de clé à molette.

A l'hôpital, le chirugien guatémaltèque soigne aussi les mercenaires, que le général Ojukwu préfère appeler « frères chrétiens ». L'Allemand Rolf Steiner, trente-neuf ans, qui dirige les trois bataillons de commandos biafrais, soit trois mille hommes, envoie ses blessés à Awo Omamma, même lorsqu'ils sont stationnés à l'autre bout du réduit. Steiner fascine l'ancien guérillero Hernandez. Tous les jours, à son PC Madona I, l'Allemand, devenu colonel de l'armée biafraise, ordonne à sa troupe de jouer *La Marseillaise*, devant un parterre de soldats biafrais en guenilles et, quelquefois, en béquilles. Blessé aux membres, un mercenaire français du nom de Gilliez est ainsi acheminé à Awo Omamma. Pendant l'opération, il raconte comment il a tué une centaine de Congolais au couteau lors de la sécession au Katanga. Hernandez en a des sueurs froides.

– Je n'ai pas intérêt à rater mon opération ! pense le chirurgien, qui craint des représailles si sa main venait à défaillir.

Satisfait de ses pansements, Gilliez lui fait cadeau d'un pistolet P 38.

Kouchner rencontre de temps à autre le colonel Steiner, en ville ou à l'hôpital. L'ancien de la Légion a ordonné à sa troupe d'élite de construire une piste d'atterrissage privée près de son camp Madona I.

Un jour, le mercenaire, plus tendu que d'ordinaire, confie au médecin français qu'une grande opération commando se prépare.

– Cette fois-ci, dit-il, nous irons jusqu'au bout. Il faut que le monde sache que cette guerre n'est pas propre, que l'adversaire tue nos prisonniers, pille les maisons et assassine les civils. Croyez-moi, vous entendrez parler de notre prochaine offensive.

A Awo Omamma, les médecins accueillent les journalistes qui débarquent au débotté. Michel Honorin de l'ORTF, Jean-Claude Guillebaud de *Sud-Ouest*, Philippe Decraene du *Monde* défilent à l'hôpital. Guillebaud, qui assiste à une opération délicate, doit prêter main-forte : il écarte les parois d'un abdomen criblé d'éclats d'obus afin que le chirurgien y plonge la main.

Pour arriver là, le journaliste bordelais a dû jouer des pieds et des mains. Son ami et voisin de chambre à Paris, l'étudiant en médecine Alain Rigaud, lui a écrit : « Débrouille-toi pour venir, on te fera éviter la filière des journalistes. »

Guillebaud reçoit l'aval de son rédacteur en chef Henri Amouroux et rentre au Biafra comme faux médecin en mars 1969. Mais le stratagème est découvert. On ne trompe pas impunément l'administration biafraise, même assiégée. Mis aux arrêts deux jours durant dans une vieille caravane, Guillebaud est délivré par Max Récamier, contraint de donner des garanties sur le prisonnier.

A son retour à Paris, Philippe Decraene publie dans *Le Monde* une série d'articles retentissants : « Cruelle et étrange guerre du Biafra. » Il y décrit avec minutie et éloquence l'agonie de l'enclave et la lutte de tous les jours pour la survie. Il conte également la formidable énergie déployée par Minor Hernandez, Grellety-Bosviel, Récamier et les autres. Dans un élan de compassion, il compare l'hôpital d'Awo Omamma à l'enfer de Dante.

Mal lui en prend. Quelques semaines plus tard, après avoir reçu les derniers numéros du *Monde* par un vol de la Croix-Rouge, les médecins, goguenards, envoient une correspondance au quotidien parisien. Ils y contestent non pas les faits rapportés, mais l'impression qui s'en dégage, « la vision cauchemardesque ». Ils veulent aussi se gausser du journaliste et de sa sensiblerie.

« Le moral de nos patients est étonnant : l'hôpital est, pour eux, un havre de paix, avec deux repas par jour, ce qui est rare au Biafra, écrivent-ils. Notre vie à nous, médecins, n'est pas, non plus, inconfortable. Nous travaillons dur mais nous avons tout de même des moments de détente : baignades dans les eaux limpides de la rivière, parfois spectacles étonnants de qualité (théâtre, musique, danse). Bien des salles de garde d'hôpitaux envieraient notre table et nous avons tout de même un certain confort (réfrigérateur, douche...). Le moral et l'ambiance sont excellents. »

Dont acte. Malgré les pleurs et les cris, les médecins ne veulent pas entendre parler de Dante.

Le 15 novembre 1968, un homme jette son sac sur la piste d'Uli. Il saute de l'avion et se dirige vers le baraquement des douaniers. Le docteur Bravo Salvador a tout quitté pour venir soigner les Biafrais. Médecin au centre hospitalier des Hauts-Clos de Troyes, assistant d'un chirurgien réputé, le docteur Mazure, Bravo Salvador passe de paisibles vacances lorsqu'il entend l'appel de la Croix-Rouge sur son transistor. Aussitôt, il écrit au siège de la maison genevoise. Quand lui parvient la convocation, il boucle sa valise et file vers la Suisse.

Depuis des semaines, Bravo Salvador, originaire de Madrid, garde en mémoire les images de la télévision : cadavres sur le bord des routes, hôpitaux et dispensaires surchargés... Ces images terribles lui rappellent la guerre d'Espagne, qu'il a connue durant son enfance.

Ce sont les mêmes souvenirs qui le remuent lorsqu'il foule la piste de l'aéroport d'Uli. Des mendiants sont là, des amputés qui tendent leur moignon, des enfants égarés.

Un bruit assourdissant le fait sursauter. Un avion nigérian vient de larguer une bombe, qui est tombée non loin de la piste.

– Tout le monde à terre, crie une voix.

Un peu plus tard, à la douane, Bravo Salvador subit les mêmes avanies que ses prédécesseurs.

– Vous n'avez pas de visa? Reprenez le premier avion, lui signifie un douanier zélé en anglais.

– Mais je suis médecin, répond-il dans la même langue, je viens pour soigner les blessés du front.

– Le règlement est le règlement. Reprenez le premier avion.

Bravo Salvador se met alors à jurer en français. Le douanier relève la tête et son visage se fend d'un immense sourire.

– Ah, vous êtes français? Dans ce cas-là c'est différent, vous pouvez rester. Nous aimons beaucoup la France. Vous êtes ici chez vous!

A l'hôpital, Salvador s'adapte très vite et apporte ses compétences de jeune spécialiste. Il opère presque toutes les nuits. Souvent, il achève ses interventions vers sept heures du matin et sort fumer une cigarette. Le jour n'est pas encore levé. Il règne un grand silence dans l'hôpital.

Peu à peu, l'Espagnol découvre l'horreur de cette guerre. La quasi-totalité des victimes sont des civils, cible favorite des avions nigérians, qui attaquent en rase-mottes villages et marchés.

Il apprend aussi la terrible logique du choix.

Un jour, des brancardiers lui apportent deux blessés, un « thorax » et un « abdomen ». Lequel traiter en premier? Bravo Salvador finit par choisir le second, plus gravement atteint. Plusieurs heures après, il s'empare du premier blessé et veut se diriger vers la table d'opération.

Trop tard, l'homme est mort. Alors, le médecin s'assoit, en proie à un profond découragement.

« Cette guerre est injuste », se dit-il.

Pascal Grellety-Bosviel, lui, ne tient pas en place. Entre deux opérations, il prend la Jeep ou la vieille R5 à la disposition de l'hôpital pour explorer les environs. Un jour, il décide de s'aventurer dans la brousse à la rencontre des Biafrais et emmène Hernandez. Ils passent un pont, bifurquent à un croisement et trouvent étrange de ne rencontrer personne. Ils sortent de la voiture et continuent à pied.

– Aïe! aïe! aïe! s'écrie soudain Hernandez, regarde, les Nigérians sont là.

A quelques centaines de mètres grouillent des dizaines de soldats, que l'on distingue entre les arbres. Grellety-Bosviel et Hernandez plongent dans un trou naturel et attendent l'obscurité pour rebrousser chemin. Cette nuit-là, ils découvrent que le Biafra est une minuscule poche que les Nigérians peuvent envahir à tout moment.

Au cours de l'une de ses expéditions, Grellety-Bosviel visite une tranchée biafraise. Il parle aux soldats qui cachent les cartouches dans leurs chaussures. Alors que tonne le canon à quelques encablures, l'un d'entre eux lit un ouvrage jaune. C'est le *Discours de la méthode* de Descartes.

– Tu parles français? demande Grellety-Bosviel.

– Oui, répond le soldat, je l'ai appris chez les jésuites.

– Mais pourquoi ce livre?

– Je suis licencié en philosophie et j'essaye de lire les auteurs dans le texte...

Mercenaires et médecins français ne se mélangent pas. D'autant que les soldats de fortune commencent à voler les véhicules des médecins de la Croix-Rouge – trois camionnettes Volvo.

– Ne les fréquentons pas, même si certains d'entre nous leur ressemblent! a coutume de dire Max Récamier, mi-figue, mi-raisin. Il faut séparer les guerres.

On échange simplement des informations, on troque des médicaments contre de l'alcool, on boit, à l'occasion, une rasade ensemble. Hernandez, Grellety-Bosviel et les autres assistent ainsi à d'étranges ballets : l'arrivée d'émissaires européens et de marchands d'armes.

Le colonel Rolf Steiner a son QG à trente kilomètres de l'hôpital, dans des bâtiments en dur où il cache une prostituée. Celle-ci, une jeune Française à la chevelure brune qui a débarqué en talons aiguilles dans la broussc biafraise, s'est très vite adaptée : elle rend visite aux médecins en tenue de combat, pistolet à la ceinture. Elle et Steiner ont adopté un orphelin biafrais de quatre ans, Félix.

– Je ne veux pas de solde, a dit Steiner à Ojukwu. Donnez moi une gouvernante pour Félix, c'est tout ce que je demande. Je ne veux pas qu'il vive comme un porc !

Autour de Steiner gravitent une vingtaine de mercenaires, dont un Rhodésien, deux Britanniques et des Français, spécialistes des coups de main, rompus à toutes les techniques de combat. Il y a là Roger Faulques, surnommé Faulques la Marche, un ancien d'Indochine et d'Algérie, reconverti dans les rébellions du Yémen et du Congo ; Marc Gossens, un Belge rouquin, qui dirige les attaques contre la ville d'Aba ; « captain Armand », un Français mystérieux, qui prend le commandement d'un bataillon d'élite. Le docteur Bernaudin a même la surprise de rencontrer des médecins. Deux frères, chirurgiens orthopédistes dans une clinique parisienne, ont rejoint pour un mois les rangs de Steiner. Anciens du 11e choc, les troupes d'élite des services secrets français, ils ont été recrutés en France et se promènent aux alentours d'Awo Omamma en uniforme biafrais.

Un certain Bob Denard reste dans l'ombre de cette soldatesque de fortune. Il s'occupe de la logistique en armes et en hommes depuis Paris et Libreville. Vaste tâche : Steiner veut réitérer l'exploit du Katanga, former une armée d'élite en six mois. Inlassablement, dans plusieurs camps secrets, ses hommes entraînent et encadrent ainsi l'armée des gueux d'Ojukwu, forte de quinze mille hommes. Ce sont des commandos spéciaux, composés d'anciens soldats de l'armée régulière ou de Biafrais qui connaissent bien la forêt.

Les armes manquent ? Qu'à cela ne tienne, les commandos rivalisent de prouesses. L'un d'entre eux, caché dans un arbre, saute sur un blindé nigérian, tue son conducteur et revient dans son camp, au volant de son trophée de guerre, en criant de joie.

Tous les soirs, une escorte se forme pour se rendre sur la piste d'Uli. Tandis que les médecins déchargent les caisses de médicaments, les mercenaires, eux, prennent possession des grenades et des munitions embarquées à Libreville dans des caisses marquées « Steiner » à la craie. Ce sont des pilotes français, payés six cents à deux mille dollars par vol, qui convoient la marchandise pour le compte de Hank Wharton, le trafiquant d'armes américain. Celui-ci, installé à Lisbonne, empoche de substantiels bénéfices. Un bombardier de la Seconde Guerre mondiale acheté cinquante mille dollars est ainsi revendu deux cent mille dollars au général Ojukwu. Et chaque voyage effectué par les pilotes mercenaires de Wharton est facturé vingt-cinq mille dollars. La note est de toute façon réglée par la France et l'Afrique du Sud : les caisses de l'État biafrais sont vides depuis juin 1968. Paris, via un réseau complexe concocté par Jacques Foccart, conseiller de De Gaulle, alloue un budget de quatre cents millions de francs à la résistance biafraise. Les relais de l'aide clandestine sont Houphouët-Boigny et Bongo, les présidents de Côte-d'Ivoire et du Gabon. Bob Denard, entre autres, est chargé de convoyer les armes et les munitions. Le mercenaire achète ainsi un vieux cargo à Boulogne, le *Marie*, le rebaptise *Mi Cabo Verde*, et cabote entre les côtes françaises et Libreville. Les médecins français ne fréquentent guère les soldats de fortune, mais ils savent que tous les espoirs de survie du Biafra reposent sur eux. S'ils échouent, ce sera l'hécatombe...

Certains médecins détestent cette promiscuité obligée. Bernard L'Huillier, jeune Strasbourgeois, affiche des positions franchement hostiles. Il bégaie mais, avec sa carrure d'armoire à glace, il en impose. Un soir, à la table du mess, il se frotte à un anesthésiste de l'équipe, Paul Sargos, trente-deux ans, qui a le même gabarit que lui. Sargos est un ancien officier des commandos de marine, promu lieutenant de vaisseau à vingt-cinq ans, lors de la guerre d'Algérie, et qui a quitté l'armée pour entamer un an plus tard des études de médecine.

– Il pa... pa... paraît que tu... tu as quitté l'armée, lui lance L'Huillier un soir.

– Bien sûr.

– Je n'aime pas ceux... ceux... ceux qui se défroquent.

Malgré son bégaiement, L'Huillier est menaçant. L'autre, ancien nageur de combat de la base d'Aspretto, haltérophile et ceinture noire de judo, ne se laisse pas impressionner. Il saisit une bouteille d'alcool qui traîne sur la table, se lève et réplique :

– Tu la veux peut-être sur la gueule?

On retient les deux belligérants. L'Huillier finit par se calmer. Le danger, le sentiment d'encerclement avivent les tensions. Le lendemain, L'Huillier et Sargos se serrent la main. Ils se créent un petit gymnase avec des poids et décident de se défouler sur de la fonte.

A l'hôpital, les médecins opèrent sans relâche et ne dorment que deux ou trois heures par nuit pendant les offensives. Les équipes se relaient, inlassablement. Quelquefois, des camions déchargent des blessés en masse. Il faut les trier, vite, panser ceux qui peuvent repartir au front, abandonner à leur triste sort ceux dont le traitement nécessiterait trop de temps.

Une voix crie dans la brume de l'aube :

– Eh, *Koutchener*, debout, au boulot.

C'est Hernandez, qui a pris pour habitude de réveiller son compagnon en déformant son nom. Kouchner grommelle. Il est dix heures du matin, et il a opéré sans s'arrêter jusqu'à six heures.

– Écoute, Minor, tu m'énerves. Tu sais que tu as la voix d'un sergent-major qui emmerde ses soldats?

– Debout, on n'a jamais eu autant de boulot.

Bernard Kouchner se lève en titubant.

– Seigneur, soupire-t-il en sortant de la maisonnette.

Il a devant lui une masse de corps enchevêtrés, gémissants, ensanglantés. Des combattants viennent de décharger dans la cour de l'hôpital une quarantaine de blessés. Les médecins bataillent encore toute la journée et la nuit contre la mort. Entre deux opérations, ils s'épongent le front, boivent de l'eau à grandes lampées, et regardent le ciel. Ils savent que leur seule porte de sortie est celle des airs. Certains d'entre eux se sentent des morts en sursis.

Si l'aéroport tombe, tous seront pris dans la nasse.

Sur la piste d'Uli, les médecins prêtent main-forte au déchargement. Les volontaires sont rares, et il faut motiver les transporteurs, au besoin par quelques caisses de bière.

L'un des pilotes de fortune suscite l'admiration des Français. Il est comte suédois, s'appelle Carl Gustaf von Rosen et affiche, outre son titre de noblesse, quelques beaux titres de chasse. C'est lui qui, le premier, força de jour le blocus nigérian en pilotant un DC-7 chargé de vivres au-dessus de la jungle biafraise. Quelques mois plus tard, les médecins français apprennent l'incroyable nouvelle : à la tête de sa petite escadrille de Diables rouges, des monomoteurs d'aéro-club, von Rosen a attaqué les bases nigérianes. Le comte suédois a ainsi pulvérisé la moitié des avions nigérians grâce à des fusées françaises. Le récit de son raid, qui renoue avec les exploits de la chasse israélienne, fait le tour du monde.

A Awo Omamma, les médecins s'aperçoivent que l'action humanitaire est indissociable de l'engagement politique. Comment pourrait-on davantage fermer les yeux sur l'horreur du siège sans oser dénoncer? Quitte à soutenir tous les barouds des mercenaires. A l'auberge, Récamier et Hernandez boivent à la santé du comte suédois : pour tenir le réduit, il faut déployer une audace de tous les jours, à l'hôpital comme au ciel.

Mais l'audace des mercenaires et du comte von Rosen n'y suffit pas. Les terres du Biafra libre fondent comme neige au soleil. Les troupes nigérianes avancent inlassablement. Un soir, au « mess », Kouchner et Récamier relancent le débat.

– On ne peut pas rester les bras croisés, dit Récamier.

– Il faut les aider à se procurer des armes, c'est la seule façon de sauver la population, répond Kouchner. On va trouver en France une Forteresse volante pour Ojukwu.

Acheter un bombardier?

Les autres médecins approuvent l'idée. Minor Hernandez, qui panse et soigne nuit et jour, rêve d'en découdre avec les troupes du général Gowon. Dulac et Bernaudin savent que cette guerre sera sans issue, sauf si les pays occidentaux se décidaient à rompre l'isolement du Biafra.

Le chef de l'État biafrais, le général Ojukwu, est lui-même pessimiste. Il cherche des appuis à l'extérieur. A Paris et à Zurich, des chargés de mission sont censés envoyer des armes, avec des fonds récoltés auprès de pays amis ou de la diaspora biafraise éparpillée dans les pays anglophones. Mais certains de ces émissaires préfèrent dépenser les fonds de la sécession dans les sorties, les boîtes de nuit et les hôtels de luxe. Un marchand d'armes les repère d'abord dans de modestes hôtels du Quartier latin, puis, une semaine plus tard, au Meurice, au Crillon, au George-V. Le bureau des émissaires biafrais à Paris, au 33 de la rue Galilée, ressemble davantage à un repère de dandies qu'à une ambassade, même symbolique. Devant le bureau, où est scellée une plaque « Biafra's Historical Research », s'alignent des Jaguar, des Porsche, des Triumph de sport.

Un pilote européen, de retour au Biafra, s'en émeut auprès du général Ojukwu. Celui-ci répond, flegmatique :

– Je n'ignore pas cela. Mais, hélas, je ne peux rien y changer. Ces jeunes gens si avides que vous avez rencontrés à Paris et à Zurich – et il y en a d'autres à Londres et à New York – sont des fils, gendres, cousins ou autres parents de certains chefs de tribu. Or j'ai besoin de ces tribus. Pour m'assurer les bonnes grâces de leurs chefs, je suis obligé, vous m'entendez, obligé, de leur jeter des prébendes ! Au détriment de mes Ibos, de mes vrais combattants...

Le pilote sort dépité du quartier général d'Ojukwu. Il n'ignore pas que plusieurs millions de dollars ont ainsi été dilapidés par des contingences claniques. Cette leçon de politique tribale ne le laisse pas indemne.

Les médecins français non plus.

Conscient de ces avanies, Ojukwu part au Niger puis en Côte-d'Ivoire plaider la cause de son peuple. Son trésor de guerre, abrité en lieu sûr, dans les coffres d'une banque suisse, ne s'élève plus qu'à trois millions de dollars. Le président ivoirien Houphouët-Boigny envoie alors son Mystère 20 personnel qui réussit à se poser sur la piste d'Uli et emmène le général. A Abidjan, dans la luxueuse résidence présidentielle qui domine la lagune de Cocody, le chef rebelle, sanglé dans un uniforme impeccable, lance un appel au secours :

– Monsieur le Président, sur le plan militaire, la situation est grave, très grave, mais rien n'est encore joué.

Houphouët-Boigny écoute attentivement les propos d'Ojukwu, chef d'un nouvel État qu'il est l'un des rares à reconnaître. Ojukwu veut jouer son va-tout, lancer une grande offensive et percer les lignes ennemies.

– Il me faut des munitions, beaucoup de munitions, des lance-roquettes antichars, des mitrailleuses antiaériennes et des moyens radio, implore avec tact Ojukwu, qui n'a pas perdu ses bonnes manières d'ancien élève de la Royal Military Academy de Sandhurst.

Houphouët marque une pause. Puis déclare qu'Israël, selon ses informations, pourrait prochainement soutenir le Biafra. A condition que la presse et l'opinion publique suscitent un mouvement de sympathie en ce sens, afin de ne pas froisser les États-Unis.

– Cela prendra-t-il longtemps? demande Ojukwu.
– Un mois et demi ou deux mois, répond Houphouët-Boigny.
– Alors, c'est un autre problème dont nous reparlerons plus tard. Ce qu'il nous faut, c'est une aide immédiate.

En vain. Les aides proposées par les pays amis ne représentent que quelques cargaisons d'avions. De quoi tenir deux mois au plus. Ojukwu, très digne, reprend la route de l'aéroport, accompagné de ministres ivoiriens. Dans le Mystère 20 d'Houphouët-Boigny qui le ramène dans le réduit biafrais, il sait que sa cause restera solitaire. Mis au ban des jeunes nations africaines, le Biafra survivra-t-il?

Dans leur bicoque d'Awo Omamma, les médecins français se posent la même question. Les combattants font des prouesses pour tenir un pont, opérer des actions commandos derrière les lignes ennemies, enlever un canon meurtrier. Sur le front, les hommes tombent comme des mouches et leurs camarades de tranchées bravent les balles pour les sauver. Près d'Aba, ce sont cinquante blessés graves qui gisent au soleil, faute d'ambulances. Des soldats ramènent alors un bus sans essence ni pneus en le poussant, arc-boutés sur la carrosserie : ils chargent les blessés et les convoient à travers la forêt, jusqu'à l'hôpital. Ils couvrent les quarante-cinq kilomètres en six jours.

Les médecins saluent l'exploit.

Les actes d'héroïsme demeurent dérisoires. Certes, à Paris, Londres et Washington, les journaux relatent abondamment les événements. Mais qui se soucie du sort des milliers d'enfants dénutris, des réfugiés qui fuient les villes meurtries, par colonnes entières? Récamier et Kouchner sont amers. Hernandez assiste à ce désastre pathétique sans souffler mot. Signe des temps, même les mercenaires ruent dans les brancards. Ils se moquent des indications des officiers biafrais.
– Steiner se fout ouvertement de la gueule d'Ojukwu, râle un soir Hernandez.

L'ex-légionnaire allemand prend ses aises. Sa base arrière est transformée en camp retranché. Insoumission des soldats de fortune? Ojukwu, qui les juge de plus en plus encombrants, en fait arrêter quelques-uns. C'est la France qui intervient pour obtenir leur libération. Rolf Steiner, le chef des mercenaires, est alors convoqué le 5 novembre 1968 par Ojukwu au State House, sa résidence. Dans l'antichambre, l'aide de camp veut le fouiller. L'Allemand refuse en écartant la main du garde du corps, lequel répond par un coup de poing. Steiner tente de riposter mais juge le rapport de forces défavorable. Il accuse le coup sans mot dire.

Ojukwu le reçoit et le charge aussitôt de tous les maux. Il le juge responsable des revers essuyés sur le front. Répondant aux vœux de ses officiers, qui veulent la tête de Steiner et la fin des privilèges réservés à ses bataillons d'élite, le général biafrais décide d'expulser le mercenaire sur-le-champ. Dehors, suprême insulte pour le soldat de fortune chargé de bâtir l'armée biafraise, un garde a arraché et piétiné le drapeau français accroché à sa Jeep. On lui enlève aussi ses décorations gagnées en Indochine et en Algérie. Steiner est contraint de quitter les lieux piteusement. Accompagné d'une dizaine de mercenaires, il est expulsé le lendemain vers le Gabon. Sans honneur, et menottes aux poings.

Grellety-Bosviel digère la leçon : si la situation militaire venait à péricliter, nul ne se soucierait du sort des médecins, bons samaritains perdus dans la brousse.

De fait, les nouvelles du front sont de plus en plus mauvaises. Les troupes ennemies avancent ou laissent pourrir la situation. Le temps joue contre Ojukwu. Minor Hernandez apprend l'incident qui a opposé le chef biafrais et l'ancien légionnaire.

– Si les mercenaires partent, le combat est perdu, lance-t-il un soir à table.

Avec Grellety-Bosviel et l'infirmier Francis Deschartres, il se rend dans la case du responsable militaire de la région. Ils apprennent que Steiner est expulsé et que plusieurs de ses lieutenants sont aux arrêts.

– Ils risquent d'être fusillés, dit l'officier biafrais.

Hernandez s'avance vers l'officier :

– Vous ne pouvez pas faire ça. Vous aurez des ennuis avec les pays européens !

– Vous contestez ?

L'officier claque dans ses mains :

– Messieurs, je vous arrête.

Les trois hommes sont aussitôt placés dans une cour carrée. Ils n'en mènent pas large. La cour est une prison.

Le lendemain, un colonel aux allures de soudard vient les libérer :

– Ne recommencez pas, leur ordonne-t-il. Vous savez que vous avez failli être fusillés ? Ne défendez plus cette bande de salopards !

Les trois compagnons se tiennent cois.

– Où sont les mercenaires ? s'enquiert quand même Hernandez.

– Ils sont partis, tous, avec Steiner.

– Et nous ?

– Vous êtes libres, messieurs. Parce que vous êtes de la Croix-Rouge.

Amers, Hernandez, Grellety-Bosviel et Deschartres rentrent à Awo Omamma. Les blessés, porteurs de méchantes plaies, continuent d'y affluer et colportent des récits d'horreur.

Les médecins prennent conscience du fait que leur badge ne les protège guère lorsque l'hôpital est, une nouvelle fois, la cible des avions nigérians. Alors, pour opérer en toute sécurité lors des attaques aériennes, Bravo Salvador propose de construire un hôpital souterrain.

– Il faut nous abriter des bombardements, plaide-t-il dans la salle d'opération.

Un médecin qui croit à une plaisanterie enlève son masque :

– Un bloc souterrain ? Comment vas-tu le construire ? On n'a ni ciment, ni poutres d'acier.

– Mais avec des arbres, pardi !

Le médecin regarde son confrère en riant :

– Tu imagines, une bombe tombant sur ces arbres qui s'effondrent sur le malade et l'équipe médicale ! Quel article pour les journaux !

Il n'empêche. Malgré les sarcasmes, l'Espagnol obtient gain de cause. Des soldats creusent une tranchée de dix mètres de long et cinq de profondeur, puis recouvrent le tout de madriers et de terre. Les villageois abattent des dizaines d'arbres. Des sacs de sable protègent les abords. En huit jours, le souterrain est construit.

– Suffisant pour nous abriter des bombes de vingt kilos, juge Salvador.

Dans le boyau est installée une salle d'opération de fortune, éclairée au néon, grâce à un petit groupe électrogène poussif. Les murs sont tapissés de rondins.

Le jour de l'inauguration, les médecins ne connaissent pas une minute de répit : douze blessés sont opérés en onze heures.

– Au moins, on n'aura plus le souci du bombardement, dit Bravo Salvador.

A l'entrée du bunker, une pancarte signale malicieusement : « Visites autorisées seulement pendant les raids. »

Sur le front, la situation ne s'améliore guère. Les troupes d'Ojukwu sont épuisées et manquent de cartouches. Les pilotes égyptiens se livrent à de véritables chasses aux civils, de préférence sur les places de marché à l'entrée des villages. Les Mig arrivent en rase-mottes, quelquefois moteur éteint, et lâchent leurs roquettes sur la foule. Dans sa Land Rover pilotée par Emmanuel Otu, son adjoint biafrais, Jean-François Bernaudin assiste à l'un de ces massacres

– Air raid, crie-t-on dans la foule.

Un avion prend la route en enfilade et mitraille les civils, sous les yeux de Bernaudin. Des dizaines de corps tombent. Les survivants fuient vers la forêt. Le pilote a fait mouche.

C'est un Kouchner révolté qui rentre à Paris pour tenter de témoigner. Quelques semaines plus tôt, il a adressé aux Derogy une lettre à la fois triste et amère. « Mes amis, leur a-t-il écrit, l'aventure tend vers une fin honorable si une bombe ne nous tombe pas sur la tête, ce qui n'est pas rare en cette saison qui se prolonge. [...] Pendant que vous vous prélassez sous les lambris d'or de ce nouvel appartement que je ne connais pas, les Israéliens continuent de déconner, les Biafrais de mourir, certains prétendent marcher sur la lune et moi, j'ai eu trente ans et pour fêter dignement cette éclatante promotion, un Mig est venu mitrailler à l'entour tandis que je ne trinquais pas. [...] Décidément le Biafra est un drapeau en berne. »

Ce qui choque surtout Bernard, c'est l'indifférence des Français au drame qui se joue. Seuls quelques intellectuels se sont démenés pour soutenir la rébellion africaine. Hormis les maoïstes, aucun parti politique n'a pris position. De plus, les éditions du Seuil refusent au jeune médecin son projet de livre sur le Biafra :

– C'est une guerre de droite, ça ne se vendra pas, lui lance-t-on.

Gauche, droite, foin des divisions manichéennes ! S'il faut guider les générosités d'Europe vers les forêts biafraises, c'est justement parce que ce maquis n'a plus rien à voir avec l'idéologie. Les clercs de Saint-Germain-des-Prés, se dit Bernard, n'ont vraiment rien compris.

L'âme en peine, il regagne son petit appartement de Fontenay-sous-Bois. Il téléphone à quelques amis journalistes pour créer un Comité international contre le génocide au Biafra. Les parents d'Olivier Dulac, l'étudiant en médecine présent à l'hôpital d'Awo Omamma, abritent le Comité dans leur appartement bourgeois de la rue Vieille-du-Temple. François Debré, le fils de Michel Debré, qui écrit un livre sur le Biafra, Olivier Todd, Michel Laurent et d'autres répondent à l'appel. Très vite, des intellectuels vont signer une lettre ouverte sur le Biafra. Ils demandent une reconnaissance internationale du nouvel État, l'envoi d'armes sur le terrain et la condamnation des massacres commis par les Nigérians. Le texte circule, colporté par un Bernard Kouchner surexcité, conscient de tenir là un rôle d'ambassadeur biafrais.

– Il faut que les journalistes, les médecins et les pilotes se réunissent dans ce comité, plaide-t-il. Il s'agit de sauver des vies, ni plus, ni moins.

Jean-Paul Sartre et Simone de Beauvoir lisent et signent, et avec eux Claude Lanzmann, Michel Leiris, Jean-Marie Domenach, Pierre Vidal-Naquet. Max Récamier, qui est rentré lui aussi à Paris, rechigne, par respect du serment de la Croix-Rouge :

– Moi, je ne veux pas m'inscrire dans un truc pareil parce que j'ai l'intention d'y retourner, explique-t-il. Si je signe, c'est foutu.

Près des Champs-Élysées, dans le bâtiment de la Croix-Rouge, les volontaires ne se bousculent pas, mais on y trouve malgré tout de quoi assurer plusieurs relèves. Engoncé dans un élégant manteau bleu marine, le visage mangé par une barbe blonde, Kouchner salue les nouveaux candidats pour le Biafra, avec l'assurance d'un grand frère qui revient du baroud. Dans les couloirs silencieux, il croise un jeune étudiant en médecine, aux lunettes de plastique et à la fine moustache, Patrick Aeberhard.

Les deux jeunes hommes se sont connus en mai, au sein du Comité d'action de la faculté de médecine. Aeberhard est parti au cours de l'été aux États-Unis. Il a rencontré des étudiants de Berkeley et des militants du mouvement noir des Black Panthers, curieux des événements de France. En septembre, de retour à Paris, il prépare sans illusion le concours d'interne. A la salle de garde de l'hôpital du Kremlin-Bicêtre, il repère lui aussi la petite annonce : « Cherche médecins pour le Biafra... »

Dans les locaux de la Croix-Rouge, Bernard Kouchner achève de le convaincre.

– Il faut y aller en masse, tous les Biafrais sont en train de crever, et personne ne lève le petit doigt ici!

Aeberhard s'envole pour Genève. Après la traditionnelle discussion avec les responsables du programme Biafra et une fausse soirée de détente où il regarde dans une salle de cinéma un film de guerre, cramponné sur son siège, il monte à bord d'un Hercules, peu rassuré sur sa destinée, accompagné d'un autre carabin parisien, Arnaud Marty-Lavauzelle. A Santa Isabel, sur le tarmac de l'aéroport, il découvre une agitation frénétique. Le plus grand pont aérien de l'histoire de la Croix-Rouge de l'après-guerre s'est mis en place. Des diplomates croisent des missionnaires, des pilotes qui attendent la tombée de la nuit discutent avec des journalistes. Un équipage atterrit, la carlingue criblée de balles.

– Non, non, non, on ne repart pas ce soir, hurlent les deux pilotes sur la piste.

Drôle d'ambiance sur cette petite île en état de siège, envahie par une escadrille d'avions démaquillés portant une grande croix sur leur fuselage.

Avant de quitter cet avant-poste de l'Espagne coloniale, Aeberhard entraîne Marty-Lavauzelle à La Lanterne rouge, une boîte de nuit devenue base de repli pour les pilotes, les mercenaires et les prostituées de l'endroit. Au bar, des femmes portent des tresses étranges sur la tête. L'endroit, luxuriant et tropical, ne déplaît pas à Aeberhard. Il sait qu'il goûte là à d'ultimes moments de plaisir avant une longue mission.

Lorsqu'il débarque à Uli, il découvre des médecins français épuisés. Il découvre aussi une Croix-Rouge en proie à la gabegie, au détournement de matériels et de produits alimentaires.

Les médecins européens se sont adaptés malgré tout au rythme infernal de la mission d'urgence. Jusqu'à cent cinquante opérations en trente-six heures! Les Biafrais marchent plusieurs jours pour se faire soigner à l'hôpital d'Awo Omamma. On est prié de laisser ses armes au vestiaire. Un placard a ainsi été installé à l'entrée de l'hôpital. Même les mercenaires sont invités à déposer leur fusil-mitrailleur. Cela n'empêche pas l'un d'entre eux, Marc Gossens, un Belge célèbre pour ses exploits sous les tropiques, de menacer Patrick Aeberhard qui s'affaire à lui panser une vilaine fracture ouverte de l'humérus :

– Si tu ne me répares pas ça comme il faut, je te fais la peau!
– Du calme, ça va aller, répond Aeberhard, qui transpire à grosses gouttes, soucieux d'éviter des représailles.
Quelques semaines plus tard, Gossens meurt lors d'une embuscade. Ses hommes ramènent le corps. Le photographe Gilles Caron immortalise la scène. La photo, qui représente des gardes noirs portant à bout de bras le cadavre désarticulé d'un homme blanc, fait le tour du monde.

Pour pallier le manque de médicaments, Pascal Grellety-Bosviel, le nouveau chef de mission, a inauguré une technique aussi rudimentaire qu'efficace. Il met du sucre sur les plaies, ou du sel, afin d'absorber le sang et d'accélérer la cicatrisation. Une redoutable épée de Damoclès pèse au-dessus de chaque blessé à Awo Omamma : la gangrène. Minor Hernandez se montre aussi inventif que Pascal. Face au manque d'eau stérilisé, il lance les perfusions au lait de coco, parfaitement stérile. Des noix ornent désormais les dortoirs et les salles d'opération.

Chaque jour, les Français luttent contre la déprime. On s'organise, on tente d'apporter un peu de vie à cette auberge de la mort qu'est devenu l'hôpital d'Awo Omamma. Un soir, Pascal Grellety-Bosviel lance dans la salle à manger :
– Il y en a marre de voir cette morosité ambiante. Créons un orchestre!
Les autres médecins le regardent, un peu décontenancés.
– Tu nous vois jouer de la trompette? demande l'un d'eux en s'esclaffant.
Malgré ses allures de perpétuel adolescent et sa gentillesse bonhomme, Grellety-Bosviel ne manque pas de panache. On le surnomme d'ailleurs Fleur de lys pour son ascendance noble et son titre caché de duc. Quelques semaines auparavant, alors qu'il se rendait à l'aéroport pour prendre des photos, un chasseur bombardier nigérian qui survolait la piste a lâché un chapelet d'obus. Pascal a reçu un éclat dans l'arcade sourcilière. Depuis, un pansement sur l'œil lui donne un air de bandit d'opérette.
– On ne va pas chanter quand les enfants meurent, objectent ses confrères.
– Si les blessés jouent et chantent, ils guériront plus vite, tonne Grellety-Bosviel. En Afrique, la danse, c'est la joie.
Le lendemain, a son orchestre : des infirmières jouent du tam-tam, des enfants chantent devant des villageois ébahis et souriants. Mais Fleur de lys ne s'arrête pas là. Il veut lancer un orchestre de musique traditionnelle dans chaque dispensaire et jusque dans les mouroirs où les enfants se partagent une perfusion à quatre. Chanter les airs du pays devient l'unique distraction des malades et des habitants de la contrée. Des chœurs harmonieux sortent des poitrines, au rythme des tambours

de la forêt. Des psaumes, des chants ancestraux de brousse, des récits de chasse ou l'hymne national du Biafra :

« Pays où le soleil se lève que nous aimons si fort
Patrie bien aimée, terre de nos héros...
Nous défendrons nos vies ou nous mourrons
Ô terre des ancêtres
Nous nous souviendrons de ceux qui sont morts par milliers
Victoire sur le mal et sur l'erreur. »

Pour les Biafrais, les rations diminuent. Patrick Aeberhard entreprend de visiter les marchés des environs. Des réfugiés et des villageois s'assemblent devant des étals vides. Une banane ici, un bout de ficelle plus loin, une poignée de riz récupérée au fond d'un sac de l'aide internationale. Un épicier vend des rats fraîchement tués et des brochettes de serpent. Est-ce Paris lors du siège de 1870?

Aeberhard croise aussi sur la route un couple de mariés suivi par un cortège. Tous s'arrêtent devant une grande table : le marié, capitaine de l'armée, déclare le banquet ouvert. Mais les invités n'ont qu'une calebasse remplie d'eau à se mettre sous la dent.

De jour en jour, Aeberhard découvre un pays en proie à la résignation. A peine cède-t-on aux rumeurs trop insistantes. Les Nigérians menacent-ils d'atterrir sur les routes? Qu'à cela ne tienne, on les en empêchera avec les moyens du bord. Les Biafrais scient des arbres pour entraver les routes. Le lendemain matin, les médecins découvrent, effarés, qu'ils ne peuvent plus circuler sur les pistes.

– Qu'est-ce qui se passe? demande Aeberhard.

– Les avions, ils veulent attaquer et atterrir au Biafra, lui répond un jeune villageois.

– Mais on ne peut plus circuler!

– Attendez un peu, on va voir. Si rien ne vient, on vous dégage la route!

Pendant ce temps, à Paris, Bernard Kouchner se démène comme un diable pour lancer le Comité contre le génocide au Biafra. Des manifestations sont organisées dans les rues. Sans succès. Un meeting a lieu à la Mutualité. On y fustige un diplomate français qui soutient le camp nigérian.

– Là-bas, hurle Kouchner à la tribune, il y a deux millions de morts. Notre silence est insupportable. Avons-nous le droit de nous taire?

Il publie dans *Le Monde*, avec Récamier, un article retentissant, intitulé : « De retour du Biafra, deux médecins français témoignent ». Ils y expliquent en détail l'horreur quotidienne vécue par les Biafrais, les innombrables victimes civiles affluant à l'hôpital. « Les blessés doivent attendre leur tour des journées entières parfois, sur des nattes ou à même le sol, avec un courage et une résignation qui font notre admiration. Jamais nous n'entendons un blessé se plaindre. »

Tous deux parlent de sentiment de panique : la crainte de l'asphyxie, la hantise des bombardements. « L'attente des événements est épouvantable pour tous. La population vit dans une véritable psychose de peur : fuite éperdue au moindre bruit de réacteur, agitation et débandade quand le front semble se rapprocher. Il est difficile de n'en pas subir la contagion. Deux semaines après notre arrivée, l'atmosphère devient dramatique en quelques heures, la ville voisine d'Oguta est prise et l'aérodrome menacé est fermé : c'est la panique générale. »

En dépit des manifestations et meetings organisés par le Comité, de l'émotion suscitée dans l'opinion publique par les reportages des équipes de télévision, de Gaulle ne durcit pas sa position à l'égard de Lagos. Le trafic d'armes à destination du Biafra n'augmente pas. A Paris, dans les ministères, on doute de la viabilité de l'indépendance proclamée par Ojukwu. Sa rébellion, d'ailleurs, accuse le coup.

Malgré ce parfum de défaite ambiante, les médecins d'Awo Omamma tiennent bon. Deux femmes contribuent, par leur présence, à redonner le moral aux troupes : Christiane Marot, vingt-sept ans, chirurgien et compagne de Minor Hernandez, dont elle attend un enfant, et Anne-Marie Barbé, généraliste, qui opère au dispensaire de Santana, à dix kilomètres de l'hôpital. Elles commentent les nouvelles du jour, grâce à l'exemplaire du *Monde* qu'elles reçoivent par l'avion de la Croix-Rouge, parfois dès le lendemain du jour de parution. Elles emmènent les blessés se baigner à la rivière, où pataugent des hommes plâtrés jusqu'au thorax. Elles apportent une touche de gaieté dans cet univers de fin du monde.

Pendant ce temps, un nouvel arrivant débarque sur la piste d'Uli. Trapu, les sourcils en accent circonflexe, le cheveu court, Pierre Fyot ressemble davantage à un soldat en perdition qu'à un volontaire de la Croix-Rouge. Les combattants, d'ailleurs, il connaît... C'est un peu pour oublier la guerre qu'il a choisi d'aider les médecins français et de se consacrer à l'aventure humanitaire.

Par deux fois, au maquis et dans les jungles d'Indochine, Pierre Fyot a échappé à la mort. En 1950, il part s'installer en Algérie, en Kabylie, où il ouvre un cabinet de médecin de campagne. Il a vingt-sept ans et ne veut plus entendre parler de guerre, malgré ces bruits qui montent des villages et des banlieues d'Alger. Au dispensaire, un vieux palais aux fenêtres sans carreaux, aux innombrables pièces délabrées, il se lie avec les hommes du village, le garde champêtre, le boucher, les commerçants. Puis survient l'insurrection de 1954. Il soigne les villageois, le boucher, les paysans et commerçants. Certains sont membres du FLN. Les relations sont bonnes. Jusqu'à l'arrivée d'un nouvel administrateur, un militaire qui remplace les responsables algériens en fuite dans le maquis.

Quand Pierre Fyot apprend l'identité de l'officier, son regard se voile : Gérard Jacotte est le frère d'Hubert, son compagnon des maquis de la résistance tué sous ses yeux en 1944, dans une embuscade en Haute-Marne. La rencontre dans le bled perdu de Kabylie a quelque chose d'épique :

– Qu'est-ce que tu viens foutre dans ce coin pourri? demande Fyot.

– J'ai appris que « le toubib de la montagne » était là, je viens travailler avec toi. Je vais créer un SAS dans ce village et j'espère que tu vas m'aider.

Les SAS, Services d'actions spécialisées, composés d'officiers, sont destinés à remplacer les administrateurs civils – Kabyles et Français assassinés ou menacés, Algériens en fuite.

Pierre Fyot craint le pire. Le frère de son ami est déjà inscrit sur la liste des personnes à abattre.

Il décide de réunir les présidents de centre et autres responsables de l'endroit. Ces Algériens, il les connaît depuis des années et les considère comme des frères. L'ancien colonel de l'armée française, devenu médecin, s'adresse à eux solennellement :

– Jacotte ne vient pas ici pour faire la guerre, il vient vous aider à vous sortir de votre merde, à vous faire des ponts, des routes, vous aider à vivre. N'y touchez pas, c'est mon frère! Si vous le touchez, c'est comme si vous m'assassiniez...

Les chefs de la rébellion en Kabylie n'entendent pas la supplique. Huit mois plus tard, Jacotte est tué dans un attentat, et sa femme grièvement blessée. L'instituteur Hamrane, dont Fyot suit les cours, a participé à l'opération. Pour son ami commence un terrible deuil. Il télégraphie en France à la mère de la victime : « Gérard grièvement blessé. » Elle débarque à l'aéroport de la Maison Blanche, à Alger, et Pierre Fyot lui révèle la vérité :

– Il est mort.

– Vous, c'est vous, c'est encore vous qui m'annoncez cela, répond-elle effondrée.

Quelques jours plus tard, Fyot retourne dans l'armée. A la tête d'une unité d'élite, un « commando noir », il lance des opérations dans le secteur où Gérard Jacotte a été tué. Ses hommes encerclent la grotte où les fellagas se sont réfugiés. Hamrane et ses partisans sont abattus. Le médecin du bled s'est vengé. Mais, surtout, il a perdu toutes ses certitudes.

Lorsque Fyot entre dans l'hôpital d'Awo Omamma, les autres médecins le regardent en chien de faïence. Ils ne comprennent pas ce que vient rechercher ce confrère installé de quarante-six ans, qui a monté un grand laboratoire de biologie médicale à Dijon et dirige une quarantaine de personnes.

Si l'accueil n'est pas chaleureux, Pierre Fyot n'en commence pas moins sa tâche aussitôt. Il n'hésite guère, ampute quand il le faut, effectue rapidement le tri des blessés. Assurément, ce médecin-là est un praticien habitué aux blessures de guerre. Renfrogné au départ, il s'ouvre peu à peu. Récamier l'adopte, puis Hernandez et Radoman.

Un soir, Fyot se confie à l'autre « mercenaire », Hernandez. Il lui raconte son passé, son engagement dans l'armée et même ses premières armes : la Résistance.

– J'ai rejoint le maquis à vingt ans, en Savoie puis en Haute-Marne. Les Allemands ont fini par attaquer. Sur vingt résistants du réseau Arc-en-ciel, dix-huit ont été tués.

L'ancien révolutionnaire guatémaltèque écoute attentivement l'ex-résistant lui raconter ses autres combats, dans la jungle du Laos et les djebels d'Algérie. Puis Hernandez demande à Fyot ce qu'il est venu chercher au Biafra.

– Disons que j'ai le complexe du survivant. Je cherche à oublier ce que j'ai vu jusqu'à présent, les amis et les enfants tombés sous les balles...

Le révolutionnaire Hernandez hoche la tête et s'incline devant l'ancien combattant des guerres coloniales. « Au fond, on se ressemble un peu », pense-t-il.

Après plusieurs jours d'opération, Pierre Fyot sort de l'hôpital afin de se détendre. Il découvre l'horreur. Dans une forêt, des milliers de réfugiés implorent le ciel. Les yeux hagards, ils n'ont rien à manger. La clairière ressemble à un immense camp de concentration, que les arbres touffus protègent des regards extérieurs.

« C'est Dachau », se dit le médecin.

De retour au camp, il alerte ses confrères. Mais on ne peut rien faire, ou si peu, donner quelques caisses de nourriture, tout au plus.

Le 24 décembre 1969, les volontaires du Biafra sont six autour de la table de « l'auberge », près de l'hôpital. Ils partagent un repas frugal, poisson séché, riz, boîtes de conserve, vin de palme. On ne dit mot sur la situation militaire. Max Récamier, de retour au Biafra, Vladan Radoman, Louis Schittly et les autres savent que le réduit va bientôt tomber, que ses combattants livrent leur dernière bataille, comme des braves au champ d'honneur. On parle du sourire des infirmières, du dernier avion, des nouvelles de France, des deux cosmonautes américains, Neil Armstrong et Edwin Aldrin, qui ont marché sur la Lune, de Hô Chi Minh, le président vietnamien qui vient de mourir à soixante-dix-neuf ans d'une crise cardiaque. Conversations futiles. Le cœur n'y est pas. Le compte à rebours a commencé.

10 janvier 1970. Les dernières poches de résistance s'essoufflent. Les soldats de la République libre du Biafra n'ont plus de munitions. Dans son bunker, le général Ojukwu veut encore y croire. Ses adjoints, quant à eux, savent que la partie est finie. A Paris, son ambassadeur itinérant, Kenneth Dike, tient une conférence de presse devant quelques

journalistes. Il ne parle plus de république libre, mais déclare : « Les Biafrais sont toujours prêts à accepter une solution politique qui, à défaut de l'indépendance, protège leur sécurité. »
Trop tard : le piège s'est refermé. Le Biafra a déjà vécu.

A l'aéroport d'Uli, c'est la panique. Au bout de la piste vient de décoller le dernier espoir. Ojukwu a pris la voie des airs, dans un Super-Constellation prêté par Houphouët-Boigny, laissant au sol plusieurs Mercedes blanches. Avant de quitter « le pays » ou ce qu'il en reste, le général délivre un bref discours diffusé par Radio Biafra.

– Je me rends actuellement hors du pays pour chercher une solution honorable et demande aux troupes biafraises de tenir leurs positions. Avec l'aide de Dieu, je serai bientôt de retour parmi vous.

Des officiers parlent de trahison. Les médecins aussi.

A l'aéroport, des milliers de Biafrais veulent prendre le dernier avion. Les gardes les en empêchent. Des cris fusent dans la foule. Les coups pleuvent. C'est le dernier combat, contre l'hystérie.

A Paris, les journaux titrent sur l'agonie de l'enclave. « Le Biafra a pratiquement cessé d'exister », « Le Biafra ne répond plus », lit-on à la une. Dans sa chambre d'étudiant, Patrick Aeberhard, qui vient de rentrer de mission, tourne comme un lion en cage. Il veut être sur place, avec ses compagnons d'hier. Il enrage surtout d'apprendre qu'Ojukwu n'a pas voulu négocier, contre l'avis de son état-major. On dit le général en partance « prêt à continuer la lutte dans un endroit sûr ». Aeberhard n'en revient pas : Ojukwu, c'était le rebelle, celui qui remettait en question les frontières issues de la décolonisation, celui qui se dressa contre un Goliath africain. Ce général qui avait enjoint les Biafrais de lutter « jusqu'à la mort » a pris lâchement la poudre d'escampette... Derrière lui, il laisse au moins un million de victimes et des enfants affamés, des adultes mutilés, un espoir à jamais brisé.

Pour Patrick Aeberhard, la leçon est dure.

Sur place, les responsables de la Croix-Rouge – des Norvégiens et des Suisses – se réunissent en catimini. Jaggi, le responsable des opérations, a déjà sa valise à la main. Dans son bunker, le successeur d'Ojukwu se prépare à annoncer la reddition. Max Récamier fait alors irruption dans la salle.

– Dépêchez-vous, lui ordonne-t-on, tout le monde se replie.

– On a trois cents enfants à l'hôpital et au dispensaire de Santana, réplique Récamier. Il faut les emmener.

– On n'a pas la place, lui rétorque froidement l'un des responsables.

Les fonctionnaires de la Croix-Rouge ne songent qu'à sauver leur peau. Max, lui aussi, veut partir, mais avec les enfants qu'il s'est juré de protéger.

Il sort, maudissant ses supérieurs de la Croix-Rouge, dont il a appris à se méfier. Dans sa vieille Peugeot, il fonce vers l'hôpital, remontant à contre-courant la foule qui fuit les combats, sans bagages, sans espoir. Un million de personnes se sont jetées sur les routes en quelques heures. Max est en sueur. Il parle tout seul. Sur le bord de la piste, perdu dans le flot humain, il aperçoit Vladan Radoman, l'anesthésiste yougoslave.

– Monte, lui crie-t-il.

Malgré son expérience de la guerre en Yougoslavie et de l'occupation allemande, Radoman a eu très peur. Il désirait rester jusqu'au bout aux côtés de L'Huillier, affairé à fouiller le ventre d'un blessé en état de choc. Une fusillade a éclaté aux abords de l'hôpital. Radoman a bien tenté de se ressaisir, mais il a cédé à la panique. Le cuisinier Agnaou a passé la tête dans l'entrebâillement de la porte et a crié :

– Children, children.

Malgré les cinquante leçons d'anglais de la méthode Assimil, Radoman n'a pas compris. Il a fui, laissant L'Huillier et son assistant biafrais face à la table d'opération, penchés sur le dernier blessé d'Awo Omamma.

Dans la cour de l'hôpital, Récamier regroupe les six infirmières et leur ordonne de se ruer à l'aéroport, à dix kilomètres :

– Préparez les enfants, réunissez-les tous, on embarque à Uli, vite !

C'est une bande silencieuse, une étrange cohorte fantomatique et résignée qui se rassemble comme un seul homme, devant les quatre camions parqués à proximité. Ils ont pour tout bagage cinq sacs de sel et une dizaine de cartouches de cigarettes, en prévision d'un éventuel troc en cours de route.

Récamier range ses affaires en un clin d'œil. Louis Schittly, le colosse alsacien, se joint au groupe. « Je resterai jusqu'à la fin du Biafra, ou jusqu'à sa victoire », s'était-il promis en foulant le sol biafrais pour la première fois. Parole tenue.

Le bruit des fusils-mitrailleurs se rapproche. Il manque à l'appel Bernard L'Huillier, le jeune chirurgien strasbourgeois.

– Où est-il ? crie Récamier.

Radoman et lui se précipitent dans les salles d'opération. Dans l'une des pièces, ils trouvent Bernard, impassible, en train d'opérer.

– Dépêche-toi, on n'attend plus que toi.

– Silence, j'opère. Je finis un ventre...

Les deux autres médecins sont obligés de patienter.

Puis L'Huillier enlève ses gants :

– Fallait bien que je recouse mon gars !

Récamier, Radoman et L'Huillier, lequel n'a pris que ses sandales et son badge de la Croix-Rouge, montent dans la Peugeot. La piste qui mène à l'aéroport ressemble à une route d'exode : des milliers de Biafrais terrorisés ont envahi la chaussée.

Quand l'équipe arrive à Uli, les combats se sont rapprochés. Des unités d'élite nigérianes tiennent déjà les abords de la piste, du côté opposé aux baraques de l'aérogare. Il n'empêche, malgré le danger, un avion de la Croix-Rouge, un DC-4, parvient à atterrir.

Pour quitter le pays, Récamier n'est pas au bout de ses peines : un douanier lui demande un visa de sortie signé par le chef de l'État.

– Mais votre président vient de partir, répond le médecin.

Une jeune fonctionnaire s'interpose alors et signe les laissez-passer. Récamier croit rêver : les combats se déroulent à quelques kilomètres à peine et des fonctionnaires zélés signent encore des lettres officielles...

Sur la piste règne un chaos indescriptible. Les dignitaires du régime sécessionniste, les ministres, les officiers supérieurs, des notables d'Umuahia et d'ailleurs ont envahi l'aéroport et demandent tous à fuir le réduit agonisant. Des combattants montent au front, à quelques kilomètres, pour colmater les brèches. On leur donne une cuillère de manioc pour les ragaillardir.

Max Récamier s'approche d'un hélicoptère de la Croix-Rouge. Les autres médecins rassemblent les enfants qui arrivent en petits groupes. Le pilote est américain.

– Vous êtes six? Je vous embarque.

– On est un peu plus. J'ai deux cent cinquante enfants à convoyer jusqu'à Libreville.

Le pilote croit à une plaisanterie.

– Emmenez ceux que vous pouvez emmener, supplie Récamier, et prévenez Libreville.

Le pilote hésite. Il peut embarquer une dizaine de passagers, guère plus.

– Montez, sans les enfants, répète-t-il.

– Non, je reste avec mes malades, répond Récamier.

Au même moment, des officiels du régime se précipitent en courant vers l'appareil. Une haie d'uniformes et de costumes envahit l'échelle. Des militaires galonnés exigent alors d'être embarqués puis se battent entre eux. Un colonel, debout sur l'échelle, menace le pilote de sa mitraillette, appelle sa femme perdue dans la foule puis part à sa recherche.

Atmosphère d'apocalypse.

Le mercenaire qui accompagne le pilote américain tente de chasser les candidats au départ à coups de pied. Le pilote prend peur, fait signe à Récamier de s'éloigner, met le moteur en marche et repart avec quelques enfants. Deux ou trois privilégiés biafrais s'accrochent à l'échelle et tombent lorsque l'hélico prend de l'altitude. Lors du décollage, le souffle des pales a renversé des dizaines d'enfants. L'un d'entre eux meurt sous un camion.

– On est coincés, tempête Récamier.

Les médecins échangent des regards inquiets. La dernière porte de sortie vient de se refermer. Et l'hôpital d'Awo Omamma est déjà tombé aux mains des Nigérians.

Récamier propose alors de trouver refuge chez les trois pères irlandais du Saint-Esprit qui tiennent un dispensaire dans la brousse, à Ihiala, en face de la mission où officiait la princesse de Bourbon-Parme. Les enfants les accompagnent. Ils n'ont pas dormi et rien mangé depuis deux jours et deux nuits.

– Trouvons une personne sûre pour s'occuper d'eux, dit Max.

En chemin, ils confient les enfants à un religieux biafrais et à un médecin. Max Récamier, comme ses coéquipiers, a la peur au ventre. Mais il n'est pas mécontent, au fond, d'avoir raté le dernier vol de la Croix-Rouge. Sinon, il n'aurait jamais pu se regarder dans un miroir.

A Paris, Maurice Schumann, ministre des Affaires étrangères, a regagné d'urgence son cabinet lambrissé du Quai d'Orsay. Assisté de ses conseillers, il envoie une missive au secrétaire général des Nations unies, le Birman U Thant, en voyage à Yaoundé, au Cameroun. Le ministre l'implore de tout faire pour éviter des massacres au Biafra. Et de sauver les médecins français.

Au siège de la Croix-Rouge française, à deux pas des Champs-Élysées, l'inquiétude règne. Que deviennent Récamier et son équipe?

A Libreville, le docteur Bravo Salvador veut retourner illico à Uli. Une semaine auparavant, il opérait encore à Awo Omamma, aux côtés de Récamier, et rien ne prédisait cette défaite imminente.

– J'ignore ce que sont devenus mes malades, je veux partir, déclare-t-il au journaliste Jean-Jacques Leblond, envoyé spécial du *Figaro*.

A Moscou, dans une salle du ministère des Affaires étrangères, un obscur porte-parole, sanglé dans un costume sombre, convoque la presse internationale :

– L'URSS accorde son soutien au gouvernement fédéral du Nigeria pour lutter contre les forces impérialistes qui tentent de scinder et d'affaiblir ce jeune pays. L'aide humanitaire apportée aux Biafrais constitue une immixtion dans les affaires intérieures du Nigeria.

Pendant deux nuits, abrités dans le dispensaire dirigé par le père Mac Nulty, Récamier et ses compagnons guettent les avions français qui tentent de se poser. Dehors, les Biafrais affamés se livrent à des scènes de pillage, dans les dernières échoppes et les hôpitaux. Face aux dispensaires des pères irlandais, une foule en colère, armée de machettes et de haches, dilapide le magasin de vivres. Vladan Radoman observe la scène, tétanisé : trois corps ensanglantés sont relevés après le départ de la foule. Le lendemain, comme un épilogue à cette fin tragique du Biafra, le père Mac Nulty célèbre une messe pour l'enterrement de sept

Biafrais, victimes d'une fin absurde dans cette guerre qui ne l'est pas moins : ils ont avalé de la poudre d'insecticide qu'ils ont prise pour de la farine.

A Uli, les Nigérians bombardent toujours les abords de la piste. En raison de la violence des combats, les pilotes doivent renoncer à atterrir au dernier moment et rebroussent chemin. La petite tour de contrôle, construite à l'orée de la forêt, continue d'émettre. Puis le silence enveloppe brusquement le réduit. Radio Biafra, dans le bunker d'Ojukwu, a fermé ses micros.

Dans la nuit tropicale, l'attente commence. Max Récamier se sent vieillir de dix ans. Il ne donne pas cher de sa peau.

Les six médecins décident alors de se scinder en deux équipes.

– Foutu pour foutu, tentons le va-tout.

Ils veulent passer entre les lignes, ou se rendre. Récamier, Radoman et L'Huillier restent à la mission. Les trois autres, dont Louis Schittly, se dirigent vers Port Harcourt.

Cinq jours plus tard, les Nigérians arrivent aux abords de la mission. Deux éclaireurs précèdent la troupe, à bicyclette. Ils sont calmes, car les rebelles biafrais ont battu en retraite ou ont été emprisonnés. Les armes se sont tues. Un officier qui perquisitionne la mission repère les médecins et les arrête aussitôt, pistolet en main.

– *No fear, no genocide.* (N'ayez pas peur, il n'y aura pas de génocide), répète-t-il inlassablement.

Aux arrêts, les médecins sont présentés devant le commandant du Nord-Biafra, à Enugu. La scène de la sentence leur paraît soudain surréaliste.

– Vous êtes arrêtés mais, si tel est votre désir, vous pouvez retourner à l'hôpital d'Awo Omamma, dit le commandant. Voici un laissez-passer provisoire jusqu'à ce qu'une nouvelle équipe puisse vous remplacer.

Récamier n'en croit pas ses oreilles. Ils sont condamnés aux soins forcés, en somme. Contre toute attente, le châtiment n'est guère dramatique.

Les médecins retournent alors, sous bonne escorte, à leur hôpital.

Les salles ont été pillées, les médicaments jetés en vrac. Les blessés et les infirmières biafraises se sont enfuis dans la brousse. Seul un malade, opéré voici quelques jours à l'estomac, gît sur un lit. Récamier le croit mort. Mais l'autre, insouciant, dort du sommeil du juste.

Peu à peu, les malades sortent de la brousse et reviennent à Awo Omamma, accompagnés des infirmières. L'hôpital reprend vie. A quelques kilomètres de là, l'aéroport d'Uli ressemble à un champ de bataille. La carcasse d'un avion incendié gît sur le bas-côté. Partout, des cratères d'obus. Un peu plus loin, Récamier remarque le petit cimetière qui rassemble les corps des quinze pilotes tués en un an et demi. Quelque jours plus tard, les médecins apprennent qu'ils vont être transférés à Lagos, la capitale, dans l'attente de leur jugement.

– Vous êtes accusés d'être entrés clandestinement. Vous serez expulsés !

Quand l'officier de police lit l'acte d'accusation, Récamier pousse un soupir de soulagement. Ils sont placés en résidence surveillée dans un grand hôtel de Lagos. Cette détention n'est guère désagréable, mais les médecins pensent aux Biafrais soumis à la guerre, pendant trois ans, puis à la famine et, aujourd'hui, au désespoir. Récamier revoit les visages du docteur Okôyé, rentré des États-Unis pour soutenir la sécession, du cuisinier Agnaou, du petit anesthésiste de dix ans, des infirmières toutes dévouées à leur tâche. Il ne trouve plus le sommeil. Certains retours sont plus difficiles que d'autres.

Quelques jours plus tard, dans l'avion qui les ramène vers Paris, Max Récamier fait les comptes. Triste bilan. Des milliers de vies ont été sauvées, bien sûr, mais à quoi cela sert-il si l'on ne peut dénoncer exactions et actes barbares ? « Médecine humanitaire et médias risquent désormais de marcher main dans la main », pense-t-il.

La leçon qu'il retient de cette aventure tragique, c'est la nécessité d'agir vite. Entrer sans visa dans un pays et avec des moyens conséquents sont deux conditions sine qua non pour une intervention humanitaire. Or la Croix-Rouge, empêtrée dans ses lenteurs administratives, ne permet de réaliser ni l'une ni l'autre. Le nouvel humanisme, l'impératif catégorique du geste généreux et désintéressé, le truisme de la compassion que suscite la tragédie biafraise doivent se développer ailleurs, dans une autre structure, loin des contingences neutralistes et toutes bureaucratiques de la « maison mère ». Et puis il faut motiver les actes de solidarité, les élans de vertu que ne manqueront pas de déclencher les caméras de télévision qui, comme au Biafra, ont alerté l'opinion mondiale, pour la première fois spectatrice d'un génocide en direct.

Récamier en parle à Radoman, assis à ses côtés.

– Ce qu'il faut, c'est une structure souple. On doit pouvoir agir comme des commandos. Dans l'ombre...

C'est un Paris bien frileux qu'ils découvrent en atterrissant. Les journalistes les attendent à la sortie de l'aéroport du Bourget. Dans les journaux, on évoque leur détention. Mais le Biafra est déjà oublié. La guerre a duré presque trois ans sans que l'Occident ne bouge, ou si peu.

– Bien sûr, on a donné de l'argent pour les petits Biafrais, on s'est donné bonne conscience. Mais on n'a pas empêché qu'ils meurent, déclare Récamier à deux journalistes du *Figaro*.

Les médecins se regardent, avant de s'engouffrer dans un taxi. Ce qu'ils ont vécu est indicible. Un chiffre, un seul, leur revient en mémoire comme un cauchemar : un million de morts, au bas mot. Tous ont en poche un souvenir qu'ils garderont à jamais : un billet de banque du Biafra. Maigre relique, en guise d'épitaphe.

3.

Équipée andine

Le retour à Paris n'est pas facile. Récamier a des insomnies. Kouchner se surprend dormant à la dure, chaussures sous la tête à la place de l'oreiller. Il hante les bistrots avec son vieil ami Michel-Antoine Burnier, lui aussi ancien de l'Union des étudiants communistes. Lors d'un repas bien arrosé dans un restaurant aux abords du Champ-de-Mars, Kouchner évoque le combat perdu du Biafra. Évelyne Pisier, sa femme, ne supporte plus ces propos de baroudeur éméché. Elle se lève et, sans un mot, quitte l'endroit. Kouchner se retrouve seul avec Burnier. Il évoque Nizan et son *Aden Arabie*, la charité des hommes de bonne volonté, « poussière de la chrétienté en morceaux ». Il se saoule un peu plus, chante sur le Champ-de-Mars avec Michel-Antoine, urine sur les plates-bandes avant de s'effondrer au domicile de son ami, rue de la Santé.

Peu à peu, les frimas de l'hiver parisien engourdissent les volontaires du Biafra. La France leur paraît bien morne, malgré la projection des *Choses de la vie* de Claude Sautet et les échauffourées à Nanterre entre militants propalestiniens et partisans pro-israéliens, qui rappellent le bon vieux temps. Si le réduit biafrais existait encore, ils repartiraient ensemble, à coup sûr.

Récamier, lui aussi, se sent meurtri. Avec Kouchner, il rêve d'une sorte de brigade internationale pour soigner aux quatre coins de la planète, produire un discours humanitaire, promouvoir une solidarité, cette « solidarité des ébranlés » dont parlait le philosophe tchèque Jan Patočka. Une brigade qui dénoncerait quand il le faut. Surtout, ne plus se taire...

Une fois par semaine, les anciens du Biafra se réunissent dans un sous-sol de l'hôpital Beaujon, à Clichy, où Vladan Radoman a obtenu un poste d'anesthésiste-réanimateur. Autour du professeur Pierre Jolis, un ancien de la Croix-Rouge, ils discutent de médecine tropicale, se remémorent l'épopée d'Awo Omamma et les arrivées clandestines à Uli. Que sont les amis devenus, le chirurgien Okôyé, le cuisinier Agnaou, les infirmières si dévouées? Durant ces séances d'autoflagellation, de défoulement collectif, germe l'idée d'une organisation, d'un cadre qui permettrait d'agir.

Peu à peu, l'équipe se soude et, entre les virées dans les restaurants et les tournées de bar, cultive l'esprit de caste. A Beaujon, Vladan Radoman pense à l'épopée africaine que l'opinion publique a si vite oubliée. Comme l'hôpital est situé sur la trajectoire du couloir aérien de Roissy, il croit entendre le bruit des jets survolant l'aéroport d'Uli. A plusieurs reprises, pris dans ses rêveries, il craint un quelconque lâcher de bombes et se jette à terre. Mais il revient aussitôt à la réalité de la médecine hospitalière : rivalités d'étages, hostilités de mandarins et autres basses manœuvres qu'il ne supporte plus. Comme les autres « Biafrais », il a la nostalgie.

A Bordeaux, le journaliste Jean-Claude Guillebaud leur rend hommage, dans les colonnes de *Sud-Ouest* : « De retour en France, après tant de souffrances vécues ensemble, tant de colères ou de dégoûts partagés, l'équipe d'Awo Omamma est restée unie. Qu'ils aient retrouvé Bordeaux, Paris ou Orléans, les “ toubibs ” du Biafra ont désormais l'impression de partager comme un grand secret. Il savent tous – de la même manière – ce qu'il reste “ derrière ” ces guerres lointaines lorsque les fusillades ont cessé et que la sensibilité publique est déjà mobilisée ailleurs. »

Kouchner et Récamier craignent de jouer les anciens combattants. Ils veulent repartir, vite. Des contacts sont pris. On décide de créer une organisation nouvelle, une sorte d'anti Croix-Rouge, un lieu de rendez-vous pour les « nouveaux humanistes ». Avec les anciens du Biafra, bien sûr. On évoque une confrérie de l'urgence, un commando de volontaires transfrontières susceptibles de traverser les méridiens à l'allure des grands drames. Des discussions de Beaujon, poursuivies dans un bar ou au restaurant La Coupole jusqu'à une heure avancée de la nuit, naissent des idées grandiloquentes.

– Ne faisons pas de politique, on serait vraiment à côté de la plaque alors que des victimes innocentes meurent dans le monde, plaide Récamier.

– Soigner ne suffit pas, il faut témoigner, répète inlassablement Kouchner.

– Ce qui manque à la Croix-Rouge, dit Jacques Bérès, jeune médecin de vingt-neuf ans, c'est de pouvoir arriver vite et préparé.

Rapidité et matériel adéquat... L'idée taraude l'esprit des anciens du Biafra depuis des semaines. Prendre une valise de médicaments, attraper un dernier avion, franchir clandestinement une frontière, soigner, témoigner au besoin. Voilà comment apparaît la mission clandestine. Sans serment futile, sans contrat ni passeport.

Les « mercenaires du Biafra », comme les appellent avec ironie leurs amis, vont vite rempiler. Ils créent un soir le Gimcu, Groupe d'intervention médico-chirurgical d'urgence, porte-drapeau d'un nouvel idéal altruiste, né sur les cendres de l'idéal militant. Autour de Kouchner, trônent Récamier, Hernandez, Grellety-Bosviel, Tarantola, Radoman et Bérès, lequel, à son grand regret, n'est jamais allé au Biafra. Mais il dispose néanmoins d'une aura tout aussi prestigieuse : il revient du Viêtnam où il a vécu à sa façon sa première mission humanitaire. Son aventure là-bas, ses amis de Beaujon le savent, relève à la fois de l'exploit, de l'audace et de l'inconscience.

Fils d'un libraire célèbre qui tient boutique de livres anciens près de la place de l'Étoile à Paris, Jacques Bérès se rebelle tôt contre l'autorité du père. Il entre en hypokhâgne au lycée Louis-le-Grand en 1958. Cette année-là est riche en événements : la IVe République se meurt, de Gaulle entre à l'Élysée et les troubles s'étendent en Algérie. Au lycée, Bérès côtoie Régis Debray, Étienne Balibar et Paul Thorez, le fils du secrétaire du PCF. Le jour d'un examen blanc, il sort de la salle de classe avec Thorez pour écrire sa copie au troquet du coin. Le proviseur les surprend : ils sont renvoyés.

En désespoir de cause, Jacques Bérès entre à l'école de médecine. Il a déjà contracté deux virus : celui de la politique et celui des jeux. En rupture de ban avec sa famille, il gagne sa vie au trou des Halles comme débardeur et manutentionnaire en viandes et légumes. Le soir, il joue aux cartes dans quelque tripot enfumé. Il n'a que vingt ans mais, dans le monde des petites frappes et des flambeurs, il creuse son trou, bluffe à l'occasion et empoche quelques jolis magots.

Ses camarades de promotion le trouvent à la fois chevaleresque et élitiste, généreux et rebelle dans l'âme. Bérès milite à S. ou B. (Socialisme ou Barbarie) aux côtés de Cornélius Castoriadis, mais rêve de conduire une voiture de sport. Il étudie l'anatomie et la biologie mais lit le soir Rimbaud et Marx. La médecine, c'est entendu, n'est qu'un pis-aller.

En 1967, Jacques Bérès s'envole pour Saigon, où il doit occuper un poste de coopérant militaire à l'hôpital Grall. Dans la capitale sud-vietnamienne, qu'il découvre en pleine agitation – GI's américains en permission, taxi-girls débarquant des campagnes –, il croise son vieil ami Bernard Coustex, ancien élève de khâgne devenu professeur dans un lycée local. A l'hôpital, Bérès, qui a vingt-six ans, apprend avec assiduité, aux côtés de confrères français, la médecine tropicale et la chirurgie de guerre. Les week-ends sont ennuyeux : les Français se prélassent autour de la piscine du Cercle sportif, un cocktail à la main. Bérès ne s'y rend que pour les filles qui paradent en maillot de bain. Les pieds dans l'eau, de jeunes officiers en permission évoquent les hauts plateaux de Dalat, les jungles du Nord, les rizières de Da Nang. Bérès, malgré ses conquêtes féminines, s'ennuie bien vite de cette vie en circuit fermé. Alors, lorsqu'il achève son tour de garde, le coopérant s'élance dans les rues de Saigon. Il découvre un pays dont les jours sont comptés. Malgré la protection des États-Unis, l'optimisme ne prédomine guère. Le Sud-Viêt-nam craint le Nord. Dans les faubourgs de la capitale, dans les gargotes où l'on sert du riz et de la soupe claire, on parle à voix basse de l'avancée du Viêt-minh, le mouvement communiste du Nord fort de trois cent mille hommes, des combats au fond des rizières, du vacillement de l'oncle Sam, le colosse aux pieds d'argile qui s'enlise dans la jungle. Avec des airs de conspirateur, des coolies et des paysans évoquent même l'imminence d'une grande offensive sur la capitale. Malgré les milliers de bombes déversées par les Américains sur la piste Hô-Chi-Minh, la voie de ravitaillement du Viêt-minh qui serpente dans la jungle et les montagnes, le Sud-Viêt-nam est déjà un pays en sursis. La grande base américaine de Khe Sanh, au nord, est encerclée par les communistes. Partout, la pression augmente. Avec la bière qui coule à flots, les filles aux bras des GI's, la fête inquiète qui se joue à huis clos, Saigon a des airs de fin de règne.

Un jour de janvier 1968, Jacques Bérès discute devant sa villa avec des gardes. Il a appris quelques rudiments de vietnamien et aime s'immerger dans le milieu ambiant. Digne d'un haut fonctionnaire des tropiques, la résidence qu'il occupe est des plus agréables : une villa de trois pièces située sous un énorme flamboyant, dans le parc de l'hôpital, à cent mètres de l'ambassade américaine. La saison des pluies est finie, et les grosses chaleurs n'ont pas encore envahi l'Indochine. L'hiver est calme. Il y a certes ces explosions au loin, mais c'est la fête du Têt et, pour leur nouvel an, les Vietnamiens lancent des pétards en l'air comme autant d'offrandes au ciel. Pour l'occasion, la ville s'est vidée. Les officiers sud-vietnamiens sont partis en permission exceptionnelle sur les collines de Dalat. Les quinze médecins de l'hôpital Grall, eux, se prélassent au bord de la mer de Chine, sur les plages de Vung Tau, le « cap Saint-Jacques » des Français. La guerre est omniprésente, mais un jour par an, on se doit d'oublier ses miasmes.

Bérès, lui, est resté dans sa villa. Il est allongé sur son lit lorsque brusquement la porte s'ouvre : le coopérant aperçoit sa femme de ménage, Thi Ba. Le visage décomposé, affolée, elle lui crie :

– Vite, monsieur, c'est la guerre !

Bérès ne bouge pas et répond :

– Ah ça, c'est une nouvelle, ça fait même un moment qu'il y a la guerre.

– Non, cette fois-ci, c'est vraiment la guerre ! J'ai vu des Viêt-cong dans la ville. Ils sont très jeunes, très beaux, très bien armés.

Bérès est interloqué. Des Viêt-cong dans la ville...

Cette fois-ci, l'alerte a l'air sérieuse. Le médecin enfile une chemise et un pantalon puis se rue dans l'avenue. Un affolement indescriptible s'est emparé de Saigon. Des camions militaires sillonnent et bouclent le quartier. Des blessés affluent à l'hôpital. Un Vietnamien lui fait signe : des bruits de fusillade proviennent de la chancellerie américaine toute proche.

– Ce sont les Viêt-cong, ils ont réussi à entrer dans l'ambassade!

Bérès n'en revient pas. Le bâtiment aux allures de blockhaus, inauguré quatre mois auparavant, sans fenêtre sur l'extérieur, avait une réputation de forteresse impénétrable.

Aux abords de l'ambassade gisent des Marines sans vie. Les Viêt-cong, qui ont pénétré dans l'enceinte en attaquant le mur à coups de bazooka, occupent maintenant plusieurs étages, des bâtiments annexes, les jardins, et bataillent durement pour un combat sans issue.

Au même moment, à des milliers de kilomètres de là, à Washington, des officiers s'agitent dans les sous-sols de la Maison-Blanche. Dans la *situation room*, les experts militaires tracent des lignes et plantent des drapeaux sur la carte de Saigon. L'offensive du Têt a pris de court les responsables du Pentagone. A minuit, le président Lyndon Johnson, qui dort au-dessus, a été réveillé d'urgence, mais il s'est recouché. A cinq heures, les experts sont encore plus alarmistes et réveillent une seconde fois Johnson. Deux heures plus tard, après un briefing, il téléphone à l'ambassadeur américain à Saigon. Au bout du fil, Ellsworth Bunker lui confirme la nouvelle.

– Oui, l'ambassade a bien été attaquée, dit-il en substance depuis un poste tenu secret. Le FNL a occupé les locaux pendant six heures. Des corps sont encore étendus dans les couloirs.

Johnson est abasourdi. Désormais, le numéro un américain, qui doit compter avec les pacifistes chaque jour plus nombreux, sait que la partie ne sera pas facile.

En France, *Le Monde* titre : « Les mythes s'effondrent. »

Jacques Bérès, de son poste d'observation dans la rue, aperçoit la contre-attaque menée par les renforts américains et sud-vietnamiens. Des hélicoptères déposent des troupes sur le toit de l'ambassade. Un peu plus loin, les maquisards, parfois déguisés en soldats gouvernementaux, occupent toujours le palais du gouvernement. L'aéroport de Tan Son Nhut n'est pas épargné, et la piste est endommagée par des tirs de mortier. La guerre se déroule en plein cœur de Saigon. Et dire que le Têt devait être le week-end le plus calme de l'année...

On évoque, à Paris, le spectre de Diên Biên Phu.

Bérès ne se laisse pas impressionner par ces tambours de guerre. Il regagne sa villa, enfile sa blouse et ses gants, puis court au bloc opératoire. Dans la cour, des messagers de l'hôpital de Cho Lon qui convoient des blessés l'interpellent :

– Prenez nos blessés, nous, on ne sait plus où les mettre, c'est l'enfer à Cho Lon. On n'a même plus de sang!

– Allez-y, de toute façon, ici, il n'y a plus personne, ils se sont tous enfuis à l'arrivée des Viêt-cong.

Deux heures plus tard, deux camions chargés de corps enchevêtrés, ensanglantés, entrent dans la cour de l'hôpital. Des soldats sud-vietnamiens, mais aussi des civils, des femmes et des enfants.

Seul médecin présent, Bérès ordonne le déchargement, compte soixante-sept blessés et entreprend de les trier. Ceux qui vont mourir bientôt sont écartés. Il en reste cinquante-cinq. Bérès n'est pas encore diplômé. En quelques instants, il se retrouve médecin-chef et chirurgien de guerre dans une ville en folie, où résonnent les bruits d'explosion et des pétards de fête.

Pendant trois nuits et deux jours, il sectionne, enlève les balles, ampute, recoud. Il dort par tranches de vingt minutes, se relève en buvant un thé brûlant, tandis que les infirmiers vietnamiens lui crient :

– Vas-y, docteur, vas-y.

Durant ces heures d'abrutissement où il opère comme un automate, Bérès songe aux ennemis nord-vietnamiens. Ont-ils des médecins, des chirurgiens, des caisses de médicaments, des blocs opératoires? Qui soigne les blessés du Viêt-minh? Un projet fou, insensé, germe dans son esprit fatigué : le coopérant militaire veut traverser les lignes...

Le troisième jour, les médecins français reviennent de leur week-end. Ils découvrent un hôpital submergé de blessés.

– Quel boulot, Jacques, fait l'un d'eux, interloqué.

– Le seul problème, ajoute un autre, c'est que tu as mélangé tous les blessés.

– J'avoue que c'est le bazar, dit Bérès en soupirant.

Les médecins perdront deux jours à établir des comptes rendus opératoires et tenter de repérer les blessures intestinales ou les estomacs perforés.

Bérès avait oublié d'étiqueter les victimes.

Si Saigon est sauvée de l'offensive du Têt, on se bat encore dans les faubourgs. Des commandos suicide se sont retranchés à Cho Lon. L'aviation américaine bombarde plusieurs quartiers, après avoir ordonné à la population d'évacuer. La nuit, les Saigonnais montent sur les toits et assistent à un gigantesque ballet incendiaire. Dépassée par la soudaineté de l'attaque, l'armée de Thiêu, le président sudiste, n'a pas encore repris le dessus, sauf dans le centre-ville où le calme revient peu à peu. Des chars patrouillent dans les rues. Les réfugiés des faubourgs affluent. Spectacle de déroute, dans le sang et les larmes.

A la recherche des Viêt-cong, Bérès s'enfonce dans Cho Lon accompagné de son ami Bernard Coustex, en voiture puis à pied.

– Ils doivent être dans un sale état, soupire Bérès, en entendant les fusillades au loin.

Ils s'arrêtent près d'un pont qui enjambe un ruisseau. Un hélicoptère survole le faubourg. Depuis trois jours, les avions sud-vietnamiens bombardent les Viêt-cong aux abords de la ville. Au sol, les gouvernementaux fouillent chaque maison, avancent de quartier en quartier en tenue camouflée. Des voitures renversées continuent de se consumer. La foule suit les avancées de la troupe, et recule à chaque rafale. « Une guerre d'aveugles », écrit l'envoyé spécial de l'Agence France-Presse.

Les dégâts sont innombrables. Bérès traverse plusieurs quartiers, emprunte deux fois le même chemin pour semer d'éventuels suiveurs. Il sait qu'un faubourg entier a été investi par les soldats d'Hô Chi Minh.

– Où sont les Viêt-minh? demande Bérès à un paysan.

– Vous ne pouvez pas y aller, c'est dangereux, ils vous tueront.

– Nous devons y aller, ils nous attendent.

Le paysan toise les deux hommes, puis désigne l'autre rive du ruisseau :

– Voilà, ils sont là, c'est entièrement viêt-cong.

Bérès hésite. Le pont n'est qu'à quelques centaines de mètres. Des paysans portent des sacs de provisions. Des portefaix acheminent des légumes, des fruits, du riz. S'il traverse, il se transforme en cible vivante. Les Sud-Vietnamiens ferraillent ailleurs et ne viendront pas le déloger en cas de grabuge. Bernard Coustex, lui, ne tient pas à s'aventurer en terre inconnue, même s'il affiche des sympathies pour le mouvement de l'oncle Hô.

Finalement, Bérès se décide.

– J'y vais, fait-il. Salut, Bernard.

Il entame sa traversée sous le regard incrédule de son compagnon. Les riverains s'attroupent. Un mandarin s'approche de Coustex et lui dit :

– Il est fou, il va se faire tuer, ils vont le prendre pour un Américain.

Bérès avance, trempé de sueur. Des gosses jouent sur le pont. Ils lancent à l'Européen des regards effarés. Trop tard pour reculer. Sur l'autre rive, des têtes ont bougé. Bérès s'efforce de marcher le plus calmement possible, les mains hors des poches, malgré la peur qui le saisit au ventre. A la sortie du pont, une demi-douzaine d'enfants se sont attroupés. Ceux-là portent une kalachnikov et semblent disciplinés. Ils braquent aussitôt leur fusil. Bérès, qui veut justifier de sa nationalité, saisit son passeport mais le document tombe à terre. Les enfants-soldats ne lui laissent pas le temps de le ramasser : ils l'emmènent dans une maison du quartier, le plaquent contre un mur et le mettent en joue. Bérès tente de parlementer, crie qu'il est français, médecin de surcroît, et qu'il est venu pour soigner les blessés de l'offensive du Têt. Peine perdue : un adolescent aboie un ordre.

– Tu vas être fusillé, crie l'un des gamins, hilare.

– Je veux vous aider, répète inlassablement Bérès.

Trop tard. Il est précipité contre un mur criblé de balles. Un peloton d'exécution se forme. Bérès sent sa fin approcher. Il n'a pas le temps de se débattre. On lui attache les mains dans le dos. Autour de lui, des cadavres baignent dans une mare de sang. Il ferme les yeux, et les fusils claquent. Une, deux, dix balles sifflent à ses oreilles.

Bérès se sent vaciller. Mais les balles touchent le haut du mur. Il ouvre les yeux : il est encore en vie. Les gamins s'esclaffent de leur parodie d'exécution. Bérès pousse un soupir de soulagement, il a échappé au peloton de Cho Lon.

Les petits soldats le conduisent alors chez le commissaire politique, un homme à lunettes d'une cinquantaine d'années qui parle français. Celui-ci se lance dans un discours d'un quart d'heure. En bon plénipotentiaire de l'oncle Hô, il évoque « l'inéluctable victoire des forces progressistes » puis conclut :

– On a besoin de vous. On n'allait tout de même pas vous fusiller !

Pour un peu, Bérès l'en remercierait. Il tremble encore. Un rire nerveux le saisit.

– Merci d'être venu, conclut laconiquement le commissaire aux lunettes.

Quelques heures plus tard, Bérès s'attelle à la tâche. Dans des cours et des caves, il opère sans relâche les blessés du Viêt-cong. On l'affuble d'un badge récupéré sur un cadavre : « Né au nord pour mourir au sud. »

« Cela remplacera mon passeport », pense-t-il.

Progressivement, le bruit des fusillades se rapproche. Cho Lon est encerclé. Les quelques Viêt-minh restés dans le quartier sont coincés. Bérès aussi... Les maisons sont fouillées une à une. Toute résistance est désormais vaine. Bérès, qui n'a pas dormi depuis le début de l'offensive, cinq jours plus tôt, ne réalise même pas dans quel guêpier il s'est fourré. Neuf heures de suite, la zone est bombardée.

– Ça y est, on part, lui dit un soldat surgissant dans la maisonnette où il opère.

– D'accord, j'arrive.

– Non, toi, tu ne passeras pas, tu es trop gros.

Bérès regarde ses jambes et son ventre : il n'a jamais été aussi maigre. Il est vrai qu'à côté d'un Viet il a des allures d'Hercule. Le jeune combattant lui explique que les Viêt-cong vont emprunter des galeries souterraines très étroites, et qu'il ne peut les suivre.

Abandonné à son triste sort, Bérès se dirige vers la raffinerie d'alcool BGI où s'entassent des centaines de réfugiés. Bombardés par l'artillerie lourde, les commandos décrochent et s'enfuient au fond du faubourg. Le quartier est pratiquement rasé par les bombardements d'artillerie, sauf la raffinerie.

Caché derrière une cuve avec d'autres réfugiés, Bérès entend le bruit de cavalcade des Sud-Vietnamiens qui investissent l'endroit. Ils se ruent dans l'enceinte de l'usine en tirant sur tout ce qui bouge. Les civils tombent comme des mouches. Bérès fait le mort. On le relève. Il est arrêté. Par ceux du Sud, cette fois-ci.

Ligoté, il est emmené sans ménagement au siège de la sécurité de Saigon. Il craint encore pour sa vie. Un journaliste espagnol est mort d'une balle dans le dos quelques jours auparavant, dans ces mêmes locaux, lors d'un interrogatoire.

C'est un Français, le général Baschieri, qui lui sauve la mise. Le militaire arrive dans une voiture officielle arborant le drapeau tricolore. Flanqué de toutes ses décorations, il a revêtu pour la circonstance une tenue de cérémonie. Dès qu'il aperçoit Bérès, le général se met à le sermonner :

– Qu'est-ce que vous avez foutu, petit con ? Ça va barder pour vous. Allez, je l'emmène. En prison !

L'officier sud-vietnamien qui lui fait face refuse d'obtempérer :

– On le garde, je vais l'interroger quelques jours.

– On lui tirera les vers du nez, on sait y faire, réplique le général, qui continue à insulter le prisonnier.

Bérès comprend vite la mise en scène et, pour simuler la peur, se met à trembler. Baschieri enlève le médecin, pratiquement de force, devant les responsables de la Sécurité qui n'osent s'interposer devant tant d'aplomb.

Le général malmène encore Bérès. Dehors, il lui souffle :

– Bérès, je vous ai sauvé la vie.

Le jeune médecin respire. En une semaine, il a risqué sa peau plusieurs fois, a dormi comme un clignotant et a provoqué une petite crise diplomatique entre Saigon et Paris. Un médecin français sous les drapeaux, volontaire pour soigner les Viêt-cong...

Mais sa plus sale impression, c'est la lecture d'une dépêche qui annonce sa mort. L'envoyé spécial de l'Agence France-Presse à Saigon a titré : « Un jeune coopérant disparu lors de l'offensive du Têt. » Le « disparu » s'empresse de démentir.

Bérès a vécu sa première mission humanitaire seul, sans argent, et avec une trousse de médicaments. De retour dans sa villa, éreinté, il rumine sur la vie, la mort et la médecine d'urgence.

– Bon Dieu, il faut créer quelque chose, marmonne-t-il avant de s'effondrer.

Quelques jours plus tard, Khe Sanh, la grande base américaine du Nord, abandonnée par le général Westmoreland, tombe entre les mains des Viêt-cong.

Kouchner est exalté. Avec ce « Gimcu » au nom barbare, il va pouvoir, il le sent, donner corps au projet de brigades humanitaires rêvé le soir au Biafra, autour de la table commune. Dans son appartement, il concocte un avant-projet pour l'association. Il évoque son but, effectuer des missions à l'étranger avec des bataillons de l'urgence qui suivraient les catastrophes et les guerres. Dans sa verve, il s'emporte, soumet le Gimcu aux desiderata des organisations internationales telles que la Croix-Rouge, ou privées. Il entrevoit des liens possibles avec la gendarmerie ou les services préfectoraux. Les mots qui glissent sous sa plume évoquent la stratégie militaire. Il parle de logistique, de communications avec l'arrière, d'équipes de la « deuxième vague », celle qui arrive après les explorateurs de la catastrophe. A lire le papier, Bérès croit décrypter les écrits très martiaux d'un spécialiste ès commandos, d'un Clausewitz du malheur. Les qualités requises de ces secouristes transcontinents rappellent les affichages d'embauche de l'armée : polyvalence technique, aptitude à la vie en équipe, capacité d'organisation. Bien sûr, à ces volontaires soumis à la tutelle obligée de la Croix-Rouge, il est instamment demandé de respecter la plus stricte neutralité.

Le 31 mai 1970. Le train de Chimbote, au Pérou, s'élance à l'assaut de la cordillère des Andes. Les wagons sont bourrés de femmes en poncho rentrant du marché, de paysans portant dans leurs sacs des poissons qui empuantissent l'atmosphère, d'Indiens quechuas qui regagnent les hauts plateaux en psalmodiant des chants traditionnels. Le chef de gare donne le départ et le train entame sa montée poussive, vers les sommets, à l'ombre du grand Huascarán aux pics enneigés. Les badauds de Chimbote ne savent pas que les passagers vont mourir.

Dans la nuit, un sinistre craquement surprend les habitants du port. Seraient-ce les dieux qui se réveillent et grondent dans les plis de la cordillère? La terre se met à trembler, de grosses vagues se forment. Dansant sur leurs bases, les maisons s'effondrent. Dans la montagne s'ouvrent de larges entailles. Le train de Chimbote disparaît corps et bien au fond d'une vallée. Il n'y a aucun survivant.

Le Pérou connaît là l'un de ses plus graves tremblements de terre. Huit gigantesques secousses d'une intensité 7,7 sur l'échelle de Richter. Chimbote, le plus grand port de pêche du pays, est rasé à soixante pour cent. A Lima, des conseillers déposent sur le bureau du président, le général Juan Velasco Alvarado, des bilans terribles : trois mille morts, qui deviendront dix mille, trente mille puis cinquante mille.

A Washington, le président américain Richard Nixon décide l'envoi d'une aide humanitaire conséquente, malgré l'ostracisme qui frappe le Pérou, république en pleine expérience socialiste.

Des avions décollent aussitôt, bourrés de médicaments.

A Paris, Bernard Kouchner entend la nouvelle à la radio, sous forme d'une brève noyée dans un flot d'informations : Saint-Étienne a remporté la coupe et le championnat de France, les Américains poursuivent leur engagement au Cambodge, le journal maoïste *La Cause du peuple* a été interdit et ses directeurs Jean-Pierre Le Dantec et Michel Le Bris inculpés.

Quand le drame péruvien est évoqué sur les ondes, Récamier bondit, lui aussi. Il se dit qu'il faut partir sur-le-champ. L'organisation Terre des hommes, qui met sur pied une mission d'assistance, a besoin de médecins. Max répond présent sans hésiter. Vladan Radoman réfléchit, puis donne son accord. Le médecin serbe se méfie un peu de cette jeune structure. Originaire d'un pays au régime pseudo-marxiste, il a toujours porté un regard détaché sur la création du Gimcu, par crainte de la bureaucratisation. En mai 68 déjà, il se moquait un peu de ces fils de bourgeois qui prétendaient porter la révolution au cœur de la capitale. « Des enfants gâtés », pensait-il, « ils ne se doutent pas qu'ils sont porteurs d'une idéologie totalitaire. » Mais Vladan sait aussi que, malgré ce travers bureaucratique, le Gimcu pourrait devenir le digne succédané de cette dame patronnesse qu'est la Croix-Rouge. Le Pérou ? La première mission indépendante des « Biafrais » ? Bien sûr qu'il en sera. Et l'équipe s'envole aussitôt à destination de Lima.

Dans le bus cahotant qui monte vers Chimbote, Max Récamier, Bernard Kouchner, Vladan Radoman et Pierre Fyot contemplent le désastre qui s'affiche le long de la Panaméricaine. Des pans de montagne ont glissé, des villages entiers sont ensevelis, des réfugiés s'entassent sur les bords de la route. Les médecins sont saouls de fatigue et d'alcool. Déçus aussi d'avoir attendu quarante-huit heures à Lima, pour rien, le temps d'apprendre leur affectation. Anne-Marie Barbé, une ancienne du Biafra, a rejoint l'expédition, ainsi que Daniel Tarantola. Tous boivent du pisco, l'alcool andin, qui circule de rangée en rangée. On jette des coups d'œil à la gente féminine assise alentour mais on s'en détourne bien vite : ce sont des infirmières américaines d'un certain âge, aux allures de vieilles filles et aux manières de GI's en goguette.

Les Péruviens qui accompagnent l'expédition ne semblent guère se soucier des victimes, des Indiens quechuas. Dans le bus, ils veulent plutôt démontrer que les Français, presque des gringos, ne supportent pas la boisson nationale. Manque de chance, Pierre Fyot et Vladan Radoman boivent autant qu'eux et demeurent lucides. Kouchner est particulièrement guilleret.

– Et dire qu'on est copains avec Fyot, lance-t-il à Tarantola.

La discussion s'arrête là : depuis le Biafra, le colonialiste et le gauchiste font cause commune.

Sur la route péruvienne, à la tombée de la nuit, le bus fait une halte dans une petite ville touchée par le séisme. Vladan Radoman, qui est ivre mort, dit à Fyot :

– Pierrot, ramène-moi dans mon lit.

Malgré les brumes de l'alcool andin, les médecins veulent exercer aussitôt leur talent et baptiser le Gimcu. Kouchner fonce vers un petit bâtiment marqué « Hospital ». Il pousse la porte de la façade et, ô surprise, tombe sur un tas de ruines. Il ne reste plus que la façade. L'hôpital a été détruit.

– Viens voir, hurle Kouchner à l'adresse de Pierre Fyot, j'ai bu ou quoi ?

– Non, tu n'as pas bu, il n'y a plus d'hôpital.

Les médecins sont pressés. Ils savent que, à Chimbote et sur les hauteurs, les Américains ont débarqué. Or les secours d'urgence, lors des tremblements de terre, ne sont nécessaires que pendant les deux premiers jours.

Comme pour répondre à leurs inquiétudes, la terre se remet à trembler. Il est temps de reprendre le bus et la route des Andes.

A Chimbote, après quarante-huit heures de voyage, l'équipe débarque dans une ville rasée. Kouchner retrouve l'atmosphère de Santa Isabel, l'aéroport qui servait de base arrière pour les opérations au Biafra. Des avions américains déchargent leur matériel, des hélicoptères de l'US Navy, retour du Viêt-nam, effectuent des rotations entre la terre et le porte-avions *Guam*, des médecins mexicains organisent les secours. Malgré le retard dû au transport transatlantique et au voyage en bus, les Français choisissent d'investir, par petites équipes, des villages indiens sur les hauts plateaux. Les Péruviens, qui détestent ces contrées indiennes, tentent de les dissuader.

– Vous êtes fous, ils vont vous voler puis vous couper en morceaux !

Kouchner fait équipe avec Daniel Tarantola. Le duo, accompagné de deux infirmières américaines accortes, gagne aussitôt la montagne à bord d'un hélicoptère américain. Pierre Fyot, lui, s'associe à Anne-Marie Barbé, qu'il a connue au Biafra, dans le dispensaire pour enfants de Santana.

L'aéronef monte, traverse une épaisse couche de nuages et, brusquement, surgissent les neiges de la cordillère. Un paysage à couper le souffle. Slalomant entre les premiers sommets, l'hélicoptère atterrit en contrebas d'un village et largue les passagers, avec quelques provisions d'eau, de vivres et de médicaments.

– On revient dans quatre jours, bonne chance, hurle le pilote.

La troisième équipe, celle de Radoman et L'Huillier, halète sur un autre versant. La montée à pied vers le village est épuisante. L'oxygène se raréfie rapidement, les sacs sont lourds, L'Huillier s'agrippe à la queue d'une mule et se laisse tirer vers les sommets comme un automate. Radoman sue à grosses gouttes. Des enfants se moquent d'eux sur le chemin :

– Gringo, gringo.

Éreinté par la marche en altitude, L'Huillier ne désespère pas. Il traverse une bourgade, avise une pancarte marquée « docteur » et s'invite dans le cabinet afin d'obtenir quelques nouvelles du séisme.

– *Buenos dias*, dit L'Huillier, je viens pour les secours.

Le médecin péruvien croit avoir affaire à un touriste égaré.

– Que puis-je faire pour vous?

« Ce pays est de plus en plus déconcertant », pense L'Huillier.

Le seul blessé qu'il soigne est un homme qui a la jambe brisée. Les autres victimes sont déjà traitées, ou ensevelies. La médecine d'urgence n'attend pas.

Déçu, Lhuillier prend un bain dans un torrent glacé et décide de rentrer à Paris.

Les autres médecins français ont atteint les lieux de la catastrophe six jours après leur départ de France. C'est une nouvelle leçon pour les anciens du Biafra et leurs compagnons : le devoir d'urgence va de pair avec la rapidité.

Le paysage est grandiose et Kouchner halète. En contrebas, sur la côte du Pacifique, portion de désert brûlant, s'amassent les grandes latifundias d'hier transformées en autant de coopératives de coton et de canne à sucre. Certains domaines sont aussi étendus qu'un département français. Au-dessus, les contreforts de la cordillère, labourés par des ruisseaux et torrents qui viennent former de-ci, de-là de vertes oasis. Audelà, les neiges éternelles, vers lesquelles marchent Kouchner et Tarantola. En chemise blanche et bottes de cheval, Bernard revêt un poncho et un bonnet de laine pour les frimas de l'altitude. Lui et son compagnon ressemblent à des alpinistes perdus.

Lorsqu'ils débarquent dans ce village du bout du monde qu'est Carrieron, ils s'attendent à un accueil digne de leur expédition. Loin s'en faut. Les villageois écoutent la radio et ne leur accordent pas la moindre attention : dans quelques heures se jouera le match de la Coupe du monde de football opposant le Pérou au Brésil. Pourtant, le village porte les stigmates du grand séisme, les morts viennent d'être enterrés, et les blessés gisent sur les lits du dispensaire. Mais les paysans, agrippés à leurs postes de radio, n'ont que faire de ces Tintin qui débarquent. Kouchner révise en hâte ses théories sur l'aide humanitaire. Devant l'indifférence ambiante, il décide, avec Tarantola et une infirmière américaine, de gagner un village encore plus sinistré, isolé sur la cordillère.

A quatre mille mètres d'altitude, Kouchner arrête de pester contre les villageois de l'amont. Avec le manque d'oxygène, on relativise. Sur le chemin montagnard, un vieil Indien monté sur une mule se porte à leur rencontre.

– Ma femme a le genou cassé, venez la soigner.

Ils suivent le vieillard qui, sous son chapeau de laine à oreillettes, rumine en quechua. La cordillère offre un spectacle de défilés profonds, crêtes enneigées, villages de montagne où toute vie semble *a priori* impossible. Des paysans empruntent le chemin et croisent l'équipe sans mot dire.

Lorsque les médecins, épuisés par la carence en oxygène, pénètrent dans le village, les enfants les acclament. Mais les hommes, assis en cercle sous leurs ponchos, demeurent impassibles. Ils parlent des survivants, de la nécessité ou non de brûler les corps des victimes, de quitter le village pour la lointaine ville, là-bas, dans la vallée... Pas un mur ne tient debout. Seules demeurent les dalles de ciment au sol sur lesquelles s'entassent les familles.

Dans ce qu'il reste de la case du vieux, les médecins prennent place. Kouchner et l'infirmière américaine examinent le genou de la femme allongée sur une natte. Une sale fracture, accompagnée d'un épanchement de sang. Le vieux leur intime l'ordre d'arrêter : il vient d'allumer la radio et le match a commencé.

– Soignez-la plus tard, c'est la Coupe du monde.

– Mais elle souffre.

– Elle attendra, je n'entends rien.

Incrédule, Kouchner doit patienter jusqu'à la fin du match pour se pencher sur la blessée qui gémit de douleur. Il soigne aussi un homme qui souffre d'une hernie et refuse de descendre dans la vallée pour se faire soigner, sous prétexte que sa femme et sa mère ne peuvent se passer de lui.

Quand retentit le coup de sifflet de l'arbitre, le village entier entre en transe. Le Pérou a gagné. Les paysans des montagnes en oublient leurs blessés et le plus grand *terremoto* qu'ils aient connu.

De ce périple aux antipodes, les médecins reviennent désabusés. Tant de kilomètres pour soigner deux blessés ! La facture est lourde. Et puis le Gimcu s'est à peine exercé à la médecine de catastrophe : le temps d'arriver à Chimbote, il était déjà trop tard. Attentes inutiles, pertes de temps dans les transports... Dans le bus qui les ramènent à Lima, Fyot et Kouchner ruminent la leçon. Il leur faut se déplacer à la vitesse des catastrophes.

Avant de rentrer sur Paris, Bernard Kouchner veut effectuer un crochet par la Bolivie où son ami Régis Debray est incarcéré depuis trois ans. Il a été arrêté par la police alors qu'il venait de quitter Che Guevara dans le maquis, près du village de Muyupampa. Six mois après l'arrestation du Français, le Che, à la tête d'une poignée de *compañeros*, est tombé dans une embuscade. Blessé aux jambes, il a été capturé par les rangers boliviens puis achevé le lendemain, le 9 octobre 1967, à l'âge de trente-neuf ans. Quelques jours plus tard, Debray était condamné à trente ans de prison.

Pour tenter de parler à son ami, qui croupit dans son cachot de Camiri, au sud de La Paz, Kouchner, accompagné de Daniel Tarantola et d'Hélène Kosmadakis, une sage-femme, prend le train andin de Lima à Cuzco. A La Paz, ils filent chez l'ambassadeur de France, Dominique Ponchardier.

– On vient pour parler à Régis Debray, entonne ingénument la petite troupe.

L'ambassadeur les toise puis concède :

– D'accord, il y a une possibilité, l'attaché culturel va lui rendre visite une fois par mois, vous irez à sa place.

Kouchner et ses compagnons attendent deux semaines dans un petit hôtel de la capitale. Ils tuent le temps en écumant les bars. La veille de l'expédition à Camiri, l'ambassadeur les convoque :

– C'est trop dangereux pour Debray, n'irritons pas les Boliviens, je vous déconseille d'y aller.

Penaud, le trio regagne l'hôtel. Pas question de causer du tort au révolutionnaire embastillé. Ils n'iront pas donner des nouvelles de Paris et du monde au prisonnier, pour lequel se déchaîne la gauche française. Kouchner écrit à Debray avant de rentrer en France. L'expérience andine aura été un double échec : peu d'action et pas de témoignage. Le Gimcu patine, s'enlise même. Comme le Biafra est loin!

4.

Noir septembre

La leçon est retenue. Il faut agir vite, sans s'embarrasser de considérations bureaucratiques. Dans les sous-sols de l'hôpital Beaujon se forgent peu à peu les principes du secours d'urgence. Seules les méthodes divergent. Récamier, fidèle à son image d'homme sobre et austère, plaide pour la discrétion. Kouchner, qui s'est taillé une réputation de tribun bruyant, opte pour le tapage médiatique.

– Faisons du bruit, ne restons pas dans l'ombre.

– Non, organisons-nous d'abord médicalement, réplique Récamier.

Bernard Kouchner a rejoint une nouvelle fois l'équipe de *L'Événement*, aux côtés d'Emmanuel d'Astier de La Vigerie. Il veut continuer à exercer la médecine, mais le journalisme le tente. Et puis quel meilleur poste pour observer l'actualité de la planète, examiner les guérillas, créer un terrain d'expérience pour les « anciens » ? Pendant ce temps, Roger Garaudy demande la « déstalinisation du PCF ». L'ancien membre de l'UEC, tendance italienne, sourit : c'est exactement ce qu'il demandait cinq ans auparavant, avant d'être purgé pour déviance idéologique.

Kouchner a quitté la rue de Vaugirard et habite désormais, avec Évelyne Pisier, une maison à Gentilly. Les amis défilent : Hélène Kosmadakis, Daniel Tarantola, Max Récamier, qui habite une chambre d'étudiant dans l'hôtel particulier familial du VIe arrondissement, Anne-Marie Barbé, médecin à la Sécurité sociale et voisine de Max. On parle de l'Afrique, du Pérou. Louis Schittly quitte volontiers l'Alsace pour se plonger dans cette ambiance studieuse et juvénile, d'autant que sa masure ne dispose ni de l'eau chaude, ni de l'électricité.

Quelquefois, le week-end, l'équipe entame une virée dans le Sud pour voir les Bordelais, Paul Sargos et Jean-François Castérès. Pascal Grellety-Bosviel, qui ne tient décidément pas en place, repart pour d'autres missions. Le Gimcu patine ? Pascal choisit la Croix-Rouge et s'envole pour l'Algérie, la Malaisie, l'Inde dont le tumulte, les passions et les couleurs le fascinent.

Jeudi 17 septembre 1970. Dans Amman ensommeillée, entre les collines, des chars se faufilent. Brusquement, à quatre heures cinquante-cinq du matin, des obus pleuvent sur les camps palestiniens de la capitale de la Jordanie. Le roi Hussein a ordonné l'attaque de ses protégés d'hier, devenus indésirables dans le royaume hachémite.

En quelques heures, la ville est mise à feu et à sang. Sur les collines où sont retranchées les forces de l'OLP, les Palestiniens opposent une farouche résistance mais ne disposent, face aux canons de 105, que de fusils et de mitraillettes.

Le camp d'El-Wahdate est ainsi pilonné sans répit. A l'intérieur croupissent des blessés – des fedayin, des femmes, des enfants.

Sur un balcon de l'hôtel Jordan Intercontinental, le journaliste Alex Efty, correspondant de l'agence Associated Press, assiste aux premiers combats de rue. Le jour n'est pas encore complètement levé. Derrière les minarets, le ciel se griffe de rayures grenat, celles des balles traçantes. Rafales de mitrailleuse, coups de canon. Des confrères d'Alex Efty, tapis sur un autre balcon, essuient des tirs. Quand le soleil apparaît sur les sept collines, Amman est déjà ensanglantée. A sept heures, la ville est en fumée.

Depuis sa résidence de Dar el-Kheir – la Maison du Bonheur –, à une quinzaine de kilomètres de la capitale qu'il a quittée pour des raisons de sécurité, Hussein dirige personnellement les opérations. Les services secrets israéliens l'ont prévenu du complot palestinien. Le roi joue son trône à quitte ou double : il a confié des pouvoirs d'exception à son armée, composée en grande partie de Palestiniens qui peuvent se rallier à tout moment aux combattants de Yasser Arafat, dirigeant de l'OLP, l'Organisation de libération de la Palestine.

Le matin de l'attaque, le souverain dort au premier étage de cette villa à l'anglaise, dotée de grandes baies vitrées et bordée d'un gazon savamment entretenu, qui tranche avec la sécheresse environnante. A quatre heures trente, un coup de téléphone le réveille. Son état-major le prévient : l'attaque contre les Palestiniens a commencé. Ces derniers tentent déjà d'occuper la maison de la radio, la télévision, les quartiers généraux de la sécurité et de l'armée. Le roi applique alors son plan de reconquête du royaume, où les fedayin ont constitué un véritable État dans l'État. Reconquête difficile, même si les effectifs de l'armée dépassent largement ceux des Palestiniens – soixante mille hommes contre vingt à trente mille.

Hussein de Jordanie ordonne la fermeture de l'aéroport d'Amman. Les têtes des dirigeants palestiniens Georges Habache et Nayef Hawatmé sont mises à prix : cinq mille livres à qui capturera « ces traîtres criminels et ces bouchers ». Les communications téléphoniques sont suspendues, pour éviter tout risque d'espionnage. Hussein n'entre en contact avec ses généraux que par la radio militaire. Amman est coupée du monde. L'offensive bédouine peut commencer.

A Paris, devant leur poste de radio, Max Récamier et Bernard Kouchner suivent de près les événements jordaniens. Faut-il envoyer une mission?

On se bat dans tous les quartiers de la ville aux sept collines, tant l'imbrication entre Bédouins et Palestiniens est étroite. Les combats sont particulièrement violents sur les hauteurs, notamment au djebel Hachemi et autour de l'ambassade américaine. Depuis le djebel El-Tage, les fedayin, en tenue camouflée ou en civil, le visage caché derrière un keffieh ou une cagoule, bombardent l'aéroport international et le réservoir d'eau qui alimente toute la capitale. Le colonel Zeid Ben Chaker lance alors ses blindés Patton et Centurion à l'assaut de la vieille ville, transformée en camp retranché. Les Palestiniens y ont installé des mitrailleuses lourdes. Embusqués sur les toits, ils attaquent à la grenade et au lance-roquettes les chars qui s'aventurent dans le dédale des rues étroites. Le roi veut reconquérir son royaume des sables? Qu'à cela ne tienne. Mais les Palestiniens vont défendre chèrement leur peau.

Pendant deux jours, les soldats de Hussein reprennent possession pas à pas de la capitale et de ses alentours, à coups de canon de 105 et de 155, tirés par le 5e régiment d'artillerie stationné sur la route de Jérusalem. Les unités de Bédouins, issus de la légendaire Légion arabe entraînée par le général britannique Sir John Glubb, devenu Glubb Pacha, s'illustrent particulièrement dans la cruauté. Lors de scènes atroces, nombre de civils palestiniens sont massacrés. Les corps s'entassent par centaines dans les rues, à l'entrée des maisons, dans les camps des djebels, notamment à El-Wahdate, où sont regroupés vingt-mille réfugiés. Des blessés sont achevés dans les hôpitaux. D'autres sont exécutés dans les ambulances d'une balle dans la tête. « On a fusillé des prisonniers devant le mur de la maison où ils avaient été surpris. On a cassé les doigts de jeunes gens sans armes, pour qu'ils n'aient pas la tentation d'en porter », raconte l'envoyé spécial de *L'Express*, Jean-François Kahn. Le souverain a prévenu : pas de quartier.

Brusquement, l'euphorie de la reconquête tombe. Dans sa villa de Dar el-Kheir, le samedi 19 septembre, le « petit roi » apprend que la Syrie entre en guerre pour défendre les Palestiniens. Les blindés de

Damas ont franchi la frontière. Les Irakiens, eux aussi, menacent de donner la charge. Hussein tempête :

– Nos services ont grossièrement sous-estimé la force réelle des autres. Nous avons découvert de véritables villes souterraines bourrées d'armes, et dans ces bases toutes sortes d'experts : Syriens, Irakiens, Chinois, Yougoslaves, sans parler de certains Juifs antisionistes et de Druzes ou d'Arabes originaires d'Israël infiltrés dans ces organisations par l'ennemi.

Pour dénoncer l'intrusion syrienne, le roi convoque les ambassadeurs des pays arabes et des grandes puissances. Lorsqu'il reçoit son ami l'ambassadeur de France Jean-François Mérillon, un homme de petite taille, vif et prolixe, Hussein laisse apparaître son angoisse. Paradoxe oriental, pour sauver son peuple, le roi s'est lancé dans la guerre civile. Et, pour sauver sa capitale, il la brûle, comme un vulgaire Néron du désert.

A Paris, Max Récamier et Bernard Kouchner réagissent au quart de tour. Voilà un terrain d'expérience pour la troupe. Quand la Croix-Rouge, qui ne dispose pas d'équipe médicale, leur demande de partir soigner les victimes de ce septembre noir, Daniel Tarantola et Bernard L'Huillier réservent aussitôt des places dans un avion pour Tel-Aviv. Paul Sargos roule dans les rues de Bordeaux quand il entend à la radio les nouvelles relatant les massacres. Son sang ne fait qu'un tour. Le Biafra est loin, enterré, oublié. Des images de forêt africaine se mêlent à celles de son enfance, lorsque sa famille exploitait des propriétés forestières dans les Landes. L'ancien médecin-chef des fusiliers marins commandos de la marine nationale en redemande. Il appelle Mlle Martin, la « dame patronnesse » de la place Henri-Dunant à Paris.

Formalités d'usage au Comité international de la Croix-Rouge à Genève. On ne tient pas rigueur aux baroudeurs du Biafra qui ont osé défier la loi du silence.

– Votre action a finalement servi notre image, leur affirme-t-on sans fausse honte.

Kouchner rit sous cape.

– On nous préserve, souffle-t-il à ses camarades. De toute façon, ils n'ont pas le choix, il n'y a pas un seul médecin au CICR !

A Paris, le général Nicollet, l'un des responsables de la Croix-Rouge française, a tenu à avertir Sargos, qu'il prend pour un homme de confiance.

Car Paul Sargos est un ancien militaire. A vingt-cinq ans, pendant la guerre d'Algérie, il est promu lieutenant de vaisseau. Dans les monts Tlemcen où il soigne des hommes de troupe blessés dans une embuscade, il se fait vertement tancer par un officier :

– Qu'est-ce que vous foutez là ?

Le lieutenant Sargos ne comprend pas cette attitude : il sauve des vies. Un soldat hurle, la jambe arrachée. Sargos le connaît : il fut champion cycliste de Bretagne.

– Vous n'êtes même pas du service de santé, continue l'officier.

Tandis que les blessés gémissent dans l'attente des médecins militaires, les vrais, Sargos décroche. Tant de bureaucratie l'écœure. Il décide d'abandonner l'uniforme et, à vingt-six ans, entame des études de médecine.

A la Croix-Rouge, le général Nicollet avertit donc l'ancien officier commando :

– Attention à Bernard Kouchner. On le laisse partir car il a des appuis à Paris, mais méfiez-vous, c'est un rouge!

Sargos ne dit mot, mais il est des amitiés ineffaçables. Les liens tissés dans le réduit biafrais ont bien plus de poids que les injonctions du général.

Les compères signent un contrat, prennent leur badge et s'envolent pour Israël. La petite troupe franchit le minuscule pont Allenby sur le Jourdain et mesure la relativité géographique de ces terres âprement revendiquées : un fleuve qui, comme pour Chateaubriand en route vers Jérusalem, leur semble minuscule, avec ses rives qui paraissent s'effleurer.

A Amman, les médecins bénéficient de la témérité du consul de France qui parvient à se faufiler entre les belligérants, de colline en colline. Dans les camps, ils découvrent l'horreur : les survivants ont été achevés dans les cliniques du Croissant-Rouge palestinien et à l'hôpital Achrafieh. Des cadavres en putréfaction s'amoncellent dans les rues, sur les toits, sur les terrasses, dans les tranchées. Après trois jours de combats, les cent cinquante-quatre journalistes coincés dans l'hôtel Jordan peuvent enfin faire quelques pas à l'extérieur sans risquer d'être aussitôt abattus. Ils découvrent une ville en ruine. Aux alentours du Jordan, les magasins et les maisons ont été pulvérisés par les obus de chars et de canons de Jeep.

Pour les médecins français, il est trop tard pour soigner : il n'y a pas plus de blessés. La bataille est-elle pour autant perdue? Le roi Hussein demande à la Croix-Rouge de coordonner les opérations de secours en faveur des civils, et le responsable de l'organisation à Amman attend des Français qu'ils aillent distribuer du lait en poudre dans le désert.

– Mais on est venus pour soigner, rétorque l'équipe.

Jouer les intendants du djebel ne saurait contenter les médecins commandos, auréolés de la gloire acquise au Biafra

– Allez où bon vous semble, répond le délégué de Genève.

Les médecins ne se font pas prier. Enfin, la Croix-Rouge leur donne carte blanche. On regarde une carte. Il reste quelques poches de résistance. Et là, au nord, le réduit d'Irbid, cette ville adossée à la Syrie où les Palestiniens se battent avec l'énergie du désespoir.

Il n'en faut pas plus à la petite troupe pour prendre une décision. Du reste, elle s'impose d'elle-même. L'équipée biafraise a créé des réflexes de type pavlovien. Partir droit au vent, vers le danger...

Au même moment, le roi Hussein reçoit le journaliste du *Monde* Éric Rouleau. Le souverain lui annonce doctement :

– J'ai exigé que les commandos quittent Irbid dans les quarante-huit heures. Passé ce délai, nous serions obligés de les en chasser par la force.

A l'hôtel Jordan, Sargos entame une ritournelle au piano qui jouxte le bar. Pas question de demeurer dans les chambres, qui ressemblent à des couloirs de guerre : murs vérolés par les balles, fenêtres brisées, plâtre labouré. Les médecins ont trouvé quelques bonnes bouteilles dans la cave de l'établissement. Kouchner entonne « Le Temps des cerises ». Les autres chantent, plus ou moins dans le ton, jusqu'à ce qu'un militaire entre dans l'hôtel, le visage livide.

– Nasser est mort. Respectez le deuil !

Les autres, qui croyaient que l'officier allait les réprimander pour tapage nocturne, s'inclinent. Le raïs est parti, mais il a eu le temps, avant d'expirer, d'amener à la table de négociations Hussein et Arafat. Ultime consolation pour celui qui, trois ans plus tôt, connut l'humiliation de la guerre des Six Jours.

Sans demander d'autorisation à quiconque, Récamier, Kouchner, Sargos et L'Huillier, accompagnés du révérend Pousset, un prêtre qui parle arabe, décident de rejoindre le djebel. Le responsable de la Croix-Rouge les intercepte :

– Vous ne pouvez pas aller à Irbid, c'est la guerre.

Au diable les bureaucrates ! Les médecins forcent le passage et se ruent à l'aéroport d'Amman. Forts de leurs uniformes Croix-Rouge, ils passent les contrôles et avisent des Jeeps blanches sans immatriculation. Ils demandent poliment à un représentant suédois de la Croix-Rouge :

– Qu'est-ce que c'est que toutes ces voitures ?

– Des Jeeps de la Croix-Rouge américaine.

Sargos se remémore le visage du Suédois : c'est un ancien du Biafra, lui aussi. On sympathise. Le Scandinave comprend aussitôt l'empressement des Français.

– Bon, d'accord, je vais faire une balade et je ferme les yeux, dit-il.

En un tour de main, les compères sautent à bord de l'une des Jeeps et foncent vers la sortie de l'aéroport.

Un employé crie au voleur, mais la caravane passe. Cette médecine-là vaut bien un délit. En route pour l'aventure. Et puis, là-bas, les Palestiniens agonisent...

Au même moment, d'autres volontaires français tentent de rallier le bastion des fedayin. René Frydman, Patrick Valas, ancien du Biafra, l'historien Jean-Pierre Vernant et quelques autres ont été invités par le Croissant-Rouge palestinien lors d'un meeting à Paris. René Frydman est un vieil ami de Kouchner, qu'il a connu en 1964 à l'UEC. Il compte le rejoindre, de l'autre côté de la frontière, en passant par la Syrie.

La première équipe n'est pas très rassurée. Elle a l'impression de se jeter dans la gueule du loup. Les Syriens ne viennent-ils pas de franchir la frontière? La rumeur d'Amman indique que l'on se livre aux abords d'Irbid à une véritable bataille rangée... Le père Pousset n'a que l'Évangile glissé dans sa poche pour se défendre, les médecins n'ont que leurs bistouris.

Sur la route désertique, la Jeep roule à tombeau ouvert. Un vent chaud s'engouffre dans le véhicule. Les grandes chaleurs sévissent encore sur l'Orient d'outre-Jourdain.

Certes, l'envie de soigner pousse la bande à appuyer sur l'accélérateur. Mais les anciens du Biafra rêvent aussi de renouer avec les sensations de la brousse. Dans leur Jeep surchauffée, mêlant audace, générosité et inconscience, les coéquipiers ressemblent aux Dupont Dupond dans leur virée au pays de l'or noir.

Au loin apparaît un véhicule dont les vitres miroitent sur la piste. Ce n'est pas un mirage, mais la Jeep d'une équipe médicale des Émirats qui rentre de la zone de combats.

– Faites attention, avertit un passager. Les barrages sont innombrables, jordaniens et palestiniens. Allez-y doucement, c'est un peu la roulette russe.

L'équipage repart, un peu plus inquiet. Pas question de reculer. Et puis, après tout, une bataille de djebel, ce n'est rien après le siège enduré au Biafra.

Ils ont raison. Aux portes du djebel, le champ de bataille annoncé ne compte qu'un char syrien. On clamait à Amman qu'Irbid brûlait, bombardée d'obus au phosphore. Irbid, Gomorrhe du désert, punie de ses excès de liberté? La ville en fait n'est guère meurtrie, hormis des façades effondrées et des toits troués. La grande guerre du désert n'aura pas lieu. Les Israéliens ont sauvé une nouvelle fois le souverain hachémite en lançant de grandes manœuvres de blindés à la frontière syrienne. A Damas, Hafez el-Assad perçoit aussitôt le message. A Irbid, seuls claquent au loin des fusils-mitrailleurs. La ville insurgée est toujours assiégée.

Les médecins passent sans trop d'encombre les barrages jordaniens puis palestiniens. La nuit recouvre le désert; au loin dansent des phares de camions et de Jeeps. Des feux scintillent sur les pentes du djebel. Dernier poste avant Irbid. Des combattants palestiniens surgissent de l'obscurité, les traits émaciés, la tête recouverte du traditionnel keffieh. Sargos et Kouchner montrent le sauf-conduit de la Croix-Rouge. Les fedayin de Yasser Arafat, retranchés aux abords de la ville, en sont ahuris : que viennent faire ceux-là dans pareille galère?

Sous un figuier somnole un gros moustachu qui bondit à l'approche de la Jeep. Surprise, ce combattant à la carrure de catcheur, bardé de cartouches et de grenades, parle français.

– Ah, vous êtes français ! Il y a un an, j'étais à Paris. Et maintenant je suis perdu dans ce trou. Ici, en Jordanie, il y a tous les jours une bataille. C'est terrible.

L'homme se présente : il est algérien et ne demande qu'à quitter cet enfer.

– Je vous en supplie, ramenez-moi à Alger.

A défaut de l'aider à fuir, les médecins s'en servent comme guide. L'entrée dans Irbid est plus difficile. Les fedayin se révèlent nerveux, des nids de mitrailleuses sont installés aux carrefours stratégiques. Mille deux cents guérilleros creusent à la hâte des tranchées autour de la ville.

– Nous nous préparons à combattre ici jusqu'au bout, déclare à un journaliste américain le lieutenant Abou Kassai, universitaire palestinien de trente ans. Nous sommes une pauvre nation dans un très grand combat, mais nous avons confiance en la victoire.

Derrière les discours idéologiques se cache une autre réalité : la ville est écartelée entre les différentes factions qui ont bâti leur fief sur les ruines des quartiers. A gauche, le bastion de Nayef Hawatmé, plus loin celui d'Habache, au-delà le poste des forces fidèles à Arafat. La lutte pour la survie du peuple palestinien ne se place pas sous les meilleurs auspices.

L'équipage de la Jeep fonce au quartier général. Dans cette salle aux fenêtres obstruées par des matelas en guise de protection contre les éclats et les balles, l'ambiance est tendue. Les délégués de différentes factions se regardent en chiens de faïence. On sert aux nouveaux arrivants un fort café turc, dans des odeurs de suint et d'aromates. Aussitôt les médecins sont affectés à un dispensaire où affluent les blessés. On se bat pied à pied pour défendre la ville. Kouchner retrouve l'ambiance de siège du Biafra : soigner dans le dispensaire d'une ville assiégée dans un pays lui-même encerclé...

État de siège et précarité. Les fedayin se font un point d'honneur de vivre dans le provisoire.

– Prenez garde, dit un chef fedayin aux médecins, tout ce que vous construirez ici de permanent, un hôpital, une école, un dispensaire, nous le détruirons.

Les médecins sont surpris par autant de nihilisme. Ils s'attendaient tout de même à un accueil plus enthousiaste.

– Nous ne sommes qu'en transit, ajoute un guerrier bardé de cartouches. Nous retournerons demain en Palestine. Toute tentative de nous installer ici ou plus loin pourrait nous divertir de notre mission.

Sargos regarde les enfants démunis de l'essentiel, les abris précaires, les rues où s'écoulent les eaux usées. Ce militantisme radical le laisse décidément perplexe.

L'hôpital est caché dans une cave. Un jeune Palestinien, Zamia, leur sert de guide. Pour les conduire à destination, il doit zigzaguer entre les murs, entre les mines. Les blessés, en treillis et keffieh, sont couchés sur de grands lits de fer. Ils ne se séparent pas de leur arme, glissée sous le lit. Il faut opérer, vite.

Les médecins français en bavent et exultent à la fois. La voilà, cette mission dont ils rêvaient secrètement depuis le Biafra. L'échec du Pérou est déjà oublié. L'aventure humanitaire est possible, même dans les pires conditions. Le devoir d'urgence est là, tangible.

On présente le maire aux nouveaux arrivants. C'est un énorme Palestinien du cru en costume noir, coiffé du keffieh. Il traîne derrière lui une escorte impressionnante et a des allures de roitelet courtisé.

Dans chaque rue, les commandos ont créé des comités populaires, sortes de soviets locaux, pour remplacer l'administration jordanienne.

– De nombreux agents du gouvernement ont été d'accord pour travailler pour nous, pour le bien de la révolution, déclare à Loren Jenkins, envoyé spécial de l'hebdomadaire américain *Newsweek*, un jeune ingénieur chimiste, qui se présente sous le titre de « commissaire principal de la ville ».

Irbid se veut la « première ville libérée du monde arabe ». Fût-ce au prix d'un martyre.

Une jeune et belle combattante palestinienne, aux lèvres charnues et aux ongles peints, vient rendre visite aux médecins. Elle s'appelle Khassama, parle anglais et admire le courage de ces Français venus s'aventurer au centre du danger.

– Faites attention quand vous sortez, avertit-elle, on a miné les grandes rues.

L'équipe fait remarquer qu'il n'y a là rien d'étonnant, puisqu'il s'agit de se battre contre l'armée de Hussein.

– Ce n'est pas contre les Jordaniens, mais contre les autres Palestiniens, précise Khassama.

Une désillusion de plus : la guerre à Irbid, c'est aussi celle des factions.

Dans la ville « libérée », les médecins font de suprenantes rencontres. Des femmes, beaucoup de femmes, en jeans ou en treillis. Leur allure martiale et les chargeurs qui pendent aux ceinturons n'enlèvent rien à leur sensualité. Elles se laissent aborder et parlent avec grâce de révolution mondiale et de libération de tous les peuples opprimés. Plus loin, des enfants patrouillent, mitraillette en main, un chapelet de grenades autour de la taille. Les partisans d'Irbid n'ont-ils pas assez d'hommes pour envoyer au front ces petites créatures ? La ville, déjà, ressemble au réduit biafrais.

Une maison abrite un prêtre catholique et deux religieuses qui enseignent dans une école. Le soir, dans l'hôpital qui sert de refuge aux médecins, Bernard L'Huillier désapprouve ostensiblement cette mixité.

– Le curé, il vit avec deux nénettes et il peut se les faire quand il veut, lance-t-il à ses compagnons de chambrée.

Récamier, qui n'oublie pas son militantisme chrétien, riposte :

– Un peu de respect pour la religion.

L'Huillier ne décolère pas, joue à l'anticlérical de service, ce qui n'est pas pour déplaire à Bernard Kouchner. Puis, quelques heures plus tard, saisi par le remords, il tend la main au curé et lui offre ses dollars. Le soir, lorsqu'il s'allonge sur son lit, il est pris d'un fou rire nerveux.

– Que se passe-t-il? s'inquiètent ses voisins.

– Rien, dit-il avec son bégaiement habituel. Le curé, je lui ai donné tout ce que j'avais.

Dans sa villa de Dar el-Kheir, le roi Hussein commence à souffler. Des Cassandre annonçaient hier encore sa fin imminente, mais les Palestiniens du camp d'El-Wahdate ont déposé les armes. Plus réjouissant encore pour Hussein, les chars de Hafez el-Assad ont rebroussé chemin vers Damas. La guerre fratricide a été évitée de justesse. Reste à négocier. Hussein prend le chemin du Caire pour y rencontrer son pire ennemi, Yasser Arafat. Si les Palestiniens veulent rester dans le royaume, qu'ils se comportent en Jordaniens! Le petit roi, fort de sa terrible reconquête, est inflexible : à la prochaine incartade, il sonnera à nouveau la troupe. Arafat s'incline et signe.

A Amman, les fedayin se rendent peu à peu. Certains guérilleros, ignorant le cessez-le-feu, livrent un combat sans issue, avant de périr sous les balles des tireurs d'élite et les obus de 105. D'autres se fondent dans la foule, redeviennent anonymes après avoir jeté uniformes, fusils et munitions dans les égouts. Hussein a gagné : les fedayin sont évincés des villes. Mais le roi parle de complot : il est convaincu que son gouvernement a été infiltré au plus haut niveau par des partisans d'Arafat. Certains plans de l'armée furent ainsi connus de l'OLP avant même leur entrée en vigueur.

Dans les djebels du Nord, à Irbid, les combattants n'ont pas déposé leurs armes. Dans la plaine désertique, sur la route de Ramtha, bataillent encore quelques chars aux couleurs de l'ALP, l'Armée de libération de la Palestine. Les Israéliens, qui survolent sans cesse la zone de combat, en comptent jusqu'à deux cents. Retranchés dans la ville assiégée, Kouchner, Sargos et Tarantola opèrent sans relâche.

On s'installe pour un siège, on effleure les murs pour éviter les balles perdues ou intentionnées, on repère les caches pour s'abriter des bombardements jordaniens, à l'artillerie lourde. L'ancien officier Sargos a vite compris dans quel piège lui et ses compagnons se sont fourrés. Irbid est une nasse. Il flotte dans chaque rue une terrible odeur de mort. Irbid, ville libre des Palestiniens? Les oriflammes qui battent au vent apportent la réponse : à leurs pieds dorment des cadavres.

– Cet enfermement, c'est peut-être ce qu'on est venu chercher, soupire Sargos.

Les médecins visitent un camp de réfugiés aux alentours. C'est leur premier contact avec les camps palestiniens. Des centaines de baraques cubiques sont plantées sur un versant du djebel. L'eau courante est absente et il faut courir les pentes arides avec des seaux, en quête d'un puits lointain. Les femmes attendent dans les files leur lot de farine et de riz légué par l'Onu, les hommes tournent en rond, les enfants préparent le combat. Les réfugiés oscillent entre désespoir et rêve de retour. La charité ne saurait effacer les plaies du déracinement. Sargos demande à un enfant de huit ans :

– Où es-tu ici?

– Dans un camp.

– C'est ton pays?

– Non.

– Où est-il, ton pays?

– La Palestine.

– Et tu sais où c'est, la Palestine?

L'enfant montre l'occident, la plaine qui descend vers la frontière, les collines désertiques au loin, l'horizon d'Israël. Puis il mime le geste de mitrailler ces cieux tant partagés, ceux de la Terre sainte et de la Palestine, et s'enfuit vers le village de poussière.

Kouchner, qui milite dans le Comité pour la paix négociée au Proche-Orient, trouve à Irbid l'occasion de prononcer des paroles pacifistes. Il prêche la tolérance, invite les Palestiniens à se mobiliser pour continuer leur lutte. L'Huillier, lui, n'apprécie guère ces prises de position.

– N'oublie pas que tu es juif, glisse-t-il un jour à Kouchner.

– On peut être juif sans être sioniste! réplique vertement Bernard, légèrement offensé que l'on révèle ainsi ses origines.

Dans un camp des faubourgs, il se heurte à l'intransigeance d'un médecin palestinien :

– Ce sont les Juifs qui nous tuent.

En pleine guerre jordano-palestinienne, Kouchner trouve la sentence un peu forte. D'autant que les médicaments et l'aide alimentaire destinés aux Palestiniens transitent par Israël.

– Bien sûr que cette terre est revendiquée, dit-il. Il va falloir la partager. Mais qui vous tue aujourd'hui, les Israéliens ou les Jordaniens?

Le Palestinien ne perd rien de sa superbe :

– Cette guerre est complètement manipulée par Israël.

– Tu es malade ou quoi?

La tension monte entre les deux hommes. Paul Sargos chuchote à l'oreille de son compagnon :

– Calme-toi, ou tu vas te faire descendre.

La discussion continue sur un ton orageux :

– Écoute, continue Kouchner, il y a plein de gens comme toi de ton côté, de bonne volonté mais aveuglés. C'est la même chose chez les Israéliens. Tendez-vous la main!

Quelques jours plus tard, Irbid tombe aux mains des Jordaniens. La reconquête est finie. Les Palestiniens désarmés sont évacués. Les médecins français, eux, ont pu se replier vers la frontière syrienne. Là, dans un camp de fortune où les survivants commentent amèrement la défaite, Kouchner retrouve le médecin palestinien et la combattante Khassama. Elle, en robe traditionnelle, a abandonné ses armes, est redevenue docile à la parole des mâles et rase les murs. Elle ne tient plus de discours incendiaire, et ne parle plus du rôle des femmes dans la révolution palestinienne. La fête est finie. Double défaite de la guérilla et du sexe faible, pense Kouchner.

Le médecin palestinien a lui aussi perdu de sa faconde. Il s'approche du Français et lui lance :

– Tu avais peut-être raison. Va dire à Golda Meir que nous avons besoin de gens comme toi dans les deux camps.

Interloqué, Kouchner tente de répondre qu'il ne connaît pas le chef du gouvernement hébreu. Mais, au fond, il est flatté qu'on le prenne pour un médiateur de poids.

Sur le chemin du retour, l'équipe française visite les grottes de Pétra pendant deux jours. Bernard L'Huillier, lui, a craqué nerveusement : il veut repartir comme il est entré en Jordanie, en empruntant une voiture.

– Qu'est-ce qu'on fout maintenant? hurle-t-il le matin de la trêve.

– On va voir, répond Sargos, on va peut-être faire du tourisme.

– Non, moi, je ne suis pas venu pour ça. Je me tire!.

L'Huillier se précipite vers la Jeep. Prévoyant, Sargos en avait retiré l'allumage.

– Ne pars pas, dit Récamier, tu vas rouler sur des mines.

– Je m'en fous.

Il bondit dans une petite Fiat jaune qui, elle, démarre au quart de tour et file droit sur la piste du désert. Ivre de fatigue, redoutant autant les tireurs isolés que les Bédouins qui veulent encore en découdre avec les Palestiniens, il roule à tombeau ouvert vers Israël. Un peu surpris, il franchit sans encombre les barrages jusqu'à Tel-Aviv et prend le premier avion.

Dans le djebel, on tolère le coup de tête. Malgré ces écarts, les médecins renforcent leurs liens. La petite troupe fait désormais office de cénacle. Les nouveaux arrivants sont les bienvenus, mais sont priés de montrer patte blanche. Les m'as-tu-vu sont indésirables. Les militants de toutes obédiences aussi.

Kouchner, d'ailleurs, s'éloigne de plus en plus du militantisme. Ses anciens camarades de Mai l'agacent. Il ne supporte plus le discours langue de bois.

Au retour, il se rend à la salle de la Mutualité où le Secours rouge organise une réunion de soutien aux Palestiniens. Il y a là des trotskistes, le professeur Alexandre Minkowski qui rentre d'une mission en Jordanie, à la tête d'une équipe du Secours rouge, Jean-Pierre Vernant. A la tribune, un membre de la mission prend la parole et évoque « la grande bataille de chars entre Syriens et Jordaniens ». Kouchner, furieux, l'alpague à la fin du discours :

– Comment peux-tu dire ça ? Tu sais très bien qu'il n'y a pas eu de bataille.

L'autre se défend comme il peut, invoque la nécessité de soutenir à tout prix les fedayin qu'il a vus se faire massacrer à Irbid.

– Tu parles, lance Kouchner, vous n'avez fait qu'un aller-retour !

Écœuré, il traite son interlocuteur de stalinien et tourne les talons. Les missions devront désormais éviter d'être un réceptacle des discours idéologiques. Pour oublier ces misères parisiennes, les « Biafrais » vont se saouler dans un bar de Saint-Germain-des-Prés.

5.

Limbes

Au retour de la mission « septembre noir », c'est l'heure des doutes, des interrogations existentielles. La bande des médecins de l'urgence va-t-elle survivre? Le Gimcu est-il condamné corps et âme à se vendre aux maisons mères de la charité?

Les anciens du Biafra continuent de se réunir dans le service du professeur Jolis à l'hôpital Beaujon. Un nouvel arrivant d'origine corse, Xavier Emmanuelli, assiste aux discussions et très vite s'intéresse au mouvement balbutiant.

Pendant ce temps, un dictateur nommé Amin Dada prend le pouvoir en Ouganda, Coco Chanel meurt dans son appartement de l'hôtel Ritz, et le public parisien se précipite dans les salles de cinéma pour regarder *L'enfant sauvage* de Truffaut ou *Le Boucher* de Chabrol.

Max Récamier sait que le Gimcu doit être relancé, sous peine de périr. Les compagnons se sont installés. Certains ont fondé un foyer. Lui-même vient de se marier et consulte au centre d'ophtalmologie des Quinze-Vingts, près de la Bastille. La vie de famille aura-t-elle raison de la médecine commando naissante? Récamier ne veut pas y croire. Pourtant, il commence déjà à décrocher.

Dans la revue médicale *Tonus*, une annonce attire son attention : trois cents volontaires sont demandés pour une mission au Bangladesh, qui s'appelle encore le Pakistan oriental. Dans le delta du Gange, un raz de marée a provoqué la mort de dizaines de milliers de paysans.

– Trois cents volontaires...

Max Récamier ressasse le chiffre. Quel fichier, comme disent ses confrères!

Le Pakistan oriental représente en fait depuis quelques semaines un échec pour le Gimcu, une mission avortée. En octobre 1970, un premier raz de marée gigantesque a ravagé ces terres fragiles, exposées à tous les cataclysmes des cieux et de la mer. On parle alors de dizaines de milliers de morts. Puis survient la guerre avec le Pakistan, qui ajoute une nouvelle dimension au drame : le Bangladesh fait sécession, avec l'appui de l'Inde, qui profite de l'afflux des réfugiés sur son sol pour appuyer les indépendantistes de Dacca. Quatre millions de personnes prennent le chemin de l'exode et débarquent en Inde, qui crie à l'aide internationale. A Genève, la Croix-Rouge désire intervenir. Elle envoie aussitôt une équipe et avertit le Gimcu à Paris :

– Préparez-vous à partir.

Jacques Bérès qui suit l'opération va attendre des mois un feu vert de Genève. Il bouillonne, veut partir lui-même à la tête d'une équipe de médecins, mais sans la manne de la Croix-Rouge, ce n'est qu'un vœu pieux.

– Il est temps que nous prenions notre indépendance, concluent Récamier et Bérès.

Voler de ses propres ailes... Le pari est tentant, mais risqué.

Xavier Emmanuelli est de plus en plus assidu aux réunions. Le Corse a des allures de casseur, avec son blouson de cuir fermé jusqu'au cou.

– C'est pour éviter d'être agrippé, dit-il sans rire.

Il porte des espadrilles, « pour courir plus vite ». Ses cheveux drus et noirs, son accent chaleureux dénotent des origines méditerranéennes. Fils d'un médecin de banlieue, il est médecin au Samu, aux services d'urgence de Créteil. A la faculté de Paris, il a rencontré des étudiants communistes et a adhéré très vite au parti. Ensuite, il a fait la connaissance de Kouchner, membre de l'Union des étudiants communistes.

Emmanuelli se passionne pour les choses de ce monde, les révolutions, les luttes du siècle. Mais il ne parvient pas à s'imprégner de la littérature stalinienne. Sa cellule, soucieuse de son éducation, lui prête des livres. Ceux-ci lui tombent des mains. Les camarades désespérent. Xavier fuit les réunions tardives, qu'il compare aux séances de catéchisme de son enfance, pour leur pouvoir soporifique et leur sens de l'ellipse. Le Corse n'est pas le candidat idéal, ni le théoricien que l'on attendait. En revanche, il sait cogner. Il se rend fréquemment à la faculté d'Assas pour attendre, à la sortie, l'ennemi de classe ou quelque nervi du GUD, le mouvement étudiant d'extrême droite. Au hasard des manifestations, il n'hésite pas à charger une cohorte de CRS. A la fac de médecine, les compagnons d'amphithéâtre croisent souvent le lundi matin un Emmanuelli au visage tuméfié et aux poings enflés. Quand on le questionne, il prend des airs de victime :

– Que voulez-vous, ce sont les fascistes qui m'ont tabassé.

Il ne se contente pas de ces tâches de bas étage : il veut plaider la cause des rebelles algériens. Il rejoint un réseau de soutien, cache un chef de passage en France, convoie des bagages dont il ignore le contenu. Le parti est hostile à ce genre d'action, à l'insoumission, à toute tentative de désertion. Mais Emmanuelli apprécie le travail clandestin, le parfum de mystère qui entoure toute mission, grande ou petite, peu importe. Il se prend pour un soldat de l'ombre.

Les camarades de cellule préparent la riposte. Un après-midi, devant la bibliothèque de la faculté, deux militants bousculent Emmanuelli, le ceinturent et saisissent sa serviette, qu'ils vident de son contenu : les tracts du réseau pro-FLN s'étalent à terre.

– Voilà la preuve, il faudra que tu t'expliques devant le parti ! hurlent les deux camarades avant de s'enfuir.

Révolté, Emmanuelli se rend tête haute au local de sa cellule : là, devant une table à tréteaux, une vieille ronéo, des livres poussiéreux, une dizaine de militants le fixent avec des airs de procureur.

– On savait que tu étais fou, entame l'un d'eux, voilà qu'en plus tu es un salaud !

Emmanuelli a l'impression de vivre un procès de Moscou.

– C'est un tribunal, peut-être ?

– Ce n'est pas un tribunal, mais le parti n'a que faire de clowns de ton genre !

Le Corse ne maîtrise plus sa colère. Il se rue sur l'accusateur. Mais les autres lui barrent la route et il se retrouve, couvert d'hématomes, sur le trottoir.

Pour se venger, il se rend à la faculté et à deux pas des camarades vendant la prose communiste, il crie à l'encan : « Composez vous-même les mots d'ordre du parti. » Les étudiants qui sortent des salles de cours rient aux éclats : ce sont des feuilles de papier-toilette qu'on leur distribue. Le provocateur est aussitôt secondé dans sa tâche par des bénévoles. Plus loin, les deux communistes sont contraints de fuir sous les quolibets.

Emmanuelli apprécie sa liberté retrouvée. Foin des discours néo-staliniens et manichéistes. Quand il entend parler d'un groupe de médecins rentrant du Biafra et d'un certain Kouchner, ancien voisin de faculté, il se rend aux réunions. C'est là la seule chance de concilier médecine et générosité, loin des rectitudes doctrinales et des ambitions de mandarin. Errance et aventure, à coup sûr, se conjugueront dans la recette que préparent les anciens du Biafra.

Lorsque surviennent de nouvelles et gigantesques inondations au Bangladesh, en novembre 1971, Récamier sait qu'il faut foncer. Il relit l'appel de *Tonus* pour recruter des volontaires et former un Secours médical français. Voilà l'occasion unique de sauver le Gimcu et ses cinquante membres du naufrage.

Dans le monde, une immense chaîne de solidarité se met en place. A New York, les Nations unies débloquent cent quinze millions de dollars pour secourir les réfugiés en Inde. A Genève, le prince Saddrudin

Agha Khan, haut-commissaire des Nations unies pour les Réfugiés, lance un appel à la mobilisation. Dans la région frontalière de l'Inde, où affluent les réfugiés, la situation est dramatique : les camps s'apparentent à de précaires bidonvilles, les abris sont à moitié détruits par les inondations, et le gonflement des rivières interdit aux équipes de secours de se rendre dans les zones sinistrées.

Si la revue *Tonus* et le Gimcu pouvaient se donner la main...

Récamier flaire l'affaire, sent qu'une visite au siège de *Tonus* pourrait rapporter gros. Entre deux consultations, il se rend boulevard Victor-Hugo à Clichy. La rédaction de *Tonus* est installée au quatorzième étage d'un grand bâtiment en verre, siège des laboratoires Winthrop.

Un homme au visage rond le reçoit :

– Vous venez pour l'annonce?

Max Récamier a l'impression de passer un test d'embauche.

– Nous sommes un groupe médical constitué, proclame-t-il dignement, je crois qu'on peut vous aider.

Raymond Borel, le rédacteur en chef de *Tonus*, s'assoit et écoute attentivement ce médecin dégingandé qui lui raconte ses missions sous les tropiques. Des images exotiques défilent devant les yeux du journaliste : les forêts biafraises, les sables de Jordanie, les Andes...

– Nous, nous avons l'expérience, dit Récamier.

A la fin de l'entretien, Raymond Borel sait qu'il a affaire au représentant d'une nébuleuse en gestation, d'un formidable mouvement qui ne demande qu'à voler de ses propres ailes. Soigner les victimes de tous bords... En ces temps de guerre froide, le concept est alléchant. Pour la revue *Tonus*, ce peut être l'occasion d'un formidable coup de publicité. Pour Max et les siens, l'opportunité de disposer d'une tribune de presse aux cinquante mille lecteurs. Et de démarrer, enfin.

– Quelle aubaine, soupire pour lui-même Raymond Borel.

A Cochin, le carabin Rony Brauman poursuit péniblement ses études. A la moindre occasion, il sèche les cours. La vraie vie est ailleurs, pense-t-il, mais, précaution d'étudiant, il garde un pied dans l'établissement, sait-on jamais. Il lit les journaux, aperçoit quelques entrefilets sur la tragédie du delta du Gange. A vingt et un ans, Rony a abandonné le militantisme gauchiste et les réunions de la Gauche prolétarienne. Le jeu n'en valait pas la chandelle : cette déliquescence idéologique ne présageait rien de bon. A tout moment, les militants maos pouvaient verser dans la barbarie, dans le terrorisme aveugle, sous la bannière du grand timonier. Brauman, lui, penche désormais pour le mouvement alternatif. C'est le rêve communautaire, Peace and Love, les soirées à évoquer les Indes. Il pense au Bangladesh, à ce bout d'Asie meurtri par l'eau, par le Gange qui mange les rives et les riverains. La fumée du haschich emporte bien vite ses rêves de générosité.

C'est un homme éclectique qui dirige la rédaction de *Tonus*. Raymond Borel est à la fois journaliste, peintre, scénariste et romancier. Enfant, il erre sur la Côte d'Azur et la Croisette de Cannes, où son père, citoyen américain, est cuisinier. Il fréquente les palaces et le Carlton, mais par la porte de service. En 1942, il prend le dernier bateau qui quitte la France occupée pour les États-Unis. A bord du *Ciudad del Sol*, piloté par un Grec, des parents et des enfants juifs fuient à temps le régime de Vichy. Après des dérives en Méditerranée et en Atlantique, puis des escales à Mogadiscio et au Cap, l'adolescent Borel débarque à Norfolk. Ce pays immense, libre et libéral le fascine. Il a quinze ans et rêve de devenir américain.

Sur sa nouvelle terre d'adoption, il étudie les beaux-arts, écrit des scénarios à Hollywood, au Brésil, au Mexique. Il travaille pour Buñuel, dont il écrit en collaboration *Los Olvidados*, participe au tournage de westerns avec John Wayne, travaille aux côtés de Randolph Scott, « le roi des westerners ». A vingt ans, déjà célèbre sur la côte dorée de Californie, il côtoie les vedettes du cinéma, réside dans une villa de Beverly Hills et se destine à une brillante carrière de nabab.

Mais il doit d'abord payer sa dette au pays qui délivra le sien du joug nazi. Rescapé d'une guerre en France, il s'engage pour une autre, celle de Corée, sous la bannière de l'oncle Sam. Il y connaît huit ans durant le goût du malheur. C'est un homme transformé qui revient aux États-Unis : la guerre l'a bouleversé. Le petit monde de Hollywood lui paraît dès lors futile. Il fuit, rentre en France, veut devenir journaliste. Par goût du témoignage. Par dégoût aussi.

Après une licence de lettres à la Sorbonne, il échoue, faute de mieux, à *Détective*. Les débuts dans le journalisme sont difficiles. A défaut d'enquêtes et de reportages à travers le monde, il se borne à réécrire des faits divers tordus auxquels il faut redonner de la « fraîcheur » : « De la fesse, coco. » Reporter des potins mondains, Borel se prend à regretter la côte californienne, sa villa cossue, les projets de films qu'il voulait porter à l'écran.

Alors, il peint, se marie à une femme riche et écrit. Ses toiles remportent un succès non négligeable. Il devient aussi le nègre d'un certain Jean Bruce, un journaliste du Sud-Ouest, et réécrit des romans d'espionnage qui mettent en scène Hubert Bonisseur de La Bath, plus connu sous le nom de code OSS 117. De quoi patienter. Dans les bureaux de *Détective*, il ronge son frein. Quand il quitte le journal à scandales pour *Tonus*, il souffle. Cette austère revue médicale ne jauge pas les corps de la même façon.

L'appel pour soigner « outre-mer », Borel le prépare en fait depuis des mois. Il veut élargir la portée du journal, voué jusqu'à présent à l'exégèse des décrets sur la médecine, à la défense du corps médical, à la surveillance des tarifs. Dans leur courrier, les lecteurs de *Tonus* révèlent une générosité, une propension à l'acte humanitaire, au sens premier du terme. Alors, avec le journaliste Philippe Bernier, il lance des invitations aux médecins pour une mission sur les lieux des catastrophes.

En novembre 1970, *Tonus* publie l'interview du docteur Francis Pette, animateur d'un Comité d'aide aux victimes des séismes en Iran. Bernier demande aux lecteurs médecins de se porter volontaires et conclut ainsi son article :

« Après tout, un journal comme *Tonus* peut bien tenter le coup; on verra bien ce que ses lecteurs ont dans le cœur... j'allais dire dans le ventre : les médecins français ne sont pas des mercenaires. »

Le 23 novembre 1970, *Tonus* publie un autre témoignage, celui du docteur Lévy, qui rentre de Skopje en Yougoslavie, secoué par un tremblement de terre. Écœuré par l'inaction du gouvernement de Tito, le médecin livre son dégoût : un hôpital mobile fourni par les Américains bloqué à la frontière, une bureaucratie omniprésente, la pagaille dans l'acheminement des secours.

– Les gosses crevaient dans la rue. Pour empêcher cela, il faut une armée blanche, plaide Lévy auprès de Bernier, qui songe à une « force de frappe » médicale.

Réclamé depuis des années auprès de l'Onu, ce corps de volontaires de médecine n'existe toujours pas. Certes, la Croix-Rouge continue ses missions, mais demeure prisonnière de sa loi du silence et de ses pesanteurs bureaucratiques. Certes, les armées nationales, française, britannique, américaine, se livrent quelquefois à des opérations humanitaires, continuant l'œuvre de Henri Dunant, mais sans pouvoir répondre au principe de neutralité. Il n'existe aucune organisation privée capable de faire face aux catastrophes de ce monde.

Dans le bureau de Raymond Borel défilent des médecins aux allures de tête brûlée. Ils s'ennuient dans leurs cliniques ou leurs cabinets parisiens et rêvent d'une aventure utile. A *Tonus*, ils trouvent une écoute, peuvent parler des tremblements de terre en Yougoslavie, ou au Pérou, des épidémies d'encéphalite en Amérique du Sud, d'où revient Francis Pette.

– L'initiative privée permettrait de faire face au drame du Pérou, dit ce dernier à Bernier, si des structures étudiées, une organisation appropriée étaient adoptées. Mais par qui, comment, avec quels moyens...? Vous voyez, je n'apporte pas de réponse : ce sont des questions que je me pose, d'abord et depuis longtemps. Il faudrait recenser les bonnes volontés, tenir à jour un fichier des volontaires disponibles. Je suis sûr, par exemple, que des centaines de jeunes internes sont en mesure d'obtenir très vite un congé pour partir sur les lieux d'une catastrophe, n'importe où dans le monde...

Peu à peu se dessine le projet d'un « volontariat organisé », d'une « force de frappe médicale » susceptible de redonner quelques lettres de noblesse à la profession d'Hippocrate. *Tonus* ouvre ses colonnes à ces appels du cœur. Mais les idées généreuses demeurent lettre morte, jusqu'au drame des inondations au Pakistan oriental.

Sur les rives meurtries du Gange, ce jour de novembre 1971, le journaliste Yves-Guy Bergès mesure l'étendue de la catastrophe. Hagard, en chemisette et en sandales, il erre sur les rives, croisant des cohortes de gueux. « Les damnés de la Terre sont ici », note-il pour *L'Express*. Dans sa chambre d'hôtel de Calcutta, Bergès pense au drame du Biafra qu'il a connu deux ans plus tôt. Il se remémore surtout ces jeunes médecins un peu fous qui, bistouri en main, voulaient refaire le monde avec quelques caisses de médicaments. Ce soir-là, dans son hôtel du Bengale, Bergès leur donne raison. « On demande un nouveau Dunant », écrit-il. Il plaide pour une « neutralité engagée » et critique les principes de non-ingérence prônée par l'Onu.

A Paris, on cherche, à défaut d'un nouveau Dunant, de nouvelles Croix-Rouge. Philippe Bernier s'y attelle, avec l'assentiment de Raymond Borel.

Bernier est un agitateur-né. Il a quarante et un ans, des allures de jeune dandy aux traits fins et au regard inquiet, une plume éloquente qui suscite l'admiration de ses pairs. Militant de gauche, il prône non pas l'ascétisme, mais une consommation ostentatoire et cultive des pratiques de play-boy sur le boulevard Saint-Germain.

Fils et petit-fils d'hommes de presse et de publicité – son grand-père fut cofondateur de *L'Aurore* et bras droit de Georges Clemenceau –, il pourrait profiter de la renommée familiale. Il préfère militer contre le colonialisme et quitter le cocon parental. A dix-sept ans, en 1947, Bernier s'inscrit à l'École du Louvre et suit deux ans durant les cours d'histoire de l'art. Il publie quelques articles sur l'art gothique, puis est embauché dans les services de l'Onu à Paris comme coursier-messager. Cette grande maison le fascine pour ce qu'elle symbolise : la montée en puissance d'un tiers monde naissant, le dialogue intercontinents, même s'il est quelque peu entravé par l'avènement de la guerre froide.

Un soir, Bernier rencontre un jeune étudiant en médecine, originaire des Antilles, Franz Fanon. Le carabin lui parle de la nécessité de « libérer les peuples opprimés », de « briser les chaînes des pays colonisés ». Ils décident de partager la même chambre à l'Hôtel des quatre familles, rue de Vaugirard, en face du Sénat. La nuit, les couloirs sont animés par trois jeunes et jolies prostituées. Une maison de passe devant le Sénat : les deux compères trouvent la République bien mal protégée. L'une des péripatéticiennes est étudiante en philosophie.

Fanon et Bernier y voient là une preuve tangible et bien en chair de l'exploitation du monde estudiantin.

Bernier lit Husserl et les surréalistes, fréquente les bars de Saint-Germain-des-Prés, va donner un coup de main aux étudiants contre la bande de Le Pen qu'il cogne à l'occasion rue Soufflot. Grisé par la littérature, il publie une revue, *Osmose*, qu'il vend à la terrasse des cafés. Il y évoque la peinture de Max Ernst et la poésie de Philippe Soupault. On le salue, il s'invite à quelques tables au Flore, à la Rhumerie martiniquaise qu'affectionne Fanon, ou aux Deux Magots. Il y rencontre Boris Vian et Albert Camus, étonnés par la vivacité et les connaissances livresques de ce poète de vingt ans, à la fois élégant et rebelle dans l'âme.

En 1951, le jeune Bernier effectue son service militaire au Maroc, où son expérience des maquis lui vaut une affectation au service des transmissions. Lors de ses permissions, il ne se rend pas à la plage ou dans l'Atlas : il se lie d'amitié avec les membres de l'Istiqlal, le mouvement indépendantiste. Il trouve là le terrain idéal pour exercer son militantisme anticolonialiste. Servant sous les drapeaux, il risque gros, il le sait. L'un des dirigeants du mouvement, Thami Ouazzani, est-il recherché? Il l'aide à fuir, use de son réseau de complicités au sein de la communauté française. Il rencontre Ben Barka, publie un article sur le Maroc dans la revue *Constellation*, ce qui lui vaut une mise aux arrêts pour un mois. L'appelé Bernier est intrépide. Il se veut le chantre clandestin de l'anticolonialisme.

En 1956, il rentre en France pour rejoindre le journal parlé de la RTF. Lors de l'émission « Paris vous parle », il critique l'intervention de Suez. Sur ordre du ministre de l'Information Gérard Jacquet, il est suspendu et envoyé à Alger. Mesure disciplinaire? Bernier s'en réjouit. A Radio-Alger, il pourra à nouveau exercer ses talents de partisan de la cause anticolonialiste.

Il débarque dans une ville en pleine ébullition.

Le 13 mai 1958, à la suite d'une manifestation, des officiers putschistes créent un Comité de salut public. A leur tête, le général Massu. Il se place sous l'autorité du général Salan, commandant en chef des forces en Algérie. Massu veut profiter de l'insurrection pour appeler de Gaulle au pouvoir, et régler le sort de cette IVe République agonisante. Depuis sa retraite de Colombey, de Gaulle suit les événements puis prend la parole. Il apparaît désormais comme l'ultime recours, le dernier rempart avant la guerre civile. Pierre Pflimlin, président du Conseil, est impuissant. Son gouvernement est trop faible pour constater autre chose que son propre décès.

Dans le studio de Radio-Alger, Bernier s'empare du micro et crie : « La République est en danger. » Il est aussitôt recherché par la Sécurité militaire. Le colonel Fossey-François se montre particulièrement actif dans cette démarche. Bernier est convaincu que l'officier veut lui faire la peau.

Le journaliste devient un clandestin, se cache dans Alger, puis embarque quinze jours plus tard pour Marseille. Il est déguisé en berger kabyle et dissimule sous son burnous de faux papiers qu'un émissaire lui a apportés de la métropole. Ils ont été établis par Jules Moch en personne, le ministre de l'Intérieur.

A Paris, le banni d'Algérie balaie les honneurs d'un revers de main : son coup d'éclat au micro de Radio-Alger lui vaut d'obtenir le prix du « meilleur reportage de l'année 1958 ». Il vend la maison de sa grand-mère pour aider les mouvements de libération africains qu'il conseille. Il fréquente les bars huppés, fidèle à son image de dandy flambeur, mais, homme de l'ombre toujours, intègre un réseau de porteurs de valises. Il ne veut plus seulement militer : il entend aussi jouer un rôle actif dans le processus d'indépendance de l'Algérie.

Son réseau s'illustre dans la saga des porteurs de valises. Six colonels du FLN, en exil à Tunis et au Caire, sont ainsi infiltrés en Algérie, déguisés en harkis. Bernier prend des risques, mais à cette loterie il est déjà rodé.

Journaliste, Bernier le demeure. On ne rompt pas impunément avec le milieu familial. A défaut de quotidien, il lance une lettre confidentielle, l'*UAP, l'Union africaine de presse*, qui sera interdite une première fois, puis une seconde... jusqu'à cinquante-deux fois. Motif : sa publication épouse les thèses du FLN. Obstiné, Bernier arrête la publication, change son nom et redémarre son outil de propagande. L'heure est à la lutte.

Mais la douloureuse guerre d'Algérie touche à sa fin. En 1962, les accords d'Évian sont signés. Bernier, ému, couvre la rencontre et établit de nouveaux contacts avec le FLN. Deux mois plus tard, la police perquisitionne à son domicile au 32, rue Fabert, sur la place des Invalides. Les policiers trouvent dans ses armoires trois cents kilos d'armes – fusils et mitraillettes... Une dénonciation, semble-t-il. « Une conspiration », hurle Bernier, alors qu'on l'emmène au Quai des Orfèvres.

– J'ai neutralisé ces armes pendant les accords d'Évian, plaide-t-il pour sa défense. Et puis tout cela ne rime à rien puisque la guerre est finie.

Il n'empêche : les juges le condamnent à cinq mois de prison ferme et cinq mille francs d'amende.

Va pour le châtiment! Bernier n'en renie pas pour autant son engagement. La geôle le renforce dans ses convictions. Quand il sort de prison, il retourne en Algérie, où il assiste Abderrhamane Farès, ex-prisonnier de la Santé, devenu du jour au lendemain président de l'Exécutif provisoire algérien. Puis, à Paris, il rencontre à nouveau Mehdi Ben Barka, professeur de mathématiques, qui fut l'un des précepteurs de Hassan II avant de devenir l'opposant numéro un de Sa Majesté. En exil, il coordonne les mouvements révolutionnaires du tiers monde au sein de la Tricontinentale, la future Conférence des non-alignés. Bernier parle à

Ben Barka d'un projet de film, *Basta*, sur la décolonisation. Un certain Georges Figon, homme d'affaires douteux qui se présente comme producteur, se propose de financer l'opération.

En fait, Figon est un ancien truand repenti, lié pour le crime au gangster Jo Attia et, pour la littérature, à Marguerite Duras et François Mauriac. Surnommé dans le milieu Jojo le Dingue, il joue au repenti :

– Je suis, dit-il dans les bars de Saint-Germain-des-Prés, un fils de bourgeois qui a bien tourné.

Les deux hommes partent le 2 septembre 1965 pour Le Caire où ils doivent retrouver Ben Barka à l'hôtel Hilton. Or, dans le même hôtel s'installe un agent des services secrets marocains, Chtouki, qui arrive de Paris. Grand et mince, âgé d'une trentaine d'années, portant des lunettes cerclées d'or, l'agent connaît Bernier pour l'avoir rencontré quatre mois auparavant. Chtouki propose alors au journaliste de persuader l'opposant de rentrer au Maroc. Bernier, à qui on propose quatre cent mille francs pour prix de sa participation et de son silence, se méfie et éconduit l'agent secret. Il avertit son ami. Ben Barka est sur la liste noire du roi Hassan II. L'étau se resserre autour de lui.

L'ami de Fidel Castro est aussi suivi de très près par la CIA, depuis 1944 précisément. Dans son exil égyptien, il s'évertue à changer de domicile, à brouiller les pistes. Le 26 octobre 1965, Ben Barka prépare sa valise dans sa maison d'Héliopolis, dont l'adresse est tenue secrète. Sa femme Ghita le dissuade de partir pour Paris, redoutant qu'il ne tombe dans un piège. Mais l'opposant marocain fait fi de ces craintes et s'envole pour la France. Il a rendez-vous trois jours plus tard, vendredi 29 octobre, avec Bernier, Figon et un réalisateur, Georges Franju, à la brasserie Lipp. Le projet de film intéresse de plus en plus l'opposant de Hassan II. Pour écrire le scénario de *Basta*, Marguerite Duras est pressentie.

Il fait gris ce jour-là sur le boulevard Saint-Germain. Ben Barka débarque à Orly le jeudi, la veille du rendez-vous, à dix heures. Il a réservé deux places au théâtre de la Gaîté-Montparnasse, où l'on joue *Le Goûter des généraux*. Le lendemain, vers midi, il traverse la Seine à pied en compagnie d'un étudiant. Il porte des lunettes de soleil, un chapeau et un manteau noir. Quelques minutes avant d'arriver au rendez-vous de la brasserie Lipp, vers douze heures trente, l'opposant marocain est arrêté par deux inspecteurs de la Brigade mondaine, Louis Souchon et Roger Voitot, puis propulsé dans une Peugeot 403 noire. Il est emmené dans un ancien presbytère, transformé en villa cossue à Fontenay-le-Vicomte dans l'Essonne. La maison appartient à un repris de justice, Georges Boucheseiche, ancien du gang des « tractions avant » et fidèle de Pierrot le Fou. Ben Barka est interrogé par des agents marocains. On ne retrouvera jamais son corps.

Très vite, Bernier est accusé d'avoir participé à l'organisation de l'enlèvement. Il devient l'homme charnière d'un événement à triple dimension : un crime sans cadavre, une affaire d'État, le premier grand scandale de la Ve République.

A la cour d'assises de Paris, il se débat comme un beau diable, plaide son innocence. Il apostrophe la partie civile, inquiète ses avocats, invoque la défense de son honneur. Un « toréador dans l'arène », commente un journaliste dans sa chronique judiciaire. Tragique dans ses effets de manche, Bernier obtient l'acquittement. Commence alors une longue déchéance. Certes, il continue de mener grand train, dans les bars de Saint-Germain et son somptueux hôtel particulier du Ve arrondissement. Sa femme, originaire d'une famille de nobliaux bretons, dispose d'une fortune appréciable. Tous deux brûlent leur magot à une vitesse infernale. Bernier continue à recevoir chez lui les envoyés et les représentants des mouvements de libération d'Afrique.

En jeune homme pressé, déjà hanté par la faute et le châtiment, il veut reprendre du service, connaître à nouveau l'ambiance des rédactions et du « marbre » dans les ateliers de typographie. Mais les patrons de presse, malgré son talent, redoutent de l'embaucher. Yves Boisset tourne un film sur l'affaire, *L'Attentat*, d'après un scénario de Jorge Semprun et Ben Barzmann, où Jean-Louis Trintignant joue le double rôle de Bernier et Figon. Puis Bernier rejoint la rédaction du magazine *Tonus*. C'est le début d'une nouvelle vie.

Il abandonne le militantisme anticolonialiste, pour l'engagement dans des actions charitables. Au côté de Raymond Borel, Philippe Bernier concocte son projet. La rencontre avec Récamier est pour lui une occasion inespérée.

Quand Max résume à ses confrères l'entretien à *Tonus*, il est guilleret. Il sent qu'il a trouvé un partenaire idéal et que le rêve d'une organisation d'urgence va pouvoir se réaliser.

« Un chic type, moitié Saint-Ex et moitié boy-scout », se dit Bernier dans son bureau de Clichy.

Bernier et Borel rêvent depuis plusieurs mois de lancer une association médicale. Bernier en expose les grandes lignes dans les colonnes de *Tonus*. « Sommes nous des mercenaires ? » demande-t-il en évoquant les volontaires de la Croix-Rouge. Trois cent vingt médecins répondent aussitôt à l'appel. La machine est lancée. Les deux compères la baptisent SMF, Secours médical français.

« Je soussigné docteur, exerçant à..., m'intéresse à l'initiative que vous prenez dans le cadre des grandes causes humaines. Suis (ou ne suis pas) physiquement disponible pour apporter mon concours. »

Un fichier est créé. On répond aux demandes des médecins. On envisage une mission au Pakistan oriental, mais le projet reste embryonnaire. Les commandos du SMF ne décolleront jamais. Il manque l'expérience et la flamme.

Pendant ce temps, les anciens du Biafra se réunissent à l'hôpital Beaujon ou dans la maison de Bernard Kouchner à Gentilly. On pense déjà à un local, à une secrétaire, à un téléphone. On cherche un sigle, une appellation plus avenante et moins barbare que le Gimcu. Rendez-vous est pris à *Tonus*.

Un jeune homme blond pousse la porte du bureau de Borel.

– Bonjour, je m'appelle Bernard Kouchner. On a lu votre article.

Borel est étonné par la vivacité du jeune homme et son éloquence.

– Voilà, je suis médecin, j'ai travaillé au Biafra, j'ai vu que vous faites quelque chose de votre côté. Nous sommes en train de nous épuiser. Nous sommes prêts à travailler avec vous.

Devant tant d'élan, le rédacteur en chef ne reste pas indifférent. Il entame des pourparlers avec le directeur financier de la revue, obtient des fonds et le droit d'organiser des fichiers.

Au cours d'une nouvelle réunion avec Borel, Kouchner évoque le nom de l'association.

– Secours médical français, ça ne va pas, ça sonne tout à fait colonial...

Bernier est amusé par les trois lascars du Biafra, Bérès, Récamier et Kouchner, qu'il appelle les mercenaires de la médecine d'urgence.

– Des dingues au pied du mur! souffle-t-il lorsqu'ils quittent son bureau.

Le journaliste appelle aussitôt Marcel Delcourt, un médecin de Brionne, dans l'Eure, qu'il fréquente le week-end, lorsqu'il se rend dans sa maison de campagne de Bosc-Robert. Delcourt est un ancien médecin de la Marine et a participé à l'expédition de Suez en 1956. Depuis plusieurs années, il s'évertue à créer un réseau de contacts parmi ses confrères pour lancer des opérations à l'étranger. Au téléphone, il approuve :

– Il faut changer le nom. Trouvons autre chose.

Dans son appartement du boulevard Auguste-Blanqui, Raymond Borel réfléchit aux côtés de Philippe Bernier. Tous deux cherchent un nouveau sigle, mélangent les mots comme des apprentis publicitaires, sifflent une bouteille de whisky. Vers trois heures du matin, à la seconde bouteille, ils inversent les lettres de SMF et trouvent un sigle curieux, MSF, pour Médecins sans frontières. Bernier exulte. Borel est grisé par la trouvaille autant que par le whisky.

Après avoir dessoulé, Bernier travaille sur l'idée d'une charte. Récamier a insisté pour que soit élaboré un texte de référence clair et précis. Le journaliste s'enferme dans son bureau et concocte une sorte de nouveau serment d'Hippocrate, qui tient en un feuillet :

« Les Médecins sans frontières apportent leurs secours à toutes les victimes de catastrophes naturelles, d'accidents collectifs et de situations de belligérance, sans aucune discrimination de race, de politique, de religion ou de philosophie. » Bernier ajoute des paragraphes sur l'indépendance du mouvement, rejette l'inféodation à toute force ou parti politique, demande le respect du secret professionnel. Car il tient à préserver la neutralité des « témoins », contrairement à la réflexion engagée au sein des anciens du Biafra. Aux « anonymes et bénévoles » qui s'apprêtent à rentrer dans la troupe, il enjoint de s'abstenir « de porter un jugement ou d'exprimer publiquement une opinion – favorable ou hostile – à l'égard des événements, des forces et des dirigeants qui ont accepté leur concours ».

On reste dans la philosophie prônée par la Croix-Rouge. On soigne, mais on se tait. Certains tabous ont la vie dure.

Le 20 décembre 1971, à dix-sept heures, dans les locaux de Clichy, les médecins se réunissent autour de Raymond Borel et de Philippe Bernier. Il fait gris. La banlieue se noie dans un crachin froid mais, dans les rues, des sapins débordent des coffres des voitures. Les passants se pressent, paquets en main. Au quatorzième étage, dans la salle de réunion de *Tonus*, quinze hommes discutent du sort du Gimcu. Raymond Borel a fixé d'emblée la règle du jeu :

– Il faut qu'il y ait aussi des non-médecins dans cette organisation. On aura besoin d'autres appuis, même si vous êtes très compétents.

Les anciens du Biafra avaient approuvé le principe quelques jours avant la réunion. On accepte ces gens de presse, sympathiques et pressés, mais cinq pour cent des effectifs, pas plus !

L'organisation nouvelle devra se déplacer à la vitesse des catastrophes. Elle se passera du droit, contrairement à la Croix-Rouge. La clandestinité sera son viatique, la dénonciation son leitmotiv, le combat en faveur des droits de l'homme son instrument quand le bistouri deviendra inutile. Dans ce laboratoire du pragmatisme, les orphelins du discours marxiste sont les bienvenus, les libéraux aussi. Foin des mouvements messianiques rédempteurs. Une génération entière s'y reconnaîtra. La charité en lieu et place de la révolution, morte et enterrée. Le dessein est prometteur. On franchira les frontières, on appliquera l'ingérence là où le CICR ne peut se rendre, soumis à l'imprimatur des deux belligérants. Les Médecins sans frontières seront présents du seul côté des victimes, quel que soit l'oppresseur, de droite ou de gauche. Un principe nouveau de neutralité est inventé. Autour de la table, on corrige quelques paragraphes de la charte parachevée en dix minutes par Bernier dans un autre bureau. Mais les grandes lignes demeurent, dont la loi du silence, succédané de l'omerta de la Croix-Rouge. Volontariat et neutralité : Bernier y tient. Face aux médecins, il ne cède pas.

– Comment être crédibles si nous ne nous engageons pas à garder le silence ? plaide-t-il.

Du côté des « Biafrais », on évoque l'appel de l'aventure, et la nécessité de disposer d'une solde. Bernier s'y oppose et, dans un effet de manche, désigne l'hôpital Beaujon à quelques encablures, dans la grise banlieue :

– Retournez là-bas si vous n'êtes pas d'accord!

Curieux débat : les hommes de presse en appellent à la discrétion et au silence, tandis que ceux qui ont prêté serment à Hippocrate – « admis dans l'intérieur des maisons, mes yeux n'y verront pas ce qui s'y passe; ma langue taira les secrets qui me seront confiés » – invoquent le droit de témoigner.

– Cette obligation de réserve est essentielle, insiste encore Bernier. Quel pays accepterait de nous voir débarquer si nous nous mettons à le juger, à le dénigrer dès que nous sommes rentrés?

Il y a là Max Récamier, Bernard Kouchner, Jacques Bérès, Pascal Grellety-Bosviel. Borel a invité ses amis médecins : Marcel Delcourt, Jean Cabrol, ex-médecin des armées qui se retrouve à Clichy un peu par hasard, Jean-Michel Wild, un chirurgien du Sud-Ouest, Gérard Pigeon, ancien médecin des sapeurs-pompiers et spécialiste des premiers secours. La réunion est brève, l'instant est grave. L'entente entre les trois groupes – les journalistes, les médecins du Biafra et les autres médecins – ne sera guère facile. On élit un président, Marcel Delcourt. Récamier, qui doit repartir à l'étranger, obtient le poste de vice-président. Bernard Kouchner et Gérard Pigeon deviennent secrétaires généraux. On ne s'attarde pas à discuter, on paraphe. De fines gouttes de pluie frappent les vitres.

Sous un crachin de Noël est né Médecins sans frontières, aux forceps.

Dans la rédaction, les journalistes s'activent : « La réponse à tous ceux qui doutaient de vous », titre le prochain numéro de *Tonus*. Borel écrit un éditorial sur le thème « on avait raison de s'obstiner », qui s'adresse aux médecins :

Il existe des professionnels du dénigrement qui ont fait du médecin leur cible favorite depuis quelques années. Bouc émissaire d'une certaine société de consommation qu'il subit sans en jouir vraiment, le médecin est, dit-on, « coincé entre le fric et la paperasserie administrative », traîné en justice, aliéné par les « cadences », le rythme des visites et des consultations. Il est de bon ton de déconsidérer sa vocation, de dévoyer le sens de ses responsabilités, l'éthique de sa profession et de le rabaisser au rang d'un fonctionnaire de la Santé. Eh bien! Il vient – VOUS venez – d'administrer... une gifle formidable aux détracteurs de toute espèce.

Trois cents d'entre vous et demain davantage encore si nécessaire ont prouvé que le désintéressement, le dévouement, une certaine forme d'abnégation étaient la caractéristique de ce corps médical tant décrié.

Entre les Cassandre caractériels et les bateleurs appointés de la charité publique, il y a place, dans l'anonymat et le bénévolat, pour soixante mille médecins français qui font leur devoir et se moquent du reste.

Bernard Kouchner tente de s'imposer comme meneur de jeu. « Un jour, se dit-il, MSF aura un rayonnement universel. » Les autres Médecins sans frontières ne le prennent pas toujours au sérieux malgré ses talents d'orateur. Récamier, lui, règne naturellement sur la petite troupe, grâce à son âge, son aura, son calme. Entre Philippe Bernier et Bernard Kouchner naît une antipathie qui devient très vite agressive.

Les réunions nocturnes ont lieu chez Raymond Borel, qui vient d'emménager dans un grand appartement bourgeois de Neuilly-sur-Seine, sur l'avenue Charles-de-Gaulle. On s'assoit sur la moquette, entre des piles de livres, des meubles encore emballés et des toiles du maître de maison. Un téléphone traîne par terre. Sa ligne devient bien vite celle des urgences : on négocie des heures durant, on alerte les volontaires. Kouchner apparaît comme un virtuose des appels téléphoniques. Rodé par des mois de tractations, il sait mener les hommes et les convaincre. Médecins sans frontières est encore dans les limbes, mais lui pressent qu'il tient là un formidable instrument de générosité. Quitte à servir ses ambitions personnelles.

Il les revendique, d'ailleurs. « Je suis communiste et Rastignac. Paradoxe? Détrompez-vous, le mélange n'est pas détonant. Il est même étonnamment efficace », écrivait-il, quelques années plus tôt, dans *Clarté*, la publication de l'Union des étudiants communistes.

Les Médecins sans frontières se méfient néammoins de toute déclaration tapageuse. Deux semaines après la création du mouvement, les fondateurs se réunissent dans les locaux de *Tonus*. Face à la presse, on fait vœu d'abstinence. Certes, on salue la naissance de l'association qui, grâce aux contacts de Kouchner et Récamier, a reçu un écho appréciable dans les médias. Mais le Comité veut œuvrer avec discrétion. Solennellement, sous la plume de Bernier, un compte rendu de séance est concocté :

« Le Comité décide qu'une politique de discrétion en conformité avec la charte vis-à-vis de la presse et du public servirait mieux, à partir de ce jour, les intérêts de l'association qu'une publicité trop tapageuse. »

Kouchner craint que MSF ne s'enferme dans le silence mais approuve finalement la décision.

Les jeunes premiers de la médecine d'urgence se retrouvent dans les restaurants chics ou les brasseries anonymes. Bérès s'y rend en décapotable, gants de cuir soigneusement ajustés. Kouchner, grand admirateur de Bogart et Camus, y arbore un imperméable mastic. Récamier garde son éternel mégot au coin des lèvres, ce qui lui donne des airs de tendre voyou. Aux bars de La Coupole et des Deux Magots, des filles viennent admirer ces baroudeurs en herbe, qui parlent de droits de l'homme, de maquis et de guérillas et prononcent des mots aux saveurs exotiques : Viêt-minh, Érythréens, Sahraouis... Les médecins aventuriers font des émules. On aime leur panache, leur façon de voir le monde, leur regret inavoué d'être né trop tard, après que les derniers feux de la guerre d'Espagne se furent éteints. Après un verre de punch à la Rhumerie, Récamier, Kouchner et les autres ne rêvent que d'une chose : ranger *Le Capital* de Marx dans les rayons de la bibliothèque et cautériser les plaies de ce monde à l'aide de bistouris, ni plus ni moins. Ce rêve-là, ce credo qui entend achever le dogme déclenche des quolibets à la Sorbonne ou dans les réunions de cellules. Les fondateurs de MSF n'en ont cure : ils s'estiment enfants perdus de Malraux et d'Hemingway, débarrassés de leurs œillères idéologiques. Ils inventent une nouvelle cause des peuples. Ils se veulent ambassadeurs des catastrophes.

Pendant ce temps, Indira Gandhi, Premier ministre indien, effectue une tournée mondiale et implore l'aide humanitaire occidentale pour son pays menacé par la famine.

Tout le sous-continent indien est plongé dans une série de calamités, sécheresse et mauvaises récoltes en Inde, graves inondations du Gange au Bangladesh.

A MSF, on décide de partir d'urgence pour les rives du fleuve en furie.

La première mission est chaotique. Tandis que l'ancien Beatle George Harrison chante un refrain à la gloire des victimes des inondations, quelques médecins se préparent à décoller. Xavier Emmanuelli et Jean-François Castérès se déclarent candidats pour partir aux côtés de deux anciens du Biafra, Minor Esseyn-Hernandez et Anne-Marie Barbé, dans une opération commanditée par Frères des hommes que Minor, catholique désabusé, appelle « Frères de mes deux ».

L'équipe arrive le 17 février 1972 dans un pays dévasté. Dacca, la blanche capitale, est envahie de réfugiés. Chaque jour, des colonnes de paysans chassés de leurs terres gorgées d'eau arrivent avec de maigres bagages et quelques poignées de riz. Xavier Emmanuelli n'a encore rien vu du drame et, déjà, il pressent l'horreur. Sous la conduite de Minor, les Médecins sans frontières montent une banque du sang. Il s'agit de récolter du plasma et de le redistribuer dans le pays selon les besoins. Minor piaffe d'impatience : il sait que l'urgence se situe en province, qu'il faut quitter la ville, laisser à d'autres cette mission citadine pour s'enfoncer au plus vite dans les champs et les rizières.

Emmanuelli est impressionné par le chirurgien guatémaltèque, auréolé d'un passé à ses yeux prestigieux. Le soir, devant ses trois compagnons, Minor ne se fait pas prier pour conter ses aventures, grandies de quelques anecdotes inédites que la bouteille de whisky permet d'inventer.

Quelques jours plus tard, Minor emmène sa troupe au cœur du pays bengali : MSF a reçu pour mission de gérer un hôpital de brousse, à Sharia Kandi. L'équipe y parvient après quatre jours de voyage et de pannes intempestives. Les médecins doivent soigner les survivants des inondations et les victimes de la guerre d'indépendance contre l'Inde, qui vient de s'achever. Premier écueil : les French Doctors tombent dans une bataille de bureaucrates. Deux ministres tentent de s'approprier un bâtiment – celui, justement, que vient de choisir Minor Hernandez comme siège du futur hôpital. Après plusieurs jours de négociations, le Guatémaltèque, qui n'hésite pas à menacer de ses poings un fonctionnaire récalcitrant, réussit à planter son drapeau sur le bâtiment convoité.

De fait, les problèmes sont moins sanitaires qu'alimentaires. Le Bangladesh subit une grave famine. Xavier et Minor se sentent impuissants. Malgré leur bonne volonté, leur aide ne représentent qu'une maigre goutte d'eau.

Un soir, la discussion s'anime. Les quatre médecins sont démunis de tout. On trouve une bouteille d'alcool et on charge Xavier de dresser la liste des demandes à présenter aux compagnons restés à Paris. La tête embrumée, il écrit les doléances des volontaires : « Ce soir, nous sommes tous réunis, Anne-Marie Barbé, Jean-François Castérès, Minor Hernandez et moi-même avec Mike Pickett à Sharia Kandi, en train de faire des projets. Déjà, le dispensaire fonctionne. Le matin, nous voyons près d'une centaine de personnes, des femmes, des enfants, des hommes... Des gens viennent de quinze milles à la ronde se faire consulter. Puis, avec leur ordonnance, ils montent à la pharmacie prendre leurs médicaments servis par des nurses irlandaises. » Xavier ajoute la liste des médicaments, salue les amis parisiens et, se souvenant que la gente féminine est sous-représentée dans cette mission, ajoute en post-scriptum : « Une femme serait utile pour les consultations à Sharia Kandi. N'oubliez pas que le caractère musulman est prude ! »

Au loin, dans la campagne, les jeunes patriotes du Bangladesh se livrent encore à quelques embuscades : ils recherchent les Biharis, les Indiens originaires de l'État du Bihar considérés comme des collaborateurs du gouvernement de New Delhi. Des rafales ponctuent les sentences. Dans le centre-ville, Minor et Xavier sont surpris en plein jour par une action commando : des civils en armes arrêtent des Indiens, qui n'en mènent pas large. Ils savent qu'ils vont mourir. Minor ne perd rien de sa superbe et de l'audace démontrée au Biafra. Il se plante au milieu du carrefour et, sous le regard ébahi d'Emanuelli, hurle :

– Allez régler vos histoires ailleurs.

La voix du colosse porte, et les justiciers s'enfuient.

Dans la campagne ravagée par les eaux, Minor retrouve une vieille connaissance du Biafra, Pascal Grellety-Bosviel. Pascal ne tient pas en place : après avoir fondé MSF, il est reparti pour le Comité international de la Croix-Rouge. Du reste, il sait que MSF est voué à louer ses services aux organisations « qui ont de la bouteille », le CICR, Medicus mondi ou Frères des hommes. De son séjour au Biafra, il garde une certaine nostalgie : il était de l'autre côté de la barrière, libre de critiquer les silences complices de la grande maison suisse. Depuis, il erre dans le sous-continent indien, incapable de se réacclimater à l'ambiance parisienne. A Katmandou, il envoie une missive à Kouchner lui racontant sa retraite népalaise, agrémentée de quelques croquis de l'endroit.

« Hélas ici la mousson est arrivée, me coupe mes ailes pour les hauts sommets et me délaye mon aquarelle... Si jamais il y a quelque chose de valable et passionnant à MSF, je suis libre comme l'air. »

Revoir Pascal stimule Minor, qui évoque le réduit biafrais et les techniques commandos envisagées pour la médecine d'urgence. Il veut s'atteler davantage à la gigantesque tâche qu'il s'est fixée, sauver le Bangladesh. Pascal lui rappelle l'humilité de leur mission, mais le Guatémaltèque n'en démord pas. Il entend effectuer une opération spectaculaire, larguer par avion des médicaments dans les zones inondées.

Contact est pris avec un pilote français qui a dépêché à Dacca quelques tonnes de fret. A bord du Nord-Atlas où sont embarquées plusieurs dizaines de colis de médicaments, Minor surveille, carte en main, le bon déroulement des opérations. Emmanuelli est plus sceptique. Quand la zone est repérée, Hernandez ordonne au pilote de voler en rase-mottes. Au sol, des dizaines de bras se tendent vers le ciel. On largue aussitôt les cantines et les colis : peine perdue, les paquets s'écrasent tous au sol, explosant littéralement. « La marchandise est foutue », tempête Minor, avant que le pilote ne rebrousse chemin.

A l'atterrissage, Xavier Emmanuelli se sent mal. Cette multitude, cette famine latente, ces besoins immenses... Depuis quelques jours, il se voit maigrir et son cœur bat la chamade. Il ne sait si la maladie est sérieuse, ou s'il est choqué, comme jadis à l'hôpital par la mort lente des vieillards qui l'entouraient. Quelques heures plus tard, il touche son cou, croit sentir des ganglions. Au dispensaire de MSF, il se rue dans la chambre du Guatémaltèque :

– Minor, implore-t-il, examine-moi, je crois que j'ai un cancer.

Hernandez prend le cas d'Emmanuelli au sérieux, palpe le cou du patient, prend son pouls, puis adopte un air désolé et, avec son fort accent espagnol, déclame son diagnostic :

– Tu as raison, je crois que tu as le cancer. Mais je ne vais pas te laisser crever dans ce monde dégueulasse, je vais d'abord te tirer une balle dans la tête !

Xavier Emmanuelli croit avoir mal compris. Puis il se rend compte que son compagnon, à la recherche d'une arme fatale, ne plaisante pas et se met debout immédiatement :

– Bon, bon, je crois que ça va mieux.

Il se palpe le cou et ne sent plus de ganglions.

– Vraiment? demande Minor.

– Oui, oui, je t'assure.

Xavier Emmanuelli reprend son poste sur-le-champ, laissant Minor tout sourire :

« Rien de tel, se dit-il, pour guérir les hypocondriaques. »

Pour tromper l'ennui, Hernandez écrit à sa femme Christiane Marot et à Bernard Kouchner, qu'il appelle « mon général Koutchener », comme aux temps du Biafra. Il lui demande du renfort, des médecins et une infirmière « assez grande fille ».

A Paris, les locaux de *Tonus* sont transformés en quartier général de Médecins sans frontières. Les journalistes voient débarquer avec un air amusé ces carabins plus passionnés par les horreurs des tropiques que par la perspective de pratiquer dans un cabinet parisien. Les discussions se prolongent dans la cantine de l'immeuble, où les vociférations des médecins et des journalistes attirent l'attention des employés de banque et des laborantins.

On se démène, on téléphone, on tente d'obtenir des réductions sur les vols d'Air France.

– Accordez-nous la même réduction qu'aux missionnaires, implorent les MSF qui pour un peu endosseraient même la soutane des pères blancs.

Pigeon téléphone aux responsables d'Orly pour s'assurer de leur bonne coopération logistique lors de la prochaine guerre ou catastrophe. On prospecte laboratoires et pharmacies pour mendier quelques caisses de médicaments.

Jean-Michel Wild veut gérer le « personnel ». Il compte dans sa famille un informaticien qui l'initie à la gestion des données. Wild bricole un programme, perfore des cartes avec une aiguille à tricoter. Dans leur ruche de Clichy et sur la moquette de l'appartement de Borel, les anciens du Biafra, les « mercenaires », ce surnom qu'ils se donnaient hier par autodérision, n'ont rien perdu de leurs airs de boy-scout. Bénévolat et rapidité sont les deux mamelles de leur organisation. MSF vibre, entend rameuter les foules, remplir les coffres, et parcourir la planète, stéthoscope en main.

6.
Apprentissages

Médecins sans frontières démarre lentement. Récamier retourne à ses occupations hospitalières. Grellety-Bosviel, qui ne parvient décidément pas à s'ancrer en France, part pour l'Inde visiter d'obscures prisons afin de renseigner la Croix-Rouge. Kouchner, lui, brûle d'impatience. Très vite, le carabin l'a compris, le mouvement va connaître une irrésistible ascension et s'immiscer dans la grande aventure caritative de la planète. Cent quarante-six hommes et femmes ont déjà rallié l'organisation. On vise beaucoup plus haut : trois mille membres. Médecins sans frontières se veut une bombe humanitaire.

Déjà, de nouveaux drames se profilent à l'horizon. Les Kurdes s'agitent dans leurs montagnes d'Iran et d'Irak. Les pays du tiers monde qui ont acquis leur indépendance dans les années 60 ne parviennent pas à décoller. Au Sahel sévit une grave sécheresse. L'Éthiopie du négus Hailé Sélassié subit les prémices d'une grande famine annoncée.

Dans les locaux de *Tonus*, Delcourt, Kouchner et Récamier décident d'envoyer une mission dans l'Afrique sèche, en Haute-Volta. Un médecin opulent se porte volontaire. Yves-Gérard Illouz, spécialiste de la chirurgie esthétique, inventeur de la lipposuccion et artisan des seins en silicone, abandonne sa clinique du XVIe arrondissement pour Ouagadougou. Une autre mission exploratoire est lancée en Zambie pour soigner les paysans, et Gérard Kouchner s'envole pour la brousse. Quelques semaines plus tard, le missionnaire s'ennuie et laisse traîner son spleen dans une lettre à son frère Bernard : « Je ne refuse pas ma tâche mais ras le bol de temps en temps », écrit-il. Il demande aussi du renfort : « Bon bref, dis-moi précisément combien de p'tits docteurs peuvent venir, je recause à l'attaché culturel et au ministre de la maladie qui est dans ma partie et on voit. Signé : Bwana Docteur, Central Hospital, Ngola, Zambie. »

A Paris, les volontaires de l'urgence s'activent. Les compères de MSF proposent de lancer une campagne de financement. Les donateurs ne se bousculent guère au portillon. A l'abbaye de Royaumont, lors de la première assemblée générale de MSF en décembre 1972, trois mille francs avaient bien été réunis lors de la quête, mais ils ont disparu aussitôt, volés par un visiteur peu scrupuleux. Sombre démarrage : la seule location de l'abbaye avait coûté la bagatelle de douze mille francs.

MSF vit de bric et de broc. On tend à économiser sur les timbres. Pour la facture du téléphone, au montant énorme, un médecin chef des Postes a pu obtenir quelques réductions. On demande à l'armée française de fournir quarante rations de survie, « pour les cas d'urgence et les départs immédiats ».

– Et si on demandait le prix d'une consultation? lance Raymond Borel.

On observe le « rédac chef » de *Tonus*. Démarcher les médecins, pourquoi pas? MSF compte déjà quelques centaines d'adhérents. Pas de quoi affréter un avion, certes, mais cela permettrait de payer quelques frais et cartons de médicaments. Malheureusement, le tiroir-caisse ne contient que quinze mille francs, insuffisants pour affranchir les lettres destinées aux soixante-cinq mille médecins français.

Des médecins bénévoles sont envoyés en mission, mais pour le compte d'autres organisations telles que Medicus mundi, Frères des hommes, le Service volontaire. Lors d'une réunion du bureau, Kouchner remarque amèrement :

– On a créé MSF pour faire face à l'urgence, mais nous fonctionnons comme un bureau de placement de médecins dans le tiers monde. Ça ne tourne vraiment pas rond, cette histoire!

Les discussions demeurent orageuses. Récamier et Kouchner s'opposent de plus en plus aux journalistes et aux médecins qui les soutiennent, Delcourt, Pigeon et Cabrol. La question de la neutralité les divise toujours. On refait le monde, on convoque doctement la direction collégiale pour savoir s'il faut enlever le dernier *s* de Médecins sans frontières. A l'arraché, le *s* aura la vie sauve.

A la suite d'une demande de mission formulée par l'Unicef pour le Sud-Est asiatique, Xavier Emmanuelli croit utile de relancer la polémique sur le silence ou la médiatisation de MSF. Le Corse téléphone à l'ORTF et joint Igor Barrère. Le producteur veut accompagner l'équipe et la filmer. Bernier et Borel s'opposent aussitôt à cette initiative. Le premier clame que « MSF va bientôt prendre la succession de Bellemare pour soutenir l'Unicef ». Le second met en avant le principe de discrétion. Kouchner appuie les hommes de *Tonus* :

– Si l'émission passe à la télévision, on ne pourra pas assumer. Les locaux sont trop petits, on n'a pas de structures d'accueil.

On met la décision aux voix : Emmanuelli n'est pas désavoué pour autant, mais tout projet d'émission fera désormais l'objet d'un contrôle très strict de la part du bureau. MSF entend rester maître de sa destinée, fût-elle cathodique.

Il n'empêche, Emmanuelli récidive. Il veut publier la saga balbutiante de MSF sous la forme d'un feuilleton quotidien. On écarte prestement l'initiative, sous la houlette d'un Wild accablé par tant d'empressement médiatique. MSF a d'autres chats à fouetter.

Marcel Delcourt, l'ami de Raymond Borel, est devenu la tête de turc des « Biafrais ». Choisi comme président pour ses amitiés gaullistes, ses relations dans les cabinets ministériels et son allure rassurante de notable provincial, il est critiqué pour les mêmes raisons. Son penchant à droite tranche avec l'opinion des membres du bureau, majoritairement à gauche, voire à l'extrême gauche, à l'exception de Raymond Borel et Gérard Pigeon. Philippe Bernier, l'ancien aventurier du tiers-mondisme militant, préfère scinder le bureau en « staliniens » et en « jésuites ».

Malgré ces batailles feutrées, l'ambiance se détend quelquefois. Kouchner, qui a conservé des réflexes de jeune carabin, n'hésite pas à monter sur la table pour déclamer quelques vers des *Voraces*, la pièce de théâtre qu'il a écrite avec Michel-Antoine Burnier et Frédéric Bon. Les uns hurlent de rire, les autres sourient. Les pitreries de Kouchner réconcilient l'assistance.

Il n'est d'ailleurs guère pris au sérieux. On le respecte en tant que secrétaire général, apte aux coups de gueule, charmeur à souhait, enclin à emporter l'adhésion de tout le bureau quand il le faut. Mais pour la présidence, beaucoup ne lui accordent pas leur confiance. Le jeune médecin a des allures de chien fou et tolère mal la contradiction. Pourtant, il s'acharne à vouloir respecter cette charte dont il contestait les paragraphes.

– On va faire du témoignage ! lance à son tour Pierre Trotot, jeune généraliste fraîchement diplômé, ami de Bérès depuis l'époque lycéenne.

Chez Borel, entre tapisseries et peintures, les Médecins sans frontières devisent sur le sort de la planète. Ils cherchent sur un atlas imaginaire les lieux de perdition et crève-cœur du monde. A y regarder de trop près, ils en ont le tournis. Leur organisation n'est qu'une goutte d'eau dans l'océan des plaies de tous les horizons. Et puis les apprentis de l'urgence manquent de tout : de locaux indépendants, de billets d'avion, de généreux bienfaiteurs.

MSF a déjà un an. La grandeur de l'épopée ne saurait effacer les découragements. On ne peut partir aux antipodes, faute de bailleurs de fonds obligeants.

Fin décembre 1972, Borel réunit rapidement chez lui le noyau dur de MSF. Un tremblement de terre vient de frapper le Nicaragua. On annonce des milliers de morts. A quelques jours de Noël, Borel, Récamier, Bérès, Kouchner et les autres montent un plan de bataille. Tous sont prêts à partir. Il est fort tard, une bouteille de whisky est largement entamée, et Bérès somnole. On tourne en rond. Les caisses demeurent toujours vides.

Vers minuit, n'y tenant plus, Kouchner décroche le téléphone et compose le numéro personnel du ministre de la Défense, Michel Debré. Le médecin s'excuse platement auprès du majordome, parvient à joindre Debré et va droit au but :

– Monsieur le ministre, il y a un tremblement de terre au Nicaragua, la France doit être présente. La seule chose qui nous manque, c'est le transport. Prêtez-nous un Transall.

Encore ensommeillé, Debré tergiverse mais, visiblement touché par l'audace de son interlocuteur, finit par lui répondre :

– Bon, je vais voir ça. Rappelez-moi demain matin.

Le lendemain, le ministre donne son accord. Les MSF disposent d'un Transall. Les médecins collaboreront pour la première fois avec les militaires français de l'Émir (Élément médical d'intervention rapide du corps militaire). Quitte à vendre son âme, autant le faire avec des hommes efficaces.

On alerte les amis journalistes à RTL et à la télévision, qui relaient aussitôt les appels de MSF pour constituer une équipe et obtenir des aides en médicaments.

René Frydman a décidé de décrocher. Il empaquette ses affaires pour une semaine de vacances en Bretagne avec Jean-Daniel Rainhorn et d'autres amis médecins. La bande s'entasse dans une vieille Simca qui, espère-t-il, ne rendra pas son dernier soupir avant d'avoir atteint la côte atlantique. Lorsqu'il déboule dans les environs de Nantes, Frydman entend un communiqué à la radio : « MSF lance un appel pour le Nicaragua. » Des médecins sont demandés. Il ne se fait pas prier.

– On y va ! crie-t-il dans la voiture.

– Attends, lui répond-on à l'arrière, d'abord on va déguster des huîtres, ensuite on téléphonera.

La dégustation est appréciée et revêt l'importance des grandes cérémonies d'initiation. Rassasié, Frydman quitte la table de restaurant et téléphone à Paris. Au bout du fil, son vieux compagnon de faculté Kouchner lui annonce que tout est prêt pour le lendemain. Frydman n'a que le temps de payer l'addition, de foncer à la gare et de rentrer dare-dare à Paris pour s'envoler vers Managua.

Le voyage transatlantique est un enfer. A bord, du Transall qui décolle le 25 décembre à dix-huit heures, Bernard Kouchner, Vladan Radoman et René Frydman grillent une cigarette pour tuer le temps. Deux jours de vol et les côtes du Nicaragua qui ne sont toujours pas en vue... Le Transall, avec son faible rayon d'action, est une calamité pour la médecine d'urgence. On compte les escales : Dakar, les îles du Cap-Vert, le Brésil, le Venezuela. Nouvelle escale en Guyane, où l'équipe dort dans les lits de la Légion étrangère. Kouchner grelotte. Il a attrapé une grippe et subit les durs débuts d'une crise de paludisme. Ses compagnons enragent de ne pas disposer de quelques billets sur les longs courriers d'Air France. Bérès a eu plus de chance. Il a pu prendre un vol régulier et d'un saut trans-océan, il se retrouve à Managua.

27 décembre. La capitale ne semble plus être qu'un amas de ferraille et de plaques de béton disloquées. Ça sent le pus et la mort. Managua est détruite à quatre-vingts pour cent. Entrelacs de poutrelles d'acier, de toits effondrés. A l'ouest, un incendie rougit l'horizon. Dans la banlieue, la route s'est fissurée, s'ouvrant sur les entrailles de la terre, avalant des centaines de Managuais.

L'équipe française se met très vite en place dans les décombres de l'hôpital Bautista, dirigé par le docteur Sandino. Mais à peine arrivés, les médecins sont déjà en retard. Les équipes déléguées par les États-Unis, le Venezuela, le Mexique et Cuba sont à pied d'œuvre depuis longtemps. Les victimes du séisme sont déjà enterrées, les blessés soignés. Les toubibs français sont contraints de nettoyer des plaies bénignes. Ils ont pris l'avion pour un tremblement de terre et se voient affectés à la tâche ingrate du contrôle des pansements, de la détection des angines, du diagnostic de la grippe.

Averti de la venue des docteurs français, le dictateur Somoza les reçoit comme des héros. Dans son bunker de Managua, posé au milieu d'un grand jardin, il se comporte en roitelet de république bananière, adopte les méthodes de son père dont le président américain Roosevelt disait : « C'est peut-être un salopard mais c'est *notre* salopard. »

– Est-ce que vous allez reconstruire Managua? se hasarde un médecin.

– Et comment! Ici, tout est à moi...

A quelques encablures de là, Bérès fouine dans les bidonvilles. Il n'oublie pas qu'il est aussi un militant et contacte les révolutionnaires sandinistes, qui lui parlent de la misère des faubourgs. Tous les quartiers du centre sont touchés, sauf un bâtiment, le centre culturel américain.

– Il est construit sur des fondations antisismiques, lui explique une jeune militante rousse.

Plus loin, les bidonvilles s'étendent à l'orée de la ville. Construites sur de la boue, avec des planches en bois et des tôles récupérées, les masures des barrios n'ont pas bougé.

Au dispensaire des médecins français, on apporte une fillette ensanglantée. Il est cinq heures de l'après-midi, et dans la lumière orageuse, Vladan Radoman croit apercevoir une victime tardive du séisme. L'Indienne qui porte sa fille dans les bras dément : l'enfant de trois ans a été frappée par un inconnu. Le médecin serbe réprime un mouvement de recul. Il comprend aussitôt que les Médecins sans frontières devront soigner non seulement les plaies causées par les guerres et les catastrophes naturelles, mais aussi celles engendrées par la folie, la barbarie de l'homme. Ce jour-là, il ne peut soigner : il conduit l'enfant à l'hôpital des Marines américains. Il observe les gestes du médecin militaire, hanté par ce geste de cruauté.

– *Are you really a doctor*? (Êtes-vous vraiment un docteur?) lance l'Américain, agacé par ce regard inquisiteur.

– Oui, rétorque confusément Vladan. Enfin non... Juste en rêve.

L'équipe de MSF découvre très vite que les sbires de Somoza, avec la bénédiction de l'épouse du dictateur, détournent l'aide internationale à leurs propres fins. A l'aéroport, des douaniers et des policiers se partagent le butin : sacs de nourriture, couvertures, vêtements. Les médecins se sentent manipulés. On leur demande de vacciner des habitants de la banlieue. Ils se rendent en délégation, dûment escortée, dans une usine Coca-Cola. Des Nicaraguayens attendent, apparemment en bonne santé.

– Vous devez vacciner, confirme l'officier présent.

– Contre quoi? Ils vont tous très bien! rétorque Kouchner.

– Vous devez quand même vacciner, c'est un geste politique pour le peuple.

Kouchner refuse, enrage contre ces politiciens sans scrupules. Peine perdue : sous l'œil de miliciens en armes, les médecins s'inclinent, seringue en main, dans les vestiaires d'une usine détruite. Depuis Lyon, l'institut Mérieux leur envoie deux cent mille vaccins.

Malgré tous ces déboires, l'équipe revient en France le cœur gonflé. Ils ont croisé dans les faubourgs détruits de Managua des confrères canadiens, mexicains, chinois, américains, formant une brigade internationale du secours. Les bonnes volontés existent donc. Il suffirait de les encourager et de récolter quelques fonds. Car le budget de MSF demeure dérisoire, même si le voyage à Managua n'a coûté que sept cent trente-cinq francs.

A son retour à Paris, Kouchner exulte :

– Tu te rends compte, Jacques, si ça continue, MSF aura le prix Nobel!

– Tu as raison, répond Bérès, étonné une fois de plus par l'enthousiasme de son interlocuteur.

On déchante bien vite. En rentrant à Paris, l'équipe des « Biafrais » entend les sarcasmes proférés par les dirigeants de la Croix-Rouge française, qui les traitent de gauchistes et d'aventuriers. Jalouse du nouvel élan de MSF, la vieille dame de la rue Quentin-Bauchart s'insurge. A chacun ses guerres et ses morts, semble-t-elle proclamer. Kouchner et Récamier savent qui est à l'origine de ces cris : ce ne peut être que le colonel Ithart-Longueville, dirigeant de la Croix-Rouge. On décide aussitôt de régler les comptes lors de la prochaine assemblée générale.

Le samedi 8 décembre 1973, dans les locaux du Centre hospitalier universitaire, Jean-Michel Wild ouvre le congrès de Médecins sans frontières. Des médecins et adhérents ont débarqué de province. A la tribune, Kouchner est grave. Il sait que MSF entre dans une zone de turbulences. Le décollage a réussi mais il manque l'enthousiasme des premiers jours. Doit-on continuer à vendre son âme aux organismes de charité? MSF ne peut-il voler de ses propres ailes? Il est vrai que l'agenda de l'organisation ressemble au carnet d'une singulière agence de location. La liste des « clients » est éloquente : Frères des hommes, Save the Children Fund, Croix-Rouge internationale, Croix de Malte, Terre des hommes, Methodist Missionary Society, Concern, Caritas allemande, Corps mondial de secours... Déjà, lors d'une précédente séance du comité de MSF, Kouchner avait critiqué la route suivie par l'organisation.

– Créé pour faire face à l'urgence, MSF semble de plus en plus sollicité pour fournir une assistance à moyen et long terme.

Cette fois-ci, la troupe grogne. Des rumeurs de démission ont saisi les braves.

Jean-Michel Wild se racle la gorge en lisant son papier :

– Je peux vous annoncer d'ores et déjà que l'enthousiasme, l'optimisme et l'autosatisfaction ne seront pas les caractères dominants du congrès. Autant vous dire que le problème qui se pose est celui de l'existence même de Médecins sans frontières.

La salle est plongée dans un recueillement profond. Silence de paroisse. Kouchner prend le micro et suscite quelques sourires en déclarant qu'il demeure optimiste :

– L'an dernier, lors de notre assemblée générale à Royaumont, les participants avaient une heure de retard. Aujourd'hui, ils n'ont plus qu'une demi-heure, donc tous les espoirs sont permis!

Le trait contribue à décontracter l'atmosphère. Puis avec une précision d'entomologiste, Kouchner aligne les chiffres : MSF, c'est deux cent quatre-vingt-quatre adhérents dont soixante et une femmes, en majorité des médecins de province. C'est beaucoup, et peu : il avait fixé l'objectif à trois mille cette année. Premier échec. La question du portefeuille taraude l'orateur. L'an dernier, explique-t-il, on a lancé une campagne publicitaire, « Une consultation pour MSF ». Les médecins devaient reverser le montant d'une consultation soit quatre-vingt-cinq francs, à l'organisation. « Erreur totale », proclame Kouchner en guise de mea culpa. Seuls deux cent trente-sept médecins ont répondu, léguant vingt et un mille francs dans les caisses de Clichy. C'est peu, au regard du nombre de médecins en France, soixante-cinq mille.

– On nous connaît bien, on nous aime peut-être, mais on ne nous donne pas un sou, constate-t-il amèrement.

Il évoque aussi les succès des missions, dont celle du Nicaragua qui, malgré le retard de l'équipe, a permis à MSF de se faire connaître du grand public et de recevoir cinq cents candidatures de médecins volontaires. Faible succès. Demeure la question existentielle qu'il aborde aussitôt.

– Sommes-nous un réservoir dans lequel va puiser de temps en temps la Croix-Rouge internationale ? Ou allons-nous devenir quelque chose d'autre ?

Dans la salle, on s'interroge. Kouchner prononcerait-il l'oraison funèbre de MSF, mouvement vieux de deux ans, agonisant faute de fonds propres et de sang neuf ?

L'orateur interpelle alors l'assemblée :

– Aux yeux du public, Médecins sans frontières respire une espèce d'odeur de boy-scoutisme intéressante.

Il critique les motivations troubles : des médecins se présentent dans les locaux de *Tonus* non par générosité ou altruisme, mais pour respirer, quitter leur foyer, leur femme, leurs habitudes, voire se fuir eux-mêmes. Les missions ne compteraient-elles que des hommes qui entendent s'aventurer loin de leurs épouses ? Seul un nouvel esprit MSF pourrait éviter à l'organisation de devenir une agence de voyages ou de placement.

Kouchner s'assoit. Il est fourbu. Le sort de MSF n'est plus entre ses mains.

Coup de théâtre : c'est le docteur Reinhardt, le représentant de la Croix-Rouge internationale, qui remonte le moral des troupes.

– Faut-il ou non exister ? Si l'on interroge le CICR, je dirais que oui !

Le « crossiste » énumère alors les qualités de cette « milice médicale strictement neutre », vante ses mérites, justifie ses craintes. Magnanime, il propose même aux médecins d'assister aux séminaires organisés dans la grande villa de Genève, réservée jusqu'à présent aux délégués.

Dans la salle, certains adhérents n'en reviennent pas. Le mouvement, né des critiques de 1968 à l'égard de la grande maison suisse, est aujourd'hui secouru par elle... Les fondateurs, parjures du pacte du secret, sont récupérés par Genève. La leçon de sauvetage ne manque pas de cocasserie. Pourtant, elle est nécessaire. MSF est déjà sous perfusion.

Le colonel Ithart-Longueville, responsable de la Croix-Rouge française, rectifie quelque peu le tir. En bon militaire, désigné par l'Élysée pour veiller sur les destinées de la bâtisse place Henri-Dunant, il rappelle les anciens dissidents à l'ordre :

– Lorsque les médecins de MSF participent à une action que la Croix-Rouge prend en charge, il serait bon que l'image de marque de la Croix-Rouge française n'en souffre pas.

Paternaliste, l'officier évoque l'ordre et la discipline. Certes, l'humanitaire, c'est d'abord de la générosité, mais il faut que les troupes de bénévoles adoptent un esprit maison. On tolère quelques écarts de conduite, avant de reprendre rapidement les rênes. Depuis les miasmes du Biafra, le colonel apparaît fidèle à son image : la charité humanitaire est une chose trop sérieuse pour la laisser à des civils. Ces boy-scouts de la charité doivent rentrer dans le rang.

Sur les sièges, les médecins s'agitent. Que veut ce bureaucrate? Protéger ses chasses gardées? Les victimes n'ont pas de propriétaires, et la Croix-Rouge n'a pas son mot à dire, encore moins de conseils à donner sur un partage du monde en zones de secours. La planète des souffrances n'est pas un gâteau.

Kouchner prépare sa repartie. Il entend contrer l'homme de l'Élysée, puis se ravise. Voilà l'occasion d'enterrer la hache de guerre. Il martèle ses mots, à la fois pour signifier sa réponse mais aussi parce que l'officier est un peu sourd.

– Colonel, je parle de l'autre côté pour que vous vous rendiez compte qu'il s'agit d'un dialogue amical. Je souhaite que la lumière et la franchise soient à l'origine de nos rapports. Ne parlons plus, ou très peu, du malentendu qui est à l'origine de tout cela.

La salle applaudit. Beau joueur, le colonel s'incline. Du reste, il a gagné la partie : MSF, pense-t-il, à bout de souffle, est en passe de regagner le droit chemin.

MSF ne se vendra pas, pas plus qu'il ne rentrera dans le rang. Le Comité français contre la faim tente une offre publique d'achat : « Nous regroupons soixante et une organisations, joignez-vous à nous », propose son dirigeant. Kouchner et Bérès choisissent l'indépendance, sans exclure une collaboration rapprochée.

Le congrès a en tout cas dégagé une nouvelle énergie au sein de l'organisation. Et puis on est déjà loin des commencements épiques. MSF est un mouvement connu, qui s'est doté d'un bureau autonome et d'un secrétariat. Il est simplement à la recherche d'un second souffle, que certains membres sentent poindre, avec les guerres qui se dessinent à l'horizon tragique de la planète.

Septembre 1974. Les montagnes du Kurdistan s'étendent devant trois médecins. Là commence le territoire libre des Kurdes d'Irak.

Bernard Kouchner descend de la Land Rover et hume l'air à pleins poumons. Il rêvait depuis longtemps d'errer dans cette contrée de maquisards, en lutte contre le pouvoir de Bagdad. Avec Max Récamier et Jacques Bérès, il dévale les pentes de la frontière iranienne, seul point d'entrée dans les maquis. Le voyage a été chaotique. Ils ont dû transiter par Téhéran au risque de se compromettre avec la police secrète du shah, la Savak, monter dans le Nord, flanqués d'agents du régime, et franchir la frontière avec leur bénédiction. La géographie de ces lieux semble d'ailleurs bien compliquée. L'histoire de leurs habitants aussi.

Constamment divisés depuis des siècles, les Kurdes du Moyen-Orient, peuple sans État, sont manipulés par les capitales environnantes : Téhéran joue contre Bagdad par Kurdes interposés, et Bagdad contre Téhéran de la même manière. Les divisions de ce peuple indo-aryen n'en sont que plus accrues.

Le départ, du reste, n'a pas été facile. Lors d'un séjour à Genève, en mai, Kouchner et Récamier rencontrent un homme affable que leur présente Isabelle Vichniac, la correspondante du *Monde*. Noble, avec des allures de dignitaire moyen-oriental, Ismet Cheriff Vanly est le représentant pour l'Europe du général Brassin, le chef de la rébellion kurde. L'insurgé a entendu parler de la petite troupe de médecins baroudeurs. Son peuple est encerclé, les victimes tombent en masse. Dans les dispensaires de la ligne de front, on manque de personnel soignant.

– On a besoin de vous, supplie l'émissaire de Brassin. Personne ne veut venir nous voir, même pas la Croix-Rouge.

Kouchner réfléchit un temps et promet d'étudier le dossier. En fait, il est résolu à dire oui. Sa réponse va susciter une véritable tempête au sein de MSF.

Deux jours plus tard, une lettre envoyée par le représentant kurde emporte sa décision. Ismet Cheriff Vanly y expose en détail les affres du peuple kurde, implore à nouveau l'aide de MSF et demande qu'on lui communique par la même occasion le « statut modèle » d'une association nationale afin de créer une Société du Croissant-Rouge kurde, statut qui, bien entendu, sera soumis à l'approbation de la Révolution.

Dans le petit local sombre du 11, rue Crozatier, un deux-pièces avec cave de quarante mètres carrés où ils ont emménagé le 1er avril 1974, Philippe Bernier et Raymond Borel s'opposent vivement à l'initiative de Bernard. Celui-ci veut visiter les troupes du général kurde Mustapha Barzani et lui offrir une Jeep.

– Pourquoi visiter les Kurdes d'Irak? s'emporte Bernier. Vous allez froisser les Irakiens.

Kouchner réplique sèchement :

– On s'en fout. On y va pour témoigner!

– Offrir une Jeep aux Kurdes, c'est ambigu. Ils peuvent la transformer, installer une mitrailleuse. On ne va quand même pas leur acheter des armes! C'est contraire à la charte. Nous avions dit : pas d'ingérence dans les affaires des pays que nous traverserons.

– Il faut aller sur place pour savoir, rétorque Kouchner.

Bernier n'apprécie pas non plus que MSF puisse gêner les bonnes relations qui naissent entre Paris et Bagdad.

La discussion s'envenime, la tension monte : elle n'est que l'exacerbation du conflit entre les deux tendances de MSF, les hommes de *Tonus*, qui prônent la stricte neutralité, appuyés par Xavier Emmanuelli, et les « Biafrais », qui désirent au contraire l'ingérence comme méthode de témoignage.

Kouchner et Bernier, ce jour-là, sont au bord du pugilat. Le premier se lève, veut gifler l'autre. Max Récamier tente de calmer le jeu. Trop tard. Entre les deux hommes, et au-delà, entre les deux tendances, la rupture est consommée. MSF amorce la plus grave crise depuis sa création deux ans auparavant. Kouchner n'en démord pas et décide de lever l'ancre. D'autant que l'émissaire du chef kurde Barzani, Ismet Cheriff Vanly, propose de payer les billets d'avion et les frais du voyage des médecins. Bernier s'incline, la rage au cœur, mais refuse d'encaisser le chèque kurde, d'un montant de sept mille cinq cents francs, en provenance d'un compte numéroté en Suisse.

– Trop compromettant, dit-il à Borel. Nous risquons des pépins.

Les « Biafrais » n'écoutent plus ces doléances neutralistes. Ils mettent le cap sur les maquis.

L'enclave, l'encerclement par un ennemi implacable, l'histoire d'un peuple sans État... Le voyage au Kurdistan n'est pas sans rappeler l'aventure africaine. La clandestinité de l'équipée ajoute une dernière touche à la ressemblance.

Au pied de la montagne iranienne, Kouchner, Bérès et Récamier savourent la solennité de l'opération. Il s'agit d'évaluer les besoins pour des missions ultérieures. Dans la Land Rover qui contient trois caisses de médicaments, les trois toubibs visitent des vallées précaires, exposées aux bombardements des avions de Bagdad. La Land est *le* véhicule du Kurdistan, qui ne compte qu'une seule Jeep et deux ambulances. Les médecins découvrent une étonnante propension à survivre dans cet univers de carence. Pour compenser les affres de l'autarcie, les Kurdes se livrent à des prouesses d'ingéniosité : on récupère de vieux tuyaux, on soude, on bricole quelques armements de fortune.

Le réduit tient. Deux millions de Kurdes s'y entassent, cinquante mille peshmergas, « combattants de la mort », y livrent bataille, quatre-vingt-douze médecins les assistent. Dérisoire, certes, mais mieux qu'au Biafra. Et puis ces oubliés du Moyen-Orient disposent d'une organisation remarquable. Des intellectuels de la diaspora ont rejoint les maquis. Le front kurde fait preuve d'intelligence, de prudence, et tente de gérer l'embryon d'un futur État tant rêvé.

Enturbannés, en pantalon bouffant, les trois médecins découvrent le repère du général Mustapha Barzani. C'est une sorte de camp de base, encombré de tentes, planté au pied d'une montagne. Plus loin, un hypothétique « département de la Santé publique », installé dans une cabane de pisé, s'affaire à produire des masques à gaz. Le « bunker » de Barzani est en fait une modeste maison au décor spartiate, meublée de quelques chaises, d'un gros poêle, d'un fauteuil et d'une table basse.

Barzani a le visage buriné et ridé des hommes de maquis. Avec ses hôtes venus de France, il parle l'anglais, qu'il a appris adolescent dans les zones rebelles en écoutant des disques. Son regard malicieux et ses sourcils broussailleux cachent une grande énergie. A soixante-douze ans, le général est depuis longtemps une figure légendaire de l'épopée kurde. Lors de l'éphémère république kurde de Mahabad, en Perse, au lendemain de la Seconde Guerre mondiale, il fut le chef de l'armée indépendante.

L'État kurde était alors lilliputien, dirigé par Qazi Mohammed, un juge au visage ascétique et au teint jaunâtre, parlant l'espéranto, constamment vêtu d'un vieux manteau de l'armée. En 1946, toutes les capitales du Moyen-Orient ont les yeux braqués sur le petit juge : la première république kurde va-t-elle tenir? En vain. Le shah de Perse crie vengeance, veut retirer l'épine plantée dans le pied de son empire. Il obtient le soutien des Britanniques et des Américains. Les irrédentistes sont lâchés par les Soviétiques.

Assiégée par les troupes du shah, la république fléchit. C'en est fini de Mahabad. Pour chasser de ces murs rebelles le goût de l'indépendance, les vainqueurs persans brûlent sur la grande place tout ce que la ville compte de livres et de manuels de kurde. Le rêve séparatiste s'évanouit dans les fumées du gigantesque autodafé.

Barzani fuit à la tête d'une minuscule armée, quelques dizaines de combattants dépenaillés, reliquat de la soldatesque indépendantiste. Il gagne l'URSS, ce qui lui vaudra le surnom de « général rouge ». En 1961, à cinquante-neuf ans, il reprend le flambeau. Des maquis sont constitués dans les montagnes d'Irak. Sa « capitale » est un hameau de pisé, Hadj Omran, protégé par des canons de DCA et truffé d'espions.

Les toubibs français sont impressionnés par ce rebelle au regard inquisiteur, qui porte un poignard glissé dans sa ceinture et fume nonchalamment la pipe. « Les Kurdes n'ont pas d'amis », leur répète Barzani dans son quartier général. Il oublie de préciser qu'il a reçu depuis deux ans plus de dix millions de dollars de la CIA. Le shah d'Iran se révèle encore plus magnanime, et le Mossad israélien, soucieux de contrer les Irakiens, fournit aussi de larges prébendes au grassouillet rebelle. Comme un reporter, Kouchner note les propos de Barzani. « Avec toutes leurs forces, les Irakiens devraient enlever la montagne. Front de Rowondouz, trois cent tanks, trois divisions, quatre cents automitrailleuses, l'aviation. En face, quatre mille hommes à peine, douze canons. » Bérès découvre combien les Kurdes sont bien renseignés sur l'armée ennemie. A vingt-huit ans, Massoud Barzani, chef des services secrets et fils du général, a réussi à tisser un réseau d'espions jusqu'au cœur de Bagdad.

– Nous sommes comme la fourmi dans les pattes de l'éléphant, dit le vieux chef, nous grattons.

Dans le camp du général, Kouchner, Bérès et Récamier découvrent un étonnant climat de tolérance. Un évêque syriaque, qu'un domestique protège de son ombrelle tel un prince de la cour du négus éthiopien, côtoie un dignitaire zoroastrien empêtré dans une large robe. Des chaldéens persécutés cohabitent avec des musulmans. Max Récamier, en bon militant chrétien, épate un peu plus les anciens du Biafra : il se livre à un petit exposé sur le rite chaldéen. Dans cet antre du bout du monde, tous les opprimés des religions semblent s'être donné rendez-vous. Kouchner découvre qu'il existe même un parti communiste prochinois dans les maquis. Bérès, lui, n'a d'yeux que pour des militants trotskistes kurdes. Dans ces maquis isolés du monde, la rencontre lui paraît épique.

Les trois compères sont étonnés par le désir de s'instruire des Kurdes. Entre deux attaques, les jeunes peshmergas deviennent instituteurs et, devant le tableau noir, apprennent aux écoliers assis sur des bancs sommaires et des caisses l'histoire du peuple kurde, les mathématiques et l'anglais.

Ce qui frappe surtout Bérès tout au long du voyage, c'est l'extraordinaire liberté des femmes. Elles partagent la vie des combattants, sans voile et sans gêne aucune. Certaines affichent une beauté souriante derrière une couche de crasse et de poussière qui noircit les visages. A maintes reprises, elles dormiront dans la même grotte ou la même maison que les médecins. Le pays kurde fait vraiment figure d'enclave au sein des pays arabes.

On annonce la visite d'un maître. Idriss Barzani, le fils du général, apparaît, très digne, et vient parler aux Français. Il porte une longue tunique blanche. Encadré par deux gardes du corps, il évoque l'avenir du peuple kurde :

– Si l'Ouest ne se mobilise pas pour nous, nous ne pourrons pas tenir. Les pays occidentaux ne connaissent pas notre lutte et la France vend des armes à notre ennemi, Saddam Hussein.

Les trois médecins écoutent longuement la supplique du chef kurde, puis lui proposent d'écrire une lettre au chef du parti socialiste français, François Mitterrand :

– Votre parti est membre de l'Internationale socialiste, après tout !

Le fils Barzani obtempère. Il veut utiliser pour cette guerre toutes les cartes disponibles et ne néglige pas le conseil de ces toubibs qui se sont aventurés sur ses terres, comme des croisés de la charité. A la grande stupéfaction de ses hôtes, ce stratège averti cite Napoléon : « La guerre, ce sont deux adversaires qui se mordent; celui qui dit “ J'ai mal ” a perdu. »

Il avertit son père de la démarche des Français, lequel saisit aussitôt sa plume : « Cher camarade, écrit-il à François Mitterrand, au moment où notre peuple meurt... » La supplique, transmise par Kouchner et remise par Régis Debray à Mitterrand dans un avion qui file vers Cuba, restera vaine : le dirigeant du PS ne répondra jamais aux compagnons kurdes.

Près du camp de base, à Kwarki, est installé le grand hôpital des maquis, qui n'est guère efficace : il faut vingt-quatre heures pour ramener les blessés de la ligne de front. Kouchner et ses deux équipiers décident alors d'étudier de plus près un système d'acheminement des victimes et montent dans la Land Rover, où se sont entassés une vingtaine de combattants.

Le front est informel. Il se déplace au rythme des attaques et des bombardements irakiens. Les maquisards tiennent leur réduit contre vents et marées. Dans les montagnes rebelles, nul soldat irakien n'ose s'aventurer.

Un jeune médecin kurde dirige l'un des dispensaires. Kourdo est rentré du Caire où il a étudié pour assister ses frères. Il dort peu, soigne beaucoup, relit sans cesse les deux seuls livres en anglais posés à son chevet. Les médecins français sont impressionnés par l'abnégation de ce confrère. Après tout, il aurait pu mener une vie calme sur les rives du Nil. Les combattants, eux, apprécient ces Français un peu fous qui s'aventurent dans une zone si dangereuse. On tire en l'air, coutume ancestrale. Les Irakiens, qui surveillent la ligne de front à la jumelle, répondent par l'artillerie : il faut foncer s'abriter dans les tranchées. Les obus pleuvent tandis que les peshmergas ne disent mot.

Le retour est riche en péripéties. La Land Rover est repérée par un avion irakien. Le chauffeur stoppe immédiatement la Jeep, court se mettre à l'abri, suivi de Kouchner et Récamier. Bérès reste seul à bord, confiant en son étoile.

– Viens vite, hurlent les deux compères.

Bérès n'écoute pas. C'est dans les fossés que meurent les victimes des guerres, pense-t-il. Au centre de la cible, c'est bien connu, on est saufs : les chasseurs réussissent rarement à viser juste.

L'avion bombarde, la terre tremble, et la caravane repart, indemne. Intrigués et agacés par tant de calme, Kouchner et Récamier admirent l'homme qui sait garder son sang-froid. Il a mérité son surnom, « docteur Trompe-la-Mort ».

Récamier en rit : Ismet Cheriff Vanly, le représentant de Barzani en Suisse, lui avait promis un voyage calme « d'abord en avion, puis en voiture, jusqu'au quartier général même de la révolution ».

Un autre médecin est rencontré sur la route. C'est Alexander Aronson, toubib hollandais en rupture de ban. Carcasse immense, moustache abondante, il a fui Amsterdam au volant d'une Mercedes break rouge pour prendre la route des Indes. L'escale kurde dure encore : il a apprécié la vigueur de ce peuple, sa frugalité et son hospitalité. Il sera fusillé par les soldats irakiens quelques mois plus tard, lors d'une grande offensive.

Au cours de leur périple, les trois médecins rencontrent des personnages ahurissants. Sur une montagne, ils discutent avec un serveur de Douchka, une batterie antiaérienne. Barzan, qui a vingt-quatre ans, raconte comment il fut expulsé de l'école de Kirkouk, menottes aux poignets, par des militaires parce qu'il était kurde, puis emprisonné deux ans. De ses parents et de sa sœur, demeurés à Kirkouk, il n'a aucune nouvelle. Il sait simplement que des soldats ont rasé le crâne de sa mère pour la punir d'avoir enfanté un peshmerga. Il assure encore que les parents des rebelles subissent tortures, amputations – oreilles, bras, yeux arrachés – et finissent quelquefois dans la fosse commune. En contrebas de la cache du peshmerga, les gorges répercutent les coups de canon.

L'équipe passe la frontière à Hadj Omran, le bourg truffé d'espions. Ils contemplent une dernière fois le réduit kurde qu'ils s'apprêtent à quitter. Un vent chaud balaie les montagnes. Les vallées grouillent de rebelles et de civils. Comment le monde peut-il rester indifférent face à tant d'énergie, de volonté? Malgré le grave différend qui règne à Paris au sein de MSF, malgré les liens entre la France et l'Irak, les trois médecins sont satisfaits de leur mission. A leur retour, ils pourront témoigner.

En chemin, ils effectuent une halte à Sanandaj, petite ville iranienne. Dans un hôtel sordide, ils retrouvent Kourdo, le jeune médecin kurde formé au Caire, qui a le blues et se refait une santé en Perse. Il écoute à longueur de soirée des cassettes de Sinatra. « My way » a un autre sens pour lui. Il culpabilise devant les émissaires français.

– C'est mon pays, mon pays, je dois y retourner.

En attendant, il se saoule une nuit durant en compagnie de ses amis de France. L'alcool fait oublier au groupe la misère de l'endroit, la détresse des Kurdes qui survivent alentour. Ils ne s'aperçoivent pas ce soir-là qu'ils sont suivis de près par les agents de la Savak.

Au retour, c'est le grand règlement de compte. Le comité de direction collégial de MSF est convoqué le 12 octobre rue Crozatier. Dès l'ouverture de la séance, l'ambiance est tendue. Les deux camps se toisent.

Avant de passer à l'essentiel, Philippe Bernier émet quelques propos de circonstance, évoque les soixante-dix mille francs de chèques postaux périmés que les PTT pourraient valider, parle de l'embauche d'une jeune assistante d'origine vietnamienne, puis met ouvertement en cause les « Biafrais ». Il enrage d'entendre Kouchner claironner que les Kurdes ont besoin d'aide.

– Vous complotez contre les pays arabes, lui lance-t-il, en l'accusant, lui et ses acolytes, de prendre des décisions sans l'appui du comité.

Jean-Michel Wild se joint à Bernier et tance Kouchner : l'aventure en Irak, plaide-t-il, remet en question toute l'éthique de MSF.

Kouchner ne perd pas son sens de la grandiloquence et justifie sa mission :

– Sommes-nous là pour conforter les souverainetés des États arabes ou pour sauver les hommes?

Bernier avance encore des arguments diplomatiques : n'entravons pas le rapprochement entre l'Irak et la France, soutient-il. Il s'emporte aisément. Depuis un an, il s'est beaucoup investi dans la conduite de MSF, dont il s'occupe désormais à mi-temps, pour une indemnité de mille francs par mois. Il y recycle ses idées tiers-mondistes, parle d'engagement utile et désintéressé. Mais dans cette œuvre de charité comme dans les actes politiques, les rapports de force ne sont pas absents. Au contraire.

Les deux tendances s'affrontent toujours sur les thèmes de la stricte neutralité et de l'ingérence. Bernier et Borel, assistés d'Emmanuelli, ont la légalité de la charte pour eux, qui prône la non-ingérence. Kouchner et les « Biafrais » s'appuient sur la misère du peuple kurde, le secours d'urgence qu'ils implorent. Légitimité contre nécessité. Raison d'État contre volonté du témoignage.

Même s'il a signé la charte, ce qu'il regrette désormais, Kouchner ne plie pas. Il sait que l'action de MSF, par définition, ne peut s'arrêter aux frontières. Les hommes de *Tonus*, eux, craignent que l'association ne donne prise à toutes les dérives.

La discussion se poursuit et s'envenime :

– Est-ce que tu es payé par le Mossad pour aller au Kurdistan ? crie Bernier.

Kouchner se lève, veut le gifler une nouvelle fois. Wild tente de le retenir. Trop tard.

– On réglera ça en public, réplique Bernier, on verra bien qui a violé la charte !

On prend rendez-vous pour le duel. La prochaine assemblée générale en fournira l'occasion. La réunion prévue pour janvier est reculée de quelques semaines. Max Récamier entend profiter de quelques jours de vacances avant de passer aux règlements de compte. Emmanuelli, bien que partisan du « clan *Tonus* », encense les baroudeurs de retour des maquis. Le récit de Bérès l'a impressionné : demeurer dans la Jeep lors de bombardements aériens, quel toupet ! Il faut une bonne dose d'inconscience, et surtout de courage. Xavier admire ce mélange d'audace qui lui fait défaut et l'auréole de gloire qui entoure, malgré le climat de fronde, les missionnaires du Kurdistan.

Kouchner n'abandonne pas pour autant le front médiatique. Il donne des interviews, évoque la vraie vocation médicale, celle d'être au service de l'humanité.

– Médecins sans frontières, déclare-t-il au magazine *Marie-France*, cela veut dire que les autres médecins ont des frontières. Ce sont celles-là que nous voulons faire tomber. Combien de temps n'a-t-il pas fallu pour que les médecins se décident à aller dans les bidonvilles ?

Puis il y va de sa boutade, que certains jugent misogyne, pour décrire le bataillon des volontaires de l'urgence.

– Attention, les femmes ne sont disponibles qu'à condition d'être célibataires. On peut avoir le plus urgent besoin d'elles pour aller au bout du monde, lorsqu'elles sont mariées, rien ne les fera quitter leur bonhomme une seule journée. Pour nous, les hommes, c'est différent. Il faut même avouer que beaucoup partent pour régler leurs problèmes, mais s'ils font bien leur boulot, quelle importance!

Dans l'inventaire des motivations, souvent complexes, qui poussent les médecins et autres candidats à franchir les portes du bureau de MSF figure en bonne place, il est vrai, le désir de fuir le domicile conjugal.

A la lecture de l'article de *Marie-France*, la journaliste de *Tonus* Rosaria de Rosa, qui a assisté à la création du mouvement et aux principales réunions, ne peut réprimer son mécontentement face aux déclarations machistes de Kouchner :

– MSF, raille-t-elle, c'est vraiment Médecins sans femmes...

Au local de l'association défilent en fait de tendres machos. L'âme en peine, ils viennent se confier à la secrétaire, parlent de leur vie sentimentale, de leur femme qu'ils ne supportent plus, de leur désir de vadrouiller ailleurs. Des caractériels, des instables, peut-être, pense Rosaria, devenue leur confidente obligée, mais aussi des êtres sensibles, altruistes, qui marient idéaux individualistes et idéaux de dévouement.

Tandis que Kouchner, Bérès et Récamier arpentent le maquis kurde, un autre drame se joue outre-Atlantique. Un violent ouragan balaie la côte d'Amérique centrale et approche du Honduras. Les météorologues baptisent l'ouragan Fifi. Face aux écrans de prévision, les spécialistes se désespèrent. Fifi sera particulièrement meurtrier.

Il frappe la côte hondurienne le 19 septembre 1974, à trois heures du matin. Sa violence est inouïe : le cyclone affiche dix fois la puissance de la bombe d'Hiroshima, soit deux cents à trois cents kilotonnes-seconde. Des milliers de cases de lattes et de palmes s'envolent, des tonnes de boue sont charriées par l'ouragan, les flots se déchaînent deux jours durant. Les Honduriens tentent de fuir. Trop tard.

On relève plus de cinq mille morts, des milliers d'habitants sont portés disparus, ensevelis sous la gangue boueuse. Les sans-abri errent démunis sur les routes, ou ce qu'il en reste.

A Paris, Philippe Bernier tente de joindre les autres membres de MSF. Difficile, un samedi soir. Mais Xavier Emmanuelli et Pierre Trotot répondent à l'appel. Avec Bernier, ils téléphonent aussitôt à l'ambassadeur de France à Tegucigalpa. La situation est dramatique, assure le diplomate. Le chef de l'État, le général Lopez Arellano, vient d'annoncer que le Honduras vit « la plus grave crise de son histoire ».

Dans le local de la rue Crozatier, Bernier et Emmanuelli se démènent comme des diables. Ils savent qu'il ne faut surtout pas répéter les erreurs de la mission au Nicaragua en 72, lorsque les médecins sont arrivés tard, beaucoup trop tard sur les lieux. Une jeune femme leur prête main-forte. Bao Dinh, employée dans un cabinet de chasseurs de têtes, a été présentée au bureau par Yves-Gérard Illouz. On apprécie sa vivacité, son énergie, son sens de l'initiative. MSF en a bien besoin.

Un responsable d'Air France et un cadre d'Aero Mexico donnent rapidement leur accord pour fournir quinze billets d'avion gratuits. L'Institut Pasteur octroie cent mille vaccins. On lance un appel, relayé par les radios et la télévision. Un message sibyllin est adressé aux médecins de France : « Aidez-nous, MSF n'est pas de l'exotisme ni du tourisme, c'est vous dans votre œuvre quotidienne ».

Le lundi matin, trois médecins décollent de Paris pour soigner les centaines de milliers de sinistrés.

Michel Gillet, un Bordelais de trente-cinq ans, le cheveu dru, l'allure d'un petit notable de province, une carrure de rugbyman – il joue dans l'équipe de La Rochelle –, débarque sur une côte dévastée. Il est effaré. Ce qui fut la zone la plus riche de cette ancienne colonie d'Espagne ressemble à l'enfer. Les cases sont renversées, les palmiers arrachés, les cadavres recouverts par la boue. Les corps fermentent, dégageant une odeur pestilentielle. Les champs de canne à sucre, les latifundia, les grandes plantations agricoles sont rayés de la carte. La république bananière a perdu ses bananeraies. Soixante pour cent de la richesse nationale se sont envolés avec Fifi. Ange Casta, réalisateur à l'ORTF dépêché sur les lieux, fait un calcul mental en errant dans les décombres : transposée à l'échelle de la France, la catastrophe aurait tué deux cent cinquante mille personnes et chassé de leurs demeures dix millions d'habitants.

Michel Gillet lève la tête : le spectacle est celui de la désolation, sur la terre comme au ciel. Des paysans sont encore accrochés aux branches d'un arbre dépouillé, un autre s'est réfugié dans un clocher, des familles végètent dans des collines infestées de serpents.

Gillet, que rejoint la pédiatre Anne-Marie Barbé, une ancienne du Biafra, découvre aussi la pauvreté des secours honduriens : seuls deux hélicos ont pu treuiller les autochtones cernés par les eaux et la boue. Il en aurait fallu au moins quarante.

Anne-Marie a tenu à reprendre du service. A quarante-deux ans, elle garde l'allure de jeune première qu'elle avait au Biafra. Médecin de la Sécurité sociale à Paris, son poste l'ennuie. A la moindre occasion, elle repart aux antipodes avec Médecins sans frontières.

Ce qu'elle découvre sur la côte hondurienne lui rappelle brusquement les horreurs de la jungle africaine. Les vautours rôdent à la recherche de corps sans vie. Les sauveteurs brûlent les innombrables cadavres. Des hommes perdus se battent à coups de machette pour s'approprier les quelques vivres largués par avion.

L'équipe de MSF se met en place dans une maison que Gillet désinfecte à Choloma, petit bourg de la côte. Un bourg? Plutôt une grande plage de limon. Les vagues en furie ont inversé le cours des fleuves et noyé les villages. Sous les yeux des médecins, une mère tente de dégager le corps enseveli de sa fille Maria Gracia avec des sauveteurs de douze ou treize ans. Maria, vingt ans, est morte mais sa mère n'y croit pas. Elle gratte la boue séchée de ses ongles, implore le ciel, puis se reprend. Les sauveteurs jettent alors de l'essence sur la jeune fille au cœur arrêté, emmêlée dans la vase mortelle et les troncs d'arbre putrides. Une allumette, et le corps brûle.

Dans la capitale, à peine effleurée par l'ouragan, les hommes du général Lopez Arellano ont des considérations bassement géostratégiques. Ils craignent que les paysans chassés de chez eux ne se réfugient sur les haciendas des compagnies bananières nord-américaines... Mais plus que la colère du ciel, le général craint les foudres de Washington. Déjà, deux ans plus tôt, un mouvement de récupération des terres a agité les campagnes. Le général avait alors ordonné de dégager la place, au fusil.

A Choloma, les MSF soignent deux cents à trois cents personnes par jour, affligées de fièvres, de diarrhées, de plaies infectées, des virus du tétanos et de la typhoïde. De nouveaux volontaires sont arrivés de France. Jean-Paul Ryst, trente-cinq ans, qui s'est mis en congé de l'hôpital Ambroise-Paré, paye lui-même son voyage pour être de la partie. Très vite, les médecins français, comme leurs homologues allemands, américains et mexicains, manquent de désinfectants, de comprimés pour purifier l'eau. Les tonnes d'aliments en poudre, apportées par avions et hélicos, sont donc inutilisables. L'acheminement des secours internationaux s'effectue dans l'anarchie totale.

Gillet arpente la côte. Les fleuves viennent à peine de rentrer dans leur lit. Cette fois-ci, MSF est arrivé à temps, mais avec trop peu de moyens. Le médecin bordelais contacte aussitôt la rue Crozatier à Paris, où Emmanuelli essaie de répondre à la demande en matériels, récolte les donations en médicaments du public, négocie les visas, court d'un entrepôt à l'aéroport. Xavier dort peu. Il travaille aussi au Samu de Créteil et doit guider les ambulances de sa garde au gré des diagnostics.

– Envoyez-moi vite du renfort, implore Gillet dans son télex. On est débordés!

Max Récamier transmet l'appel à un autre Bordelais, Paul Sargos, anesthésiste-réanimateur.

– Peux-tu partir là-bas?

Sargos ne demande pas mieux. Cela fait des mois qu'il se morfond à l'hôpital de Bordeaux. Depuis son manoir landais de Sainte-Eulalie-en-Born, il a envoyé une supplique à Kouchner. Il affirme qu'il est disponible – n'importe où, n'importe quand – et demande les statuts de l'organisation. « J'espère, écrit-il, que ça ne coûtera pas trop à ta paresse et que tu n'oublieras pas un pauvre provincial harcelé de besognes hospitalières et démarches bien ennuyeuses. » Quand il reçoit l'appel de Max, il ressent comme une délivrance. L'appel du Biafra lui manquait – l'action et l'effort, les empoignades le soir au « mess », les plaisanteries sur son passé de militaire et sur une éventuelle propension à œuvrer pour les services secrets. Il décolle aussitôt, en compagnie de François Escale, petit homme consciencieux de trente-cinq ans, mince et brun, au regard aigu.

Lorsqu'ils arrivent à Choloma, ils découvrent l'équipe de MSF dans une maison cernée par la boue. La ville détruite ressemble à une Pompéi de la vase, figée dans ses limons. Les deux hommes sont cornaqués par un homme très débrouillard, consul honoraire de France à Choloma mais aussi marchand de vélos, qui arrange toutes les difficultés logistiques.

Ancien médecin-chef de la marine, fort de ses missions biafraise et jordanienne, Sargos entend relancer l'équipe qu'il accuse de maladresses diplomatiques. Il estime avoir affaire à une troupe d'amateurs. Entre Gillet et lui, le courant ne passe pas.

Le consul répercute par télex la querelle à Xavier Emmanuelli, lequel ordonne à Sargos de rentrer. Celui-ci enrage :

– Je n'ai pas fait six mille kilomètres pour rien ! Je reste et je réglerai physiquement les comptes à Paris.

Puis il rassemble les responsables de Choloma et leur tient, en espagnol, un véritable discours :

– Je suis venu avec MSF. Les premiers arrivés étaient les gringos. Ils ont dit que vous étiez des incapables. Moi, je n'en crois rien ! Nous, nous n'avons pas le matériel mais nous avons le cœur. Les gringos, c'est l'inverse !

Les caciques honduriens apprécient le propos. Ils dotent même Sargos d'un camion. La querelle est enterrée, mais elle a montré les limites d'une équipe divisée. De fait, par-delà les prises de bec, la mission hondurienne pose la question de l'aide à long terme et du développement. Sargos, en ancien du Biafra et en ex-officier de marine, plaide pour une médecine commando, capable d'autonomie dans les situations les plus dures. Gillet, qui a sillonné le pays, soutient la nécessité du long terme. Le débat n'est donc pas anodin : il engage toute la stratégie de MSF. Faut-il replâtrer une économie de famine, un pays chancelant, et le quitter dès que s'éloigne le souffle d'un cyclone ? Ou doit-on œuvrer à longue échéance, apprendre aux miséreux, selon le proverbe chinois, à pêcher plutôt que de leur donner du poisson ?

Sargos veut croiser le fer au sein de MSF, évoquer la question de l'urgence, quitte à taper du poing sur la table. Gillet, lui, livre ses conclusions dans son rapport de mission : « Une fois l'urgence dépassée, la situation risque de devenir encore plus dramatique en raison du départ de l'aide internationale jusqu'alors acquise, d'autant que quatre-vingt-dix pour cent de l'économie hondurienne sont touchés et que les problèmes de malnutrition vont se faire encore plus aigus. »

A Paris, les membres du bureau ont d'autres soucis. Nombre de médecins éprouvent un sentiment de découragement. A chaque catastrophe, MSF semble arriver trop tard. L'urgence est une tâche difficile.

Certes, on a désavoué publiquement Sargos, ce qui a permis à Kouchner et Bernier de s'invectiver violemment. Certes, MSF a pu lancer un appel à la télévision en faveur du Honduras et sortir de l'anonymat. Deux cent trente mille francs ont ainsi été envoyés par des donateurs, une fortune, eu égard à l'état désastreux des caisses de MSF, qui jongle pour équilibrer les comptes. Mille quatre cents médecins et infirmières se sont déclarés candidats au départ. Restent les combats d'arrière-garde.

Dans cette association née du mauvais rêve de mai 68, les ruptures ne sont pas politiques – gauche-droite, gauche-extrême gauche – mais portent plutôt sur l'éthique, la médiatisation, le concept même de l'urgence. Bernier veut juger Kouchner pour non-respect de la neutralité. MSF balbutie à peine que déjà les deux clans, celui des « Biafrais » et celui de *Tonus*, s'apprêtent à en découdre.

Les 22 et 23 février 75, les adhérents de MSF sont convoqués dans une grande salle prêtée par les laboratoires Sandoz à Rueil-Malmaison. Kouchner et les « Biafrais » veulent évincer Bernier et Borel. Le règlement de compte s'effectue en coulisses.

Les « Biafrais » expliquent le bien-fondé de leur mission auprès des Kurdes d'Irak en projetant des diapositives. Kouchner, arborant une large cravate foncée et une veste à carreaux qui lui donnent des allures d'orateur de cirque, passe aussitôt à l'offensive. A la tribune, Xavier Emmanuelli joue les Saint-Just. Il s'est rallié à la tendance Kouchner et charge le gêneur. Bernier est nommément accusé d'avoir volé soixante et onze mandats. Il se défend, clame son innocence devant un parterre sidéré. Il ne perd pas de sa superbe et demande la réunion d'un jury d'honneur. Il est nerveux, fume cigarette sur cigarette. Il ne supporte pas l'accusation injuste, ce déballage de linge sale en public. Dans la salle, une jeune personne est attendrie : c'est sa fille qui, hôtesse bénévole, circule entre les rangs. Le rédacteur en chef de *Tonus* sent le piège se refermer sur lui. Pour un peu, les autres sonneraient l'hallali.

Les « Biafrais », appuyés par Emmanuelli, augmentent la pression : ils démissionneront si Bernier est réélu au sein du comité. L'assistance obtempère. Bernier n'obtient que trente voix, contre soixante pour le reste de l'équipe. Exit le co-fondateur. Yves-Gérard Illouz, qui appuie le journaliste de *Tonus*, est lui aussi évincé. Kouchner est ainsi élu secrétaire général. Bérès prend la présidence. Borel, qui défend son rédacteur en chef, reste au sein du comité. On ne peut éliminer entièrement l'équipe des journalistes, ce serait trop voyant.

L'heure est à la reprise en main. Les « Biafrais », qui contrôlent désormais l'organisation, forte de six cents adhérents, entendent répondre aux critiques de la base. Une lettre de Daniel Enjoubault, médecin à Bapaume, envoyée à tous les membres du bureau résume bien l'état d'esprit des sympathisants : « Une grave crise secoue l'association et le bureau. Deux causes à retenir : la croissance rapide du mouvement, aggravant l'insuffisance de nos moyens d'administration, et les passions exacerbées. » Vladan Radoman, lui, a rendu son tablier. Ancien du Biafra, il ne se retrouve plus dans cette galerie de portraits à la recherche d'une administration. Il descend à Nice où, entre clinique et palmiers, il peut rêver aux côtes de l'Adriatique.

Les « Biafrais » ont maintenant les coudées franches. On rêve à de nouvelles missions, on désire doter MSF de matériel conséquent. « Nous sommes optimistes, très optimistes », répond Jacques Bérès au journaliste Alain Sourdille qui l'interroge sur l'avenir du mouvement.

Crie-t-on dans les rangs que ce sont les anciens qui s'approprient les missions? Clame-t-on dans la province que MSF est parisianiste? Qu'à cela ne tienne. Bérès, nouveau président, réplique à ces doléances légitimes. Max Récamier l'accompagne de sa plus belle plume.

D'abord, il rappelle à l'ordre les récalcitrants, les somme de s'acquitter de leur cotisation, sous peine de renvoi. Max veut également réformer le vieux fichier de la rue Crozatier. Il demande aux adhérents de remplir dûment un questionnaire et annonce que les candidats au départ devront faire acte de candidature par télégramme. Les toubibs volontaires sont ainsi priés de décliner leur pedigree : qualifications médicales, langues – du français à l'arabe et au russe –, aptitude au baroud : natation, parachutisme, brevet de pilote, expérience dans le tiers monde, permis poids lourds, disponibilité, de sept jours à plus d'un an, indemnisations demandées. La liste ressemble à un interrogatoire – confidentiel – d'officier des colonies. « Merci, écrit-il, de vous conformer à ces directives. C'est la seule condition de votre participation efficace aux activités de l'association. »

La charité est à ce prix. Désormais, MSF ne tolère plus de refoulés, de frimeurs, de charlatans de l'humanitaire, candidats à une psychanalyse ou en rupture de ménage.

7.

Saigon

Saigon, 22 avril 1975. L'écrivain Jean Lartéguy, qui couvre les événements pour Antenne 2 et *Le Point*, sent que la chute de la ville est imminente. Les troupes de l'armée du Sud refluent en masse, les Américains sont prêts à décrocher et l'ombre du général Giap se profile à l'horizon. Le Sud-Viêt-nam n'est désormais plus qu'une chimère. La déferlante communiste est aux portes de Saigon.

Depuis les arcades de l'hôtel Continental tenu par le Corse Philippe Franchini, Lartéguy assiste à la déchéance de la ville. Les Saigonnais, eux, ne veulent pas y croire, malgré le départ, la veille, de leur président Nguyên Van Thiêu. Ce dernier, raconte-t-on dans les bars, a pris un avion américain avec seize tonnes de bagages, une collection de jades ainsi qu'une partie de l'or de la banque d'État. Il s'est réfugié à Formose, chez son frère, ambassadeur à Taipeh.

Les signes annonciateurs de l'orage s'amoncellent. Les commerçants chinois, qui jouent le rôle de baromètre des guerres, se mettent brusquement à acheter bijoux et pierres de jade, puis quittent le pays. Les riches négociants indiens prennent eux aussi la poudre d'escampette. Les compagnies aériennes convoient leurs derniers passagers vers l'exil et ferment leurs portes. Dans Saigon assiégée règne brusquement la panique. Il faut fuir, à tout prix.

– Ça s'écroule de partout, lance désabusé à Lartéguy l'attaché militaire de l'ambassade de France, le colonel Gras.

Les villes tombent une à une entre les mains des soldats du FLN : Hué le 26 avril, puis Da Nang. Le Sud-Viêt-nam s'effondre comme un château de cartes.

Sur les ondes d'American Radio Service, Lartéguy entend une bien curieuse chanson en anglais : « Nous voulons un Noël blanc. » Cette vieille comptine américaine est un message codé, destiné à toutes les unités américaines stationnées sur les hauts plateaux, aux alentours de

Saigon et sur la côte. Elle signifie : « repliez-vous, regagnez vos unités ». Elle donne le signal du départ.

A Paris, Jacques Bérès et Bernard Kouchner dévorent les journaux. Ce Viêt-nam du Nord qu'ils ont tant défendu, voilà qu'il est en train de gagner. La première armée du monde, celle de l'oncle Sam, s'apprête à plier piteusement bagage. MSF se doit d'être sur place. Une association vietnamienne proche de Hanoi, Aide à l'enfance vietnamienne, vient justement de contacter les Médecins sans frontières pour leur proposer de partir dans le Sud. Ancien du comité Viêt-nam national qu'il a dirigé avec Laurent Schwartz, Jean Schalit et Alain Krivine, Bernard Kouchner consulte alors ses troupes et donne le signal du départ.

Max Récamier participe à une autre mission lointaine. Joint à Bordeaux, Paul Sargos, l'ancien commando marine, n'hésite pas une seconde :

– Bien sûr que j'en suis, dit-il.

Il rentre chez lui, boucle sa valise puis se surprend à ruminer :

– Qu'est-ce que je vais foutre là-dedans?

Une sorte de curiosité malsaine s'empare de lui. Certes, la guerre du Viêt-nam l'intéresse et les côtes d'Indochine lui rappellent ses croisières de jeunesse lorsque, médecin-chef, il soignait à bord du paquebot *France*. Mais s'il répond à cet appel du large, c'est aussi parce qu'il tire une sorte de jouissance des missions de grand danger. Défilent devant ses yeux des images d'horreur : la guerre d'Algérie, les expéditions dans le djebel, les soins d'urgence sur des corps déchiquetés. Le rapport qu'il entretient avec la chair humaine n'est pas dépourvu d'ambiguïtés. Il n'est pas le seul. Xavier Emmanuelli, qui exerce à l'hôpital Henri-Mondor à Créteil, subit lui aussi cette double force attraction-répulsion qui le tétanise ou l'exalte, c'est selon.

Jacques Bérès, lui, veut revivre son expérience dans les faubourgs de Saigon, lors de l'offensive du Têt en février 1968. Il a soigné l'ennemi Viêt-cong en pleine offensive dans les faubourgs assiégés mais n'a pu le suivre dans sa fuite souterraine, par les étroits boyaux de terre creusés sous Cho Lon. Cette fois-ci, il veut être là pour accueillir les « libérateurs », quitte à se jeter, une fois de plus, au cœur de la souricière. Trois autres médecins se sont portés volontaires, Xavier Emmanuelli, Jean-Claude Sénéchal et Claude Cahen. Chez ce dernier, qui l'accueille dans son appartement parisien, Sargos disserte, la nuit du départ, sur l'existence de Dieu, le bien et le mal. Ses coéquipiers présents ce soir-là le prennent pour une sorte de mystique.

Les « Biafrais » n'ont pas besoin, cette fois-ci, de négocier auprès d'Air France quelques billets à tarif réduit : le voyage est payé par les Vietnamiens de Paris. L'appareil doit s'envoler pour Nouméa le 14 avril. A Bangkok, le pilote envoie un télex à Saigon pour savoir s'il peut encore s'y poser. Affirmatif, lui répond-on. Les autres passagers, qui ont embarqué pour la Nouvelle-Calédonie, ne sont guère rassurés. L'escale de Saigon représentera le dernier atterrissage d'un avion français dans la capitale du Sud.

Bernard Kouchner débarque légèrement euphorique à l'aéroport de Tan Son Nhut, au nord de Saigon. Les odeurs de l'Asie envahissent ses narines. Les bruits de la guerre se rapprochent à grande vitesse.

Un anesthésiste, François Escale, présent avec Sargos au Honduras, s'est joint à l'équipe. Lui aussi veut soigner là où on ne l'attend pas. Il est né au Viêt-nam. Son grand-père était conservateur des eaux et forêts d'Indochine et son père médecin colonial à Tourane, l'ancienne Da Nang, près de Hué. Sa mère, pianiste et concertiste, fut anoblie princesse du Cambodge par le roi Sisowath Monivong, grand-père de Norodom Sihanouk. La famille resta un an prisonnière des Japonais, en 1946, à Hué. Si François Escale désire soigner les plaies de Saigon, c'est qu'il a un vieux compte à régler avec l'Indochine. Il quitta cette terre en fils de colon meurtri. Il veut y revenir en partisan des libérateurs du Nord. Il ignore encore qu'il devra bien vite déchanter.

L'équipe sait que la transition de pouvoir qui s'annonce promet d'être sanglante. Presque tous les médecins vietnamiens ont déjà décampé. Les praticiens militaires américains ne vont pas tarder à leur emboîter le pas.

Quand il foule la piste d'aéroport, Paul Sargos déconcerte ses acolytes. Il porte des Ray-Ban, des cheveux très courts et une tenue semi-militaire. François Echegut, attaché culturel à l'ambassade de France, vient accueillir la petite troupe sur le tarmac. Quand il aperçoit Sargos, il croit qu'un Américain s'est glissé dans l'équipe :

– Tiens, un GI, persifle-t-il entre ses lèvres. Il doit être complètement fou de revenir. Et c'est un peu tard.

Xavier Emmanuelli n'est pas très frais. Il a bu plus qu'à l'accoutumée pour fêter la mission et aussi pour oublier son inquiétude à fouler les rues d'une ville condamnée. Il est encore membre du parti communiste, mais il a laissé sa carte sur le buffet de son appartement. C'est comme s'il entrait incognito, libre de toute étiquette, dans le Viêt-nam sudiste honni par son parti. Au fond de lui-même, il ne se fait guère d'illusions.

Jacques Bérès descend l'échelle d'un pas preste. Il se rappelle les manifestations de 68, les sauts dans la rue aux cris de « Hô Hô Hô Chi Minh ». Il veut en découdre, et vite ! Depuis longtemps, l'ancien militant trotskiste de Socialisme & Barbarie désirait rencontrer la vraie révolution. En voilà une qui pointe son nez, au sud du 17e parallèle. Les Sud-Vietnamiens, regroupés au sein de la fameuse « troisième force » – ni capitalisme du Sud, ni communisme du Nord – s'apprêtent enfin à crier victoire. Le drapeau du Viêt-cong n'est pas encore hissé, mais Bérès croit déjà le voir danser sur les toits des maisons.

Pour l'instant, c'est le drapeau tricolore qui flotte dans les rues de Saigon. Alors que les hélicoptères d'Air America, la compagnie de la CIA, commencent à évacuer les ressortissants américains et les dignitaires vietnamiens, les Saigonais ont voulu saluer la France. Dans certains quartiers, on pourrait se croire plongé dans un 14 juillet du temps des colonies.

Pour les nouveaux venus, rien, dans les rues de Saigon, ne signale la fin d'un monde. Les motos japonaises et les 4 CV se livrent à leur ballet habituel. Les policiers règlent la circulation, les commerçants ne semblent pas désemparés, les filles aux jupes courtes aguichent les passants européens. Pourtant, la piastre se dévalue à grande vitesse, signe d'une débâcle imminente.

Les quatre médecins arrivent à l'hôpital Grall. L'atmosphère y est calme. Seule inquiétude, celle du vol. Un radiologue hurle à l'encontre de ceux qui ont dérobé son électrocardiographe. Il se rue aussitôt au grand marché des voleurs et, sur un étal, repère l'appareil.

– Qu'est-ce que c'est? demande-t-il sournoisement.

– Un appareil photo, lui répond le vendeur.

– Comment ça marche?

– Avec des piles.

Écœuré par tant d'aplomb, effrayé par les regards que lui jettent les malfrats alentour, le cardiologue sort son portefeuille et se décide à payer. Il ramène sa marchandise sans demander son reste.

Jacques Bérès, ancien coopérant à l'hôpital Grall en 1968, a choisi ce vieil établissement, construit par les Français en 1860, comme base de repli. Avec Kouchner, il se charge du camp de An Loi à l'est, où s'entassent cent mille réfugiés qui fuient les combats. Cette ville provisoire comprend en tout et pour tout quelques dizaines de tentes et un point d'eau, au fonctionnement chaotique – trois heures par jour. Pour se rendre dans l'immense bidonville, les médecins volent à l'Unicef, dans la cour du ministère de la Santé, une camionnette Volkswagen blanche. L'organisation onusienne leur doit bien ça.

A An Loi, ils découvrent la famine, l'épuisement, le désespoir surtout : ces milliers d'yeux hagards en disent long. Pour beaucoup, la route s'arrête là.

Kouchner, Bérès, Emmanuelli et Sénéchal, assistés d'un pédiatre et de trois infirmières d'Air France, décident de construire un hôpital de fortune. Ils mobilisent des réfugiés, mais ceux-ci demeurent les bras ballants.

– Surtout, ne vous fatiguez pas trop, les gars! lance Bérès, avec le peu de vietnamien qui lui reste de son précédent séjour.

La troupe ne se remue pas davantage.

– Bon, on va vous payer pour travailler, dit-il, certain de ranimer l'entrain défaillant.

Pas de réponse. Bérès commence à perdre son sang-froid, la pire des réactions en Asie. Un coolie fantomatique sort aussitôt du rang et prend la parole.

– Ça ne sert à rien, dit-il.

– Et pourquoi? tonne Bérès.

S'avance alors un vieillard, très digne, à l'allure de sage :

– Viens, je vais te montrer quelque chose. Tu comprendras tout de suite.

Le vieillard traverse le camp. Enervé, Bérès le suit. Ils arrivent à la lisière des barbelés, près d'une petite piste. Le vieux tend le bras, désigne la forêt avoisinante.

– Tu sais ce qu'il y a de l'autre côté?

Bérès bout de plus en plus. Cent mille réfugiés démunis s'entassent dans ce camp, et lorsque des *phap*, des Français, proposent de construire un dispensaire, on les emmène en promenade.

– Non, je ne sais pas.

– Là, à trois cents mètres, derrière les arbres, il y a les chars nord-vietnamiens...

Le sang de Bérès ne fait qu'un tour. Il croit d'abord à une plaisanterie, se ravise, scrute les bois. Les blindés sont invisibles, mais le vieillard est crédible.

– La nuit, ajoute-t-il, on les entend, ils mettent le moteur en marche et se livrent à quelques exercices.

La voilà, l'armée de Giap! Aucun service secret n'a pu encore déceler les chars du Nord, et c'est un médecin français qui les découvre, contre son gré. S'ils sont là, pense Bérès, c'est qu'ils sont prêts à fondre sur *la* ville... Toute la fragilité du Sud-Viêt-nam s'étale sous les yeux du médecin. A quelques encablures, les troupes de Hanoi se livrent à une répétition générale. Il ne manque plus qu'une petite explosion avant le grand feu d'artifice.

Bouleversé, Jacques rapporte la nouvelle à ses compagnons d'infortune. On entame la construction du dispensaire, mais on tolère désormais la lenteur des ouvriers désespérés. On songe aussi à se replier, avant la grande déferlante des petits hommes en vert qui grouillent dans la forêt, pressés d'en découdre après trente ans d'attente.

Derrière le rideau des arbres, des tourelles pointent déjà leur canon.

Sur la route, c'est la débandade. Les Nord-Vietnamiens ont donné le signal de la grande offensive, semant une panique indescriptible dans la région de Saigon. En regagnant la ville, Kouchner et Bérès contemplent le désastre. Des enfants sont écrasés par des automobilistes terrifiés. Au bout du chemin, les survivants de ce long exode sont déclarés parias. Saigon est désormais fermée aux réfugiés.

Jacques Bérès retrouve son calme. A la cité Larégnère où réside l'équipe, il compte les billets. La caisse de la mission est presque vide et il est chargé de la remplir. Bon comptable comme tout joueur de poker, il réfléchit et fonce vers le centre de la ville. Chez les commerçants, soucieux d'acheter des dollars avant de s'enfuir, il entame un petit trafic de devises, avec une jolie commission en piastres. Il achète aussi, à tout hasard, un P 38. Avant de se livrer aux communistes, Saigon s'offre en pâture aux pillards et aux petits bandits.

Sargos et Escale, eux, partent en voiture pour Vung Tau, le Cap-Saint-Jacques des Français.

La route ressemble à un chemin de l'exode. Des familles tentent de gagner le grand port du delta du Mékong. Des rumeurs de pillage et de viols accroissent le sentiment d'inquiétude. Les soldats déserteurs se servent de leur arme à l'occasion.

A deux heures de route de Saigon, la « baie des bateaux » a gardé des allures de station balnéaire, avec ses villas coloniales, ses palais de bord de mer, ses plages délicieuses de sable blanc. Une corniche descend de Nui Lon, la chaîne de collines. Au loin pointent des montagnes semées de végétation luxuriante. Cette ambiance-là ne déplaît pas à Sargos.

– C'est peut-être pour cela que nous, médecins français, partons au bout du monde, peste-t-il. A cause de ce satané souvenir des colonies.

Il regarde avec nostalgie la Villa blanche, ancien palais du gouverneur général construit au-dessus de la corniche par Paul Doumer en 1915. Cette maison-là symbolise à elle seule toute l'histoire du Sud-Viêt-nam : elle fut aussi la résidence balnéaire de l'empereur Bao Dai puis du président Thiêu. Déjà, elle semble décrépie.

Paul Sargos et François Escale s'installent à l'hôpital de Vung Tau. Des blessés affluent. Sargos, penché sur une enfant au bras déchiqueté, a un choc : elle ressemble étrangement à sa fille. Il l'ampute, la mort dans l'âme. D'autres blessés gisent depuis deux jours sur le carrelage, sans soin aucun. Les médecins ont déserté.

Cap-Saint-Jacques est bel et bien un cul-de-sac.

Un vieux Vietnamien pleure sans retenue. Sa fille vient de mourir. Il la place dans un cercueil profond qu'il ficelle sur son vélo et s'éloigne en silence. Sargos craque. Il lâche son bistouri, sort de la salle d'opération et, contre un mur de la cour, maudit le ciel pour tant d'injustice.

Les grandes bases de l'armée sud-vietnamienne, il est vrai, ont fondu comme neige au soleil. Sur les cartes d'état-major, les conseillers militaires américains plantent les drapeaux rouges et déplantent les leurs. Le Cambodge est tombé le 17 avril aux mains des Khmers rouges. La chute de Saigon ne saurait tarder.

A Washington, dans les bureaux de la Maison-Blanche, les conseillers du président Ford s'attendent au pire. Pendant le week-end, ils ont espéré un cessez-le-feu, une négociation. Tout était encore possible.

Mais le dimanche soir, à dix-neuf heures dix, une dépêche annonce que les combats ont repris. Deux Marines ont été tués sur l'aéroport bombardé par les canons des Viêt-cong. Le secrétaire d'État Henry Kissinger prévoyait d'aller au théâtre. Il annule sa soirée et fonce à la Maison-Blanche. Dans le bureau Ovale qui réunit le président et les responsables américains, il lance, amer :

– L'escalade des exigences communistes ne laisse plus aucun doute. Toutes les offres de paix sont vaines. Tout est fini pour nous.

Suprême échec pour le « diplomate de la paix », celle de 1973, qui lui valut, avec le Vietnamien Lê Duc Tho, un prix Nobel de la paix. La dernière bataille pour le Viêt-nam est perdue. Soubresauts d'une guerre qui aura coûté cher : cinquante-six mille cinq cent cinquante soldats américains tués, trois cent mille autres blessés et cent cinquante milliards de dollars dépensés.

Ford et Kissinger sont tendus. Il leur faut prendre une décision grave et risquée, dite « l'option quatre ». Elle consiste à évacuer les neuf cents derniers Américains par hélicoptère, puisque l'aéroport est désormais inutilisable. L'option quatre est la plus dangereuse. Elle prête à la fois le flanc à l'artillerie communiste et aux actes vindicatifs des Sud-Vietnamiens, pris au piège.

A quatre heures quarante-cinq du matin, Gerald Ford descend à la salle de presse de la Maison-Blanche. Le visage sombre, il lit un communiqué.

– Devant l'aggravation de la situation militaire, j'ai ordonné l'évacuation des Américains encore au Viêt-nam.

Quatre-vingts hélicoptères décollent aussitôt des porte-avions *Enterprise* et *Coral Sea* et des porte-hélicoptères *Okinawa, Hancock* et *Midway.*

A Vung Tau, le 29 avril au soir, c'est la panique. Sargos, révolté, assiste au départ des Américains qui embarquent au large. Sur le pont du porte-avions *Blue Ridge* atterrissent les hélicoptères sud-vietnamiens, bourrés de militaires et de notables du Sud. Sept appareils tentent de se poser en même temps. Deux d'entre eux emmêlent leurs pales, dont un Chinook sud-vietnamien qui manque de tomber à la mer avec son lot de passagers. Des journalistes américains commentent cet étrange exode maritime devant des caméras qui filment la plongée des hélicoptères.

Xavier Emmanuelli assiste avec un certain détachement à la chute de la capitale sudiste. Lui, le militant du parti communiste, en vient à défendre Saigon la bourgeoise contre les envahisseurs du Nord. Les correspondants de presse qui se réjouissent de la chute prochaine, comme des collégiens en attente d'un mauvais coup, l'agacent terriblement.

Emmanuelli fait valoir que les Nord-Vietnamiens ne sont pas des libérateurs, mais des envahisseurs. Les journalistes ne l'écoutent guère.

Emmanuelli tempête contre leur aveuglement volontaire. Saigon, plaide-t-il encore, c'est Byzance-la-Raffinée assiégée par les Turcs.

A Washington, Henry Kissinger envoie un télégramme à l'ambassadeur américain Graham Martin : « A la réunion du Groupe d'action spéciale ce matin, tous les représentants des différentes agences pensaient qu'il nous reste tout au plus de un à trois jours avant un effondrement militaire et avant que l'aéroport de Tan Son Nhut ne devienne inutilisable. » Martin accuse réception. Il est temps de se replier et d'enfouir la bannière étoilée dans les bagages. Ce diplomate de soixante-deux ans, qui a perdu un fils au Viêt-nam, sait que la partie est désormais perdue.

Dans la ville, c'est la débandade. Cent vingt mille soldats communistes sont à ses portes. Saigon est défendue par une seule division et quelques unités de parachutistes. Dès l'aube, depuis l'hôpital Grall, distant de quelques centaines de mètres de l'ambassade des États-Unis, Kouchner et Bérès assistent au ballet de l'exode. Les Chinook de la VIIe flotte tournoient dans le ciel, allument au dernier moment leurs phares au-dessus des toits et embarquent rapidement les derniers ressortissants. Dehors, devant les grilles, des centaines de Viêt-namiens se bousculent. Ceux qui sont inscrits sur les listes peuvent quitter le pays. Leurs voitures garées à quelques mètres de l'aire de décollage sont aussitôt dépecées par des pillards. Les autres crient ou pleurent. Certains ont vu leurs femmes et leurs enfants partir. Sous les lumières des hélicos, tristes feux follets, ils demeurent seuls, face à des Marines qui n'en mènent pas large. Misérable débâcle, pense Bérès.

L'offensive finale semble imminente. Les explosions de roquettes toutes proches en témoignent, de même que l'inquiétude dans les regards des passants. Bérès veut en avoir le cœur net. Au Continental, il repère un photographe qui n'a pas froid aux yeux, Philippe, une figure du petit monde de Saigon, et le prend par le bras.

– Viens, sortons d'ici, allons prendre l'air.

En voiture, ils foncent vers Biên Hoa. Sur la route, ils croisent une cohorte de réfugiés. Le flot semble se grossir sans cesse, nourri par les nouvelles du front : les villes tombent une à une... Da Nang, dit-on dans la foule, est menacée.

Qu'à cela ne tienne ! Le photographe veut tirer le portrait de la ville condamnée. Bérès le suit.

Lorsqu'ils pénètrent dans Da Nang, la ville est sous le feu. Les habitants ont évacué les lieux, les défenseurs ne se battent plus vraiment, mais le Viêt-minh se livre à un bombardement de fin du monde. Chaque quartier est touché. Le photographe s'en donne à cœur joie. Brusquement, une série d'explosions propulse les deux Français à terre : des dépôts de carburant et de munitions sautent l'un après l'autre. Da Nang n'est plus qu'un grand feu d'artifice et ne va pas tarder à être investie.

Sur la route du retour, Bérès observe avec tristesse la débâcle. Cette ville ravagée par une pluie d'obus, ces colonnes de réfugiés croisées en chemin... Tout cela ne présage rien de bon. La prise de Da Nang ne semble être qu'un prélude, qu'un échauffement avant la grande bataille. Le médecin est pressé de retrouver Saigon.

Dans leur hôpital, près de la rue Paul-Blanchy, Jacques Bérès et Bernard Kouchner assistent à l'effondrement d'un monde. Ces émissaires venus du Nord, porteurs de kalachnikov et d'idéologie marxiste, n'ont rien des sauveurs attendus, au contraire. C'est la fin d'un mythe, la douloureuse révision de l'alternative au projet capitaliste. Kouchner doutait depuis quelques mois. *L'Archipel du goulag* de Soljenitsyne l'a convaincu du totalitarisme soviétique. Là, dans les décombres de Saigon, la flamme de Marx vacille un peu plus.

La veille encore, Kouchner et Bérès s'entretenaient avec un vice-ministre du régime sud-vietnamien. Celui-ci leur a tenu un discours héroïque. Pendant vingt minutes, il a parlé de résistance à l'envahisseur, de combat jusqu'au dernier carré, de guérilla urbaine s'il le fallait.

– Ils ne fouleront pas la terre de mes ancêtres ou alors ils passeront sur mon corps, a lancé le ministre avec panache.

Bernard a été impressionné par le couplet patriotique de ce petit personnage nerveux, qui semblait symboliser les dernières forces d'un pays à l'agonie. Bérès, lui, s'est méfié du personnage :

– C'est un clown, a-t-il dit à son compagnon sur le perron du ministère.

Le lendemain les deux médecins recontactent le tribun à son ministère.

– Désolé, leur signifie-t-on avec un sourire poli et entendu, le ministre est parti en avion.

Le brave n'était qu'un bravache. Le héros a emporté, dans sa fuite, les dernières certitudes de Kouchner.

A Saigon, la situation empire d'heure en heure. Devant l'hôpital, des Vietnamiens apeurés se pressent aux grilles, tambourinent aux portes pour demander l'asile. Dans la morgue, s'entassent les cadavres. Les blessés de la guerre, du baroud d'honneur plutôt, mais aussi les suicidés, les corps des notables qui ne veulent pas se livrer au Viêt-minh. Kouchner et Bérès assistent à la déconfiture du régime, dont les dignitaires s'accrochent encore à leurs privilèges. Des officiers vendent ainsi des places d'évacuation plusieurs milliers de dollars. Des Américains crapuleux se constituent une fortune en vendant de faux tickets d'évacuation à deux mille ou trois mille dollars l'unité. Au dernier moment, les familles concernées se rendent à l'aéroport pour prendre un avion qui n'existe pas et sont refoulées.

Le soir, sous les balles traçantes et les fusées lumineuses, les médecins retrouvent les journalistes assis à la terrasse de l'hôtel Continental. Le cénacle tente de distinguer les différentes explosions :

– Roquettes, obus, mortiers.

– Non, dépôt de munitions, corrige un connaisseur.

Les derniers stocks de carburant et d'armes sautent l'un après l'autre. Le Sud-Viêt-nam se rend, mais sans laisser de traces.

Il y a là, outre Jean Lartéguy, Jean-Claude Pomonti et Jean de La Guérivière du *Monde*, Christian Hoche du *Figaro*, Jacques Abouchar d'Antenne 2, François Ponchelet d'Europe 1, Yves-Guy Bergès de *France-Soir* et le Néo-Zélandais Peter Arnett de ABC. Ils échangent les dernières informations, colportent les rumeurs innombrables qui envahissent la ville, dont certaines sont soigneusement entretenues par le Viêt-minh.

Bernard revient ce jour-là du camp de réfugiés de An Loi. Il raconte l'exode des civils qui fuient en masse devant l'avancée des troupes communistes.

– Ils s'en vont ailleurs, mais il n'y a plus d'ailleurs.

Le temps presse. Les Américains veulent ouvrir un couloir de sécurité entre Saigon et Cap-Saint-Jacques, en débarquant de nouvelles troupes aéroportées. Trop tard : l'aéroport de Biên Hoa est en passe de tomber et, bientôt, il ne restera plus que celui de Tan Son Nhut pour évacuer.

Quelques roquettes communistes suffiront alors pour couper Saigon du reste du monde.

Le soir, Bernard et Jacques ne se hasardent pas à sortir. D'ailleurs le couvre-feu à huit heures du soir leur interdit de mettre le nez dehors. Des tirs résonnent dans la nuit. Une sorte de jubilation teintée d'angoisse saisit les deux hommes : cette chute du régime, ils l'espéraient de toutes leurs forces. A Paris, pendant la grande fête de mai, on célébrait l'oncle Hô en sautillant sur le macadam. Le régime impie agonise mais nul ne peut prédire l'avenir immédiat de Saigon. Depuis que Phnom Penh est tombée aux mains des Khmers rouges, des rumeurs de massacres et de déportations massives qui auraient suivi la « libération » de la capitale du Cambodge parviennent à Saigon.

Demeurer dans la nasse? Le choix n'est guère aisé. Xavier Emmanuelli est définitivement lavé de son engagement communiste, choqué par l'aberration de ses propos d'hier. Surtout, il a vu de près, de très près, la bataille de Xuan Loc, dont la prise fulgurante par les nordistes est plus que symbolique : « le dernier verrou a sauté », remarque-t-il. Il décide de regagner Paris et embarque à bord du dernier avion.

Le lendemain, dimanche 27 avril, Kouchner et Bérès tentent de joindre le camp de réfugiés de An Loi, où croupissent soixante mille civils, sans eau, sans nourriture, sans soins. Les deux médecins trouvent une voiture, foncent jusqu'au dernier *check-point* de l'armée sud-vietnamienne. Un pont, une rivière. Les soldats sont nerveux.

– Au-delà, la sécurité n'est plus assurée, avertit un officier.

Un journaliste du *Monde*, Jean de La Guérivière, attend près de la barrière. Il aperçoit les deux médecins qui brandissent leur laissez-passer, profite de l'aubaine et grimpe à bord de la voiture. L'officier, incrédule, leur ouvre le chemin. Même le convoi de la Croix-Rouge sud-vietnamienne, chargé de vivres et de médicaments, a dû rebrousser chemin devant la violence des combats.

Le bitume est encombré de réfugiés, de carrioles, de vélos sur lesquels on a entassé les biens les plus précieux.

L'aéroport américain de Long Binh n'est plus qu'un terrain vague. Des hélicoptères bourdonnent dans le ciel.

Plus loin fuient des soldats, quelquefois pieds nus. Le canon tonne, on se bat dans la rizière à trois kilomètres de la route que les révolutionnaires évitent de bombarder. Bérès et Kouchner s'arrêtent sur un monticule et regardent alentour. Un long serpentin chemine lentement. Des dizaines de milliers d'êtres traînent les pieds sur le goudron, un maigre baluchon sous le bras.

– Tout le camp d'An Loi est là, sur cette route, ainsi que la population de Long Thanh, souffle Kouchner.

Le journaliste du *Monde* a compris. Les troupes communistes ont déjà coupé la route. Les deux médecins n'atteindront jamais leur dispensaire de campagne, qui a basculé dans le camp de Hanoi.

A un barrage, un officier sud-vietnamien confirme :

– Oui, Long Thanh est tombée.

L'homme porte des gants blancs et parle un français très sophistiqué. Peu perturbé par les combats, il entame une conversation avec Kouchner :

– Ah, vous êtes parisien ? Que venez-vous faire sur cette route ? Tout va sauter. Au fait, j'ai un ami à l'ambassade, vous le connaissez ? Mais ne vous inquiétez pas, on va reprendre la ville.

La scène est surréaliste. L'officier continue son monologue alors que les deux médecins voient débouler sur la colline d'en face des centaines de *bo-doï* qui prennent position. Il suffit de croiser le regard des hommes pour comprendre que toute tentative de reconquête s'avérerait illusoire.

– Nous avons la charge du camp de An Loi, tente Kouchner, nous essayons de gagner la place.

– Impossible. C'est la guerre. Nous allons arrêter ici les communistes. Voyez mes chars sur la droite et ce canon à tir rapide ! Vous pouvez aller jusqu'au pont que tiennent les Rangers. Au-delà, derrière cette colline, c'est le Viêt-minh.

Les deux médecins avancent jusqu'au dernier pont tenu par les forces sudistes. Le spectacle est épique. Des *bo-doï* en casque de latanier courent de fossé en fossé, ajustent les lance-roquettes, gagnent peu à peu du terrain. Rien ne semble devoir les arrêter.

L'équipe entame aussitôt un demi-tour et revient vers Saigon. Quand la voiture repasse devant le *check-point*, l'officier sud-vietnamien et ses forces ont disparu comme par enchantement. Des paysans qui fuient les combats se regroupent par village dans des camps de fortune. Les catholiques refluent vers la capitale. Des religieuses, qui craignent les foudres du Nord, remontent la marée humaine, à quatre sur une moto, foulard au vent. Les charrues se mêlent aux camions chargés de munitions qui tentent de rallier un front de plus en plus élastique. Au milieu de la route gît une chose sanguinolente. C'est une jambe déchiquetée.

Le *Courrier d'Extrême-Orient* publie une chronique de fin du monde. Le cours de la piastre s'effondre. Le *Saigon Post*, quotidien subventionné par la CIA, s'apprête à tirer sa révérence aux vainqueurs : on n'évoque plus l'ennemi mais « le côté opposé ». Devant l'hôtel Continental, des enfants vendent les livres pillés dans les maisons des maîtres français et américains.

Kouchner et Bérès, qui opèrent à nouveau dans les hôpitaux Grall et Gia Dinh, assistent à d'incroyables tractations. Des Viêt-namiennes et des Chinoises se vendent prestement à des Américains, qui ont le droit d'inscrire huit personnes sur leur feuille de départ. Des filles cherchent à se marier pour fuir illico.

– Le prix des Vietnamiennes s'indexe sur celui des villas, persifle un journaliste.

Saigon s'offre une nuit d'orgie, une nuit de folie. La dernière.

A midi, le mardi 29 avril, le général Tan Van Don, qui vient d'abandonner ses fonctions de premier vice-président du Conseil, se rend dans son bureau, à travers des rues désertes. Il s'empare du téléphone vert et compose le numéro spécial qui le relie à l'ambassade américaine, le 299.

– Nous sommes en train de partir, lui répond son correspondant. Si vous voulez, venez à l'ambassade à quatorze heures.

Le général s'y rue avec les membres de sa famille. La foule l'empêche de passer. Il rentre chez lui, téléphone à nouveau à son contact. On lui conseille de se rendre chez Thomas Polgar, le chef de la CIA à Saigon. Le général et ses proches échouent finalement sur une aire d'atterrissage aménagée sur le toit de l'Alliance française, au 22 de la rue Gia-Long. « L'option quatre » dure bien longtemps, pense Bérès en contemplant la retraite des airs. Elle devait prendre quatre heures. Il faudra quatre fois plus de temps. Graham Martin a tenu à évacuer cinq mille Vietnamiens de plus.

Le mercredi 30 avril, à quatre heures quarante-deux, l'ambassadeur américain monte à bord de l'un des derniers hélicoptères, un CH-46. La veille, il s'était rendu à l'ambassade de France pour faire don de sa Cadillac noire à Jean-Marie Mérillon. Il se promène encore à pied, au risque de se faire abattre à bout portant. Il refuse surtout de partir en catimini, comme son confrère John Dean à Phnom Penh.

Quelques heures plus tard, les derniers Marines partent du toit de l'ambassade, après avoir lancé des grenades fumigènes dans les couloirs et saboté les dernières installations. Jacques Bérès s'aventure à ce moment-là dans le quartier. Il veut voir le symbole de cette fin de règne. Les Marines n'ont pas fini de replier le drapeau que les pillages, au rez-de-chaussée, ont déjà commencé. Lorsque l'hélicoptère décolle, la cour de l'ambassade se transforme immédiatement en fourmilière. Les pillards emportent tout, machines à écrire, ventilateurs, lampes, chaises et tables.

Le dernier chapitre de la présence américaine en Indochine est clos. L'ambassadeur américain s'est profondément attaché à ce pays en perdition. Trop, disent les conseillers de Ford. Insomniaque, angoissé, introverti, Graham Martin n'est plus, selon eux, capable d'assumer efficacement sa fonction. En descendant sur la piste du porte-avions *Blue Ridge*, le diplomate déclare à l'amiral qui l'accueille :

– Ça a fait un beau nuage de cendres quand les hélicoptères ont atterri à l'ambassade : celles des documents que nous avions brûlé toute la nuit.

Dans la pièce qui sert de salle de presse, Graham Martin est plus offensif. Il lance amèrement aux journalistes :

– Si nous avions tenu nos engagements, comme un État digne de ce nom, tout cela ne serait pas arrivé.

A Washington, dans une salle de la Maison-Blanche, Gerald Ford lit sa déclaration au peuple américain :

– Je demande à tous les Américains de serrer les rangs, d'éviter les récriminations sur le passé, d'aller de l'avant, vers tous les objectifs qui nous sont communs et de travailler ensemble aux grandes tâches qui restent à accomplir.

Le mercredi 30 avril, à dix heures du matin, les soldats nord-vietnamiens sont aux portes de la ville. On se bat déjà dans les faubourgs. A l'hôpital de Gia Dinh, penchés sur les blessés, Kouchner, Sénéchal et Bérès, assistés de la jeune anesthésiste Françoise Feldmann, attendent anxieusement l'heure de la chute. Ils sont éreintés. Ils travaillent désormais vingt heures par jour, en slip et tablier blanc, les pieds nus baignant dans des flaques de sang. Bérès, qui en a vu d'autres, ne peut réprimer un sentiment de dégoût. Deux cents blessés attendent dans les couloirs. Bérès remarque une fillette de trois ans blessée au ventre, qu'il fait sortir de la longue file d'attente.

– On ne peut la laisser là ! hurle-t-il.

– On ne peut pas laisser les autres non plus, réplique Kouchner, en désignant la cohorte des blessés.

– Et alors, tu voudrais qu'elle meure? Elle a l'âge de ma fille !

A ses côtés, Jean-Claude Sénéchal est à bout. Lorsque la petite fille qu'il opère, touchée à la jambe et à l'abdomen, meurt dans ses bras, il prend sa tête entre ses mains et se met à pleurer. Un peu plus tard, il aperçoit la mère dans le couloir. Assise sur ses talons, l'aiguille au bout des doigts, elle recoud le ventre du petit corps sans souffle.

Quinze divisions nord-vietnamiennes, assistées de plusieurs régiments autonomes, sont prêtes à fondre sur Saigon. Dans le palais du gouvernement, le général Minh, le successeur de Thiêu, hésite. Doit-il résister jusqu'au dernier de ses hommes ou rendre les armes ? Il s'oppose aux officiers jusqu'au-boutistes qui veulent livrer un baroud d'honneur. Puis se résout au pire : signer l'armistice sans conditions.

Onze heures trente du matin. Bérès et Kouchner tentent une sortie, en vain. Coupés des autres quartiers, ils ne savent pas que la ville glisse, en ce moment même, dans l'autre camp. Des balles perdues s'aventurent dans les maisons, des éclats d'obus s'immiscent dans les corps. L'équipe de MSF opère sans relâche.

– C'est encore la meilleure manière de calmer l'angoisse, se dit Bérès.

On plaisante, pour chasser la peur :

– Bravo les Français, ici, on est tous des juifs ! lance Kouchner, en regardant Bérès et Françoise Feldmann.

Brusquement, le quartier est gagné par le silence. Le fracas des armes s'est tu. Jacques et Bernard sortent alors un bref instant dans la rue. Ils se retrouvent nez à nez avec un tank qui traverse l'avenue à vive allure. Sur cette carapace d'acier sont juchées des femmes en armes et en pyjama vert. Elles sourient. Jacques et Bernard applaudissent longuement, comme au spectacle.

Plus loin, sous une nuée de drapeaux rouges, des cohortes de soldats communistes remontent les artères du centre-ville où abondent les salons de massage et les fumeries d'opium. Devant le monument aux morts, un colonel de la police se tire une balle dans la tête. Des généraux se suicident, au pistolet, à la Nivaquine. Des parachutistes se donnent la main dans un jardin, dégoupillent plusieurs grenades et meurent en uniforme. Les autres se débarrassent de leurs vêtements, et se glissent dans la foule. Le ministre de la Santé, interlocuteur de Kouchner et des autres MSF, tient parole : il ne fuit pas et avale une capsule de cyanure.

Sous un fin crachin tropical, les chars de l'armée communiste pénètrent dans la ville. Les soldats dépenaillés aux sandales « Hô Chi Minh » taillées dans de vieux pneus portent des sacs de riz à la main. La radio du Viêt-minh leur interdit de se conduire en soudards : « Ne prenez au peuple ni un fil ni une aiguille. Protégez les biens de tous. Soyez cléments et généreux. »

La foule, craintive, applaudit timidement, comme pour implorer la protection des dieux.

A l'hôtel Continental, les médecins français écoutent attentivement Radio Hanoi, qui distille une longue musique. Soudain, une voix de femme, extraordinairement calme, annonce :

« Ici la voix du Viêt-nam émettant de Hanoi, capitale de la République démocratique du Viêt-nam. La ville de Saigon, qui porte le glorieux nom de Hô Chi Minh, a été totalement libérée. Nous répétons : la ville de Saigon a été totalement libérée. »

« Une guerre de trente ans s'achève en trente minutes », écrit, dans sa chambre, le journaliste François Ponchelet.

Aucun doute ! A leur tenue, les Vietnamiens qui entrent dans le palais du gouvernement, nouveaux maîtres du pays, ne sont pas des maquisards du Sud mais des soldats du Nord. Kouchner et Bérès ont la fâcheuse impression que la troisième force n'existe plus. Ceux qui affirmaient que les Sudistes avaient été anéantis en 1968 avaient-ils raison ? Kouchner a le sentiment d'avoir été floué.

La rue devient le théâtre d'autodafés épiques. On brûle des *Playboy*, symboles de la perversion occidentale. La ville est coupée du monde, les liaisons téléphoniques et télex sont interrompues. Radio Haiphong, la radio du FLN nordiste, annonce les premières mesures prises par les vainqueurs : les bars à filles, les cabarets et les strip-teases sont désormais interdits. Des sans-grade parcourent les rues et remettent littéralement les pendules à l'heure : on retarde les horloges de soixante minutes pour adopter l'heure de Hanoi.

Bérès entend un bruit métallique. Un blindé de fabrication soviétique pénètre dans la cour de l'hôpital Gia Dinh. Son directeur, Nannen Duy Cung, qui a refusé de s'enfuir, s'entretient avec les vainqueurs. Un colonel casqué entre dans le batiment. Il se dirige aussitôt vers Kouchner et Bérès.

– Bonjour docteur Kouchner ! dit-il comme s'il le connaissait depuis des lustres, je vous remercie, vous avez bien servi le peuple vietnamien.

Bérès et Kouchner se regardent, interloqués. Ils ne savaient pas les services secrets du Nord si efficaces.

Il n'empêche ! Ils sont aussitôt placés en résidence surveillée.

– Vous êtes interdit d'exercer, leur annonce sentencieusement un commissaire politique du Nord.

– Mais on ne demande qu'à soigner ! réplique Bérès.

Les deux médecins s'aperçoivent que les conquérants disposent de renseignements très précis sur toute l'équipe. La mission doit s'achever, sur ordre des nouveaux maîtres. Les deux infirmières vietnamiennes qui les assistaient fondent en larmes.

– Mon pays est libre, déclare l'une.

– Mon pays est foutu, pleure l'autre.

Kouchner ne sait laquelle approuver. Tout le drame du Viêt-nam, pense-t-il, tient dans ces deux répliques.

La mort dans l'âme, il est reconduit, ainsi que Bérès, au Continental. L'hôtel est bondé. Des dizaines de journalistes s'y sont regroupés et dorment à plusieurs par chambre. Au premier étage, les premiers fonctionnaires du fisc de Hanoi sont déjà installés. Ils épluchent les comptes du futur État, inventorient tout ce que la ville compte comme richesses, commerces et entreprises. Mais où se terre le GRP, le Gouvernement révolutionnaire provisoire du Sud?

Les journalistes ne croient plus, depuis longtemps, à cette troisième force. A Paris, certains rédacteurs en chef se voilent encore la face. Dans le hall du Continental, un journaliste d'un grand quotidien tempête contre sa direction :

– Dès que j'écris les Nord-Vietnamiens, ils mettent GRP!

A ses côtés, Lartéguy ironise sur la « disparition » des sudistes :

– Tu as vu de quoi tes copains sont capables, Kouchner! Tu t'es bien gouré...

Le médecin est déprimé par ces oukases du Nord, ces appels à la délation, l'image de cette fillette qui, à la télévision, dénonce son père. Il faut se rendre à l'évidence. Le Viêt-cong n'existe plus.

Comme les vainqueurs ne peuvent censurer la presse, on va l'empêcher d'émettre. Deux heures après l'entrée de la première Jeep dans Saigon, toutes les lignes de téléphone et de télex sont coupées.

De l'ambassade de France, Jean-Marie Mérillon envoie un câble au Quai d'Orsay. « L'après-midi a été chaude, écrit l'ambassadeur... [Les communistes] ont réduit les dernières poches de résistance... Il n'y a pratiquement pas eu de combats. Seuls obstacles, des tireurs isolés, mais rapidement réduits. »

La guerre est finie.

Dans les rues, on ne perd pas de temps. Le 7 mai, le général Tran Van Tra, qui commande le gouvernement militaire, annonce que Viêt-nam du Sud et Viêt-nam du Nord ne font plus qu'un désormais.

Dans les écoles, les élèves apprennent des chants révolutionnaires. « La nuit dernière nous avons vu notre oncle Hô Chi Minh en rêve. Il nous a dit que les enfants devaient être bien sages. Si nous travaillons bien en classe, l'oncle Hô nous donnera le foulard rouge des pionniers. »

Les Saigonnais demeurent enfermés, craignant la fureur des nouveaux vainqueurs, dont les canons n'ont pas bronché. Kouchner et Bérès décident de s'aventurer dans la rue Catinat, malgré l'interdit implicite. Ils se dirigent vers les bureaux d'Air France, non loin du Continental, pour s'informer des prochains avions. Des soldats nord-vietnamiens les surveillent. L'équipée semble risquée.

Et puis, brusquement, surgit un beau vélo noir, qui s'arrête à la hauteur des deux hommes. La fille est jolie, vingt ans au plus, un beau port de tête. Elle plonge son regard noir dans les yeux de Jacques :

– Monsieur, est-ce que vous voulez bien m'épouser?

Le médecin croit à une plaisanterie. Il répond comme s'il se trouvait sur les Champs-Élysées, abordé par une midinette :

– Moi, je veux bien, mais je ne sais pas si ma femme sera d'accord.

Il a oublié, sur le moment, qu'à l'ambassade de France on marie à tour de bras, comme l'autorise la loi française en cas d'événement grave. La rumeur a vite fait le tour de la ville. Les familles envoient leur plus jolie fille à la pêche au certificat, le papier qui leur donnera le droit de sortir de cette nasse.

– C'est dommage, articule la cycliste, émue.

Elle repart sur son vélo en silence, sans même réitérer son offre à Kouchner.

Sous le regard des *bo-doï*, Jacques se ravise. Trop tard. L'ombre de la belle Saigonnaise glisse sur la rue puis disparaît au carrefour, laissant le médecin à ses remords.

Deux jours après la chute de Saigon, Kouchner et Bérès sont convoqués à l'hôpital Gia Dinh. Un homme âgé les reçoit, visiblement un officier *bo-doï*. Maigre et digne, il achève son bol de riz blanc puis leur lance sentencieusement avec une précision de comptable :

– Vous avez soigné cinq cent cinquante blessés en trois jours. C'est bien. Je vous remercie au nom du peuple vietnamien !

– Merci à vous, mais on aimerait bien continuer.

– Non, on ferme l'hôpital.

Pas question de discuter. L'entretien tourne court. Jacques et Bernard repartent dépités. La mission s'achève sur une fin de non-recevoir.

Pour fêter la prise de Saigon, le général Dung donne une grande fête. Un gigantesque feu d'artifice est prévu dans les rues. Le port offrira une belle vue. Bérès y fonce, seul cette fois.

Fermement invités à manifester leur joie devant la libération et l'avènement de la république socialiste au sud, les Saigonnais ont obtempéré. La foule s'est massée, compacte, sur les quais, dans les rues, aux terrasses.

Le feu d'artifice rappellerait, pour un peu, le bombardement de Da Nang. Les Chinois, qui ont fourni le matériel pyrotechnique, n'ont pas lésiné sur les moyens. Ce qui impressionne surtout Bérès, c'est que le vainqueur de Saigon, le général Dung, ait pensé à apporter dans les camions de la victoire des tonnes de fusées et de pétards.

Dans la foule, le cœur n'y est pas. Les Saigonnais sont pétrifiés par la nouvelle vie qui les attend. Le médecin français pensait côtoyer une assistance en délire, qui applaudirait ses libérateurs. Il ne remarque autour de lui que de la peur, de l'amertume, du désespoir.

En rentrant à l'hôtel, Bérès ressasse de sombres pensées.

– Ils ne peuvent pas avoir tous tort, se dit-il. Sans doute nous sommes-nous trompés. Ceci n'est pas une libération, mais une capture.

A Vung Tau, un gros orage s'est abattu sur la ville et les collines, où alternent les bougainvilliers et les frangipaniers. Signe prémonitoire, pense Paul Sargos. Déjà, sinistre présage, le premier obus tiré sur Vung Tau avait atterri trois jours plus tôt dans le jardin de la villa qui les abrite, François Escale et lui.

– Ça y est, on est en plein dans les combats, soupire Sargos.

– Qu'est-ce qu'on fait là ? se demande Escale.

Sargos ne cède pas à la panique :

– On prend les petites camionnettes et on va à l'hosto. Il va y avoir du boulot !

Il n'en mène pas large cependant. La guerre du « Nam » est une sale guerre. Civils abattus, camps de réfugiés bombardés, enfants blessés, amputés. Les deux médecins opèrent sans rien dire mais sont pris de sueurs froides ou de diarrhées.

Toute la nuit, ils entendent des hélicoptères survoler la côte, rapatriant les ressortissants américains et les Sud-Vietnamiens qui ont pu s'inscrire sur la liste de départ. Les notables ont brusquement déserté Vung Tau quelques jours plus tôt. Le médecin qui a accueilli ses confrères français à l'hôpital a quitté les lieux le lendemain. Malgré la mer de Chine ouverte sur les Philippines, l'Indonésie, la Malaisie, Vung Tau est une souricière.

Dès sept heures du matin, les *bo-doï* pilonnent le Cap. Des Sud-Vietnamiens apeurés se jettent à l'eau sur des coquilles de noix. D'autres embarquent à bord de jonques. Ils doivent débourser une fortune pour le voyage, en bijoux, taëls d'or ou dollars. Des militaires sud-vietnamiens, furieux de cette fuite, mitraillent deux jonques sous les yeux effarés des médecins français. Ironie cruelle, l'armada sud-vietnamienne retourne ses canons contre son peuple. Ses navires ne se rendent pas, mais tuent les civils qu'ils étaient censés protéger.

Plus loin, ce sont des pêcheurs thaïlandais qui pillent, violent et jettent les corps par-dessus bord. Les cadavres reviennent irrésistiblement vers le rivage. Sargos et Escale ignorent qu'ils assistent là aux premiers drames des boat people.

Les camps de réfugiés qui entourent Vung Tau sont bombardés. Des roquettes pleuvent, semant la mort. Les deux médecins français soignent à eux seuls la ville entière.

Dans les faubourgs envahis par l'odeur de poudre déferlent les soldats du Nord en casque de latanier. Ils sont jeunes, très jeunes. Certains ont quinze ans à peine. Sargos et Escale décident de décrocher, pour des raisons de sécurité. Ils rallient la résidence de l'ambassadeur de France, une somptueuse bâtisse sur le bord de mer.

Sur le chemin, Paul Sargos, en ancien militaire, ramasse des fusils-mitrailleurs M 16.

– On ne sait jamais, dit-il à François Escale, ça peut nous servir.

Il ne craint pas les « libérateurs », mais le racket. Depuis plusieurs jours, il est systématiquement arrêté en ville par des jeunes en armes qui lui dérobent monnaie, montre, ceinture. La station balnéaire est devenue la capitale de la maraude.

A peine sont-ils dans la Maison de France qu'un soldat du Nord se présente au portail. C'est un colonel de petite taille, d'allure nerveuse, aux gestes vifs.

– On sait qui vous êtes. Vous appartenez à une mission médicale française. Je vous donne l'ordre de rester là.

Paternaliste, l'officier ajoute, en désignant l'hôtel voisin où sont réfugiés les parachutistes sudistes :

– Le problème est qu'ils sont là, nous de l'autre côté, et vous au milieu. On va essayer de vous évacuer.

Sargos et Escale tentent d'analyser placidement la situation. Ils sont en plein champ de bataille. Et les paras, qui n'ont plus rien à perdre, ne se rendront pas.

Au même moment, une roquette tirée de l'hôtel Rex tombe à quelques dizaines de mètres. Les éclats fauchent trois civils, mal abrités.

Le ciel s'est brusquement obscurci et des nuages noirs s'amoncellent au-dessus de Vung Tau. Sous la mousson, le cap Saint-Jacques a des allures de paysage apocalyptique. Les deux médecins rentrent alors dans la résidence désaffectée. Ils craignent des représailles, des tirs sauvages. Sargos revoit ces corps déchiquetés, pulvérisés par les roquettes. L'Algérie, le Biafra ? Des guerres propres à côté de celle-ci, qui n'épargne guère les civils. On dénombre déjà des centaines de milliers de victimes. Une image le hante, celle d'une femme blessée dans une rizière, les viscères ouvertes. Dans la plaie, un serpent dévorait ses entrailles.

Le colonel revient et leur demande de ne pas bouger.

– On va nettoyer l'hôtel à côté, annonce-t-il.

Pendant deux heures, les fusiliers marins retranchés au Rex livrent leur ultime bataille. Puis les fusils se taisent. Le dernier carré a rendu gorge. A quinze heures, Vung Tau passe sous l'entière coupe des Nord-Vietnamiens.

Le colonel refait une apparition.

– Ne bougez toujours pas ! dit-il. Vung Tau est libérée. En ce qui vous concerne, on verra demain.

Sargos et Escale s'installent alors dans les appartements de la résidence. L'attente peut être longue. Au loin, le canon résonne. Devant la déliquescence du Viêt-nam du Sud, la chute, en quelques jours, d'un régime qui pouvait tenir des mois, la corruption environnante, les corps qui flottent dans le delta du Mékong, les médecins français ont envie de vomir.

Le lendemain, même scénario :

– Ne bougez pas d'ici, ordonne le colonel.

Sargos s'avance :

– On voudrait travailler à l'hôpital. Les blessés sont nombreux.

Le cadre répond par une phrase toute stalinienne :

– Impossible, c'est le 1er mai, et un 1er mai on ne travaille pas !

C'est le coup de grâce pour François Escale. S'il fallait une preuve, une seule, du voile obscur qui s'abat sur le pays, la voilà. Sargos, lui, espère encore en la révolution de la « troisième force » – les sudistes non communistes – même si elle demeure introuvable.

Tandis que les deux médecins demeurent assignés à résidence, les habitants de Vung Tau sortent de leurs cachettes. Ils commencent à applaudir les « libérateurs ». Un défilé est improvisé. Les vainqueurs marchent en ordre dispersé, se tenant quelquefois par la main. Dans la tribune, les représentants du GRP sont relégués au troisième rang. Sargos et Escale, jusque-là sympathisants du régime de Hanoi, tombent de haut.

Le 3 mai 1975, après quatre jours d'attente à l'ambassade, un cadre nord-vietnamien leur prête une camionnette. Sans escorte, ils filent vers Saigon.

A l'hôtel Continental, Bérès et Kouchner les attendent, sains et saufs. Les retrouvailles se déroulent dans un mélange de joie et d'inquiétude. L'hôtel est devenu, selon le mot de Lartéguy, la « république des journalistes ». On s'y ennuie ferme. Pas de téléphone, pas de télex. Les reporters n'en finissent plus d'évoquer le sort du pays devant un verre de choum, l'alcool local. Les médecins qui les ont rejoints ont pris deux chambres, puisque de toute façon, on ne paie plus sa note. Les filles qui hantaient le bar et qui, le soir, toquaient aux portes des chambres ont disparu dans la tourmente. L'équipe de MSF tue le temps en jouant au poker.

Kouchner décide alors de forcer la porte des hôpitaux. Il se moque des représailles.

– Maintenant qu'on est ici, maugrée-t-il, mes Viets n'en ont plus rien à foutre.

Les quatre compères prennent d'assaut tous les ministères. Mais les nouveaux cadres venus du Nord sont méfiants. Ils craignent par-dessus tout des actions de vengeance et de sabotage des Sud-Vietnamiens.

– On est une association de médecins. On ne fait pas de politique. On veut simplement vous aider, plaide Bernard dans des bureaux moites et étouffants.

La réponse, polie, ne varie guère.

– Vous êtes venus pour soigner les Sud-Vietnamiens. Nous étudierons votre problème demain.

Demain, demain... Kouchner croit revivre ses épopées du Moyen-Orient, où on lui clamait à tout va « Boukra, boukra ».

A force d'errer de bureau en bureau, l'équipe de MSF se familiarise avec les arcanes du nouveau régime. Aucun doute, il s'agit bien d'une bureaucratie, tatillonne et inquisitrice. Les bureaucrates traînent les pieds, promettent un visa de sortie hypothétique.

– Il nous faut des photos, disent-ils.

Les médecins se rendent chez le photographe.

– Elles ne sont pas valables, déclare le préposé aux visas, il les faut de profil, pas de face.

Les nouveaux portraits, de profil, ne conviennent toujours pas au fonctionnaire.

– Ça suffit! hurle Paul Sargos. Je vais lui rentrer dans le lard, à ce petit con!

Kouchner retient son confrère.

– N'aggravons pas notre cas, souffle-t-il.

Saigon n'est plus une prison dorée. Les visages commencent à se fermer. Les compères reviennent à leur résidence, la cité Larégnère, sous une pluie de mousson, avec le sentiment de changer de planète. Des comités de quartier se mettent en place. Les haut-parleurs ont remplacé les mitrailleuses à chaque coin de rue et diffusent des chants révolutionnaires. Un speaker annonce les noms de ceux qui sont récompensés pour leurs actions révolutionnaires, c'est-à-dire leurs délations. Une voix nasillarde appelle ceux qui vont être jugés. L'heure de la reprise en main a sonné. Le temps des retrouvailles et de la fraternisation s'est évanoui. Une chape de plomb s'abat sur la ville. On donne des cours de gymnastique dans les rues, des leçons de propagande dans les classes et les usines. Les femmes sont fermement invitées à revêtir la tenue traditionnelle. Adieu, minijupes et talons hauts.

– Ça c'est un régime! Ils ont réussi à faire disparaître les putes! s'exclame Sargos, dont le puritanisme a été, jusque-là, rudement malmené.

– Tu parles, répond Escale, elles sont toutes dans les bras des chefs de quartier.

Les Saigonnais ne s'émeuvent guère des rectitudes de Hanoi, ce qui agace les nouveaux arrivants.

– Il nous faudra remettre de l'ordre, déclare un *can-bô*, un cadre du Viêt-minh, à Jean Lartéguy. Ces gens ne comprennent pas que nous sommes des révolutionnaires vietnamiens, pas des occupants, des invités ou des touristes.

Plus de doute pour Escale, né sur cette terre : le peuple bientôt sera rééduqué.

Le 15 mai, les médecins assistent à la grande revue militaire en l'honneur de Hô Chi Minh, mort en 1969. L'armée de Hanoi défile avec du matériel soviétique dernier cri : chars lourds T-54 et T-56 nantis de systèmes à infrarouge, blindés amphibies PT-74, canons de 130, etc.

– Mais où est le Viêt-cong? se demande Bérès.

Pas de trace des révolutionnaires sud-vietnamiens. Ou plutôt si : au fond de la tribune, Kouchner repère la fameuse Mme Binh, qui menait les négociations à Paris deux ans plus tôt. Il l'avait rencontrée à Berlin-Est, dans les salons de l'hôtel Unter den Linden, lors d'un voyage effectué avec Marek Halter en juin 1969. La femme, mince et gracieuse, arborant le foulard à carreaux des combattants Viêt-cong, mélangeait langue de bois et désinvolture.

– Êtes-vous communiste? lui avait demandé Kouchner.

– Nous sommes attachés à l'indépendance, à la démocratie, à la paix et à la neutralité.

– Vous y croyez?

– Le programme politique du Front est conforme à l'esprit fondamental des accords de Genève : élections libres au suffrage universel à scrutin secret, direct, égalitaire.

– Mais vous, vous?

– Oh moi... avait-elle dit en riant.

Ce jour-là à Saigon, elle n'en mène pas large, noyée dans une masse de *bo-doï* au sourire conquérant. Mme Binh semble répondre aux abonnés absents, comme l'hypothétique GRP : elle n'occupe que la onzième place.

Les médecins trouvent le temps long. Agacé, Bérès rosse à la terrasse du Continental un escroc qui prétend être l'ambassadeur de Belgique. Kouchner et Escale ont d'autres préoccupations. Ils apprennent par cœur *Cyrano de Bergerac* et ambitionne de monter un spectacle, « Le théâtre des armées de Saigon ». Ils n'en auront pas le temps. Fin mai, les MSF reçoivent l'ordre de partir. Ils ne se font pas prier. Kouchner se surprend à vilipender les tenants du marxisme, qu'hier encore il soutenait. Ce n'est pas le combat contre le capitalisme qu'il convient désormais d'appuyer, mais celui contre le totalitarisme. Nuance.

Avant de quitter le Viêt-nam, les médecins se permettent un ultime pied de nez. Aux douaniers qui exigent une taxe payable en dollars, ils lâchent des faux billets qui circulent depuis quelques jours à Saigon.

Des trous d'obus encadrent la piste. La carcasse d'un C-130 s'étale au bout du tarmac. Cette ville qu'ils survolent pendant quelques instants s'appelle désormais Hô Chi Minh Ville.

Dans son laboratoire de Dijon, Pierre Fyot tourne comme un lion en cage. Il voulait depuis longtemps retourner en Indochine, panser les blessures des rizières. Il parcourt les journaux, écoute les nouvelles télévisées, mais ne participe pas à cette mission des Médecins sans frontières. Cette péninsule à la destinée tragique lui rappelle trop de souvenirs. Il ne veut plus entendre le nom maudit de Saigon.

Quand la guerre d'indépendance se déclenche en Angola, au cours de l'été 1975, Fyot se porte volontaire. Là-bas, dans la colonie portugaise qui s'émancipe, les enfants meurent, les blessés par balles tombent par centaines, les vivres manquent. L'ancien d'Indochine et de l'Algérie part précipitamment dans le maquis angolais.

Il débarque, un peu abasourdi, à Nova Lisboa, au centre du pays. La ville, sur le point de tomber entre les mains des combattants de l'Unita, le mouvement indépendantiste de Jonas Savimbi, est quasiment déserte. Ses rues témoignent d'un abandon soudain. Les volets battent sur les murs des maisons aux portes entrouvertes. Des voitures demeurent dans les garages, comme si leurs propriétaires n'avaient pas eu le temps de s'enfuir autrement qu'à pied. Des dizaines de chiens errants hantent les avenues. Pierre Fyot rejoint l'hôpital tenu par quelques maquisards. Aux alentours, des coups de feu résonnent. Les factions de la rébellion s'entre-déchirent déjà et règlent leurs différends à la mitrailleuse lourde.

Lorsqu'il pénètre dans l'immense bâtiment, Pierre a un choc. L'homme aux cheveux grisonnants qui s'avance vers lui, il le reconnaîtrait entre mille. C'est un peintre de Saint-Tropez, qu'il a aperçu maintes fois sur le port, devant chez Sénéquier. Mince, barbu, les yeux d'un bleu délavé, l'homme se présente avec un fort accent espagnol :

– Bienvenue, je suis Mario Duran, de Médecins sans frontières.

« Quelle sacrée coïncidence », se dit Pierre Fyot. Le peintre de Saint-Tropez, qui ressemblait sur les quais du port à un clochard aux yeux cernés, est désormais son compagnon de mission.

Mario Duran lui fait visiter les lieux. Il désigne les installations vétustes, les quelques stocks de médicaments légués par la Croix-Rouge, et lui présente deux médecins, l'un suisse, l'autre angolais. Fyot les jauge rapidement. Il leur trouve une drôle d'allure, une certaine gaucherie face aux malades, un manque d'aisance dans leurs mouvements.

Mario Duran, lui, est d'une autre trempe. Chirurgien argentin, agrégé de surcroît, d'origine basque espagnole, il est le fils d'un pauvre coiffeur de Cordoba. Il a fui Buenos Aires et ses dictateurs pour se réfugier en France. Mais les diplômes argentins n'offrent pas d'équivalent à Paris. Malgré le prix international Gerdy de médecine qu'il a obtenu en 1966 pour ses travaux de chirurgie digestive, Duran n'a pas obtenu le droit d'exercer. Il a dû lâcher le bistouri pour le pinceau. A quarante-trois ans, il peint des portraits sur la place du Tertre, et, chez lui, des tableaux naïfs et sanglants – des blessés dans une tente, des seringues plantées dans les bras, des crânes ouverts...

A Nova Lisboa, chirurgien temporaire, il se refait la main.

Du reste, il n'en est pas à sa première mission. Pour Médecins sans frontières et la Croix-Rouge internationale, il a opéré au Honduras, au Viêt-nam et au Liban. Rue Crozatier, on apprécie ce joyeux luron qui habite à deux pas, rue de Charonne, dans un capharnaüm invraisemblable où s'entassent des tableaux, des pots de peinture, des dossiers et des brochures militantes sur l'Argentine. Duran est un volontaire de la première heure. Il a compris que, s'il désirait encore exercer, il lui faudrait opérer sous les tropiques. Là-bas, il ouvre des ventres, recolle des plaies. En France, il peint ce qu'il a vécu. Il fréquente le milieu des réfugiés sud-américains, échange quelques informations sur l'évolution des guérillas.

Son premier contact avec MSF remonte à 1974. Il s'aventure un jour rue Crozatier. Il franchit la porte, salue Bao Dinh, la secrétaire, et demande à s'inscrire sur les listes de volontaires. « Remplissez ces papiers. » L'Argentin s'incline, s'exécute et signe. On lui lance un « Merci, au revoir » et, par crainte de gêner, il s'éclipse aussitôt. L'année suivante, Bernard Kouchner cherche à contacter ce chirurgien argentin dont il a entendu parler par une amie peintre, Mickey. Il cherche dans le fichier en désordre. Le dossier Duran est introuvable. Kouchner fouille les poubelles puis prend le téléphone :

– Mickey, retrouve-moi Duran s'il te plaît.

L'Argentin n'est pas loin. Installé sur un tabouret place du Tertre, il exécute les commandes de touristes japonais. Deux jours plus tard, il débarque dans les maquis angolais, avec une trousse d'urgence, quelques paquets de médicaments offerts par la Croix-Rouge et un petit nécessaire à peinture. Nova Lisboa, que les indépendantistes appellent déjà Huambo, est encore aux mains des Portugais, mais leurs troupes évacuent sous le feu des rebelles. Des centaines de colons montent dans les derniers avions. D'autres, trop vieux et trop pauvres, ne peuvent partir. Mario Duran assiste, impassible, à la fin du règne portugais et au passage du flambeau : les rebelles de l'Unita arrivent au pas de course, fusil en main, en treillis et coiffés à « l'afro ».

Lorsqu'il réceptionne Pierre Fyot, l'Argentin l'emmène aussitôt dans sa demeure, une bâtisse rose qui fut la maison du gouverneur. Épuisé, de larges poches sous les yeux, il décrit au médecin français les turpitudes angolaises. Un chirurgien pour huit cents blessés... Même au Biafra, Pierre Fyot n'a jamais vu une telle carence médicale.

A Nova Lisboa, il faut faire équipe avec un chirurgien suisse de la Croix-Rouge qui se saoule tous les soirs et le soi-disant médecin angolais, un ancien des maquis du Katanga qui répond au nom très martial de Géronimo.

– Ce type, c'est pas possible, dit l'Argentin. Il n'est pas médecin. A chaque fois qu'il opère, le blessé meurt. C'est un vrai massacreur...

Pierre Fyot se demande dans quel endroit il a été parachuté. Mario, certes, est amusant. Il n'a pas perdu ses réflexes de peintre et considère la table d'opération comme une ébauche de toile :

– Regarde, dit-il à son confrère, penché sur un blessé au ventre ouvert, comme c'est beau, ces couleurs !

Fyot est déconcerté par l'humour macabre de son compagnon. Il réapprend les gestes si longtemps délaissés. Il scrute lui aussi à la dérobée les deux autres médecins, le Suisse et Géronimo : bien sûr, Mario a raison, ces deux-là sont des imposteurs.

Brusquement, des coups de feu claquent dans l'hôpital. Penché sur un blessé touché à l'abdomen, Mario bondit. Les tireurs sont des rebelles qui apportent un personnage important, couché sur une civière.

– Merde, ils sont en train de gâcher mon travail.

Les combattants se fraient un chemin dans le couloir, écartent les patients qui attendent, en sang ou fraîchement pansés. Au passage, ils arrosent les murs de balles de gros calibre. Les malades se couchent à terre, ceux qui le peuvent détalent dans la cour. Dans l'encadrement de la porte, l'Argentin se met à hurler :

– J'avais dit que les armes étaient interdites ici!

Les rebelles ne se soucient guère de l'invective et forcent les portes. Alors Mario Duran s'emporte, décrète une grève immédiate des médecins humanitaires.

– Si vous ne laissez pas vos armes au vestiaire, on s'en va ce soir même!

Les combattants s'interrogent, semblent méditer une riposte, mais ils finissent par s'incliner. Ils repartent en sens inverse, abandonnant leur blessé dans la file d'attente.

Pierre Fyot est de plus en plus méfiant. Il n'est pas le seul. Géronimo se rend à la salle d'opération bardé de revolvers! Le faux médecin doit redouter les vrais chirurgiens. Sans doute craint-il la dénonciation.

Lorsqu'un autre « Biafrais », Paul Sargos, débarque à Nova Lisboa, l'équipe se scinde, et Mario emmène le nouvel arrivant à Vouga, petite ville des maquis, proche du quartier général du chef des rebelles, Jonas Savimbi. Géronimo les précède. Son bilan chirurgical ressemble vraiment à une notice nécrologique : sur trois blessés qu'il opère, deux meurent dans les heures qui suivent.

Mario et Paul s'en émeuvent et décident d'évoquer l'affaire au plus haut niveau. Ils filent au QG de Savimbi, demandent un entretien de toute urgence et, devant un aréopage de révolutionnaires angolais, dénoncent leur faux confrère. Le chef des rebelles toise de haut les accusateurs. Il leur fait comprendre que l'on ne saurait mettre en cause un révolutionnaire aussi dévoué au combat anticolonialiste.

Le soir, les deux médecins ne dorment que d'un œil. Ils ont croisé Géronimo près de leur case et celui-ci a déclaré qu'il allait leur faire la peau... Ils savent que l'imposteur ne plaisante pas. Que vaut la vie d'un médecin lorsque tombent chaque semaine au champ d'honneur des centaines de civils et de combattants?

Le lendemain, à l'aube, les deux envoyés de Médecins sans frontières volent une vieille voiture aux maquisards. A travers la brousse et la savane, ils filent jusqu'à la frontière sud-africaine. Assis sur son siège, Sargos pense à la fuite de Bernard L'Huillier en Jordanie, rentré dare-dare jusqu'en Israël à bord d'une Fiat dérobée.

« Aller là où les autres ne vont pas »... Le slogan de MSF est pertinent, se dit Mario Duran, mais il y a tout de même des limites. La courte épopée angolaise confirme surtout que les médecins humanitaires, fussent-ils les plus endurcis, sont loin d'être invulnérables.

8.

Un hôpital à Beyrouth

En ce dimanche d'avril 1975, malgré les tensions entre les communautés, Beyrouth se prépare à l'été levantin. La côte des banques et des grands hôtels baigne dans un soleil cru. Des voiliers traînent à l'horizon. Le port abrite des eaux tranquilles. La ville est calme. Le pays aussi.

Dans le quartier d'Aïn-Remmaneh, près de la route de Damas, des chrétiens inaugurent une petite église aux murs fraîchement crépis. Pierre Gemayel, soixante-dix ans, le chef des toutes-puissantes phalanges libanaises, les kataeb, est présent, escorté de plusieurs miliciens. Grand, mince, ancien footballeur, adepte des démonstrations sportives et ostentatoires – lorsqu'il était ministre, il n'hésitait pas à effectuer des rétablissements sur le capot de sa voiture –, le chef de milice savoure ce moment auguste : une église de plus. Une petite troupe de fidèles assiste à la cérémonie, en costume ou en bras de chemise. Un prêtre prononce le sermon. Puis la petite foule sort de l'église. A quelques jets de pierre, commence le quartier musulman.

Brusquement surgit une Peugeot. Elle roule à vive allure, s'approche du parvis. Les gardes du corps de Gemayel craignent aussitôt le pire. Les quatre occupants de la voiture ouvrent les vitres et tirent sur la cohorte de fidèles endimanchés. Deux miliciens tombent près des marches de l'église. Aussitôt, dans les rues chrétiennes, on crie vengeance.

A quelques encablures, un car transporte des militants palestiniens. Ce sont des fedayin, des combattants, gonflés à bloc par la cérémonie qu'ils viennent d'offrir en l'honneur des frères morts lors de l'opération Kyriat-Shmoneh menée contre Israël. Ils sont partis du camp voisin de Sabra et se dirigent vers le quartier palestinien de Tal el-Zaatar, à quelques centaines de mètres. La tension est à son comble lorsque l'autobus croise une escouade de kataeb, les yeux ivres de haine. Les fusils tonnent aussitôt. Vingt-sept corps sans vie sont relevés entre les parois trouées du bus.

La hache de guerre est déterrée. Yasser Arafat, le chef de l'Organisation de libération de la Palestine, condamne aussitôt l'attentat, qu'il qualifie de « sanglante boucherie exécutée par les troupes armées des phalanges ». Le Liban si calme entre en guerre. Les deux camps en présence ne peuvent plus retenir leurs troupes. Les Palestiniens se retranchent dans le camp de Tal el-Zaatar, proche du quartier de la Petite-Église tandis que les phalangistes en appellent aux frères chrétiens, qui peuvent, à tout moment, dévaler en armes de la montagne.

Le soir même, la ville est à feu et à sang.

Dans l'anarchie régnante, dans la déliquescence générale de l'État qui permet aux combats de s'étendre à tout le Liban, un personnage émerge. Grand, enturbanné, l'imam Moussa Sadr est le chef religieux des musulmans chiites. Il joue un rôle capital : il multiplie les contacts avec les autres chefs religieux, le patriarche chrétien maronite, le mufti sunnite et le cheikh des Druzes, pour tenter d'apaiser le conflit qui commence.

Jean-Claude Guillebaud, envoyé spécial du *Monde*, sursaute dans la rue obscure. Une énorme fusillade secoue Beyrouth à vingt et une heures quinze précises, ce vendredi 23 mai. Les habitants courent aux abris, dans les caves, les couloirs d'immeubles. Les voitures s'arrêtent et leurs occupants détalent à pied. Guillebaud découvre que, cette fois-ci, on tire en l'air. On fête, côté chrétien, l'avènement d'un gouvernement militaire qui s'engage à respecter la présence des Palestiniens au Liban. Maigre trêve.

Un mois après le début de la guerre, il ne reste plus grand-chose de la perle du Moyen-Orient. Le port ne fonctionne plus, et soixante navires attendent au large des quais. La poste centrale est encombrée par quinze millions de lettres en souffrance. Plusieurs quartiers sont désertés. Guillebaud constate avec effarement que cambriolages, enlèvements et viols se multiplient. Un demi-million d'armes sont dispersées dans le pays. Plus grave, l'équilibre interconfessionnel entre chrétiens, sunnites et chiites est rompu. Les hypothétiques dirigeants craignent un partage du Liban, où règne la loi de la jungle.

Pendant ce temps, un dignitaire religieux iranien suit avec intérêt le drame libanais. Dans son exil de Nadjaf en Irak, l'ayatollah Khomeyni s'inquiète du sort des chiites de Beyrouth.

Son ambassadeur itinérant s'appelle Sadegh Ghotbzadeh. Fringant, portant costumes et cravates à la mode, il hante les bars d'Europe nanti d'un passeport syrien pour nouer des contacts. Son quartier général parisien est la Closerie des Lilas, où il tient salon. A trente-trois ans, ce fils de bonne famille iranienne cadre mal avec les conseillers religieux qui entourent Khomeyni. Il fait figure d'intellectuel progressiste, à la fois révolutionnaire et arriviste. A la demande de l'imam Moussa Sadr, il est chargé de sensibiliser le public français au drame libanais.

Il rencontre ainsi les jeunes médecins dont il a entendu parler quelques mois plus tôt. Leur tournée dans les maquis kurdes les a fait connaître, bon gré mal gré, dans les capitales orientales. Le plénipotentiaire de Téhéran leur demande de se porter au secours des populations chiites de Beyrouth, encerclées dans le quartier est de Nabaa, au-delà d'Achrafieh, le QG chrétien.

Les médecins ignorent qu'ils ont affaire non à un simple émissaire libanais, mais au porte-parole de l'opposition au shah d'Iran.

Un soir, rue Crozatier, Rosaria de Rosa participe à l'une de ces réunions informelles où l'on s'apostrophe dans les cris, les rires et les quolibets. Un homme élégant prend la parole. Il a un fort accent oriental. Aux côtés de Rosaria, un médecin iranien pâlit brusquement :

– Mais c'est Ghotbzadeh !

– Et alors ? s'étonne Rosaria.

– Comment, tu ne le connais pas ? C'est l'un des dirigeants de l'opposition iranienne.

Le médecin iranien écoute son compatriote avec un certain malaise. Il craint les indics de la police du shah, la Savak.

L'orateur évoque alors le réduit chiite, enclave dans l'enclave beyrouthine. Cent cinquante mille personnes tentent d'y survivre. Elles ne peuvent fuir. Elles sont situées en zone chrétienne, l'aéroport est loin, au delà des lignes, et les hôpitaux chrétiens, sur la colline d'Achrafieh, ne leur sont pas ouverts. Ghotbzadeh évoque aussi la mort de cette petite fille qui, blessée à la main par un tireur embusqué, s'est éteinte faute de soins après après avoir perdu son sang deux jours durant.

Sur les soixante médecins libanais implantés à Nabaa avant le début des combats, deux seulement ont décidé de rester. Plus grave, toutes les factions palestiniennes sont représentées dans l'enclave, et chaque pâté de maisons est transformé en un quartier général.

Au local de MSF, on répond aussitôt à l'appel de l'Iranien. Des Beyrouthins souffrent ? Des habitants esseulés sont assiégés dans un réduit ? Voilà une nouvelle mission pour les humanitaires français.

Jean-François Castérès, un anesthésiste d'Arcachon, est le premier à partir. La secrétaire de MSF lui a adressé un bref message téléphonique :

– Prépare-toi pour Beyrouth, on est sûr que tu es partant. On a besoin de toi là-bas.

En ce froid matin de janvier 1976, il boucle ses valises en un clin d'œil : pour avoir suivi les événements à la télévision, il connaît la détresse de Beyrouth, le drame qui se joue dans les maisons, les caves, les abris improvisés, les canalisations où les familles s'engouffrent, les vivres qui viennent à manquer.

A Beyrouth, un douanier méticuleux examine son passeport.

– Où allez-vous ?

Castérès ment. Il parle de sa belle-sœur, mariée à un Libanais. Le douanier, un peu sceptique, tamponne le passeport. L'anesthésiste devient un médecin clandestin. Il emprunte une voiture et s'engouffre dans l'avenue Camille-Chamoun.

C'est une ville déjà en ruine qui défile sous ses yeux. Nul doute que ces plaies architecturales témoignent des souffrances à venir. Il faut baisser la tête, surveiller les coins de rue, les toits et les balcons où sont embusqués les tireurs. Le médecin d'Arcachon cherche des contacts. Pas facile dans cette ville meurtrie.

Les Arméniens sont les seuls à assurer le transport dans les quartiers chiites. Castérès monte à bord d'un taxi déglingué. C'est le voyage de la peur, très court et très risqué. Il faut franchir le quartier musulman puis, côté chrétien, plonger en zone chiite. Les amitiés arméniennes, plus vénales que confessionnelles, font le reste. Quelquefois, un prêtre maronite, kalachnikov glissée sous la soutane, assure le passage de ces frontières de quartier, aussi mouvantes que la ligne de l'horizon sur les sables du désert. Le pont de la Quarantaine, non loin du port chrétien, est particulièrement dangereux. Les meilleurs tireurs beyrouthins s'y retrouvent, comme à un stand de tir.

Les cibles ne manquent pas. Déjà, plusieurs chauffeurs arméniens ont été tués. Celui de Castérès fonce et son passager sent les balles crépiter alentour. Ils passent... Castérès, agrippé au siège, n'a pas le temps de souffler. Le spectacle qui s'offre à ses yeux est celui de la désolation.

Nabaa est coupée du monde. L'eau manque, les vivres aussi. Quant aux médicaments, seuls les nantis en bénéficient. Castérès comprend aussitôt l'urgence de l'appel de l'imam Moussa Sadr. Son représentant sur place, Ali Mawla, organise une courte visite dans les bas-fonds de la guerre urbaine. Devant une petite maison, il s'arrête, fixe l'arrivant et lui déclare :

– Ce sera ton hôpital.

L'endroit, qui fut le siège du Comité des déshérités, est désuet, mais tant pis. Castérès calcule mentalement qu'il peut placer là vingt lits tout au plus. Il installe aussitôt sa trousse d'urgence et ses quelques médicaments dans le bâtiment, où les chiites lui ont réservé deux étages. Le salon du rez-de-chaussée lui servira de salle d'opération. Un cheikh prête une maison voisine en guise de gîte. Miracle : le téléphone marche. Le reste, c'est-à-dire tout, manque. Dehors, les combats redoublent. Déjà, les blessés affluent.

Castérès ordonne qu'on lui installe deux Cocottes-minute. Elles serviront à stériliser les instruments. Puis il convoque un chef de bande et exige que son hôpital soigne tous les blessés sans exception, chrétiens, sunnites, druzes, palestiniens. Le pari est risqué, et le milicien croit mal comprendre. Quel est ce malotru qui aspire à soigner l'ennemi, le responsable de tous les maux? Castérès n'en démord pas. Il compte sur son prestige de médecin bénévole pour avoir gain de cause. Lorsque le guerrier se retire pour palabrer avec les membres de son groupe, l'Arcachonnais sait déjà qu'il a gagné. Peu à peu, la méfiance s'efface et les blessés de tous bords sont convoyés jusqu'au dispensaire de MSF.

A l'hôpital de Bayonne, l'anesthésiste et médecin-chef Pierre Pradier ronge son frein. Il en a assez, à quarante-deux ans, de cette médecine hospitalière et des manœuvres de mandarins. Pour se réconcilier avec le métier de praticien, il donne des cours à l'école d'infirmières. Quand le bureau de MSF lui propose de partir pour Beyrouth, il répond aussitôt présent. Il plaque ses infirmières, glisse dans sa valise les œuvres de Montaigne et de Plutarque, ses inséparables compagnons de voyage, et file à Paris pour dormir chez l'ami Sadegh Ghotbzadeh. Le lendemain, il prend place dans un avion de la Middle East Airlines qui assure la liaison Paris-Beyrouth-Damas, en compagnie d'un médecin britannique, Stanley Bond, qui a rejoint les rangs de Médecins sans frontières, et de deux infirmières, Aude Bœkholt et Elain Harvey. L'appareil est le premier à se poser depuis la réouverture de l'aéroport. Quand les compères de MSF se lèvent de leur siège pour gagner l'échelle de sortie, ils constatent qu'ils sont les seuls à descendre à Beyrouth. Cela ne les effraie guère. D'ailleurs, l'accueil est chaleureux : une équipe de la télévision libanaise les attend au pied de l'échelle.

– Castérès a bien fait les choses, lance joyeusement Pradier.

La médiatisation devient une règle morale de l'organisation, surtout lors de virées dans les coins chauds de la planète. Mais les honneurs durent peu : les envoyés spéciaux de MSF doivent rejoindre au plus tôt la poche de Nabaa.

Dès lors, les choses se compliquent. Franchir les lignes nécessite les services de plusieurs chauffeurs, lesquels évitent les quartiers ennemis. Les voitures qui convoient les équipes médicales sont dépourvues de marques distinctives, signes de reconnaissance d'un quartier à l'autre. Après seize heures trente toute circulation s'arrête : les rues deviennent alors, obscurité oblige, le royaume des combattants. Pradier emporte avec lui cent trente-deux colis de médicaments et de matériels et lorsque les habitants de Nabaa l'aperçoivent, ils déclenchent un tir nourri en guise de bienvenue. Un vieillard sursaute. Il ne sait plus si la salve salue un moment de joie ou marque la reprise des combats, après la sieste de l'après-midi.

Très vite, on accorde aux médecins et aux infirmières une escorte armée. Sage précaution : Pradier doit prendre des risques pour retourner en zone chrétienne chercher des bouteilles d'oxygène. Le premier soir, déjà, l'équipe a été menacée au téléphone par des phalangistes.

– Bonsoir, les petites ordures de Français, on sait où vous êtes et combien vous payent les autres pour faire ce que vous faites. On va vous trouer la peau!

Les interlocuteurs de Pradier ne sont en fait qu'à quelques centaines de mètres, côté chrétien, sur la colline d'Achrafieh, retranchés dans un collège de jésuites. Le médecin français s'insurge :

– Attends l'ami, si tu es un ancien élève des jésuites, moi aussi! Alors, ne me parle pas comme ça!

Le phalangiste se calme, la conversation redevient normale, puis les insultes reprennent. A plusieurs reprises, Pradier doit subir ces attaques verbales, entrecoupées de paroles amicales. La confrérie des anciens des jésuites a du bon, rumine Pradier, mais au Liban, elle montre ses limites.

La rencontre avec l'imam Moussa Sadr est impressionnante. Le religieux, en turban et tunique noirs, est un géant de près de deux mètres qui parle d'une voix posée. Ses yeux verts, sa petite barbe et ses cheveux bouclés lui confèrent une allure étonnante, non dépourvue de charme. Ses gestes emphatiques, ses phrases grandiloquentes en font un meneur d'hommes au charisme certain. De père libanais et de mère iranienne, il fut l'élève de l'ayatollah Khomeyni à Qom, en Iran. C'est lui qui réconcilia Arafat et le Syrien Hafez el-Assad. Il connaît de nombreux dirigeants du Moyen-Orient, dont le bouillant colonel Kadhafi.

L'imam remercie les Français de leur présence aux côtés des « déshérités ». Il leur expose ses certitudes : Israël, dit-il, profitera de cette guerre pour renforcer ses positions, et les phalangistes s'allieront avec Tsahal, l'armée de l'Etat hébreu. Ses paroles confirment en tout cas les craintes des toubibs : les combats ne s'achèveront pas de sitôt.

L'hôpital, d'ailleurs, ne désemplit pas.

Michel Bonnot a décidé de faire la route des Indes. A la fin de sa quatrième année de médecine, il quitte Dijon avec deux autres étudiants, Jean Richard et Évelyne Guillaume. La voiture est chargée de sacs à dos et de valises. Le soleil brille en ce mois de juillet 1975. La route est longue jusqu'aux rives du Gange et à la plaine de Katmandou. A vingt-deux ans, Bonnot, cheveux longs et blonds, veut larguer les amarres. L'Orient l'attire. Il ne sait pas encore que la route s'achèvera au Liban.

Les trois Dijonnais doivent en effet passer par Beyrouth pour se rendre en Irak. Lorsqu'ils débarquent dans la capitale libanaise le 18 août, la ville sent la poudre : une brève accalmie a libéré les cieux de ses orages d'obus. Les murs sont calcinés, les façades éventrées, les toits percés. Une conduite d'eau a explosé et inonde la rue. Michel, Évelyne et Jean regardent la ville avec des airs ébahis : ils ne pensaient pas qu'elle serait à ce point meurtrie.

Les trois amis dorment chez un Libanais, Michel Assour, un douanier chrétien. Le soir, dans son appartement, le fonctionnaire de l'État introuvable raconte les charmes et les misères du Levant, le désir de s'accrocher à cette terre ravagée et si mal partagée, l'amour pour le Liban et la haine que se vouent ses habitants. Pas simple, ce pays, pense

Bonnot. Les Dijonnais rentrent en France en septembre, après une longue escapade par la Jordanie et la Turquie. Là, ils apprennent, au col du mont Blanc, la reprise de la guerre : la trêve est rompue, le Liban est à nouveau à feu et à sang.

Le trio décide alors de rallier Paris où Bonnot a entendu parler d'une jeune organisation, Médecins sans frontières, qui a ouvert un dispensaire à Nabaa, en plein quartier chiite. Bonnot trouve l'adresse dans l'annuaire puis rapplique rue Crozatier : « Je pars tout de suite pour le Liban », lance-t-il à Rosaria de Rosa, la secrétaire. Elle l'observe longuement. Le candidat a l'air enthousiaste, mais un peu jeune.

– C'est bien, mais on ne prend pas les étudiants en médecine.

– Vous les prenez à partir de quand? s'enquiert Bonnot.

– En septième année.

Bonnot rejoint Dijon, déçu. Il attendra deux ans avant de sonner à nouveau à la porte de MSF.

A Beyrouth, Pierre Pradier et le Canadien Stanley Bond opèrent dans le dénuement le plus total. Chaque jour, les blessés se succèdent par cohortes dans les deux salles d'opération. Il faut de surcroît rattraper les erreurs des infirmiers chiites, qui recousent les blessures avec des aiguilles de mercerie sans nettoyer les plaies ni enlever les éclats. Presque tous ceux qui en réchappent souffrent ensuite d'un gigantesque abcès ou de la gangrène. Pradier et Bond rouvrent les blessures cicatrisées, nettoient, recousent à tour de bras. Les blessés sont souvent des combattants, déjà aguerris, prêts à en découdre à nouveau, à peine sortis de l'hopital. Ces curieux militants qui ne reculent devant rien, ni exactions, ni massacres ou mises à mort de civils, frémissent face à la seringue comme devant un peloton d'exécution. Pradier hausse les épaules. Drôles de guerriers, vraiment!

La tâche est immense. Les médecins voient débarquer un nombre croissant de blessés dans le petit hôpital – en moyenne, vingt par après-midi, lorsque les combats reprennent. Le bombardement en plein jour du marché de Nabaa se solde ainsi par quarante morts et l'arrivée, en cinq minutes, de cent cinquante blessés. Il faut faire vite. On demande du sang aux voisins.

On opère parfois à la lampe de poche. Mais l'électricité est rarement coupée. La centrale se situe dans un camp, et le réservoir d'eau dans l'autre. Les ennemis se font la guerre mais ne ferment pas les robinets.

Entre les murs du dispensaire, toutes les ethnies, toutes les religions se confondent : des maronites s'y entassent avec des chiites, des sunnites, des Kurdes, des Arméniens, des Druzes, des Palestiniens. L'accès à la maison de la charité est libre : les commandos en blouse blanche ne demandent pas de cartes d'identité à l'entrée.

Les Médecins sans frontières sont les seuls à soigner les blessés de Nabaa. Dans ce flot humain qui apparaît aux heures chaudes de l'après-midi, heures de pointe de la guerre, ce qui frappe Pradier et Aude Boekholt, l'infirmière, c'est le nombre de vêtements noirs : chaque famille est marquée par le deuil.

Il y a bien ce dispensaire des sœurs catholiques syriennes, des franciscaines, dans le quartier encerclé, mais une rue surveillée par les *snipers* le coupe en deux. La maternité est ainsi complètement isolée du bâtiment central. La rue est pire qu'un no man's land. Ceux qui la traversent tombent aussitôt sous les balles. Elisabeth Dalle, l'une des deux infirmières qui secondent Pradier, une blonde bouclée aux grands yeux, échappe de justesse à la mort en courant pour chercher, à trente mètres de l'hôpital, des vaccins chez les franciscaines. Le père d'une jeune blessée a moins de chance : en se rendant chez le pharmacien pour obtenir des médicaments, il reçoit une balle dans le bras.

Les blessés refusent d'être déplacés, de crainte d'être achevés. Un homme atteint au ventre reste ainsi coincé trois jours durant entre deux barrages. De peur d'être arrêté et interrogé par quelque milicien adverse, il avale sa lettre d'admission à l'hôpital.

Pour récupérer les cadavres, les habitants du quartier utilisent de longs bâtons dotés de crochets. Les sœurs, elles aussi, mettent la main à la pâte. C'est à un curieux spectacle qu'assiste Pradier : le mouvement des pleureuses munies de gaffes ressemble à un triste défilé mortuaire, à deux pas de ce dispensaire dont la croix, face aux balles chrétiennes, n'offre qu'une protection dérisoire.

Lors d'une accalmie, Stanley Bond emmène les infirmières se détendre dans la campagne libanaise, loin des fureurs beyrouthines. Pendant que son confrère courtise Aude et Elain, Pradier demeure à Nabaa pour une permanence hypothétique.

On le sort du lit un soir, alors qu'il est plongé dans Plutarque. Un milicien a reçu une balle dans la fesse. L'homme n'est pas fier mais ses acolytes paradent dans les couloirs.

– Pas question de l'opérer maintenant, tranche Pradier, on verra ça demain.

– Si, tu l'opères ce soir, décrète un milicien.

– J'ai dit pas question. Il faut être deux.

– Tu l'opères, sinon je te tue !

– Ah ! Cela mérite réflexion...

Une lueur dans la pupille du milicien ne laisse guère de choix à Pradier, qui s'incline.

De jour en jour, c'est l'escalade. On se bat désormais pour quelques mètres carrés, un coin de rue, une ruine, une tranchée creusée. Un matin, Pradier sursaute et se plaque au sol : une roquette survole l'hopital et s'écrase à quelques encablures.

Un volontaire de MSF qui vient de débarquer entend améliorer le rendement : pour évacuer le sang des poitrines et des ventres éclatés, il se sert d'une éponge. Son successeur opte pour la louche. Les cadences de soins sont infernales.

Il y a certes quelques heures d'accalmie en début d'après-midi, quand les combattants abaissent leurs fusils à lunette pour une courte sieste ou une cigarette de haschich. Puis les tirs redoublent d'intensité. Lorsque la nuit tombe, les passants rasent les murs de plus près : les tireurs sont équipés de fusils à infrarouge et semblent faire mouche à chaque coup.

Les médecins décident d'abandonner leur appartement situé trop loin du dispensaire et rallient un deux-pièces délabré que leur prêtent les chiites, à trente mètres de l'hôpital. La nuit, ils sont réveillés sans cesse pour traiter les derniers blessés. Sortir de l'appartement relève du risque pur : outre les balles et les obus, il faut se protéger des miliciens trop nerveux.

– Qui va là? clame-t-on à chaque barrage.

– *Rafik!* (Camarade!) répondent les médecins, pas toujours rassurés.

Pradier apprend à connaître les angles de tir, les abris anodins dans la rue – une voiture calcinée, un muret de briques, une plaque de tôle.

Une jeune infirmière vient prêter main-forte aux assiégés de Nabaa. Originaire de Suisse, Ghyslaine Martin, vive et prolixe, s'adapte très vite aux contingences de la vie en circuit fermé. Elle ne cille pas lorsque résonne dans les faubourgs beyrouthins le bruit des canons, tance les notables qui entendent bénéficier de passe-droits, réconforte les souffrants et au besoin les médecins qui se requinquent devant ces accès de tendresse. Même les combattant admirent le dévouement et le courage de cette petite femme qui s'emploie à chasser la peur dans l'enceinte du dispensaire. Ghyslaine Martin devient bientôt l'âme de la mission libanaise.

Quand il rend visite en avril 1976 aux médecins français, l'envoyé spécial du *Monde*, James Sarazin, est stupéfait. Dans le dénuement le plus total, les French Doctors continuent à opérer. Pierre Branchard, soixante ans, a abandonné son service chirurgical à l'hôpital de Marmande pour rejoindre l'Argentin Mario Duran, de retour d'Angola, l'infirmière Marie-Noëlle Arnaud et l'infirmier Henri Michel. Tous racontent au journaliste les dangers quotidiens qu'ils courent, les médicaments qui ne viennent pas, les tireurs embusqués qui se moquent bien de l'enseigne médicale accrochée à la cimaise du dispensaire.

« L'hôpital manque de Valium et d'aiguilles rondes pour les sutures intestinales. Le travail se déroule dans le risque permanent d'un bombardement », écrit le reporter du *Monde.*

Malgré la haine, des contacts se nouent entre les deux camps... pour acheter des armes. Des chiites ont ainsi monté une filière afin de s'équiper côté chrétien, et des commerçants chrétiens particulièrement inventifs se livrent au même trafic en sens inverse. Les médecins ne s'y retrouvent pas dans ce théâtre de l'absurde. A Jacques Faïn, un volontaire qui a pris la relève de Pradier, un milicien de Nabaa lance :

– Ces commerçants sont des trafiquants. S'ils sont capturés, on les tue. Mais nous, nous sommes civilisés : nous les jugeons d'abord. Les chrétiens, eux, exécutent tout de suite. C'est ça la différence.

La nuance est de taille, sauf pour les victimes, en conclut Faïn. En fait, les Français assistent, impuissants, à la destruction de Beyrouth. Le village de Nabaa semble en sursis. Mais l'hallali est proche.

Dans leur QG d'Achrafieh, à portée de tir du réduit, les hommes de Pierre Gemayel ont en effet concocté la mise à mort des quartiers de Nabaa et Tal el-Zaatar, le camp palestinien situé à quelques centaines de mètres de l'hôpital MSF. Le nom de code des opérations : Zorro 1 et Zorro 2. Le plan reçoit la bénédiction du chef d'Etat syrien Hafez el-Assad.

Un soir, un obus de 120 millimètres troue la nuit. Il n'explose pas, mais perfore l'hôpital de part en part. Mario Duran appelle d'urgence Kouchner :

– Bernard, il faut que tu viennes, une bombe nous est tombé dessus. On est mal!

A Paris, le message provoque un sentiment de panique. Les volontaires de l'urgence semblent pris pour cible. La relève doit être assurée. Tandis que les chrétiens fourbissent leurs armes, Kouchner, nanti d'un ordre de mission signé par Max Récamier, débarque à Beyrouth. Il a à peine le temps de franchir les lignes que l'aéroport ferme sa piste.

– Trouvera-t-on longtemps assez de suicidaires pour faire fonctionner cet hôpital? se demande-t-il lorsqu'il pénètre dans le réduit de Nabaa.

Paul Sargos et Jean-Claude Baste, un autre Bordelais, jeune chirurgien agrégé, tentent de rejoindre Kouchner. Ils doivent, pour y parvenir, effectuer un crochet par Chypre. Sargos n'a pas hésité un seul instant à se lancer à nouveau dans l'aventure humanitaire : les querelles de mandarins commençaient à l'ennuyer. A l'hôpital de Bordeaux, depuis son retour du Viêt-nam, on le considère moins comme un héros que comme « le salaud qui a abandonné son service ». Il ne supporte plus les jalousies et les regards en coin.

Dans le port de Larnaca, les quais sont bondés de Libanais en partance pour l'Europe. Sargos se demande un instant dans quel guêpier il est venu se fourrer. Qu'est-ce qui l'attend, là-bas, au bout de l'horizon méditerranéen, si bleu, si secret? Il résume mentalement ses missions. Le Biafra, ce fut l'horreur; la Jordanie, l'horreur, plus l'odeur de la mort; le Viêt-nam, l'horreur, plus l'odeur, plus la haine, plus la densité du feu. Où s'arrêtera l'échelle de la barbarie? A Beyrouth, dont il n'aperçoit pas encore les ruines, les récits qui traînent sur les quais prédisent que cette échelle est haute, très haute...

Sargos doute un instant de sa mission puis se ressaisit. Il fonce vers une grosse vedette et négocie avec le capitaine le prix du ticket pour Beyrouth. Le marin est prêt à prendre tous les risques, mais à condition d'être payé en dollars. Va pour les billets verts, abandonnés par grosses coupures!

On largue les amarres pour le pays en guerre à une nuit de bateau. La mer est calme. En sortant sa vedette du port, le capitaine intercepte un message radio : l'ambassadeur américain à Beyrouth vient d'être abattu. Francis Meloy se rendait au palais du président Elias Sarkis, dans le secteur est, lorsque sa voiture a été interceptée par on ne sait quelle faction. Son corps a été retrouvé le soir même, criblé de balles.

Sargos prend l'annonce de ce meurtre comme un mauvais présage. Il passe la nuit à contempler le ciel étoilé. Sur le pont, à ses côtés, des passagers libanais devisent sur le sort de leur pays. Des récits horribles courent sur le bateau, de bâbord à tribord. On évoque ainsi le châtiment infligé à des musulmans pris au hasard dans la rue par des phalangistes assoiffés de vengeance après la perte de quatre des leurs. En représailles, cent dix personnes ont été exécutées. Des otages pris dans les deux camps, des hommes et des femmes ont été torturés, froidement massacrés.

Jean-Claude Baste n'est guère rassuré :

– Tu te rends compte? Ils ont abattu l'ambassadeur.

– Et alors, tu n'es pas ambassadeur, donc tu as des chances, rétorque Sargos.

La remarque foudroie l'interlocuteur, qui n'ose reculer.

Lorsque les deux médecins débarquent à Jounieh, le grand port chrétien de Beyrouth, les phalangistes les prennent aussitôt en main. Hostiles à toute mission étrangère à Nabaa, ils bouclent leurs nouveaux hôtes dans une caserne. A l'entrée de la pièce où ils sont confinés, des soldats moustachus discutent avec de jolies secrétaires.

– Qu'est-ce qu'ils nous veulent? dit Baste, de moins en moins rassuré.

Sargos décide de passer à l'offensive. Il ne compte pas moisir quinze jours dans ce trou.

Il avise les secrétaires et leur lance :

– Si toutes les filles libanaises sont comme vous, votre pays est merveilleux...

Les phalangistes regardent le malotru en chien de faïence. Les filles sourient.

– On ne peut pas téléphoner? hasarde l'impudent.

Les filles lui tendent le combiné et Sargos appelle Kouchner, au dispensaire de Nabaa.

– Les phalangistes nous ont emprisonnés.

– Bon, ne dites pas que vous allez rejoindre les Palestiniens. Dites que vous êtes volontaires pour la Croix-Rouge. Et dépêchez-vous, on a besoin de vous ici, ça pète dans tous les coins.

Jean-Claude Baste est livide. Sargos raccroche et lui souffle la consigne à l'oreille.

Un capitaine les convoque aussitôt, et, dans un bureau isolé, interroge d'abord Baste. Celui-ci avoue bien vite que les Palestiniens de Nabaa les attendent, son confrère et lui.

Furieux, le capitaine sort et tance Sargos :

– Alors, on va soigner nos amis palestiniens?

La tension monte brusquement. Sargos ne se démonte pas. Il jauge son interlocuteur. Les kalachnikov sont nonchalamment pointées vers lui. Il connaît ces situations de folie où plus rien n'est contrôlable, même par les chefs, où la haine appelle la haine.

– Oui, dit-il, ils ont besoin de nous.

Les phalangistes alentour manifestent leur nervosité. Sargos a des sueurs froides, Baste ne dit mot. Menaçant, le capitaine poursuit :

– Nous, personne ne nous aide.

– Vous n'avez qu'à vous adresser à Médecins sans frontières.

Interloqué par tant d'aplomb, l'officier demande :

– Pourquoi faites-vous ça?

Le Français sort son atout :

– Parce que je suis chrétien.

Le phalangiste le toise, recule et s'incline. La réplique est imparable.

Lorsque Sargos et Baste quittent le casernement, la bataille de Nabaa a commencé.

Une voiture explose à cinquante mètres d'eux. C'en est trop pour Baste. Père de deux enfants, il invoque sa situation de famille. Au téléphone, à l'autre bout de Beyrouth, Kouchner bondit en apprenant qu'il veut repartir :

– Comment! Mais ce type est un trouillard.

– Peut-être, réplique Sargos, mais moi, j'arrive.

Kouchner se ravise :

– Paul, tu lui diras que cela n'a pas d'importance, il peut rentrer en France, je ne lui en veux pas.

Sargos se retrouve seul. Il saute dans un taxi, une vieille Fiat conduite par un Arménien accessoirement vendeur de roquettes, et fonce vers Nabaa. Il a le temps de scruter le désastre beyrouthin : la bibliothèque et le musée, qui sont sur la ligne de front, affichent des façades trouées et calcinées.

Au moment où le Bordelais débarque à l'hôpital de MSF, les tirs se précisent. La mosquée voisine est de plus en plus visée. Kouchner est là, ainsi que François Escale, le compagnon du Viêt-nam. Une jeune Libanaise callipyge émerge d'une chambre à coucher et s'éclipse en minaudant.

– Bonjour, lance Sargos en riant, j'apprécie l'hospitalité des Phéniciens.

Tous trois se mettent à la tâche. Des centaines de blessés défilent entre leurs mains. Ils opèrent sans relâche, assistés par un étudiant en anesthésie que Kouchner appelle Bronson, pour son côté mexicain. Ils retrouvent les cadences des missions vietnamiennes et biafraises. Ils apprennent aussi l'horreur de la roulette guerrière, celle des *snipers*, payés une fortune, au jour ou à la tâche. Visé par un tireur d'élite qui choisit soigneusement sa proie, un enfant de dix-huit mois reçoit une balle dans le foie. Des femmes sont blessées à la gorge – une cible de choix pour les combattants. Côté chiite, les assiégés ne sont pas en reste : un franc-tireur de douze ans avoue crânement à Kouchner qu'il descend plusieurs civils par jour. Bernard se retourne et constate que l'enfant est la fierté du groupe auquel il appartient.

Bérès veut être de la partie. Le temps de trouver un remplaçant pour son cabinet de chirurgie plastique, il rejoint Beyrouth en catimini. Sous les obus, il gagne le réduit palestinien, en plein cœur de la ville, encerclé par les chrétiens et les Syriens. Pendant un mois, il opère civils et fedayin, carbure au café, ne compte plus ses heures d'insomnie. On le considère comme un héros. On lui demande de signer le livre des « grands combattants palestiniens ». Bérès accepte et se rend à une cérémonie improvisée, où sont rassemblés de jeunes soldats, des pasionarias armées de fusils et des vétérans de la guérilla.

– Laissez-moi vous dire deux choses, lance le chirurgien, un rien provocateur. D'abord, je suis juif...

Un silence épais envahit la salle. Bérès apprécie son effet. Depuis quatre semaines, il encaisse chaque jour des couplets antisionistes.

– La deuxième chose, c'est que je ne quitterai pas le Liban sans avoir vu Baalbek.

Les Palestiniens lui pardonnent volontiers son premier aveu, mais guère le deuxième. Que le médecin soit juif, passe encore. Mais s'enfoncer dans la vallée occupée par des dissidents de l'OLP pour une visite touristique des ruines romaines de Baalbek est de la pure folie. Bérès maintient sa requête comme prix de sa mission. Magnanimes, les officiers palestiniens cèdent et lui octroient une courte promenade, sous une solide escorte de vingt-cinq fedayin. Bérès monte dans la Jeep, encadré par des moustachus armés jusqu'aux dents, pour une visite de Baalbek au pas de course.

Après cette escapade, le frère de Yasser Arafat, Fatih, président du Croissant-Rouge palestinien, l'accueille et le félicite pour sa mission sous les bombes. Il l'invite le soir même à assister aux fêtes de fin de ramadan, l'Aïd, dans une grande villa sous haute protection.

Yasser Arafat est de la partie. Ses hommes se bourrent de riz, de mouton et de pâtisseries. Des femmes en treillis déambulent entre les soldats. Un couple se forme dans l'obscurité des taillis. On rit, on soupèse les pistolets, on compare les cartouchières. Un homme d'allure élégante, aux cheveux blancs et aux traits fins, pénètre dans la villa. Il est entouré d'une cohorte de centurions et promène sur l'assistance le regard détaché d'un seigneur féodal.

– Qui est-ce? demande Bérès.

– Le commandant de l'artillerie palestinienne, lui répond Fatih Arafat. C'est lui le responsable de toutes les actions commandos.

Au cours de la soirée, Bérès se retrouve aux côtés du commandant sur la terrasse de la villa. Bête noire des Israéliens, des Syriens, des chrétiens, l'homme semble attirer toutes les haines de la région. Il sait sans nul doute que Bérès est juif. Il ne faut donc pas le froisser. A Beyrouth, tout le monde se soupçonne, y compris les gens de même obédience. Bérès s'accoude à la terrasse. Le Palestinien porte un gros talkie-walkie à la ceinture.

– C'est superbe, votre truc, dit Bérès pour meubler la conversation.

– Très bon modèle, répond laconiquement l'officier palestinien en lui tendant l'appareil.

– Et ça a une portée de combien?

– Trente-cinq kilomètres.

Bérès esquisse un sourire et rend le combiné.

– Vous n'avez pas l'air de me croire, dit le Palestinien.

– Si si, j'ai simplement été un peu surpris.

– Non, vous ne m'avez pas cru. Allez, venez voir.

Bérès pense que l'affaire va mal tourner. On ne taquine pas un chef de bataillon.

L'officier désigne l'horizon obscur, à l'autre bout de la ville.

– Vous voyez les collines?

– Oui.

– Les arbres derrière?

Bérès scrute la nuit et croit déceler une rangée d'arbres.

– La deuxième rangée de collines? poursuit le Palestinien.

– Non, je ne vois pas.

– Ça fait vingt-cinq kilomètres. Mes batteries sont là. Je leur donne l'ordre de tirer.

Bérès s'en mord les doigts :

– Mais non, ce n'est pas la peine, je vous assure...

Trop tard. L'ordre fuse, et un déluge de feu s'abat sur le camp chrétien, à quelques kilomètres de là. Atterré, le chirurgien français, sans demander son reste, fuit la compagnie de ce seigneur de guerre piqué au vif et s'enfonce au sein de la foule amassée dans le jardin. Ce soir-là, les chrétiens ne se méfient pas de leurs ennemis palestiniens, en principe affairés à déguster les délices de l'Aïd. A tort. Bérès apprend, le lendemain, le triste bilan de la démonstration. La futile conversation d'artilleur a coûté la vie à une dizaine de personnes. Le médecin ne se pardonne pas ce bombardement survenu par sa faute.

Le danger est partout. Devant les barrages, les miliciens font quelquefois mine de confondre les médecins avec des mercenaires. « *Mine one? – Rafik!* » (« Qui va là? – Camarade! ») Les commandos de l'urgence apprennent vite les subtilités de la sémantique guerrière, les mots de passe, les signes de reconnaissance, pidgin d'anglais, d'arabe et d'expressions codées. Un milicien braque son arme sur le ventre de Kouchner avant qu'un camarade ne lui lance :

– Laisse tomber, c'est l'un des médecins.

Un autre ne veut rien entendre. Il soutient mordicus que médecins et mercenaires sont de la même engeance. Il faut ruser, parlementer ou s'imposer, c'est selon. Dans un café, Kouchner croise avec stupeur l'homme dont il a enlevé la rate trois jours auparavant. Le chiite est sur pied et en armes. Il révèle l'origine de sa blessure :

– C'est mon copain qui m'a donné un coup de couteau, mais je lui ai pardonné !

Kouchner a la désagréable impression de contribuer à l'effort de guerre libanais. Aussitôt rétablis, les hommes repartent au combat. Soigner signifierait-il prolonger la guerre ?

– On s'occupe d'eux et le lendemain, ils vont descendre ceux d'en face, lance-t-il le soir lors du repas.

Seul loisir des médecins, le dîner obligé chez les amis palestiniens. On ne peut décemment refuser leur hospitalité. Du reste, la pitance des étages change des repas pris sur les genoux, dans des caves ou des réduits de protection. Un soir, Escale, Kouchner et Sargos montent en haut d'un immeuble. Une famille de combattants les accueille. Lorsqu'ils se mettent à table, ils prennent conscience de la précarité de l'endroit : une grande baie vitrée les expose au moindre tireur isolé. Le maître de maison ne semble guère se soucier des semeurs de mort embusqués sur les toits. Les *mezzé*, les hors-d'œuvre libanais, passent mal dans le gosier de Sargos, qui tourne le dos à la baie vitrée. Le mur, en face de lui, est criblé de balles. Mauvais augure. C'est la place du mort.

– Êtes-vous sûr que c'est le meilleur endroit pour manger ? ose demander le chirurgien.

– Pas de problème, assure le maître de maison, le tireur vient d'être descendu.

Six à huit cents obus labourent chaque jour le quartier. Ils tombent parfois à quelques dizaines de mètres de l'hôpital. Un jour, les tirs sont si violents qu'il est impossible aux médecins de rejoindre leur chambre dans la maison voisine.

– On va dormir là, propose Kouchner plié en deux sur un blessé.

– Comment veux-tu ? lui répond Sargos. Regarde nos pieds.

Ils baignent dans le sang, comme à l'hopital de Saigon le jour de la chute, alors que les soldats du Nord s'apprêtaient à débarquer.

Plutôt les balles que la mare de sang... Les toubibs s'élancent, slalomant au gré des rafales des *snipers*. Lorsqu'ils arrivent à la chambre, essoufflés, Kouchner leur tend, en guise de récompense, quelques barrettes de haschich.

– Goûtez-moi ça, les gars!

Sargos en tire quelques bouffées, puis, pour éviter les ronflements de ses voisins de chambrée, avale un comprimé de Valium ainsi que deux verres de whisky et s'enfourne des boules Quiès dans les oreilles. Quand Kouchner bondit du lit en pleine nuit et secoue ses compagnons en criant « Tout le monde debout, ça bombarde sec, on file à la cave », Sargos, assommé par son cocktail soporifique, est en proie à des hallucinations. Il se laisse traîner comme un malpropre dans les soubassements.

La situation est grave. On se bat pour un coin de rue, une échoppe, un semblant de tranchée. Quelquefois, on finit l'assaut au couteau. Plus de doute : le quartier de Nabaa tombera bientôt aux mains des phalangistes. Dans la cave, les médecins forment un mini conseil de guerre.

– Que fait-on? demande Escale.

Tous décident de partir. Cette guerre n'est pas la leur. Les chrétiens ont déjà gagné. Les médecins se rendent en délégation auprès de Kamel, un confrère palestinien, ancien étudiant à Tours, qui fut fiché par les services français pour ses activités palestiniennes sur le territoire.

– On est désolés, lui disent-ils, mais on ne peut pas rester dans ces conditions d'insécurité. On n'a pas envie d'y passer si les chrétiens nous trouvent.

Kamel baisse les yeux :

– Allez-y, on comprend.

Kouchner veut l'emmener, l'aider à fuir ce réduit promis à une destruction prochaine. Le Palestinien refuse. Il reste aux portes du dispensaire, les bras ballants, un peu sonné par la haine qui déferle alentour, en rafales et barouds d'artillerie.

Dans les bombardements qui suivent, l'hôpital est détruit, et le chef du quartier tué.

Kouchner, Escale et Sargos sont sur le pont du petit bateau qui s'éloigne de Beyrouth. Des Libanais fuient avec eux, les larmes aux yeux. En quittant le port de Jounieh, l'équipe a un dernier regard pour la ville dont les noires colonnes de fumée montent vers le ciel. Les trois compères songent que leur tâche fut absurde, même si trois mille cinq cents hommes, femmes et enfants ont été sauvés grâce à eux.

Le bilan de la mission est cependant mitigé. Les volontaires de Nabaa désiraient que les habitants du réduit prennent eux-mêmes en charge l'hôpital. Sur ce point, l'échec est total. « Nous sommes la seule organisation médicale du monde à avoir travaillé à Beyrouth dans de telles conditions » déclare Kouchner à la presse. Sa fierté cache mal l'incertitude qui pèse sur l'organisation. C'est la première fois que MSF est confronté à un tel degré de violence.

Au Liban, quarante-cinq chirurgiens, médecins et infirmiers se sont succédé. Ils ont risqué leur vie à chaque instant. Au prix de prouesses sans cesse renouvelées, de slaloms entre les balles, de recherches de blessés à l'aveuglette pour éviter les francs-tireurs, ils ont consulté vingt mille fois et soigné cinq mille victimes de la folle guerre du Levant. Le tout pour un coût ridicule : cent trente mille francs, soit le montant de quatre mois d'hospitalisation en France dans un service spécialisé.

MSF a su prendre en charge un quartier de cent mille habitants et le sauver de l'oubli. Pour cette mission-là, le témoignage vaut autant que le soin d'urgence. Au retour, cependant, les médecins ne sont guère récompensés. Leurs hôpitaux refusent de les payer. « Ce genre de stage n'est pas prévu par la loi », pérore même un grand patron. Afin de soigner les plaies de la planète, c'est entendu, il convient de prendre un congé sans solde. Pour les médecins du malheur, la morale des mandarins est décidément incompréhensible. Le mouvement est en outre accusé de tous les maux. Ses volontaires sont traités de mercenaires, après avoir été accusés, au gré des missions, d'agir au profit de la CIA, du KGB, du gouvernement français ou des services secrets israéliens. Les partis politiques français redoutent les contacts avec ces pestiférés, touche-à-tout de la géopolitique mondiale, gêneurs de la stratégie planétaire.

Si la mission au Liban fut douloureuse, elle marque aussi un renouvellement profond de l'organisation. Les anciens savent que l'association prend son envol, que les reportages ont aidé à propager l'œuvre de bonne volonté. MSF regroupe désormais près de huit cents médecins, dont deux cents ont déjà été envoyés à l'étranger. Avec l'aide du Rotary Club, on concocte un projet grandiose : monter un « hôpital volant aéroporté », qui sera transporté sur les lieux du malheur par les avions de l'armée française.

Rue Crozatier, les carences financières sont immenses. Borel, qui tient les cordons de la bourse, se plonge dans les comptes. Il faut au minimum deux cent mille francs par an. Si tous les médecins de France se décidaient à cotiser, trois francs par personne suffiraient. « Elargissons le groupe des donateurs » plaident les autres. Borel, Kouchner, Récamier et Bérès décident alors de lancer une grande campagne de publicité. Les volontaires de l'urgence sont presque inconnus du public français. La presse américaine a davantage parlé de la mission au Liban que les journaux parisiens. MSF doit sortir de son silence. Tant pis si quelques âmes indignées crient au manquement du devoir de réserve ou si le principe de neutralité, inscrit dans la charte, est malmené.

On contacte l'agence Ecom international. Jean-Pierre Audour, son PDG, est enthousiaste. Il a lu un reportage dans *Paris-Match* sur la mission du Liban et propose bénévolement ses services. La campagne, qui coûterait cinq millions de francs, soit vingt fois le budget de l'organisation, sera offerte par Ecom.

Jean-Pierre Audour, en fait, mise gros. Il veut placarder des affiches dans la France entière, inonder les radios et les télévisions de messages publicitaires. Reste à concocter le slogan. Les membres du bureau se réunissent comme pour un conseil de guerre. L'enjeu est d'importance : c'est la première grande sortie médiatique de MSF.

– Il faut frapper fort, plaide Kouchner. On ne nous connaît pas assez. Regardez ces médecins rentrés du Liban, que leurs patrons refusent de payer. Je propose que l'on choisisse : « Parlez-vous avant de mourir. »

Emmanuelli et Borel rejettent ce slogan, qu'ils trouvent trop macabre, et rabrouent Kouchner.

– On va se faire allumer! disent-ils. Restons dans les bons sentiments.

On s'accorde sur une formule moins provocatrice : « Médecins sans frontières, on a l'horizon qu'on mérite. » On légende ainsi les photos de la campagne de publicité : « Parce que le monde est à tout le monde, même s'il n'est pas beau... » Ecom rajoute une accroche prometteuse : « Dans leur salle d'attente, deux milliards d'hommes. » Rue Crozatier, on jubile devant une telle trouvaille.

Quelques jours plus tard, en décembre 1976, le message s'étale sur quatre mille affiches à Paris et en province. Il paraît dans des journaux. Il est lu à la radio, commenté à la télévision. MSF surgit à la face du grand public. Mais Kouchner reste amer. MSF, selon lui, peine à décoller et ne bénéficie pas de la reconnaissance nécessaire à la pleine efficacité de son action. Il tente de torpiller la campagne de publicité, envoie une requête en ce sens à l'agence Ecom, évoquant « notre fonctionnement insatisfaisant ». Trop tard, la machine est lancée. Il adresse alors une lettre ouverte au *Monde*, que le journal publie le 29 décembre. « Nous sommes huit cent cinquante, écrit-il. Mais nous sommes bien seuls [...]. On nous accuse d'être des hippies de la médecine, comme si cela constituait une injure; on nous rejette parmi les marginaux, la gauche nous classe à droite et la droite nous situe à gauche. Quant au corps médical et à ses représentants, c'est la dérision, au mieux le silence. Un jour, l'esprit de sérieux les étouffera. »

En pleine trêve des confiseurs, ce cri du cœur sensibilise les lecteurs. Au demeurant, la campagne publicitaire est une réussite et le slogan tire les MSF de l'anonymat. Les supplétifs affluent. Mille médecins et infirmières composent désormais cette petite armée de l'urgence. De généreux bienfaiteurs adressent rue Crozatier des chèques où s'alignent les zéros. Les lettres affluent – modestes ou richissimes donateurs, médecins et infirmières qui se portent volontaires, retraités avides de reprendre du service. L'ouverture du courrier nécessite une énergie conséquente, et réserve parfois des surprises. Un Africain demande ainsi aux médecins de Paris l'envoi d'une brochure expliquant les postures de l'amour, et « des renseignements pour qu'une femme puisse éviter une grossesse non désirée ».

Dans sa lettre au *Monde*, Kouchner vilipende aussi les médecins trouble-fête, les mandarins des hôpitaux qui ferment les yeux sur l'élan de générosité des jeunes médecins et parlent d'horaires ou de discipline quand il faudrait évoquer grandeur d'âme et altruisme, deux concepts inhérents, selon Bernard, à l'exercice de la médecine. « Les volontaires MSF de retour du Liban, de la tuerie et du danger affronté, ayant bénévolement et efficacement pris en charge un quartier bombardé de cent mille habitants, se voyaient refuser leur salaire mensuel, et les directeurs d'hôpitaux interrogés répondaient sans honte que “ ce genre de stage n'est pas prévu par la loi du... ”. »

L'accusation vise le patron d'un service de l'hôpital d'Angers, où officie le docteur François Varennes, victime de discriminations à son retour des Tropiques. Furieux contre ce directeur qu'il juge « pourri », Kouchner le dénonce auprès des services de Simone Veil, ministre de la Santé. Sans résultat. Il lui est signifié qu'on ne s'attaque pas aux grands mandarins pour des motifs aussi futiles.

Les dons à l'association redonnent corps à la mission libanaise. Désormais, Médecins sans frontières peut soigner des deux côtés de la guerre. On envoie donc une nouvelle équipe, chez les chrétiens cette fois, où les carences médicales sont moins fortes, mais où les victimes sont aussi nombreuses.

Les retours, là encore, sont difficiles. Pierre Pradier se voit reprocher par des mandarins de l'hôpital de Bayonne son séjour beyrouthin. Mario Duran doit recommencer à peindre à Montmartre. En rentrant d'une nouvelle mission au Sahara occidental, il plaisante sur sa condition de clochard le plus diplômé de Paris. Ses doigts, qui ont manié six semaines durant le bistouri sur des thorax défoncés, s'engourdissent sur son chevalet. Quelquefois, sur les toiles qu'il peint ou les portraits qu'il brandit devant des touristes étonnés, il ajoute une croix ou une trousse de médicaments.

Élisabeth Dalle, elle, ne supporte plus le monde qui l'entoure. Ses amis se moquent de cette infirmière au grand cœur partie soigner des musulmans. Son entourage la fuit. Élisabeth est écœurée, même si elle ne regrette pas son geste un seul instant. Elle se confie à Max Récamier, qu'elle a connu à Libreville alors qu'il partait pour le Biafra. Puis elle s'enfonce dans le silence. Elle écrit des bribes de lettres. Peut-être ressasse-t-elle les moments forts du Liban, les dizaines de vies sauvées, les escapades nocturnes qu'elle effectua pour chercher un flacon de réanimation, les traversées des lignes de front, le franchissement des barrages la nuit, le canon froid d'un fusil sur la tempe, le sourire béat d'un milicien, prêt à appuyer sur la détente. Dans son petit appartement de Montparnasse, Elisabeth Dalle perd le sommeil et sa foi en l'homme. Elle se suicide, pour ne plus faire de cauchemar.

Deuxième partie

MATURITÉ

« Je ne te demande pas quelle est ta race ou ta religion, je te demande quelle est ta douleur. »

PASTEUR

9.
La bande de Cochin

La grande maison en briques de la route des Gardes à Meudon a des airs de ferme du Larzac. Des poules occupent la cour. Des individus hirsutes, noyés dans des cheveux longs, émergent tard le matin et cultivent un jardinet à leurs heures. Les couples qui vivent là entendent perpétuer le rêve de Mai, même si, en ce printemps 1975, il n'est déjà plus qu'une vieille chimère. A défaut de refaire le monde, on recrée une ambiance dans quelques dizaines de mètres carrés. La maison abrite trois médecins, Claude Diaz, Francis Charhon et Jean-Paul Ryst, ainsi que Bao Dinh, la compagne de Ryst. On partage les repas et les tâches ménagères, ainsi que le loyer, en fonction des revenus. Tout en pratiquant la récolte des œufs, la culture des haricots et le défrichage des mauvaises herbes, Charhon et Terville s'initient aux techniques de l'anesthésie-réanimation. La fusion des deux univers n'est pas toujours aisée. Qu'importe. Le fantôme de Céline, dont la maison n'est distante que de quelques pas, aide la bande de Meudon à supporter son existence frugale et parfois morne. L'écrivain, lui aussi, combinait médecine et marginalité.

Quand Claude Malhuret revient au bercail, c'est-à-dire à Meudon, les autres le regardent avec des airs envieux. Il rentre du Maroc, où il a traîné ses guêtres de coopérant. Les camarades de Cochin, qui se sont fréquentés au sein du comité d'action de la fac, noyauté par le PSU et dirigé par Malhuret à la rentrée de 68, écoutent passionnément ce bourlingueur de vingt-cinq ans, au visage poupin et à la moustache drue.

Dix-huit mois durant, Malhuret a vécu dans l'Atlas, d'abord à Oujdah, petite ville perdue à la frontière algérienne, puis à El Aïoun. Dans cette cité des sables, à l'orée du Sahara occidental que le roi Hassan II a annexé au cours de la gigantesque « marche verte » de son peuple, le toubib s'est frotté aux dures réalités de la médecine tropicale. Malhuret était responsable de la santé de deux cent mille habitants. Au sortir de la faculté, il n'était guère habitué à traiter une clientèle si pléthorique.

Dans l'immensité saharienne, il a aussi souffert de la solitude, jusqu'à sa rencontre avec Christiane Gesquière, jeune professeur de français au titre de la coopération.

La maison de Meudon chavire un peu à écouter les récits de Malhuret. Pour les membres de la communauté, aventuriers perdus, le militantisme est fini depuis longtemps. Mais ce que raconte le petit moustachu bouscule un peu plus leurs préceptes. Le discours tiers-mondiste ne suffit plus. Dans le désert marocain, Malhuret a lu Marx, Nietzsche, puis Aron et Soljenitsyne. *L'Archipel du Goulag* lui a ouvert des horizons nouveaux. Dans les salons parisiens, explique Malhuret à la table commune, on se trompe sur les destinées du Sud. La gabegie, la corruption, le népotisme y règnent. La faute du sous-développement n'incombe pas seulement aux pays nantis. L'analyse du tiers monde n'est pas simple et ne saurait se contenter des rectitudes en cours.

Malhuret convainc. On l'écoute encore et encore. On se remémore la grande grève de septembre 1968 lancée à Cochin par cet étudiant pâle et malingre. Sa rigueur, sa verve sans prétention, son talent oratoire certain, avaient plu à l'assistance survoltée de l'amphithéâtre. Pourtant, avant Mai, il n'avait jamais milité. Il menait une existence paisible de fils de notable provincial, monté à Paris pour faire sa médecine. Il vivait reclus dans une cellule du foyer étudiant des maristes, au 104 de la rue de Vaugirard, qui abrita en leur temps François Mitterrand et Edouard Balladur.

Deux semaines après son retour à Meudon, Malhuret rêve déjà de repartir. Il a entendu parler d'une organisation charitable, qui cache en fait une bande de joyeux lurons aptes aux coups de gueule et fervents amateurs de whisky. Quand il franchit le seuil de la rue Crozatier, il a l'impression d'entrer dans un capharnaüm. L'endroit lui rappelle les dispensaires anarchiques du bled : cantines entassées, dossiers mal rangés, secrétaire débordée. On le regarde à peine : c'est clair, le visiteur dérange. Pas le temps de s'occuper de toi, bonhomme, on a d'autres choses à faire, le Liban, le Viêt-nam, le monde entier s'agite.

L'impétrant, qui se sent de trop, tourne les talons. Il est enfin reçu au bout de la troisième tentative. Il demande à partir loin et longtemps. On lui fait une réponse évasive : loin, cela ne pose pas de problème, mais longtemps, c'est plus difficile. Les missions de MSF n'ont jamais duré plus de quelques semaines.

Il rentre à Meudon un peu dépité. La philanthropie se mérite certainement mais là, les conditions semblent draconiennes. A MSF, on se mobilise pour la chute prochaine de Saigon. Claude téléphone à plusieurs reprises. A ce candidat tenace, on trouve finalement un « débouché » : l'Organisation mondiale de la santé, à Genève. Il contacte aussitôt les bureaux de l'organisation, où on lui propose un poste en Inde, dans la plaine du Gange, au nord de Calcutta.

Malhuret décolle de Paris en avril, pour Delhi, via Calcutta. Il doit s'occuper d'un dispensaire à English Bazar, sur la route de Darjeeling. Il emporte dans ses bagages une trousse d'urgence et des livres de Nietzsche et Spinoza. Quand il débarque à Calcutta, l'horreur s'étale à ses pieds. Cette porte-ci des Indes est une immense cour des miracles.

Huit millions d'âmes grouillent dans la mégalopole aménagée par les Anglais. Des lépreux et des culs-de-jatte assaillent l'étranger à la sortie de l'aéroport. Des paysans qui ont fui la misère des campagnes dorment dans la gare, le long de la voie ferrée. Au petit matin, des camions ramassent dans les rues les corps sans vie. Sur les trottoirs s'entassent des grappes de familles, abritées par une maigre toile. Trop lasses pour gagner les bidonvilles, elles mendient quelques grains de riz.

Claude ne supporte pas cette ville, étirée, fiévreuse, porteuse du meilleur et du pire, où la compassion est absente du regard des hommes, où la hiérarchie socio-religieuse bride la générosité. Huit jours après son arrivée, il file prendre un train dans la grande gare de Howrah. Dans les wagons aux trois classes, il peut mesurer une fois encore les inégalités séculaires. Tel nanti s'assied à la place d'un homme de basse caste, qui s'en va sans demander son reste. La lecture de Spinoza le console de la détresse humaine exposée à ses yeux, dans la chaleur de la plaine du Bengale.

English Bazar... Claude croyait découvrir une bourgade perdue, une simple halte sur la route de l'Himalaya. La contrée abrite deux millions d'habitants. Dans cet ancien comptoir qui fut français, hollandais puis britannique règnent la misère et la loi du plus fort. Sept mois dans cette capitale, perdu au milieu de la marée humaine... Malhuret ne renâcle pas pour autant devant l'isolement. Ce qui l'étouffe, l'indigne au plus profond de lui-même, c'est le système des castes. Tout au long de son séjour dans le dispensaire où il soigne des réfugiés, des paysans, des enfants de la brousse, il médite sur la condition humaine. La sienne n'est guère enviable.

Lorsqu'il rejoint Paris en décembre 1975, il revient à sa vieille idée : servir dans les rangs de MSF. Le temps est froid, et il encaisse trente degrés de différence avec le climat bengali. Au local de Médecins sans frontières, l'ambiance ne contribue guère à le réchauffer. Il doit téléphoner dix fois avant qu'un membre de l'association ne daigne le recevoir. Rue Crozatier, on est davantage préoccupé par la destinée de l'organisation que par l'arrivée de nouvelles recrues. Faute de moyens et d'une autonomie suffisante, MSF est presque phagocyté par Medicus mundi et Terre des hommes. L'association des médecins sert de réservoir à d'autres organisations, heureuses de puiser dans ce vivier de compétences médicales à moindre coût. L'engouement des débuts s'est estompé depuis longtemps.

Rosaria de Rosa, journaliste à *Tonus* et secrétaire à mi-temps de MSF, finit par recevoir Claude Malhuret et Christiane Gesquière. Elle est frappée par l'enthousiasme du couple et la force qu'il dégage et constate qu'ils ne désirent qu'une chose, partir et œuvrer pour l'action humanitaire. Elle aiguille Claude sur Richard Rossin.

– On a quelque chose pour toi, annonce celui-ci. Le Sahara occidental.

Malhuret bondit sur l'opportunité. Son arabe courant a joué en sa faveur, ainsi que sa pratique des dispensaires du Sud marocain. MSF, malgré la méfiance de Kouchner pour le mouvement des rebelles sahraouis, veut lancer une nouvelle mission, à la hauteur de ses ambitions. L'organisation a décidé de soigner là où les autres ne peuvent aller : chez les maquisards du front Polisario, qui, dans les sables du Sahara, se battent contre les soldats marocains, à un contre dix.

Malhuret prépare ses valises. On lui parle d'un excellent coéquipier, un médecin argentin de retour d'Angola, Mario Duran. Mais en août 1976, la mission est annulée pour d'obscures raisons. Les deux candidats ne verront ni les sables du Sahara, ni les rebelles du front Polisario.

En dépit de ces contingences et faux départs, Claude ne désespère pas. Il s'intéresse aux dernières nouvelles d'Asie du Sud-Est. Un an après la prise de Phnom Penh par les Khmers rouges et la chute de Saigon, les réfugiés cambodgiens et vietnamiens arrivent toujours en de longues colonnes dans les camps de Thaïlande et de Malaisie, épuisés par des marches forcées ou des traversées homériques sur des barcasses de bois. Les pays d'accueil croulent sous le poids de la compassion obligée.

Rosaria de Rosa, qui remonte le moral des troupes à MSF, parle de Malhuret à Xavier Emmanuelli en termes élogieux :

– Il y a un chic type qui est venu avec sa copine, elle n'est pas médecin mais elle est prête, elle aussi, à partir. Vraiment, ils sont formidables.

A Bangkok, une organisation américaine, l'IRC (International Rescue Committee, Comité de secours international), demande l'assistance des médecins français pour soigner dans les camps de Thaïlande. Rue Crozatier, on répond aussitôt par l'affirmative.

On confie la mission à Malhuret, qui se montre assez réticent. Il considère les Khmers rouges comme les vrais libérateurs du peuple. Certes, il y a bien ces récits de pères et de missionnaires parlant de massacres, d'exécutions sommaires perpétrées par les hommes de Pol Pot. Mais ce ne peut être là que désinformation.

– Ces réfugiés dans les camps de Thaïlande, se dit-il, sont les salopards d'exploiteurs du peuple cambodgien, les riches propriétaires, les ennemis de la révolution. Pourquoi aller les soigner?

Le jeune médecin réfléchit longuement. Il regarde sur une carte l'endroit où se situent les camps de réfugiés, dans le no man's land meurtrier entre la Thaïlande des militaires et le Cambodge de Pol Pot. Le goût du voyage, le désir de fuir la France morose l'emportent sur ses inhibitions politiques. Il accepte la proposition.

Pour rallier Bangkok, Malhuret doit montrer patte blanche à Luzarches, triste cité de la banlieue parisienne. Sur ordre de Xavier Emmanuelli, les candidats au départ en Thaïlande sont priés de s'initier au tiers monde dans les locaux du CIDR, le Centre international de développement. Quinze jours durant, le docteur Garrigue forme les volontaires. Claude n'a guère envie de s'attarder dans cette école ridicule, où des médecins qui n'ont jamais mis les pieds dans les pays pauvres enseignent le tiers monde à des candidats qui en reviennent. Il encaisse trois jours de cours académiques. Passe encore s'il s'agissait de soigner les indigents de la banlieue, de panser les plaies des clochards, d'infiltrer les légions de la pauvreté. Au quatrième jour, il craque et se rue dans les locaux de MSF.

– Tu fais ce que tu veux, déclare-t-il à Emmanuelli, tu ne m'envoies pas si tu veux, mais je ne mets plus les pieds dans cette boîte bidon!

A son grand étonnement, Xavier Emmanuelli éclate de rire :

– Ne t'inquiète pas, c'était un test pour savoir si cette formation marchait. C'est bon, on n'enverra plus personne.

Malhuret s'aperçoit, furieux, qu'il a servi de cobaye. Les désillusions s'accumulent : il apprend aussi ensuite que l'organisation de Bangkok qui demande l'aide de MSF est inconnue et que personne n'a encore effectué de mission dans les camps de réfugiés thaïlandais. Il s'envole malgré tout pour la Thaïlande avec un couple de médecins, Pierre Vosges et Annie Walter. La capitale thaïlandaise, étalée le long de la rivière Chao Phraya, le surprend par son dynamisme et sa vitalité. Il est loin de l'Inde, de son tumulte statique. Ici, on ne pense qu'à gagner des bahts en grosses coupures, par tous les moyens : petits commerces, corruption, trafics à grande échelle, gabegie des militaires.

L'ancien militant du PSU s'initie à Bangkok comme à un jeu de piste. Pour gagner les camps de la frontière, il faut d'abord, parjure suprême, contacter le représentant de l'IRC, soupçonné d'être un agent de la CIA.

Au 5 de Canton Road, Warren Hoffecker, un homme tout en muscles, aux traits émaciés, commence par raconter ses combats. Il fut l'un des derniers à quitter le Cambodge alors que les Khmers rouges investissaient Phnom Penh. Le récit est rocambolesque : l'Américain décrit sa fuite à pied, dans la débâcle, sur une route encombrée de réfugiés, avec des petits hommes en noir qui tentaient de le rattraper. Les autres soldats et agents américains ont pu être évacués de Phnom Penh et des environs en hélicoptère, lors d'une opération coordonnée par l'ambassadeur américain John Dean. Hoffecker, lui, confiné dans des opérations dans la forêt, a raté le dernier aéronef. Son unité de soldats cambodgiens a été décimée par les Khmers rouges. Il a fui à travers les rizières, la jungle, les champs minés. Dans les derniers kilomètres, il a dû jeter ses affaires pour courir vers la frontière.

L'Américain donne enfin aux trois médecins français les consignes usuelles pour rejoindre les camps.

– Louez une Range Rover et prenez la route d'Aranyaprathet.

Le trio se dirige aussitôt vers la frontière et parcourt en Jeep toute la contrée, du sud au nord. Dans un paysage morne, où alternent broussaille et petite forêt, rizières et collines, ils visitent les villes provisoires qui abritent des milliers de Laotiens et de Cambodgiens. Certains regards expriment une infinie tristesse. Après un an d'attente dans des cases en bois et en tôle ondulée, les réfugiés savent que la guerre sera longue, très longue. Et que le chemin vers de lointains pays d'accueil, États-Unis, France ou Canada, se révèle hasardeux, semé d'embûches.

Malhuret se fixe dans l'immense camp d'Aranyaprathet, tandis que les deux autres médecins restent dans le Nord, dans une cité de réfugiés laotiens. Christiane Gesquière le rejoint. Devant leurs yeux s'étale une bourgade de l'exil, avec son lot de désespoir et d'humiliation. Sept mille personnes s'entassent dans d'immenses baraquements en bois de cinquante mètres de long sur vingt de large, bâtis sur pilotis. Chaque jour, Claude et sa compagne parcourent les allées boueuses. Les grands bâtiments construits par l'État thaïlandais, et qui abritent chacun de trois à cinq cents personnes, demeurent étonnamment propres. A l'intérieur, des boxes en bambou ont été aménagés pour séparer les familles. Chaque box reconstitue, à sa manière, une masure de paysan ou de citadin. Des coffres s'y entassent, des ustensiles pendent aux portes, des hamacs traversent la pièce. Le camp, cerné par des barbelés et des miradors, ne dispose d'aucun puits. Pour en sortir, les réfugiés doivent avoir une autorisation spéciale. La plupart ne l'obtiennent pas.

Dans l'hôpital du camp, le seul bâtiment en dur, Claude Malhuret découvre que les soins ne constituent pas une priorité. La seule urgence qui vaille est celle de la santé publique : le creusement de puits, la construction de sanitaires et de douches afin d'assainir le camp, la collecte des ordures, la prévention des risques d'épidémies, de choléra ou de typhoïde. La grande plaie demeure le risque de paludisme.

Le médecin se surprend à creuser lui-même des égouts, des tranchées. Contrairement à Rony Brauman et à d'autres anciens maos, il n'a jamais plaidé le retour aux champs. Le voilà les pieds dans la boue, soufflant au rythme des coups de pelle. Cet aspect-là de la médecine n'est pas pour lui déplaire.

Alors que Christiane donne des cours de français, Claude s'intéresse, lors de ses consultations, à la vie du camp, à l'origine des réfugiés, à leurs espoirs. Il comprend bien vite que l'endroit est aux mains des partisans de Lon Nol, le dirigeant cambodgien proaméricain chassé par les hommes de Pol Pot. Un noyau dur de deux cents « lon-nolistes », dirigé par un ancien colonel, sort régulièrement du camp pour s'infiltrer au Cambodge et attaquer les postes des Khmers rouges. Malhuret ferme les yeux et soigne indifféremment les patients du camp et les blessés de la guerre d'usure menée de l'autre côté de la frontière.

Au fil des semaines, le jeune médecin mesure son erreur. Les Khmers rouges ne sont pas des libérateurs mais bien plutôt des tortionnaires, les sinistres exécutants d'une idéologie maoïste accommodée à la sauce locale. Des rescapés qui parviennent épuisés à gagner Aranyaprateth parlent de camps de la mort, de massacres à grande échelle, de génocide du peuple cambodgien. Là-bas, des centaines de milliers de citoyens agonisent en silence, dans l'indifférence du monde. Les réfugiés que soigne Malhuret sont des privilégiés : ils habitaient près de la frontière. Les autres ont été massacrés. Des blessés montrent leurs plaies. Ce sont des traces de torture. Les corps meurtris ne mentent pas. Sur les milliers de Cambodgiens qui croupissent dans le camp, seule une centaine parlent le français. Il n'y a pas le moindre représentant de la grande bourgeoisie cambodgienne à l'horizon. « On s'est plantés », rumine Malhuret.

Le séjour dans le camp représente pour Claude une véritable rupture. Le soir, dans sa case, celui qui fustigeait voici quelques semaines les bourgeois de l'exil évoque, avec Christiane, l'aveuglement des camarades de Paris. L'humanisme est barbare, pense-t-il.

Malhuret adresse régulièrement à MSF des rapports sur la situation dans les camps. Rosaria de Rosa, devenue la spécialiste des conflits de la planète et celle vers qui l'on se tourne lorsque l'atlas fait défaut, remarque tout de suite leur intelligence et leur précision. Emmanuelli apprécie lui aussi les analyses de son envoyé spécial, qui, à force de frapper à la porte du local, a fini par gagner un billet pour la Thaïlande.

Rue Crozatier, on mesure l'ampleur de la tâche. Certes, ce n'est pas la première mission en Thaïlande, ou avec des réfugiés. Mais pour la première fois, on appréhende la misère de l'exil. MSF doit désormais composer avec cette nouvelle réalité. Là-bas, des dizaines de milliers d'hommes attendent tout, des soins, de la nourriture, une éducation... Ce n'est plus du premier secours, c'est de la médecine de masse.

Malhuret évoque la nécessité de missions à long terme. Il ne s'agit pas d'urgence mais de santé publique, de prévention des épidémies, d'explications pédagogiques des règles de l'hygiène, de campagnes de vaccination. Des statistiques accompagnent l'analyse.

– Il faut que ce gars là fasse partie du bureau en rentrant, décide-t-on à MSF.

Depuis des mois, Kouchner souligne le manque de moyens de l'organisation, formidable instrument au service du tiers monde mais qui semble une coquille vide au regard de son budget et du nombre de ses missions. La tâche est immense... « Bénévoles, médecins, hospitaliers ou praticiens privés, nous parvenons mal à administrer l'importante entreprise qu'est devenue MSF », écrit-il dans le bulletin de l'association.

Bernard sent qu'il faut doter le mouvement de nouvelles structures, de permanents. Il craint en même temps de retomber dans le travers de la bureaucratie tant dénoncée par le groupe des « Biafrais » lorsqu'ils œuvraient sous la bannière de la Croix-Rouge. Il propose donc aux commandos de la médecine une vision « politique » de la pratique médicale, une nouvelle forme d'exercice de la médecine dans le tiers monde, engagée, désintéressée, non marquée idéologiquement, afin de soigner les victimes des conflits de toutes obédiences. Le président de MSF plaide encore pour une « neutralité active ».

C'est au nom de ce principe qu'il congédie Gérard de Villiers, le père de SAS, qui veut écrire un livre sur les chevaliers de la charité pour les éditions Plon. « Notre charte, comme vous le savez, nous interdit de témoigner des événements et des faits politiques dont nous sommes spectateurs », explique-t-il poliment. Quand Villiers quitte le bureau de MSF, Kouchner respire. Lui et ses compagnons n'auraient pas supporté de se voir traités comme de vulgaires héros de livres d'espionnage, aux missions mercantiles et aux maîtresses innombrables.

Jour après jour, dans leur dispensaire thaïlandais, Malhuret et sa compagne mesurent l'étendue des dégâts. Au Cambodge, les intellectuels, ceux qui portaient lunettes, parlaient anglais ou français, ont été passés par les armes. La notion de famille a été interdite, les nouveaux maîtres ont encouragé la dénonciation des parents par les enfants, et les mots de père et mère ont été remplacés par le vocable « camarade ».

Phnom Penh a été vidée de ses habitants. En quelques heures, des centaines de milliers de femmes et d'enfants ont pris les routes de l'exode, vers les camps de travail, les travaux des champs. Les vieillards sont morts en chemin, les malades ont été expulsés des hôpitaux, sur leurs lits roulants, flacon de sérum en main, des femmes enceintes ont accouché sur le bord de la chaussée. Phnom Penh est désormais une ville fantôme, hantée par quelques cadres khmers rouges qui veulent transformer la capitale en une grande cocoteraie et le pays en une immense coopérative. Dans leur folie, les théoriciens de la révolution ont pris au pied de la lettre le précepte « transporter la ville à la campagne ».

Les réfugiés que soigne Malhuret n'osent même pas prononcer le nom de l'Angkar, la mystérieuse organisation maîtresse du Cambodge, et encore moins celui de Saloth Sar, alias Pol Pot. Ils ne désirent qu'une chose, s'éloigner de la frontière, être au moins à deux cents kilomètres et non à quelques encablures de cet enfer. Même les militaires thaïlandais redoutent une attaque des hommes de Pol Pot. Ils ont enterré sur la ligne frontière une pléthore de tanks. Une rumeur insistante circule dans les camps : « le jour où les Khmers rouges attaqueront, la seule chose qui les arrêtera, ce sera les embouteillages à Bangkok ».

La psychose gagne à son tour la maisonnette de Malhuret. Il croit dur comme fer à une grande attaque des maoïstes cambodgiens. D'ailleurs Hoffecker, l'ancien Marine américain, lui a mis martel en tête en le guidant le premier jour dans le camp :

– Moi, je ne connais rien à la médecine, mais il y a une chose que je peux vous dire parce que c'est mon métier : vous regardez bien le bled ici, vous regardez bien le camp de réfugiés, vous repérez le nord, là, l'ouest là-bas et l'est de l'autre côté, et dès qu'il y a une explosion, où que vous soyez, vous partez vers l'ouest, vous ne réfléchissez pas, vous courez et vous prenez une voiture sans vous arrêter, jusqu'à Bangkok.

L'Américain à la carrure de colosse avait répété le conseil plusieurs fois, comme s'il s'agissait d'acquérir un réflexe automatique. Venant d'un ancien officier traumatisé par sa fuite devant les Khmers rouges, la recommandation était d'importance.

A Paris, Xavier Emmanuelli décide de visiter ses troupes sur le terrain. Il appuie Malhuret : tous deux veulent développer les missions à long terme, alors que Kouchner préfère des opérations plus courtes, du style « coup de poing », par manque de moyens, mais aussi pour focaliser l'opinion publique sur un drame particulier de la planète. Afin de bénéficier d'une base de données scientifiques, Emmanuelli demande à plusieurs étudiants en médecine de réaliser une thèse sur les camps de réfugiés. Ceux-là partiront avec un double ordre de mission : soigner et étudier. Le Corse dessine des plans, conçoit l'organisation d'un camp comme celle d'une garnison : il étudie de près la salubrité, le circuit de l'eau, la construction d'égouts. Pendant ce temps, des donations providentielles renflouent les caisses de MSF. Roger Gicquel évoque-t-il, au journal télévisé de vingt heures, la vie dans les camps thaïlandais? Les enveloppes affluent dès le lendemain rue Crozatier. En quelques jours, quatre cent mille francs sont récoltés. Emmanuelli se frotte les mains : la mission peut continuer.

Lorsque le Corse débarque dans le camp d'Aranyaprateth avec le journaliste Jean-Francis Held du *Nouvel Observateur*, Malhuret n'est pas à l'hôpital. L'aide-soignant cambodgien leur indique le chemin : le médecin français est occupé à creuser des tranchées. Crotté, commandant une escouade d'ouvriers, il trône près d'une brouette et veille à la manœuvre comme un chef de chantier.

– Je suis obligé de mettre la main à la pâte, se justifie-t-il aussitôt. Ils n'ont pas l'habitude de vivre en milieu fermé, je me bats avec les égouts et les immondices.

Il emmène les deux visiteurs vers une fosse.

– Les ordures sont le rendez-vous des microbes, commente-t-il devant Held. Pour prévenir les épidémies, il faut les enterrer ou les faire brûler – et encore, pas sous le vent. Crois-moi, c'est difficile; elles sont faites d'épluchures et de fruits pourris. Elles ne se consument pas facilement, il faut employer des tas d'astuces.

Puis il désigne les nouvelles latrines, symbole de la propreté du camp et de la lutte contre les parasites. Emmanuelli est impressionné par ce petit homme au débit rapide, précis, aux gestes mesurés, qui déborde d'idées et d'énergie. Malhuret poursuit la visite de la grande ville temporaire. A l'hôpital, il ouvre son cahier de consultations :

– Les gens me racontent des choses horribles. Ils ont pris des risques énormes pour se sauver, traversant des champs de mines. Là-bas, derrière – il montre la forêt – c'est un véritable charnier, des milliers de squelettes de tous ceux qui ont essayé de fuir. C'est le régime d'un bagne qui tue, déporte, extermine tout le monde ! De temps en temps, près de la frontière, quelques-uns arrivent à s'échapper et racontent des atrocités.

Emmanuelli et Held sont invités à rencontrer les réfugiés et responsables de quartiers. Dans une cabane où sont placardées des affiches rédigées en khmer, les survivants du génocide cambodgien viennent consulter les listes et chercher le nom des parents, des frères et sœurs qui manquent à l'appel.

– Partout, les familles sont séparées et déportées. Personne ne sait qui est mort ou vivant.

Emmanuelli et le journaliste entendent alors des récits incroyables de la bouche des réfugiés, des histoires de camps de concentration, d'errance dans la forêt, de famine, de massacres en masse, de frontière meurtrière. Un réfugié se présente devant Held, soulève sa chemise et montre son dos : il porte des dizaines de cicatrices de coups de fouet. Les deux visiteurs en sont bouleversés.

Malhuret entraîne les deux hommes vers d'autres camps de la frontière. Held, lui, est consterné. Il questionne des dizaines de réfugiés, ouvre les yeux sur le drame cambodgien et flaire le génocide. Arrivé avec quelques idées préconçues, convaincu que l'intoxication américaine anticommuniste fonctionne parfaitement et empêche de découvrir la vérité, il déchante très vite. Il parle aux réfugiés de huit heures du matin à sept heures du soir, recoupe les déclarations, pose des centaines de questions, recoupe encore, harcèle son interprète.

Les médecins et le journaliste errent huit jours durant de camp en camp. Emmanuelli est de plus en plus impressionné par Malhuret.

– Ton mari est fantastique, intelligent et modeste, souffle-t-il à Christiane Gesquière.

Puis il se tourne vers le petit homme au front dégarni, qu'il trouve brillant, réservé, aux arguments imparables, et lui demande de rejoindre le bureau de MSF.

– Il faut des mecs comme toi, à Paris, dit-il. On n'a que des baroudeurs, des chirurgiens, des anesthésistes un peu fêlés, sans parler de la bande du départ. Il faut une nouvelle génération, et des gens qui connaissent la santé publique. Le monde va s'orienter vers les camps de réfugiés, c'est clair, ça va être la réalité des années à venir. Personne ne sait s'occuper de ça. Dans quelques mois, quand tu rentreras, viens avec nous.

Malhuret contemple l'étendue du camp, réfléchit posément et répond :

– Ça ne m'intéresse pas d'être au bureau de MSF. Je préfère travailler dans le tiers monde. Si ça se trouve, quand je reviendrai, je repartirai ailleurs. En plus, je ne serai pas là pour l'assemblée générale. Non, vraiment, ce n'est pas la peine, personne ne me connaît.

Emmanuelli sourit :

– Ne t'en fais pas, à l'AG, il y a cent personnes et Kouchner a quatre-vingts mandats. Il fait élire le bureau qu'il veut. Je dirai à Kouchner de t'élire.

Malhuret se laisse convaincre.

Deux mois plus tard, le 30 avril 1977, on convoque, à l'hôtel PLM Saint-Jacques de Paris, l'assemblée générale. MSF vient de fêter son cinquième anniversaire et le bilan est positif. Le nombre de missions est considérable, les médecins des catastrophes ont roulé leur bosse sur tous les continents – quatre cent vingt volontaires dans une vingtaine de pays. Depuis sa création, l'organisation est présente sur tous les fronts, de guerre ou de cataclysme, du Honduras à l'Érythrée, du Viêt-nam à l'Angola. Au Liban, dans la zone des combats, MSF fut, des mois durant, la seule organisation médicale présente.

Certes, elle vit de bric et de broc – les cotisations des 1200 membres, les dons de généreux bienfaiteurs –, mais les membres du bureau parviennent désormais à dédommager les médecins qui restent longtemps sur le terrain. Pour les missions supérieures à deux mois, ils touchent une indemnité de quatre à cinq mille francs. Les infirmières elles aussi héritent d'un petit pécule. Même si la plupart, au retour, se retrouvent démunis, privés parfois de la Sécurité sociale, de nouveaux candidats se pressent aux portes du petit local aux baies vitrées.

Les volontaires de l'urgence partent au pied levé alors que les autres organisations meurent de leur lourdeur, voire de leur bureaucratie. Telle est la force de MSF, qui enclenche des actions rapides, de type commando, avec peu de moyens mais une souplesse inconnue jusqu'alors. On soigne là où les autres ne peuvent aller, on répond aux appels d'une guérilla ou d'un peuple en rébellion, sans oublier de tendre la main à l'adversaire.

– Il n'y a pas de place à MSF pour des médecins mercenaires! a déclaré Jacques Bérès quelques jours avant le congrès.

Sur cinquante-sept volontaires pour le Liban, seuls deux ont demandé de quel côté ils opéreraient. La presse internationale, surtout celle des États-Unis, concernée par le sort de l'hôpital américain de Beyrouth, ne tarit pas d'éloges sur les médecins de l'aventure, regroupés dans une « extraordinaire organisation » comme le proclame *Time Magazine*.

Au fur et à mesure qu'ils avancent, porteurs d'un sigle et d'une morale de l'urgence, les MSF découvrent l'ampleur de leur tâche. Les drames de la planète sont innombrables, et ce ne sont pas quelques cantines de médicaments qui parviendront à guérir le monde. Quand ils débarquent, les médecins croient découvrir une catastrophe localisée. Lorsqu'ils reviennent à Paris, deux semaines ou six mois plus tard, c'est une autre plaie qu'ils évoquent, la sous-médicalisation du tiers monde. Les principes de neutralité et de bénévolat demeurent, mais la durée des missions s'allonge, et on pense désormais autant à l'urgence qu'à l'action à long terme.

Au PLM Saint-Jacques, devant les membres de l'organisation et Simone Veil, ministre de la Santé et de la Sécurité sociale, qui a tenu à apporter son soutien, Kouchner rappelle les engagements de MSF. Flanqué de ses lieutenants Bérès et Récamier, il réplique point par point aux accusations de tous bords, aux propos de ceux qui prétendent que l'organisation œuvre au choix pour la CIA ou le KGB, aux reproches des « missions de droite » – la Thaïlande, le Liban chrétien – et des « missions de gauche » – les camps palestiniens et chiites. Il évoque aussi le principe de neutralité active :

– Nous avons toujours prouvé que notre engagement était uniquement du côté des blessés, civils en priorité, mais militaires aussi s'ils tombent devant notre porte.

Bernard se livre ensuite à l'éloge de l'absent, Claude Malhuret, médecin anonyme, toujours affairé à soigner les plaies en Thaïlande.

– Je voudrais vous parler d'un petit médecin discret, presque éteint, et qui a le courage de vivre depuis un an quelque part en Thaïlande, où il passe tout son temps à soigner ces malheureux Cambodgiens. Je n'aurai pas le plaisir de vous le présenter ce soir, mais je vous propose quand même, comme il va revenir bientôt, de l'élire.

Kouchner marque alors un temps d'arrêt. En son for intérieur, il désire renouveler profondément le bureau, qui doit compter de plus en plus de praticiens de terrain, de pragmatiques face à la vieille garde, par essence théoricienne. Il intègre en cela les critiques de la base, exprimées notamment par un jeune médecin qui assiste à toutes les réunions. A la moindre occasion, ce dernier prend solennellement la parole et recense les tares de MSF. « On ne peut pas communiquer entre nous, dit-il, les anciens du Biafra ont la mainmise sur le bureau, les décisions sont prises arbitrairement. »

Kouchner ne connaît que trop ces griefs. Devant l'assistance, il évoque encore Malhuret :

– Sa compagne, qui vient d'arriver, et qui est aujourd'hui sa femme, va prendre la parole.

Un peu émue, Christiane Gesquière monte à la tribune. Elle évoque brièvement la Thaïlande et son mari, puis remercie l'assistance. Après l'intervention emphatique de Kouchner, l'épouse du médecin surprend par sa discrétion. Claude Malhuret est élu haut la main.

En Thaïlande, celui-ci poursuit sa mission, avec Held et Emmanuelli. Ils visitent le dernier camp, situé dans un décor de montagnes verdoyantes et de vallées profondes. Les trois compagnons sont saturés de récits et de témoignages. Jean-Francis Held a les larmes aux yeux. La contemplation de ces drames humains est insoutenable.

– Je viens de comprendre un truc, dit-il à Malhuret. C'est affreux, à mon âge. Vous, vous avez vingt ou trente ans, mais moi, j'en ai cinquante. J'ai été socialiste toute ma vie. J'ai tout le temps gueulé contre l'anticommunisme, contre le Chili et, aujourd'hui, je m'aperçois d'une chose, c'est qu'il y a une différence fondamentale entre le fascisme et le communisme. Le fascisme, on vous demande de ne pas faire chier, de rester chez vous et on vous fout la paix. Mais avec le communisme, si vous n'adhérez pas, c'est cent fois pire. Moi qui ai défendu ça depuis des lustres, toute ma vie est bâclée...

Malhuret éprouve de la compassion pour cet ancien camarade. Il le comprend : il est passé par là. Sa toilette idéologique a simplement été plus longue, et moins brutale.

Emmanuelli rentre à Paris en proie aux mêmes interrogations. Cette mission a changé sa conception du monde. Elle va contribuer à rénover l'action de MSF, qui n'est pas neutre politiquement. Malhuret revient en France peu de temps après. Ensemble, un soir de mars 1977, ils sont invités au journal de vingt heures sur TF1. Face au présentateur Michel Bader, ils évoquent le drame du Cambodge, le calvaire des survivants, l'horreur des camps. Les deux médecins savent que leur message ne va pas passer. La gauche ferme encore les yeux et l'image de MSF risque d'en pâtir. Mais au diable les compromissions! La réalité est trop crue pour qu'ils l'occultent un jour de plus.

Dans les jours qui suivent, le facteur apporte des centaines de lettres rue Crozatier. Des injures surtout, des accusations de trahison : « vous faites le jeu de l'impérialisme américain », « vous êtes des salauds », « on ne savait pas que c'était ça, MSF ».

Emmanuelli a d'autres préoccupations. Comment faire pour que les volontaires tiennent le coup sur le terrain? Six mois dans les camps d'Asie ne se comparent en rien à l'exaltation des missions courtes, qui mêlent danger, baroud et griserie. A Aranyaprathet, il l'a vu, il faut se coltiner la boue et les excréments. Certains médecins et non-médecins craquent devant ces vicissitudes. Sur vingt-six volontaires, note-t-il, « nous avons observé une défection, une inadaptation totale et deux inadaptations partielles ». Grand manitou de l'organisation, Xavier veut rationaliser le recrutement, sonder, comme un directeur du personnel lors des tests d'embauche, la personnalité de ses futurs condisciples. Il songe aux expéditions polaires ou himalayennes dont les équipes sont sélectionnées impitoyablement.

La longue mission thaïlandaise revêt une importance primordiale. Plusieurs membres du bureau pressentent qu'elle va entraîner des choix, des tiraillements, des drames peut-être. De nouveaux candidats se présentent aux portes de la rue Crozatier. Ils veulent se frotter à la dure réalité des camps, pénétrer ces lieux secrets que sont les petits bureaux de MSF, antichambre de la philanthropie, viatique pour une autre médecine. L'amie d'un médecin en partance demande des laissez-passer signés par l'organisation. En fait, la jeune femme, qui tient une agence de voyages, veut faire visiter les camps à ses touristes. Heureusement, le pot aux roses est découvert et les sauf-conduits supprimés.

Au fur et à mesure qu'elle gagne en notoriété, l'organisation attire de plus en plus d'aventuriers, de femmes esseulées, de dépressifs, d'apprentis baroudeurs. Une lettre entraîne à la fois rires et consternation au sein du bureau : M.D., étudiante à l'École de santé publique, écrit le plus sérieusement du monde qu'elle a « envie de revoir Bangkok et d'essayer les massages thaïlandais, mais pas de toute urgence ». Un employé de bureau versaillais propose ses services et son corps « jusqu'au sacrifice pour une cause chrétienne et humaine ». Un ancien franc-tireur partisan, fortement impressionné « par l'atmosphère jeune et sympathique qui règne chez vous », rêve de partir au Sahara. Il a soixante-dix ans, mais s'avère coriace et motivé.

A son retour de mission, Malhuret apparaît comme le nouvel homme fort de la bande de Cochin. Entre lui et Kouchner, chef du clan des Biafrais, le courant ne passe guère. Claude trouve Bernard trop beau parleur et sûr de lui. Mais ce qui hérisse surtout Malhuret, c'est l'anarchie qui règne au sein du mouvement. Dans les jours qui suivent son arrivée à Paris, le petit moustachu est convié à une réunion du conseil d'administration. Bérès, Emmanuelli, Kouchner et les autres sont présents. Malhuret demande la parole et prend aussitôt l'assistance à partie :

– Non seulement vous êtes des rigolos, mais en plus, vous êtes des salauds.

Les membres du bureau se regardent, sidérés. L'émissaire des camps, si posé, si calme, prend son souffle et enfonce le clou :

– Envoyer des gens dans ces conditions, dit-il, c'est scandaleux. Moi, je m'en fous, je ne vais pas en mourir. Mais vous laissez crever des gens alors qu'on aurait pu faire telle ou telle chose. Ce n'est pas sérieux. Vous n'êtes même pas foutus d'envoyer six mois d'antituberculeux. Ça, c'est ce qui m'a le plus frappé, mais j'avais demandé des dizaines d'autres choses...

Il se tourne alors vers Emmanuelli :

– Toi, tu es une crapule, jette-t-il. Tu es venu dans le camp il y a trois mois et tu m'as promis que, sous huit jours, je les aurais, les médicaments. Tu ne peux pas dire : " je ne savais pas ". Tu les a vus, les tuberculeux. Ton attitude est dégueulasse.

Emmanuelli demeure interloqué. Bérès tente d'intervenir mais se fait vertement rabrouer. Kouchner, qui s'y connaît en impulsivité, laisse s'épancher l'amertume du volontaire de vingt-sept ans.

Furieux, Malhuret toise l'assistance de haut. Ils ont voulu l'élire au bureau, ils vont entendre ses doléances. Il pose son ultimatum :

– Je vous préviens, je ne reste pas dans cette organisation de merde un jour de plus si ça continue comme ça !

Emmanuelli se sent la cible des accusations lancées par ce fougueux procureur. Il ferme le dossier Thaïlande qu'il avait ouvert pour énumérer quelques statistiques et projets, et quitte l'assemblée.

Après son coup de gueule, Malhuret revient régulièrement rue Crozatier. On regarde avec de drôles d'airs cet homme aux allures de potache qui a donné un coup de pied dans la fourmilière. L'insurrection est proche. Malhuret la provoque. Il rencontre Raymond Borel, le directeur du journal *Tonus*, qui a gardé un pied dans la maison, comme membre du bureau et accessoirement comme trésorier.

– J'ai suggéré un nouveau local, plus grand, plus pratique, explique Borel, mais Kouchner s'en méfie. Lui et ses copains ont peur que MSF ne devienne l'otage de *Tonus*. Ils ont tort.

Borel a repéré en fait des bureaux de cent cinquante mètres carrés rue du Faubourg-Poissonnière. Les deux pièces de la rue Crozatier s'avèrent trop exiguës pour ces réunions où s'entassent de plus en plus de sympathisants du mouvement.

– Je te propose une chose, dit Malhuret. A la prochaine réunion, amène les clés de ton local.

Lors de la réunion suivante, Borel, comme convenu, répète sa proposition. Kouchner et les autres « Biafrais » rejettent l'idée, prétextant l'éloignement. Malhuret bondit sur l'occasion :

– Ce n'est pas la peine de discuter dans le vide. Raymond, si tu as les clés, allons tous le visiter.

Tollé dans les rangs. Mais la douzaine de curieux présents ce soir-là prennent le parti de Malhuret.

– Vous n'allez pas faire la connerie de laisser passer ce truc-là, dit l'un d'entre eux.

Première escarmouche. Kouchner et Malhuret savent que la cassure est inévitable. L'un fait de l'ombre à l'autre. La moindre de leurs discussions menace de tourner à la rixe.

Le lendemain, Bérès entre en scène. Il perçoit la contestation qui pointe son nez, sonde cette frange d'amateurs prompts à revendiquer le pouvoir. Il soutient Kouchner et lance :

– Si on va à *Tonus*, je démissionne !

Récamier tergiverse. Malhuret, surpris par l'intransigeance des « Biafrais », consulte ses partisans et prend sa décision :

– On ne va pas faire une scission sur un problème de local, dit-il.

Au fond, il sait qu'il a gagné. MSF, désormais, appartient à ceux qui le revendiquent. Les anciens ne sont plus seuls en selle.

Le lendemain, Emmanuelli lui téléphone :

– Si tu as quelque chose à me dire, viens me le dire en face!

Les deux hommes se retrouvent dans un café du XIIe arrondissement, non loin de la rue Crozatier. Ils y passent quatre heures face à face. Ils déballent leurs griefs, exposent leurs requêtes, puis parlent de leurs vies, des femmes, du reste. Dans la soirée, les deux compères se réconcilient. Malhuret a convaincu Emmanuelli. Il faut réformer MSF. Quelques jours plus tard, dans les locaux surpeuplés du mouvement, le Corse prend la parole :

– Il faut arrêter de faire ce qu'on fait, il faut structurer, il faut du fric, des moyens...

Kouchner perçoit le climat de fronde. Il craint de perdre ses alliés. Il veut contrer ses adversaires en rejetant les missions à long terme :

– C'est de la merde, ces missions, proclame-t-il un soir. Ce n'est pas ça, MSF. On va devenir la Croix-Rouge. On en est sortis, on ne va quand même pas y retourner!

Malhuret s'insurge. Les missions d'aide aux réfugiés, les longs séjours dans les camps sont impératifs. On doit prendre en compte la détresse de ces hommes. Ne pas leur répondre, c'est fermer la porte de la rue Crozatier.

En mars 1978, Rony Brauman rentre de Libourne. Il a effectué ses classes et, au bout d'un mois, s'est fait réformer. Il revient dans la capitale un peu perdu, plus décidé que jamais à quitter les bords de Seine pour exercer la médecine d'urgence.

A la terrasse d'un café, il lit *Le Monde*. Un encart dans les pages des annonces internationales attire son attention : « Cherche médecins disponibles immédiatement pour mission à l'étranger. » C'est signé Médecins sans frontières. Il se rappelle son entrée manquée, trois ans plus tôt, rue Crozatier.

En juin 1975, un jeune médecin chevelu de vingt-cinq ans surgit dans le local de MSF. Il se présente à la secrétaire puis à un homme en blouson de cuir, à la mine renfrognée, doté d'une barbe d'un jour.

– Je m'appelle Rony Brauman, lance-t-il. Je suis disponible, je suis prêt à partir tout de suite.

Xavier Emmanuelli, qui est membre du parti communiste, se méfie de ce chevelu aux allures de lutin, qui est sûrement gauchiste. Paternaliste, il prend son jeune confrère par l'épaule :

– Sais-tu que les balles sifflent là-bas?

L'avertissement ne déroute pas Brauman, attiré par l'ambiance qui règne dans la ruche et la promesse d'une aventure généreuse, loin de cette société qu'il abhorre. Cela fait sept ans qu'il traîne son spleen entre fac de médecine et dispensaires du tiers monde. Sept ans, depuis les folles journées de Mai.

Durant le printemps 68, l'étudiant Rony Brauman ne pense plus à ses études. Sa première année de médecine lui a été offerte sur un plateau. Cochin et ses cours peuvent bien attendre.

Cheveux longs, silhouette trapue, Rony Brauman sait mieux manier la barre de fer que le stéthoscope. Il a été de tous les combats aux côtés de la Gauche prolétarienne, avec Alain Geismar. Apte à lancer les pavés, rompu aux techniques du karaté, il fait partie de la soixantaine de gros bras de la Gauche prolétarienne, ceux qu'on appelle les cogneurs. A dix-huit ans, il affiche un beau tableau de chasse : des victoires sur les CRS arrachées lors des journée des barricades, des crânes ouverts au sein des ennemis d'extrême droite. Lui-même a eu chaud, très chaud parfois.

Quand la fête de Mai s'achève, Rony ne rentre pas dans le rang universitaire, mais poursuit l'action clandestine au sein de la résistance gauchiste. Sous la bannière de la GP, il devient quasiment permanent. Il milite quinze à vingt heures par jour, distribue des tracts, participe à toutes les réunions. Les cours de médecine, il n'en a cure. Pas question non plus de rater une quelconque réunion de militants pour des balades nocturnes au bras d'une conquête. La révolution n'attend pas.

Peu à peu, les camarades suivent des trajectoires différentes, parfois dans le drame. Après la révolution manquée des maoïstes, la descente sur la planète Terre est difficile. Reconversion dans les usines pour ceux qui désiraient continuer la lutte, drogue, alcoolisme, dépression voire suicide pour les autres.

A Cochin, le carabin Brauman poursuit péniblement ses études. A la moindre occasion, il sèche les cours. La vraie vie est ailleurs, pense-t-il, mais, par précaution, il garde un pied dans l'établissement. A vingt et un ans, Rony abandonne définitivement le militantisme gauchiste et les réunions de la gauche prolétarienne. Il verse alors dans le mouvement alternatif. C'est le rêve communautaire, les méditations collectives au son de Pink Floyd et de Genesis, les soirées à évoquer les Indes dans la fumée du haschich.

A vingt-cinq ans, il jette tous ses espoirs dans l'avènement d'une autre médecine, celle de Norman Béthune, le médecin communiste canadien qui suivit en Chine les soldats perdus de la Longue Marche. Marier le rêve de Dunant et la ferveur militante de Béthune, transcender les clivages idéologiques d'hier, voilà un pari ! Pour accomplir son vœu, il doit recevoir l'adoubement dans l'antre de l'action humanitaire qu'est le petit local de MSF.

Il explique ses motivations à un Emmanuelli de plus en plus méfiant et proclame qu'il ne craint pas les balles. On le fait patienter. Chez lui, il attend une semaine durant un coup de fil qui ne vient pas et berce ses illusions perdues à la marijuana.

Trois ans après cette éviction, Rony Brauman frappe à la porte de la rue Daviel, dans le XIIIe arrondissement. Le nouveau siège de l'association est une ancienne agence d'architecture aux grandes baies vitrées. Quand il franchit la porte du local, Rony ne peut réprimer une inquiétude : c'est Xavier Emmanuelli qui accueille les candidats. Le Corse ne le reconnaît pas. Il étudie soigneusement sa candidature.

– Je suis disponible immédiatement, pour une durée indéterminée. Je suis allé deux fois en Afrique et je parle anglais, énumère Brauman comme un cadre à l'embauche.

Emmanuelli fait la fine bouche :

– D'accord, c'est intéressant, mais on a déjà une vingtaine de candidats.

Brauman doit remplir des formulaires. En levant le nez, il aperçoit Claude Malhuret, une vieille connaissance de Cochin. Les deux carabins n'appartenaient pas à la même mouvance. L'un était maoïste, l'autre militant du PSU. Quand le carabin quitte les bureaux, Malhuret le suit du regard et glisse à Emmanuelli :

– Tout va bien pour celui-là, sauf ses positions gauchistes.

Il considère Brauman comme un dangereux maoïste qui tenterait d'infiltrer les rangs humanitaires. Pour le poste à pourvoir, celui de médecin dans les camps de Thaïlande, il faut un candidat sûr, qui ne considère pas les réfugiés comme des petits bourgeois de Phnom Penh ou des suppôts de l'impérialisme.

Rue Daviel, le lendemain, Brauman et Malhuret se croisent à nouveau. Pour fêter leurs retrouvailles, deux anciens compagnons d'amphithéâtre filent vers la pizzeria du coin. Claude semble très embêté. Il questionne Rony, évoque les camps de réfugiés, le drame du Cambodge. Il a peur que son interlocuteur soit encore prochinois et donc pro-Pol Pot. Brauman devine le problème et éclate de rire :

– Tout ça, dit-il, c'est une époque révolue. Les Khmers rouges, c'est clair, c'est l'enfer. Il n'y a qu'à voir ce que sont devenus les Viets. Ma dernière joie, ce fut la rupture de l'union de la gauche.

Malhuret, rassuré, donne son aval à l'impétrant, qui ne demande pas son reste et fonce place du Trocadéro, à l'ambassade de Thaïlande.

Le prochain avion décolle le lundi suivant. Visa en poche, Brauman se promet d'enterrer sa vie parisienne avec faste. La veille du départ, il fait bombance avec deux vieux compères qui ont rameuté trois filles. Brauman boit plus que d'habitude et s'endort à cinq heures du matin dans les bras d'une compagne éméchée.

Un coup de téléphone le tire de son sommeil. Malhuret s'est aperçu à l'aube qu'il avait oublié de lui confier les poches de transfusions.

– Passe au local en vitesse prendre tout ça, ordonne-t-il, inquiet de trouver son envoyé spécial encore au lit.

Surpris par l'intransigeance du maître, Brauman, la tête embrumée, baragouine quelques mots dans le combiné et boucle sa valise en un clin d'œil. Il était temps : l'avion décolle dans deux heures. En raccrochant, Malhuret a eu un doute : « Est-ce que je ne suis pas en train d'envoyer un alcoolo en Thaïlande? »

Dès qu'il débarque à Bangkok, Brauman, qui n'a jamais mis les pieds en Asie, éprouve un choc. Les maisons surpeuplées, les rues embouteillées, les échoppes innombrables lui font l'effet d'un gigantesque capharnaüm. La cité thaïlandaise est tentaculaire. Trop au goût du jeune médecin, qui croupit plusieurs jours dans un petit hôtel, le temps de régler les formalités d'entrée. Papiers tamponnés, il quitte prestement la ville et prend la route du nord.

Sob Tuang se niche dans un décor de montagnes, de torrents, de pistes en terre rouge. Le cadre paraît idyllique. Pas un mètre carré de plat! Quinze mille réfugiés s'abritent dans des cases et des maisonnettes. Ce sont des Mongs, des montagnards du Laos qui ont fui le régime communiste de Vientiane.

Rony s'aventure dans le camp et débouche devant le petit hôpital. Il est tenu par un couple de missionnaires britanniques. Chris Maddox, évangélisateur septuagénaire et médecin, s'avance, se présente et invite le toubib français à entrer dans le dispensaire :

– Je vais quitter ce camp, je n'y ai fait qu'un bref passage.

Ce bref passage aura duré quatre ans. Rony Brauman découvre que l'Asie a sa propre notion du temps. Le missionnaire protestant a derrière lui quarante ans d'évangélisation et de médecine tropicale dans le monde. Années 30, l'Ouganda. 1936 : la Chine, avec les révolutionnaires et les partisans de Mao. La Longue Marche, la victoire de 1949, puis le Laos jusqu'en 1975 et depuis, la Thaïlande. L'ancien militant prochinois, qui n'a pas encore défait ses valises, écoute attentivement le pasteur.

Le lendemain, Brauman fait la connaissance des réfugiés. Ils logent dans des cases sommaires au sol détrempé par les pluies, mais ne s'en plaignent pas. Ce qui les inquiète plutôt, c'est la présence de ces Thaïs patibulaires qui viennent rôder autour du camp la nuit, avec l'aval des militaires.

Rony enquête comme un journaliste et découvre qu'il s'agit de maquereaux recruteurs des filles pour leurs lupanars. Lorsqu'une jolie adolescente est repérée, la maison parentale est cernée, puis investie. En un clin d'œil, la victime est embarquée à destination d'un bordel de Bangkok ou de la région.

Le médecin français s'installe dans une confortable maison qui domine la vallée. Le soir, lorsque ses consultations à l'hôpital sont terminées, il campe sous la véranda et lit à la lueur d'une lampe à pétrole.

Il a apporté de France une pleine cantine de livres. Sage précaution :

l'autre médecin de la mission, une femme, n'est pas la compagne idéale. Elle est raciste, ce qui pose problème dans un camp de réfugiés. Elle est aussi antisémite. Brauman, agacé, ne perd pas une occasion d'évoquer ses origines juives. Pour couronner le tout, elle se trompe dans les diagnostics, prend un paludisme pour une maladie du foie. La cohabitation entre l'ancien mao et la néo-fasciste est difficile, d'autant que la mission, sans nul doute, sera longue. Le soir, sur la véranda, Brauman prend ses livres et fuit sa compatriote, qu'il a surnommée « la radasse ».

Outre les maraudeurs et maquereaux, des agents de la CIA rôdent dans le camp de Sob Tuang. Anciens du Viêt-nam, ils sont payés par l'ambassade américaine de Bangkok pour rechercher les collaborateurs mongs de l'US Army. Rony les croise plusieurs fois : ils recensent les familles, posent des questions. En civil, bardés de cicatrices, ils ne sont guère rassurés lorsqu'ils patrouillent dans les rues du camp : ils savent que la contrée est infestée de guérilleros communistes.

Rony ne tarde pas à faire la connaissance de ces maquisards rouges. Par deux fois, les révolutionnaires marxistes arrêtent sa voiture. Ils prient le Français de descendre, lui indiquent les maladies en cours dans leurs rangs et lui demandent d'établir une liste de médicaments. Les maquisards refusent parfois le surplus : ils ne veulent pas léser le camp. L'amitié de Maddox, missionnaire admiré pour sa popularité et ses sympathies procommunistes, s'avère précieuse : les guérilleros vouent dès lors un profond respect au médecin français.

A Paris, Malhuret a commencé à fédérer autour de lui un groupe d'amis. Les anciens de Meudon sont appelés à la rescousse. Francis Charhon rejoint Jean-Paul Ryst, Claude Diaz et Jean-Pierre Terville. Entre les deux groupes, la bande de Cochin et le clan des « Biafrais », le fossé continue à se creuser.

Fin avril 1978, les membres de MSF sont convoqués pour leur assemblée annuelle au PLM Saint-Jacques. A la veille de cette réunion rituelle, Malhuret et Kouchner tentent de pactiser. Le premier propose un compromis. Et si Bérès était remplacé, à la tête du mouvement, par Emmanuelli ? Kouchner refuse :

– Ce n'est pas sérieux, dit-il. Xavier est trop imprévisible.

Malhuret consulte ses troupes : il sera lui-même candidat à la présidence. Ancien militant du PSU, il s'y entend en tactique politique. Il entreprend une tournée en province, crée des bureaux dans les régions. La confrérie des anciens de Cochin, disséminés dans toutes les villes de France, joue son rôle. L'antiparisianisme fait le reste. Malhuret empoche quelques dizaines de mandats. Il est quasiment assuré de son élection.

Au PLM Saint-Jacques, devant deux cent cinquante participants,

Kouchner monte à la tribune. Il plaide une nouvelle fois pour le devoir de témoignage.

– Certes, lance-t-il avec un effet de manche, il ne s'agit pas pour nous de témoigner systématiquement, mais uniquement dans des cas exceptionnels, lorsque la conscience du médecin se trouve heurtée par ce qu'il a vu.

Dans l'assistance, certains pensent aux missions libanaises, au drame cambodgien que les intellectuels parisiens se sont abstenus pendant si longtemps de dénoncer, aux massacres en Érythrée. Mais Malhuret entend contrer, sur ce terrain-là, celui qui a choisi la voie de la médiatisation. La médecine, rappelle-t-il, doit d'abord se caractériser par l'anonymat. Il demande que des limites soient fixées.

– Gardons-nous de pavoiser devant les caméras, lance-t-il, en visant Kouchner.

Jacques Bérès vient à la rescousse. Il rejette le témoignage « aveugle et muet » et accuse Malhuret de s'aventurer dans la partialité :

– MSF, organisme prestataire de services souvent utiles, doit-il être aux ordres de ses utilisateurs, disparaissant sur un simple claquement de doigts ou froncement de sourcils ?

Malhuret exige que l'assemblée se prononce sur cette question : désormais, un membre de MSF témoin d'exactions et d'atteintes aux droits de l'homme devra en référer au bureau avant d'en informer le public.

Dans son coin, Kouchner fulmine. Cette motion vise sans nul doute à le museler.

Après l'élection du bureau, Raymond Borel effectue un tour de table pour le choix du président. Kouchner, qui s'aperçoit que le rapport de force lui est défavorable, décline le poste. Emmanuelli, contre toute attente, se présente. Malhuret, surpris, hésite, et quand vient son tour, déclare :

– Eh bien, je suis embêté, je comptais me présenter, mais je ne savais pas que Xavier serait aussi candidat.

Il tergiverse encore, mais Borel et Charhon, qui savent que lui seul pourra contrer Kouchner, bondissent :

– Mais non, il n'en est pas question, tu te présentes.

Malhuret est élu à une voix près. Emmanuelli, sans raucune, vient le féliciter.

– Je suis vraiment désolé, explique, ému, le nouveau président. Je te promets que la prochaine fois ce sera toi.

Entre partisans des deux camps, la méfiance s'installe. Lorsque l'assemblée générale ferme ses portes, Jacques Wrobel décide de rapatrier le fichier des membres de MSF, une grande boîte en bois verni, au local du mouvement. Alors qu'il emprunte le boulevard Auguste-Blanqui, il a la désagréable sensation d'être suivi. Quand il s'engouffre dans la cour de la rue Daviel, une voiture se gare à proximité de la sienne. Claude Malhuret et Christiane Gesquière ont suivi le fichier, comme s'ils craignaient qu'il ne soit accaparé par la bande adverse. Wrobel ne sait s'il doit en rire ou se fâcher. Il a le sentiment de jouer une scène ratée de film d'espionnage.

Malhuret veut réorganiser la rue Daviel et envoyer de nouvelles missions en Thaïlande. Il a été marqué par l'afflux de réfugiés et les récits des boat people qui, depuis la chute de Saigon trois ans auparavant, prennent la mer clandestinement pour fuir le Viêt-nam. Il est frappé surtout par les formidables capacités de financement des organisations américaines et britanniques : World Vision, World Church, Catholic Relief et IRC disposent de budgets colossaux, de l'ordre de plusieurs dizaines de millions de dollars. Les moyens de MSF, en comparaison, paraissent dérisoires : guère plus de cinq cent mille francs par an.

Alors, pour porter secours aux réfugiés embarqués sur de frêles barcasses de bois, Malhuret s'intéresse, au cours de l'été 1978, à l'initiative d'un bateau américain. Affrété par l'organisation World Relief, ce navire a réussi à recueillir des boat people. Le nouveau président de MSF envoie un télex à Rony Brauman :

– Que peut-on faire ? lui demande-t-il. L'expédition d'un bateau cherchant des réfugiés en mer est-elle viable ?

Dans son camp de Surin, Brauman n'en mène pas large. Il n'a plus un sou. Il lui reste simplement quelques médicaments et des jerricans d'essence pour se déplacer près de la frontière ou se replier à Bangkok. Ces missions-là relèvent du bricolage, de l'amateurisme. Un vrai sacerdoce. Si on s'en donnait la peine, nul doute que des milliers de Français cotiseraient pour la charité tropicale. Il racle ses fonds de poche afin de payer le dernier loyer de son pavillon. Le garde-manger est vide. Les réfugiés décident alors de le nourrir sur leurs maigres réserves. Un comble ! Le médecin humanitaire vit aux crochets de ses pauvres patients.

Rony décide alors de boucler ses bagages. Il prend néanmoins le temps de satisfaire la requête de Claude. Ancien médecin de la marine marchande, il appelle quelques amis officiers. Tous donnent un avis défavorable. Le repêchage de coquilles de noix en mer est impossible. Avant de regagner Paris, il envoie une missive à Malhuret :

– Attention, on va cavaler après les bateaux, mais on ne verra que des petits spots sur les radars. C'est comme si on cherchait des aiguilles dans une botte de foin.

10.

Île de Lumière

Le 9 novembre 1978, au large de Kuala Lumpur, un petit cargo de mille cinq cent quatre-vingts tonnes dérive au gré des vagues. Les autorités de Malaisie ne s'en soucient guère. A bord du *Hai-Hong* s'entassent deux mille cinq cent soixante-quatre réfugiés vietnamiens, hommes, femmes et enfants, qui ont fui le régime de Hanoi. L'eau et les vivres manquent. Deux femmes qui ont accouché à bord sont trop faibles pour allaiter leurs bébés. Le typhus et la malaria ont déjà gagné les cales. Un orage balaie le pont, des réfugiés vomissent, affamés, assoiffés, en proie aux vagues, à la pluie de mousson et à l'indifférence du monde.

Depuis la chute de Saigon, en 1975, des dizaines de milliers de Vietnamiens ont fui leur pays par les eaux. On compte, selon les Nations unies, autant de disparus que de survivants. Les « gens des bateaux », les boat people, sont exposés aux tempêtes, au manque d'eau et de vivres, et surtout, aux attaques des pirates de haute mer, thaïs, malais ou chinois, bandits du grand large à la recherche de quelque pactole. Depuis quelques semaines, l'exode a pris une ampleur sans précédent.

Sur le pont supérieur du *Hai-Hong* s'étale une banderole dont le message est capté, depuis la terre, par les caméras de télévision : « Nous sommes menacés de famine et d'épidémies. Nations unies, sauvez-nous. » Les images du bateau en détresse font aussitôt le tour du globe.

Dans son appartement près du jardin du Luxembourg, assis devant son poste de télévision, Bernard Kouchner a la gorge serrée. Face à la tragédie que retransmettent les caméras, il enrage de devoir rester les bras croisés. Cette nuit-là sera une nuit sans sommeil.

Kouchner se rappelle les comités Viêt-nam national des années 60, les manifestations au Quartier latin, les meetings de la Mutualité, et ce militantisme aveugle des camarades qui désiraient délivrer le Sud. Les temps ont changé. Le pourfendeur des impérialistes sudistes, le thuriféraire du régime de Hanoi s'est frotté à la dure réalité du terrain, lors de la chute de Saigon.

A minuit, un coup de téléphone le tire de ses pensées. Jacques et Claudie Broyelle, anciens maoïstes, sont bouleversés, eux aussi, par la tragédie en mer de Chine. Depuis plusieurs mois, avec leurs amis Alain Geismar et Jean-Pierre Le Dantec, ils tentent de rameuter l'opinion publique. Ils ont jeté à la poubelle le *Petit Livre rouge* de Mao et ne parlent plus de la cause du peuple mais de celle des peuples. Tout est dans la nuance. Kouchner écoute ses interlocuteurs et leur fixe un rendez-vous pour le lendemain soir.

Il rencontre les Broyelle dans les locaux de la revue *Continent*, une publication de dissidents soviétiques. Geismar est là aussi, qui fait l'historique de l'intervention américaine dans la péninsule indochinoise. Bernard-Henri Lévy, lui, propose d'attaquer l'ambassade du Viêt-nam. La réunion rassemble également l'épouse de Leonid Pliouchtch, l'opposant soviétique, et des militants bouddhistes vietnamiens. L'un d'eux évoque la multiplicité des bateaux de réfugiés et craint que les noyés ne se comptent par milliers. Kouchner saisit la balle au bond. Il propose d'affréter un bateau pour recueillir les boat people depuis les eaux territoriales. On l'écoute avec intérêt. Ce projet insensé correspond à l'idée des Broyelle. Car l'exode de ces réfugiés qui fuient le totalitarisme vietnamien et le carcan légué par l'oncle Hô Chi Minh démontre, si besoin était, la faillite des régimes marxistes et des mouvements messianiques rédempteurs. Le retour de la question des droits de l'homme, comme succédané au militantisme politique traditionnel, se concrétise. Ainsi naît l'opération « Un bateau pour le Viêt-nam ».

Aussitôt, le petit groupe décide de rédiger un texte.

– On va voir si les militants ont agi pour le peuple vietnamien ou pour les communistes, déclare Claudie Broyelle.

Olivier Todd est chargé des contacts avec la presse. On se remémore le comité Viêt-nam national qui avait lancé, en 1966, une première opération baptisée « Un bateau pour le Viêt-nam », avec pour slogan : « La victoire du Viêt-nam, c'est aussi de la quinine et une trousse chirurgicale dans chaque village. » Les temps ont changé : ce n'est plus le Viêt-nam communiste que l'on aide, mais les victimes de son régime. La différence est de taille, et Geismar précise habilement qu'il convient désormais de soutenir le peuple. Jacques Broyelle appuie avec force l'idée du bateau :

– Si on n'a pas les visas français pour les réfugiés, on les ramène devant un port et on fait le forcing au large durant des semaines !

Après quelques invectives, le texte s'étale sur la table, raturé et paraphé.

2 564 réfugiés sur le Hai-Hong. *Ils sont sortis du Viêt-nam au péril de leur vie. Il faut les aider à trouver une terre d'accueil. Le gouvernement français se dit prêt à les accueillir. Mais la France n'est pas le seul pays concerné et le* Hai-Hong *n'est pas unique.*

Chaque jour des embarcations improvisées affrontent les tempêtes en mer de Chine. Des milliers de Vietnamiens, en s'échappant, tentent de vivre. La moitié se noient, tous sont rançonnés, subissent l'assaut des pirates.

Trouvons donc en Europe, en Amérique, en Asie, en Australie, des pays d'accueil. Mais faisons plus : allons chercher ces fugitifs. Un bateau en mer de Chine doit pouvoir, en permanence, rechercher, repêcher les Vietnamiens qui ont pris le risque de quitter leur pays.

Les gouvernements ne sont pas seuls en cause, et certains sont actifs. C'est notre affaire d'organiser les premiers secours.

L'urgence : un bateau, un équipage, de l'argent. Une bouée, un refuge. Ensuite des pays d'accueil.

Nous nous engageons aujourd'hui à réunir les éléments de cette intervention d'urgence dont la part médicale est confiée à Médecins sans frontières.

On rameute les grandes signatures, les fines plumes, les écrivains, quelques stars. Raymond Aron, Roland Barthes, Simone de Beauvoir, Jean-Marie Domenach, Michel Foucault, Yves Montand et Simone Signoret, Jean Lacouture, Max Gallo, Maurice Clavel paraphent le texte. On y ajoute quelques célébrités comme Marie-France Pisier, belle-sœur de Kouchner, Brigitte Bardot, Claude Mauriac ou Philippe Sollers, et divers ténors de la politique dont Michel Rocard et Bernard Stasi.

L'appel, qui paraît dans les pages du *Monde*, provoque un engouement de la classe intellectuelle française. L'œcuménisme des noms affichés, le *mea culpa* inavoué des anciens militants de la cause vietnamienne, la présence d'hommes de tous bords, d'anciens gauchistes et de libéraux, créent une sorte de catharsis. Kouchner n'est pas mécontent de sa pêche aux signatures. Grâce à lui et aux Broyelle, ex-maoïstes, ex-communistes de la tendance italienne, ex-staliniens, tous ceux qui avaient « déliré » dans la fumée des barricades tendent aujourd'hui la main aux critiques de la gauche. Foin des clivages idéologiques traditionnels. L'heure est à la défense des droits de l'homme, qui transcende les vieilles configurations. Pétitions, comités, réunions publiques... Cette équation de base du militantisme d'hier permettra, cette fois-ci, de sauver des vies humaines.

Au journal télévisé du 29 novembre, Yves Montand commente le texte. « Oui, déclare-t-il, nous avons aidé le Viêt-nam à devenir indépendant, nous avons lutté contre les bombes américaines qui tuaient les Vietnamiens, et nous avions raison. Aujourd'hui des Vietnamiens se noient et nous devons les aider également. »

Kouchner pressent l'énorme intérêt médiatique que peut susciter une telle opération. Un combat pour des boat people perdus sur la mer immense, un bateau, espace clos de sauvetage, des caméras à bord pour du quasi-direct à vingt heures, des médecins, infirmières et autres volontaires à l'esprit romantique, des pirates qu'il faudra chasser de ces eaux troubles, toutes les conditions sont réunies. D'autant que les intellectuels, débarrassés de leurs œillères idéologiques, se rallient de plus en plus au combat nouveau pour les droits de l'homme. Ils ont lu Soljenitsyne dans le texte, se sont frottés les yeux à l'écoute des dissidents et rescapés des geôles soviétiques, et commencent à découvrir l'ampleur du génocide au Cambodge.

La première réaction de la presse est une salve. *Le Canard enchaîné* tourne en dérision ce projet d'équipée maritime. « Ils nous mènent en bateau », écrit Bernard Thomas. « Après les bébés phoques, les bébés viets. » Vexé, Kouchner lui répond le lendemain, sur un ton incendiaire : « Non, Bernard Thomas, on ne vous mène pas en bateau. Nous essayons d'agir pour qu'une petite partie des réfugiés qui quittent le Viêt-nam ne se noient pas en mer de Chine. Nous essayons surtout d'attirèr l'attention sur eux parce que c'est la première fois que nous savons à temps que l'on peut aider des gens dans la détresse. Et de l'Allemagne nazie au Chili, à l'Argentine ou au Cambodge, on a toujours su trop tard que l'on pouvait faire quelque chose. »

En mer de Chine, l'odyssée du *Hai-Hong* vire à la tragédie. Il ne reste plus à bord que quelques sacs de riz et des boîtes de biscuits secs. Les réfugiés s'affaiblissent de jour en jour. Quelques semaines plus tôt, ils ont payé une fortune, six taëls d'or, soit mille deux cents dollars, pour quitter le cap Saint-Jacques et gagner la haute mer. Les autorités malaisiennes, qui soupçonnent une organisation de trafiquants d'avoir affrété le bateau, lui refusent l'accostage. Le désespoir gagne les coursives du bateau-cimetière. Un groupe de réfugiés prend en otage le capitaine indonésien et l'armateur singapourien. On saborde les machines pour éviter de repartir.

Avec un confrère du *New York Times*, l'envoyé spécial *du Monde*, Roland-Pierre Paringaux, parvient à monter à bord. « Spectacle terrible », note-t-il. Les réfugiés sont écrasés par la chaleur, puis secoués par les vents de mousson. Sur le pont, il ne reste plus un mètre carré de libre. Sous le pont, c'est l'enfer : pour y accéder, il faut emprunter une petite échelle. Plusieurs réfugiés s'y sont brisés les membres. A fond de cale, c'est la cour des miracles. Dans de l'eau croupie et une atmosphère irrespirable, des exilés de la mer agonisent. Des enfants souffrent de maladies de la peau et de diarrhées. Le cargo, vétuste et bon pour la ferraille, gémit de toute sa carcasse rouillée. Lorsqu'il regagne l'échelle de coupée et la petite vedette de la police malaisienne, Paringaux a envie de vomir. A bord de l'embarcation qui s'éloigne, il entend les cris rebondir sur la mer : « Aidez-nous, sauvez-nous. »

Le 11 novembre, les amis de Kouchner se réunissent boulevard Saint-Michel, au domicile d'Ilios Yannakakis, un ex-militant communiste grec qui s'est exilé à Prague puis à Paris. Cinquante personnes s'amassent dans le petit appartement de trois pièces. On s'assoit sur le tapis, on boit, on fume. Entre un grand soufflet de forge et des piles de livres, on commente la presse. Le téléphone fonctionne sans arrêt. On rallie à la bonne cause de nouvelles personnalités dont Jean-Paul Sartre, Jean d'Ormesson, Vladimir Jankélévitch, Edgar Morin et Jean-François Revel.

Tandis que la liste du comité de soutien s'allonge, les réunions chez Yannakakis se multiplient, parfois jusqu'au petit matin. Sollicités par un Bernard-Henri Lévy survolté, François Mitterrand et Gaston Defferre refusent d'apposer leurs signatures sur la liste. Roger Garaudy et Jean Ellenstein n'approuvent pas non plus l'initiative, antivietnamienne et, à leurs yeux, forcément de droite. Alain Geismar, qui sort de sa longue traversée du désert depuis les événements de 68, veut reprendre du service. Il demande à commander les opérations sur l'*Ile de Lumière*.

– Mettez-moi sur le pont, je serai là pour prendre les décisions.

On réfrène ses appétits de capitaine.

Les idées, farfelues ou sérieuses, ne manquent pas. Un soir, au domicile de Rosanna Lhermitte, une richissime amie des médecins dont le fils Thierry se destine à une carrière de comédien, Patrick Laburthe et Michel Bonnot proposent l'opération « Hélitreuillage ». Il s'agit de partir en hélico de Singapour et de descendre, par treuil, sur le pont du bateau. Cette perspective déclenche les rires. Laburthe et Bonnot suggèrent alors de semer de la poudre antirequins autour du bateau, ce qui provoque de nouveaux rires. Furieux, Bonnot part en claquant la porte.

Le 22 novembre, le comité convoque une conférence de presse à l'hôtel Sofitel. A la tribune, Bernard Kouchner a rassemblé quelques stars : Yves Montand, Raymond Aron, Guy Béart, Claude Mauriac et Bernard-Henri Lévy. Claudie Broyelle s'empare du micro et lance le cri de ralliement : « Il n'est pas possible de laisser le peuple vietnamien devenir le nouveau peuple juif. » Kouchner, lui, toise l'assistance où sont réunis de nombreux journalistes et évoque cette « ambulance de la mer » dont il rêve. Six cent mille francs sont nécessaires pour affréter le bateau.

Claude Malhuret s'est glissé dans la salle. Rentré du Soudan avec Francis Charhon, il a eu connaissance du projet. Lui-même, quelques mois plus tôt, en avait eu l'idée. Bernard a sans doute profité de son départ en Afrique pour convoquer la conférence de presse.

« Qu'est-ce que je fais? se demande Malhuret. Je lui téléphone et je le traite de salaud, ou je ne dis rien? »

Il opte pour le silence, se rend à la réunion et monte même à la tribune pour appuyer le projet. L'assistance découvre alors que Claude Malhuret, nouveau président de MSF, ne s'oppose pas à l'initiative du bateau pour le Viêt-nam, contrairement à Borel, Emmanuelli et de nombreux médecins de province.

Mais la salle, ce jour-là, ne se laisse pas convaincre. Lancer un bateau de sauvetage pour les boat people, n'est-ce pas encourager d'autres Vietnamiens à affronter les dangers de la mer de Chine? Et quid du quota des réfugiés en Occident? Bernard Kouchner n'apporte guère de réponse. Il laisse le débat se poursuivre et demande à Raymond Aron si la présence de Geismar ne le gêne pas :

– Est-ce tellement étonnant? lui répond l'écrivain. L'Histoire est ainsi. Des dangers bien pires nous menacent tous les deux.

Au bureau de Médecins sans frontières, on n'apprécie guère cette opération médiatique. Malhuret se laisse gagner par la contestation. Il finit par s'opposer au projet du bateau.

Deux jours plus tard, lors de la réunion du bureau, on juge solennellement la proposition de Kouchner. Le local de la rue Daviel est bondé. Une trentaine de personnes s'y entassent. Les deux clans ont rameuté leurs troupes. Autour de la table, sous la lumière des spots, Xavier Emmanuelli en col roulé noir et Francis Charhon, qui manipule nerveusement une règle en plastique, échangent quelques banalités. Raymond Borel est assis sur un meuble bas. Claude Malhuret reste dans la pénombre. A quelques chaises de là, Kouchner attend le lever de rideau. Il n'a pas apprécié que le président de MSF réunisse à plusieurs reprises le bureau à son insu. Dans une lettre sèche et péremptoire, il annonce que « le procès de ces pratiques contraires à la morale élémentaire de notre association devra être instruit ». Pour Malhuret, c'est une déclaration de guerre. Une de plus.

La majorité des présents est hostile à l'initiative « Un bateau pour le Viêt-nam ». L'ambiance est tendue. Chacun s'apprête à régler ses comptes. Borel déplie et replie les branches de ses lunettes. Il semble très nerveux. Brusquement, il déclenche le tir :

– Écoute, Bernard, on ne sait pas ce qui se passe au Viêt-nam. Ce sont peut-être de riches Chinois de Saigon qui s'enfuient. On ne va pas s'engager comme ça. Tu as tout organisé sans nous en parler. Il y a des limites. D'accord, tu nous représentes très bien, tu es médiatique, mais nous sommes quand même une organisation collégiale.

Fort de ses qualités d'ex-médecin navigant, Emmanuelli surenchérit. Comment repérer les minuscules barcasses sur l'immensité de la mer de Chine? Et comment se défendre face à des pirates armés jusqu'aux dents? Charhon continue à tapoter la table avec sa règle en plastique et lisse sa moustache. Malhuret compte les points.

Kouchner réplique, demande un vote. En face, on choisit de se gausser de sa démarche. On ironise sur les signatures de stars. Quant au soutien de Brigitte Bardot, il provoque l'hilarité. Autour de la table, on évoque les bébés phoques. Kouchner masque mal sa colère : il sait que la rupture entre lui et Malhuret est consommée. La sourde lutte entre les anciens, les « Biafrais », et les nouveaux arrivants n'a fait qu'empirer au cours des derniers mois. Cette fois-ci, les apostrophes frisent l'injure. Borel et Emmanuelli se rangent du coté de Malhuret.

– Vous montez un spectacle, lancent-ils, goguenards, à Kouchner et ses partisans. Votre bateau, c'est un dîner en ville, pas un sauvetage. Pourquoi ne prenez-vous pas le *France*...

– Et Luis Mariano, vous n'avez pas Luis Mariano?

– Vous voulez sauver les Vietnamiens et vous laissez crever les autres... Nous travaillons avec des gens sérieux, avec des professionnels, pas avec des clowns.

Emmanuelli rappelle qu'une petite équipe a été envoyée sur place, pour tenter de rallier les naufragés du *Hai-Hong*. Le docteur Gérard Muller et l'infirmière Blandine Desmons n'ont pas réussi à monter sur le bateau à la dérive, mais ils ont pu examiner des malades transportés sur un croiseur antimines de la marine malaisienne. La campagne de Kouchner est jugée en contradiction avec les tentatives de MSF. De plus, le cofondateur de MSF est accusé de mutinerie : il a mené toute son action sans en référer au bureau.

Les critiques à son égard continuent de pleuvoir.

– Pour qui se prennent ces vedettes de Saint-Germain-des-Prés? C'est pas leur affaire. Qu'ils s'occupent de la péniche de l'Armée du salut.

– Avoir son nom dans le journal, se retrouver entre gens chics, voilà votre but!

– Et les baleines, avec votre bateau, vous pouvez aussi sauver les baleines?

– Il est impossible de trouver des barques en mer. C'est une entreprise politique pour provoquer la fuite des Vietnamiens vers un bateau invisible et qui ne flottera jamais...

Sous le déluge, Michel Bonnot et Patrick Aeberhard prennent la défense de Kouchner. Ils rappellent que, huit jours auparavant, le bureau, réuni sous la houlette de Xavier Emmanuelli, s'était déclaré favorable à l'opération. Mais Borel, rouge de colère, continue sa litanie et tance vertement Bernard.

Les années ont séparé ces deux compagnons qui s'adoraient. L'admiration qu'ils éprouvaient l'un pour l'autre lorsque MSF était encore dans les limbes s'est peu à peu transformée en animosité. Borel n'a jamais pardonné à Kouchner d'avoir évincé du bureau son ami Philippe Bernier. Pour le directeur de *Tonus*, les choses sont allées trop loin. Aujourd'hui, il reproche à Kouchner de se servir de MSF à des fins de publicité personnelle. Il estime aussi que le projet du bateau pour le Viêt-nam est utopique. Il s'appuie sur le sentiment d'un ami contre-amiral, ancien conseiller américain au Viêt-nam, pour qui chercher des boat people en mer représente une pure folie.

Kouchner écoute le mentor de MSF assener ses accusations et lui rappeler la charte, qui interdit le vedettariat au sein de l'association. Il accuse le coup. Il se rend compte que Malhuret a réussi son noyautage. Déjà, le bureau vacille... Kouchner ne peut compter que sur six des treize membres. La nouvelle vague l'a emporté.

Borel cite des articles de presse et des émissions de télévision. Kouchner est livide : il regarde l'assistance, compte et recompte ses fidèles, Monique Donabédian, Patrick Aeberhard, l'ancien du Biafra, et Jacques Laffont.

Dans la salle, un jeune interne en chirurgie, Éric Cheysson, neveu de Claude Cheysson, est effaré par la tournure des événements. C'est son premier contact avec l'humanitaire et il trouve la passe d'armes bien sévère.

On passe au vote : Kouchner perd la partie, se lève et, fou de rage, gagne la sortie.

– Vous m'emmerdez ! crie-t-il sur le palier du premier étage. Tout ça, ce sont des conneries, je me barre !

Monique Donabédian tente de le rattraper, se retourne vers l'assistance et hurle :

– Mais c'est Bernard, on ne peut pas le laisser s'en aller comme ça...

Trop tard. Kouchner s'en va, suivi de Laffont, Aeberhard, Bérès, Récamier et quelques autres. Borel continue à vitupérer :

– Il y en a marre de Kouchner. Avec sa petite mèche, il se prend pour Robert Redford.

Emmanuelli n'est pas fier. Il trouve l'épisode peu glorieux, même si l'abcès devait crever un jour ou l'autre. Il sait aussi qu'il a perdu à jamais un ami.

Dans la salle, un jeune médecin, interne à deux pas, à la Pitié-Salpêtrière, demande à son voisin :

– Qu'est-ce qui se passe ? Ça n'a pas l'air d'aller...

Pour Jean-Christophe Rufin comme pour Éric Cheysson, le premier contact avec MSF est rude. Son voisin et ami Jean-Marc Dumas, qui l'a entraîné dans cette ambiance de tripot surchauffé et enfumé, lui tape sur l'épaule :

– Ne t'inquiète pas, ils reviendront.

Ils ne reviendront pas. C'est l'heure de la rupture. Les Biafrais se retrouvent, la mine sombre, au bistro du coin. Éric Cheysson s'est joint à la bande. Devant des verres de vin, on tente d'échafauder un plan pour contrer les autres, pour laver l'affront.

– Ils nous emmerdent vraiment, continue à tempêter Kouchner. Ce bateau, on va le faire tout seuls !

En Thaïlande, les émissaires de MSF sont loin de se douter qu'une tempête agite le bureau parisien. Ceux qui sont tenus informés s'en moquent. Sur le terrain, leur tâche est immense, et les querelles du bureau ne sont, à l'horizon des barbelés du camp, que polémiques de salonnards.

Manaïck Lanternier vient d'arriver dans le camp de Nam Yao, à la frontière laotienne. Cette infirmière bretonne de vingt-six ans a rallié les rangs de MSF moins par goût de l'aventure que par conviction chrétienne. Un premier séjour avec quarante-cinq mille réfugiés laotiens lui a permis de se frotter aux turpitudes de la guerre. Sa mission, en fait, relevait davantage des travaux manuels que de la médecine d'urgence : vannerie, confection de moustiquaires, jeux pour enfants. Le désœuvrement, dans ces villes provisoires, se révèle mortel, comme le bruit des canons.

Lorsqu'elle pénètre dans le camp de Nam Yao, Manaïck sent très vite que l'atmosphère est lourde. Quelle tristesse se cache derrière ces regards ? Un confrère la renseigne : le médecin de MSF, Daniel Pavard, vient de se tuer en moto, en heurtant une borne. Sa perte semble beaucoup affecter les résidents, surtout les enfants, qui aimaient jouer avec ce grand diable blond, ébouriffé et souriant.

A Paris, Emmanuelli est effondré. Il se souvient des explorations à moto avec Daniel, sans casque, le long de la frontière. Il se remémore une virée au kilomètre 22, face au Laos, dans les montagnes vertes et humides, no man's land de jungle, de peur et de mort. Xavier n'était guère rassuré : dans cet antre maudit vivent les guérilleros, passent les réfugiés, et trépassent les badauds trop curieux.

– Tu vois, disait Daniel, là-bas, c'est le Laos. C'est de là qu'« ils » viendront, s'ils viennent un jour.

Et l'explorateur des frontières de s'esclaffer.

– Tu n'as pas peur qu'ils te tirent dessus ? s'était inquiété Emmanuelli.

– Tu sais, ils savent qui je suis. Ils me connaissent, moi et ma moto. Il y a longtemps qu'ils m'auraient allumé s'ils voulaient me descendre !

Daniel Pavard habitait une maison isolée, à Pua, qu'il égayait régulièrement d'une présence féminine, conquête française ou thaïlandaise. Un soir de spleen, il avait lâché à Emmanuelli :

– Je voudrais mourir à cent à l'heure sur une route avec ma moto, et qu'on me laisse là.

Le médecin solitaire est mort d'un accident, écrasé contre une borne. Dans le camp en deuil, les réfugiés h'mongs, un bâtonnet d'encens en main, s'agenouillent devant son cercueil.

Pour entériner le différend avec Kouchner, Malhuret prépare un communiqué destiné à l'Agence France-Presse. MSF y marque ses distances par rapport à l'initiative du bateau. Furieux, Kouchner tente d'oublier cette bourrasque-là. Mais les invectives continuent. « Alors, on travaille pour la CIA ? » lui a lancé, perfide, son vieil ami Enrique, un ancien de l'Union des étudiants communistes rencontré au jardin du Luxembourg. Un ancien maoïste, Robert Linhart, compagnon de Geismar en 1968, a publié dans *Le Monde* un article assassin. Étudiant envoyé en usine pour travailler la classe ouvrière, devenu universitaire, Linhart rappelle le désespoir des sidérurgistes lorrains, autrement plus important, à ses yeux, que le sort des damnés de la mer. L'article est titré : « Un bateau pour Longwy ».

Avec ses compagnons Aeberhard et Laffont, Kouchner encaisse les coups, sans cesser de penser à la mer de Chine. L'affrètement d'un bateau représente un pactole. Il faut compter vingt mille francs par jour pour un cargo battant pavillon de complaisance. Or, le temps presse : là-bas, au large des côtes de Malaisie, les rats pullulent dans les cales du *Hai-Hong*. On compte déjà trois morts. D'innombrables boat people continuent à prendre le large. Deux cents d'entre eux périssent noyés dans le naufrage de leur barcasse. Ils croyaient trouver refuge dans l'estuaire de la rivière Trengganu et ont coulé à trois cents mètres du rivage.

Kouchner ne connaît rien aux choses de la mer. Ses compagnons de route non plus. Jacques Broyelle fait appel à SVP 11 11. Une heure plus tard, on lui communique le nom de six compagnies maritimes et leurs tarifs d'affrètement. Jacques en a des sueurs froides. Un ancien médecin du Biafra fournit l'adresse d'un capitaine. Michel G., grand fumeur de pipe, arbore des airs de marin au long cours mais se révèle à la fois escroc et mythomane. Il n'est qu'infirmier en psychiatrie et son seul brevet de pilote est le permis B, bon pour les plaisanciers.

Bernard se rappelle les autres escrocs qui ont parsemé les débuts de Médecins sans frontières, ce faux médecin en Angola qui s'était inventé un diplôme, cet étudiant en médecine qui avait raté ses examens, cet autre praticien manqué qui entendait opérer comme un chirurgien. L'un d'eux avait réussi à s'envoler pour le Liban, où il avait subtilisé le portefeuille de Michel Bonnot, contenant sa carte de crédit et son chéquier. En rentrant à Paris, Bonnot avait reçu un coup de fil d'une entraîneuse de Pigalle, l'insultant pour avoir signé des chèques sans provision. Le médecin s'était excusé avant de raccrocher.

Le 4 décembre, Emmanuelli sonne l'hallali. Il signe un article dans *Le Quotidien du médecin*, titré : « Un bateau pour Saint-Germain-des-Prés ». « Les redresseurs de torts professionnels se trompent de combat et d'époque », écrit le vice-président de MSF. Il critique l'opération sous un triple aspect : elle est médiatique; si elle réussit, elle encouragera d'autres réfugiés à prendre la mer, donc à s'exposer au naufrage et au piratage; enfin, elle n'est pas adéquate, car l'urgence, aux yeux du Corse, se situe ailleurs, et plus précisément au Cambodge. La question des réfugiés, plaide Emmanuelli, ne pourra être résolue que globalement. « Si ce bateau voit le jour, il porte en lui des germes de mort... ceux qui vont couler en tentant de le rejoindre, conclut-il. Qu'il reste un autre symbole de notre fin de siècle qu'un dérisoire petit bateau qui n'arrivera jamais. »

La diatribe, sévère, blesse un peu plus Kouchner, d'autant qu'à cause d'elle nombre de médecins provinciaux hésitent à soutenir l'idée du bateau pour le Viêt-nam.

Monique Donabédian, chargée de répliquer, adresse à Claude Malhuret, le 14 décembre, une lettre incendiaire. Elle évoque les procédés qui relèvent de la magouille, de la manipulation, de l'abus de pouvoir bureaucratique. Elle constate que le compte rendu de la dernière réunion du bureau est tronqué et passe sous silence l'affrontement entre les deux tendances. « On peut se demander, écrit-elle, si cette accusation de vedettariat qui revient périodiquement à l'encontre de Bernard Kouchner n'est pas, finalement, la reconnaissance de sa très grande activité au sein de MSF, allant même jusqu'à tirer à lui tout seul l'association. » Monique entend remuer ciel et terre pour que cesse la cabale des nouveaux venus. Elle dénonce la tendance bureaucratique stalinienne à l'intérieur du bureau, « seule détentrice de la vérité, seul juge du bien et du mal et susceptible de manœuvrer pour éliminer les contradicteurs ».

Un malheur ne vient jamais seul. Lâché par ses anciens compagnons de route, Kouchner doit aussi affronter les foudres du Quai d'Orsay. Un directeur du ministère des Affaires étrangères, Claude Chayet, l'appelle et le tance vertement :

– Que signifie cette entreprise de casse-cou ? Avez-vous mesuré les risques de votre projet ? La position de la France dans cette région du monde, son rôle privilégié dans de possibles négociations avec le Viêt-nam et l'accueil discret de cinquante mille réfugiés venus du Sud-Est asiatique nous imposent des réserves. Ne venez pas troubler nos tentatives !

Avec le professeur Mario Bettati, spécialiste de droit international, Kouchner tente alors de frapper à la porte du HCR, le Haut-Commissariat des Nations unies pour les réfugiés. Les deux hommes sont reçus à Genève par le haut-commissaire Paul Hartling. Dans son immense bureau, Hartling, ancien Premier ministre danois, évoque les difficultés de la tâche, les tentatives précédentes de deux navires américains qui ont tourné à l'échec. Les boat people n'ont aucune existence juridique et le HCR ne pourra les prendre en charge. Quant aux pays occidentaux...

Les deux compères ressortent décontenancés. Dans l'avion qui les ramène à Paris, ils ressassent les risques du projet. La France refuse son aide, le HCR aussi. La pitié se heurte aux frontières de la realpolitik. A Kouchner, capitaine improvisé d'un navire introuvable, Jacques Broyelle lance un soir, pour le réconforter :

– Si on n'a pas les visas, on ramène les réfugiés jusqu'en Méditerranée et on fait le forcing devant le port de Marseille! Jusqu'au bout!

Cette mission-là, assurément, ne sera pas simple.

A défaut de naviguer en mer de Chine, on se défoule lors de joutes oratoires. Invité à l'émission « Question de temps » sur Antenne 2 avec André Glucksmann, Kouchner doit affronter René Andrieu, rédacteur en chef de *L'Humanité*, qui rentre du Viêt-nam. Andrieu dénonce un complot contre le régime socialiste de Hanoi. Il décline alors les étapes heureuses de son voyage au pays de Hô Chi Minh. Glucksmann bondit, stigmatise les propos du journaliste sur la Russie.

– Vous n'êtes qu'un provocateur, répond Andrieu.

– Et vous, un menteur, cher monsieur.

L'incident est violent, et le présentateur, Louis Bériot, ne parvient pas à faire diminuer la tension. Andrieu se lève, se rassoit, puis finit par quitter la salle. Glucksmann lui emboîte le pas, afin de ne point profiter de son avantage. Face à une chaise vide, Kouchner commence alors à présenter l'opération sous l'angle purement humanitaire.

Grâce à l'incident, la France entière découvre l'initiative « Un bateau pour le Viêt-nam ». Le lendemain, les donations affluent au siège du comité à Gennevilliers. On décide d'envoyer des émissaires en Malaisie. André Glucksmann et sa compagne Françoise Renberg se proposent : le *Corriere della Serra* demandait depuis plusieurs semaines au philosophe un reportage dans le monde, sur le sujet de son choix.

Deux capitaines, des vrais, sont recrutés : Malbert et Couvert. Ils dressent ensemble le portrait type du navire idéal : il faut qu'il ait de la tenue en haute mer et des cales assez larges pour accueillir un bataillon de parias. Ce sera donc un roulier, un transporteur de voitures. Novices en la matière, les amis de Kouchner écoutent les officiers de marine et en prennent de la graine. Ils avaient pensé un temps à louer le *France*...

Le comité parvient à s'adjoindre les services de l'ingénieur général Lucien Poirier. Ancien directeur de la flotte française, il explique quelles sont les démarches nécessaires pour affréter un bateau. Les membres du comité l'écoutent avec dévotion, comme s'il s'agissait d'un grand manitou. Poirier apprend ainsi à l'assistance qu'il suffit d'envoyer un télex international pour détecter le navire idoine dans quelque port que ce soit, dans le détroit de Malacca, en mer du Nord ou en Patagonie.

Pendant ce temps-là, Glucksmann et sa compagne Fanfan sillonnent la Malaisie de long en large. Ils savent, depuis quelques jours, que le gros des réfugiés débarque sur une île perdue au large de la côte orientale, Poulo Bidong. Mais les autorités malaisiennes, qui ne veulent surtout pas de témoins susceptibles d'évoquer le drame des boat people et de colporter la nouvelle, leur interdisent de poser le pied sur l'île maudite.

Glucksmann décide alors de faire le siège du ministère de l'Intérieur. Dans les couloirs, il sème une escouade de policiers et rencontre un balayeur :

– Le ministre n'est pas là?

– Non, mais je peux vous donner son numéro personnel!

Incroyable pays, pense Fanfan.

Le soir, les deux envoyés spéciaux appellent le ministre à son domicile et expliquent le but de leur mission. Curieux de l'intérêt que portent ces deux Français aux parias de la mer de Chine, le ministre donne sa bénédiction à la mission-reportage.

Au terme d'une épouvantable traversée – dix heures dans la tempête et le roulis, entourés d'anciens soldats américains du Viêt-nam devenus agents de l'immigration – Glucksmann et sa compagne découvrent l'apocalypse. Le décor de Poulo Bidong, « l'île aux serpents », est paradisiaque pour qui survole ses plages de sable blanc, ses palmiers, ses forêts. Mais au sol se joue un drame indicible. Quarante mille boat people s'entassent sur un kilomètre carré, sans eau courante, nourris tant bien que mal par la mafia chinoise qui vend au prix fort ses sacs de riz. Malgré l'étonnante organisation des réfugiés qui ont creusé des dépôts d'ordures, construit des dispensaires et mis sur pied une petite police, le spectacle est effrayant. Une myriade de Vietnamiens s'agrippent aux flancs de la montagne qui ne présentent pas assez de replats pour construire des cases. Un seul puits alimente l'île en eau potable.

André et Françoise errent sur le rocher, gravissent le sommet de la petite montagne, prennent des notes, interrogent des dizaines de Vietnamiens qui s'efforcent de survivre sur cet îlot de désespoir, dans la fange et l'odeur d'urine. De retour à l'hôtel de Kuala Trengganu, la ville côtière, le philosophe prépare son article. Il entend dénoncer la passivité des autorités malaisiennes qui refoulent les nouveaux arrivants, attirés par ces rivages mythiques comme des papillons par la lumière. Il note ses impressions, évoque un « Auschwitz liquide ». Il faut vite rentrer pour alerter le comité du bateau pour le Viêt-nam.

Avant de prendre l'avion, les deux envoyés spéciaux du *Corriere della Serra* sont invités à déjeuner par l'ambassadeur d'Italie. André Travert, l'ambassadeur de France, est présent. Très vite, il révèle ses sympathies pour le régime vietnamien et critique cette campagne de soutien aux boat people :

– Qu'est-ce que vous leur trouvez? Ce sont des traîtres à la patrie!

La discussion s'envenime. Glucksmann proteste contre ces propos outranciers, tandis que Travert compare le couple à des collaborateurs vichyssois. Dans un geste théâtral, il se lève et chante « Maréchal, nous voilà ». C'en est trop : Glucksmann et Fanfan sortent de table et claquent la porte, suivis de l'ambassadeur d'Italie. L'émissaire de Kouchner, qui cherchait des appuis dans cette tournée en mer de Chine, vient de découvrir que la diplomatie française compte de bien curieux représentants.

Lorsque le couple rentre à Paris, les membres du comité se réunissent à la hâte. Les deux éclaireurs racontent les extorsions de fonds commises par les fonctionnaires au Viêt-nam, les viols, les meurtres perpétrés par les pirates. Puis ils décrivent avec minutie l'enfer de l'île.

A l'écoute du récit, une évidence s'impose : le bateau pour le Viêtnam devra aussi soigner ces réfugiés-là. Il va s'agir, au-delà du sauvetage des personnes, de défendre le droit des naufragés, l'un des principes élémentaires du droit international. Mais en attendant la mise à flot de l'opération, les soutiers s'opposent sur le cap à suivre. Kouchner penche pour un navire-hôpital fixe, basé au large de Poulo Bidong. Les autres membres du comité crient à la trahison : il ne s'agit plus de ramener les réfugiés dans des havres de paix, mais de les soigner sur place, sur les lieux de leur détresse. Geismar, Phung-Anh et Vo Van Ai, directeurs de la revue *Que Me* (Pays natal), s'opposent violemment à l'initiative.

Enfin, une bonne nouvelle vient égayer l'atmosphère. L'ingénieur Poirier a trouvé à Nouméa un navire de la Compagnie des chargeurs calédoniens, un caboteur de quatre-vingt-cinq mètres de long. Son nom sonne comme un appel d'espoir, un message de la Providence : l'*Ile de Lumière*. Le 5 février 1979, Bernard Kouchner et les membres du comité reçoivent un télex de Nouméa signé de l'armateur Michel Cordier : « Serions intéressés par votre offre : livraison navire Nouméa. »

Kouchner, Geismar et Glucksmann oublient aussitôt leurs divergences. L'heure est à l'affrètement et la tâche est complexe. Il s'agit de rameuter les techniciens, de joindre courtiers et assureurs, d'avertir les journalistes. Un homme de l'Élysée, conseiller de Valéry Giscard d'Estaing, est contacté. Jean-David Lévitte comprend tout de suite l'urgence de la mission et tente de faciliter la tâche de ces hommes de bonne volonté.

Reste le Quai d'Orsay. Kouchner connaît la loi du silence proférée par le ministère : pas de visas supplémentaires pour les réfugiés recueillis en mer. Avec Olivier Todd, l'avocat Jacques Miquel et Claudie Broyelle, le médecin débarque dans les salons de la Direction des Français de l'étranger, dirigée par Claude Chayet. Celui-ci surgit dans l'antichambre et lance :

– Mes collaborateurs vous attendent, mais auparavant, j'aimerais vous montrer quelque chose.

Il ouvre l'une des armoires qui tapissent la pièce et extirpe une lettre saisie au hasard :

« Monsieur Lam Minh Phat, quarante-huit ans, au camp de Songhla en Thaïlande. Un cousin à Aubervilliers, certificat d'hébergement, sollicite l'accueil en France depuis huit mois. »

En clair, le directeur Chayet redoute la loi de regroupement des familles et un afflux massif de nouveaux réfugiés vietnamiens en France.

– Il y en a plus de cinquante mille, précise-t-il. Je voudrais bien me faire comprendre : je ne refuse pas vos réfugiés, je ne peux simplement pas tous les accepter. Je tenais à vous montrer combien la situation est difficile...

Il invite alors la troupe à pénétrer dans un vaste bureau où sont présents plusieurs diplomates. Claude Chayet ouvre la réunion d'un ton solennel :

– Un bateau-hôpital, oui, nous devons vous aider. Nos services tenteront de hâter les choses à Genève s'ils considèrent, comme j'en suis convaincu, qu'il y a un besoin...

– Et les réfugiés qui se noient en mer?

– Nous regrettons de ne pouvoir faire plus actuellement. Réussissez le bateau-hôpital, nous ne vous abandonnerons pas en fin de parcours.

Pendant ce temps, les fonds affluent dans le tiroir-caisse du comité. Un million et demi de francs sont déjà comptabilisés, de quoi lancer l'opération. Le 20 février 1979, le commandant Bernard Couvert s'embarque pour la Nouvelle-Calédonie. Kouchner le rejoint deux semaines plus tard. A la demande d'Olivier Todd, Antoine Veil, le patron d'Air France, a royalement légué dix billets d'avion au comité.

Le médecin et le capitaine se retrouvent à Singapour. Couvert revient de Nouméa où il a pu voir l'*Ile de Lumière* avant son départ pour l'Australie. Il flaire le bon navire, et apprécie l'homme qui le commande, le capitaine François Herbelin. En attendant le bateau, les deux compagnons, qui ont installé leur quartier général au Good Wood Park Hotel, s'affairent à régler les formalités. Il faut aussi dessiner les plans de cale, commander les pièces, la radio, les couchettes métalliques.

Les démarches sont longues, fastidieuses. Bernard Kouchner arpente la cité champignon, ses gratte-ciel qui mordent sur la mer, ses gigantesques centres commerciaux. Il a même le temps de commander des chemises sur mesure pour une poignée de dollars sur Scottis Road. Ce pan d'Asie est propret, ordonné, policé. Rien à voir avec l'agonie qui se profile à l'horizon, à quelques heures de cabotage de Singapour.

A Kuala Lumpur, après avoir rongé son frein dans une chambre de l'hôtel Regent, Kouchner s'élance vers les hauteurs de la ville. Noyées dans une végétation luxuriante, des maisons de bois abritent la mission du HCR. Un Américain, Chris Carpenter, reçoit le médecin français. Il l'écoute évoquer l'idée du navire-hôpital ancré au large de Poulo Bidong. Mais lorsqu'il entend que son hôte n'a pas renoncé au sauvetage en mer, il répond doctement :

– Ce projet n'est pas contenu dans le télex de Genève!

– Il est sous-entendu, réplique Kouchner. Comment rester les bras croisés devant des gens qui se noient?

– Cette décision ne m'appartient pas. Un bateau soutenu par le HCR doit rester dans les limites de sa mission.

– Voulez-vous qu'on laisse mourir les boat people?

– Vous devez en parler au représentant du haut-commissaire.

Le représentant en question, Sempat Kumar, un Pakistanais qui siège dans un bureau voisin, adopte le même discours.

– Des francs-tireurs comme vous viennent désorganiser une besogne précise. Il n'est pas aisé de travailler dans ce pays. Je suis en rapport avec les autorités. Ne détruisez pas notre efficacité avec des initiatives que les Malaisiens n'accepteront pas.

En quittant la bâtisse de bois, Kouchner sait qu'il n'est pas au bout de ses peines. A la rencontre suivante, il tombe des nues : au ministère de l'Intérieur, c'est un véritable bataillon interarmes qui est chargé de lutter contre « les envahisseurs », c'est-à-dire les boat people vietnamiens. Bernard découvre avec stupeur que les officiers, qui simulent des batailles navales sur des cartes, ont strictement contingenté l'opération « Un bateau pour le Viêt-nam ». On note les fréquences radio. On interdit à l'*Ile de Lumière* de s'approcher de l'île de Poulo Kassar, domaine privé de Sa Majesté le sultan de Malaisie. Bons princes, les militaires prévoient même des escapades pour les membres de l'équipage et les médecins qui resteront longtemps à bord, à destination de la Thaïlande et de ses bordels...

La Malaisie ne se soucie guère du sort de ces réfugiés, sauvés des eaux puis abandonnés à leur triste sort de survivants. Lorsqu'il rentre à son hôtel, Bernard aperçoit trois Rolls Royce blanches : elles attendent le fils d'un sultan de province qui vient faire bombance, entouré de courtisans. Et dire que dans les chancelleries, on ose lui parler de *compassion fatigue*, d'usure de la pitié...

Un petit Fokker emmène le médecin sur la côte malaisienne, à Kuala Trengganu. Quand l'avion vire pour amorcer sa descente, il aperçoit des montagnes, des forêts, puis une bande côtière plate et plus loin, l'île de Poulo Bidong. Un ami attend Bernard au sol, dans une villa entourée d'arbres et de buissons. C'est Pierre Van Gunten, délégué du HCR, qu'il a connu au Liban lorsqu'il travaillait pour la Croix-Rouge internationale.

Van Gunten accueille chaleureusement son hôte. Contrairement aux bureaucrates de Genève, il soutient pleinement l'opération.

– Alors, ton bateau fantôme? lance-t-il. Je l'attends. Bidong a un besoin urgent d'hôpital et rien ne se construit, malgré l'argent versé. La corruption, la lenteur...

– Il sera là dans un mois. Des compromis sont encore nécessaires.

Kouchner évoque l'attitude du Pakistanais à Kuala Lumpur, hostile à l'opération du navire-hôpital.

– Je sais, coupe Van Guten. Il craint que vous n'ajoutiez à la pagaille. Pas de capitaine Fracasse devant les côtes malaisiennes!

– Oui, mais tous ces naufrages, les pirates...

– Du calme. Votre présence sera une protection, c'est clair! Hâtez-vous. Pour la suite, nous verrons.

Le Suisse raconte alors la myriade d'embarcations coulées par les boat people pour pouvoir rester dans l'île, le jeu de cache-cache avec la marine de Malaisie qui tente de repousser les réfugiés. Il annonce enfin que les autorités de Terengganu mettront des bâtons dans les roues du comité.

Bernard échoue au Warisan, un hôtel tenu par une coopérative d'instituteurs intégristes. Plus loin, le sultan de l'endroit dispose d'un grand palais. L'hôpital de bois jouxte le front de mer. A la tombée de la nuit, le médecin arpente les quais, où des pêcheurs préparent leurs filets, près de barques à la coque de bois peinte en bleu ou rose. L'endroit est miséreux, à majorité musulmane, et ses habitants ne voient sûrement pas les boat people vietnamiens d'un bon œil.

Dans les bureaux de la sécurité militaire, le capitaine Mustapha avertit Bernard :

– Les Vietnamiens sont mieux traités que nos compatriotes. Notre pays est pauvre et des mendiants riches viennent encore manger nos ressources. Allez visiter l'hôpital avant de distribuer vos médicaments modernes aux voleurs...

A l'hôtel Warisan, Pierre Van Gunten explique qu'il ne peut pas grand-chose contre le refoulement des réfugiés. Ceux-là sont renvoyés au large, donnés en pâture aux pirates et aux tempêtes.

– Un jour, dit le Suisse, j'étais en voiture sur la côte avec un lieutenant de police, un type que je connais. Sous nos yeux, un boat people touche la plage. Vingt-sept personnes se trouvaient à bord, des femmes, onze enfants brûlés, desséchés. Nous leur avons donné les premiers soins. Le lieutenant, bon musulman, obéissait au Coran et portait assistance. Il était même apitoyé et efficace. Mais l'armée et la police ont rappliqué. Délégué du HCR, je ne pouvais plus rien faire. Domaine de l'armée. Mon lieutenant s'est transformé. Il a même aidé à les remettre à l'eau.

Deux jours plus tard, Kouchner grimpe à bord d'une embarcation qui fait la jonction avec l'île de Poulo Bidong, à quatre heures de navigation. Sur le bateau prennent place cinquante-deux boat people recueillis le matin même et encadrés par les militaires. Ils viennent de Vinh Long, dans le sud du Viêt-nam. Leurs haillons dégagent une odeur pestilentielle. Un ancien lieutenant de l'armée sud-vietnamienne raconte l'odyssée : six jours de dérive, le moteur en panne, l'assaut des pirates qui ont dérobé bijoux et taëls d'or puis violé les femmes. Un père, voyant l'un des bandits s'attaquer à sa fille, a tenté de s'interposer : il a été massacré sur-le-champ à coups de hache et jeté par-dessus bord. La fille a fini le voyage prostrée sur les genoux de sa mère. Puis la marine malaisienne a accosté le bateau pour dérober les dernières valeurs et frapper les survivants. Maintenant, les réfugiés regardent cette île qui s'approche comme s'il s'agissait de la terre promise.

En débarquant sur le ponton de bois, Kouchner découvre un grouillement d'hommes et de femmes. Trente-six mille six cents réfugiés, rescapés de la grande traversée, tentent de survivre sur l'île-prison. Sur le rivage et les hauteurs, des masures sommaires s'empilent, de bric et de broc. Sur la plage, les embarcations sabordées composent un curieux et pathétique cimetière marin. Leurs carcasses squelettiques ressemblent à des doigts implorant les cieux. Plus loin, des familles dorment sous un simple auvent de plastique. Le chemin est encombré de centaines de réfugiés qui transportent du riz acheté aux Malais ou des lampes à huile bricolées avec une boîte de Coca-Cola. « C'est Tu Do », commente Minh, responsable de la sûreté pour le comité du camp, qui commande deux cents hommes. Tu Do est le nom d'une rue commerçante de Saigon, où Kouchner déambulait en attendant l'assaut des troupes du Nord.

Plus loin, une mare où s'accumulent les immondices empeste l'atmosphère. Il faut emprunter un petit pont de planches pour poursuivre la visite. Kouchner, qui tente de garder l'équilibre, remarque sur le côté une pagode miniature constituée de planches rouges et parfumée à l'encens. Minh explique que l'un des premiers arrivants sur l'île est mort au bord de ce marigot. Il avait reçu une noix de coco sur la tête et, faute de chirurgien, n'y a pas survécu.

Dans un petit baraquement, une poignée d'hommes attendent le visiteur comme s'il s'agisait d'un messie. Ils saluent respectueusement Kouchner qui découvre qu'il s'agit des « ministres » de l'île. Le « Premier ministre », un ingénieur vietnamien à la frêle silhouette, se nomme Le Tan Kiet. Il a deux vice-Premiers ministres, un Vietnamien et un Chinois, ce qui permet de respecter l'équilibre ethnique de l'île.

Kouchner parle du navire-hôpital et du sauvetage en mer. Le gouvernement des réfugiés écoute religieusement puis Kiet remercie le médecin français et raconte l'émotion des boat people lorsqu'ils ont appris par la BBC le lancement du bateau avec la bénédiction de Sartre, Montand et Brigitte Bardot. Un homme s'approche et se jette dans les bras de Bernard :

– Je m'appelle Phuoc, je t'attendais. André Glucksmann m'a prévenu. Alors, quand vient-il, ce bateau?

– Il arrive, mais on ne sait pas vraiment où le mettre, répond Kouchner, surpris par cette rencontre impromptue.

– On va parler. As-tu dîné?

Les membres du comité apportent alors ce qui semble être leurs dernières richesses : du riz, des œufs, un Coca-Cola. Les réfugiés s'attroupent dans le hangar et retracent leur fuite du Viêt-nam rêvée depuis des années, la longue traversée, les attaques répétées des forbans de la mer qui dépouillent et violent, l'interminable attente sur cette île où tous les espoirs se mêlent au désespoir.

Kouchner poursuit sa visite en compagnie de Phuoc, qui fut officier de l'armée puis répétiteur dans un lycée. A minuit, l'île de Bidong gémit des plaintes des corps qui tentent par milliers de trouver le sommeil. La plage ressemble à un dépôt d'ordures. Des cafés sont ouverts, abrités dans des bicoques de planches. Des Vietnamiens ont tôt fait de construire avec les quelques économies qu'ils avaient en poche. Maintenant, ils s'empressent de sous-louer. Des mafieux se sont glissés parmi les fuyards. Sur l'île, ils réorganisent la vie en une sorte de Saigon miniature, avec des prostituées, des tripots, des règlements de comptes. Les gardes du comité veillent et parfois sévissent. On cogne lors de batailles rangées pour des histoires de vol de nourriture, de partage de latrines, de dettes non réglées. Misère dans la misère. Au petit matin, des cadavres flottent sur l'eau.

Revenu dans le hangar l'âme en peine, Kouchner fume une cigarette avec Phuoc et ressasse l'odyssée prochaine du bateau salvateur. Il s'allonge ensuite sur la table qui lui sert de couche. Protégé des moustiques par un mouchoir posé sur la tête, il cherche, en vain, à trouver le sommeil.

Le lendemain, les médecins vietnamiens de l'île l'emmènent au dispensaire. C'est une simple baraque de bois meublée d'une table creusée dans un tronc d'arbre et de cinq lits de branchages. Les médecins sont impuissants devant les quelques malades qui s'entassent ici : on leur refuse le transfert vers la côte, et ils ne disposent de rien pour soigner, hormis quelques antibiotiques.

Kouchner continue son exploration de l'île en compagnie d'une femme au délicat visage, Hong, qui parle français. Elle a pu s'évader du Viêt-nam, seule : son mari, ancien officier de l'armée du Sud, croupit dans un camp de rééducation. Ils grimpent ensemble sur une colline et découvrent un large panorama sur Bidong. Hong raconte la dure vie des prisonniers dans les bagnes, les maigres rations de riz, deux bols par jour, les haillons taillés dans la toile des sacs, la nuit dans des huttes cernées par les barbelés et les cerbères du régime. Son mari a tenté de s'évader. Il a été enfermé un mois durant dans une citerne métallique, en plein soleil. Les gardes tapaient sur les parois avec des barres de fer.

– Voilà le régime que vous avez soutenu, vous, les Européens! s'écrie la Vietnamienne, face à la mer. Ils cherchent à nous détruire, ils confisquent les maisons et les biens des emprisonnés. Après trois ans, nous tous, avec nos enfants, nous restons des suspects, des « nguy », des fantoches.

Bernard l'écoute, la gorge nouée. Il s'accroche au souvenir de la Mutualité, de ces militants vietnamiens qui venaient demander l'aide des progressistes alors que leur pays périssait sous les bombes de l'oncle Sam. Les certitudes d'hier s'éloignent : la réalité est là, tangible, dans les larmes de Hong et sur la plage des fuyards échoués.

– Pourquoi as-tu laissé ton mari, Hong?

– Il a réussi à me faire parvenir un message. Il m'a demandé de fuir avec ma fille. Il dit que ça ne servait à rien d'attendre, puisqu'ils le tueront.

Là-haut, dans la montagne, au-dessus du sentier, des réfugiés s'acharnent à construire des cases. Kouchner a un peu honte, ce jour-là, de son militantisme de jeunesse. Pour être sûr que son bateau lèvera l'ancre, il décide de se rendre en Nouvelle-Calédonie.

A Nouméa, le médecin se transforme en armateur. Il doit aussi glaner les donations manquantes. L'affrètement de l'*Ile de Lumière* n'est pas une mince affaire et exige de richissimes mécènes.

Bernard fait la tournée de quelques institutions. Lors d'un dîner du Lion's Club auquel assistent le maire et le directeur de la Banque de Nouméa, il ne récolte que remarques perfides et mépris. La fraternité blanche des caldoches, il l'a compris, ne lui rapportera pas un sou. Les journalistes de *Corail*, un hebdomadaire de Nouméa, le raillent. Ils publieront, quelques mois plus tard, un cinglant article, où Kouchner sera traité pêle-mêle de « petit miracle permanent de la parthénogenèse – reproduction sans fécondation d'une espèce – constante qui s'engrosse et s'accouche sans matrone dans un placenta immonde de lieux communs », d'« éternel naïf », de « petit docteur Schweitzer à la petite seringue ».

Avant de se précipiter au port, le médecin rencontre son beau-père, Georges Pisier. Le père d'Évelyne et de Marie-France, qui fut directeur de l'économie de l'île, écrit désormais des ouvrages sur le Pacifique Sud. En écoutant les histoires du passé, du bagne de l'île des Pins et des déportés de la Commune échoués sur ce lointain morceau de France, Kouchner se remémore les récits de sa femme qui vécut dix ans en Nouvelle-Calédonie entre le jardin du Gouverneur, la baie de l'Orphelinat, celle des Pêcheurs, et la colline aux Oiseaux. Cette île-là, généreuse, patrie d'accueil des bagnards et des communards, n'existe apparemment plus.

Sur les quais, un grand bateau blanc porte sur son flanc l'inscription

Ile de Lumière. Kouchner respire. Le voilà, ce navire des grands secours qui lui a valu un limogeage en règle. Il contemple la coque d'acier, impressionnnante, à la poupe arrondie. Sur ce large pont, les hommes d'équipage scruteront la mer à la recherche de coques de noix à la dérive. Les caméras fixeront cette quête des exilés sur le grand boulevard de la mer. Les hommes de bonne volonté se donneront la main. L'*Ile de Lumière*, c'est certain, symbolisera l'entente entre médias et médecine humanitaire. Est-ce un rêve? Et ce projet, traité hier encore d'insensé, mérite-t-il une probable éviction de MSF? Kouchner, en proie à ces considérations, jauge cette grande coque claire qui a déjà tant navigué et éprouve une certaine fierté.

Un titre du journal *France australe* le ramène à la brouille parisienne : « Kouchner désavoué ». Le médecin en a le souffle coupé. Il est vrai qu'à Paris, la tempête se déchaîne. Le 19 mars 1979, Jean Blattes, consul de France à Kuala Lumpur, lui annonce par télex l'accord de l'Onu pour l'opération et le désaccord de Médecins sans frontières. Reste à larguer les amarres pour cingler vers la mer de Chine.

Dans les coursives de l'*Ile de Lumière*, Bernard fait la connaissance de François Herbelin, un homme de vingt-huit ans, aux cheveux frisés et à la barbe de forban. En dépit de sa jeunesse, Herbelin est déjà un capitaine au long cours. Depuis des années, il bourlingue dans les mers du Sud. Il a fréquenté les ports d'Indonésie et de Malaisie, les rades et les criques de la mer de Chine. Son navire, où voisinent le bois et le cuivre, fleure bon la marine d'autrefois.

A Paris, l'équipe se prépare. Vladan Radoman, l'anesthésiste yougoslave qui fut volontaire au Biafra, a délaissé son exil niçois pour reprendre du service. Jean-Claude Sénéchal, qui l'accompagne, fut missionnaire au Viêt-nam pendant la chute de Saigon aux côtés de Bérès et de Kouchner. Il veut porter secours à ceux qu'il soignait trois ans plus tôt, à l'hôpital de Gia Dinh, et qui maintenant s'enfuient sur des petites coquilles de noix. Deux jeunes chirurgiens se sont portés candidats, le Rouennais Patrick Laburthe et Éric Cheysson. Pierre Bonniaud, vingt-six ans, a quitté Dijon pour s'occuper du laboratoire de bord. Enfin, après moult démarches, une infirmière parvient à surmonter l'intransigeance de Kouchner, qui ne veut pas de femmes à bord. Ghyslaine Martin, ancienne volontaire au Liban dans le dispensaire encerclé de Nabaa, reçoit l'imprimatur pour poser le pied sur l'*Ile de Lumière*.

Le mardi 17 avril 1979, le navire, amarré dans la baie de Singapour, est fin prêt. L'hôpital itinérant a été installé, avec ses lits, son bloc opératoire, son matériel d'anesthésie, sous le regard un peu sceptique du commandant Herbelin. Le lieutenant Louis écrit sur le journal de bord : « 17 h 30. Fin des travaux, débarquement de l'équipe de terre. Équipage préparation au départ. » Dans la lumière du crépuscule qui se découpe derrière les gratte-ciel, l'*Ile de Lumière* file vers le large, glissant entre les porte-conteneurs et les pétroliers qui rôdent dans le grand détroit. Sur le pont, Kouchner regarde la nuit envahir l'horizon. Il pense à sa dernière équipée au Viêt-nam et à une phrase prémonitoire prononcée par un officier lors de la chute de Saigon. Le militaire sud-vietnamien avait demandé aux French Doctors de l'aider à fuir. « Si je reste, avait-il dit, un jour, vous serez forcés de venir nous chercher. Et ce sera à nouveau la guerre... »

Là-bas, sur la mer de Chine, glisse le peuple des bateaux.

L'officier de Saigon avait raison.

Deux jours plus tard, le navire s'ancre au large de l'île de Bidong. A bord, l'équipe retient son souffle. La nuée de réfugiés qui s'amasse sur la jetée rappelle sa douloureuse destinée. Les boat people saluent par milliers le grand bateau blanc des Français qui vole à leur secours. Dans la vedette qui se dirige vers le môle, l'émotion est intense. Ghyslaine Martin a les yeux noyés de larmes.

La foule ouvre un sillon à la petite troupe, saluée par le docteur Dong, président du comité de l'île. On pare au plus pressé. Dans les cahutes de misère gisent des mourants. On emmène à bord vingt-trois malades, victimes de malnutrition ou d'accouchements difficiles. Le petit Khieu, sept mois, souffre de déshydratation, Hô, cinq ans, est asthmatique, Tran, soixante-trois ans, est atteint de tuberculose. Les médicaments défilent, les médecins s'activent. L'*Ile de Lumière* inaugure son hôpital des mers.

Le soir, le docteur Dong prévient d'urgence l'équipe : une barcasse chargée de réfugiés s'est échouée sur la plage des contrebandiers. On parle de blessés graves. A la lumière du projecteur, la petite vedette fonce aussitôt au nord de l'île, sous le flanc de la montagne. Werner Bringold, le second du capitaine, qui pilote l'embarcation, doit slalomer entre les rochers. A bord, Kouchner, Jacques Abouchar, journaliste à Antenne 2, et son preneur de son, qui accompagnent l'équipe depuis Singapour, scrutent le rivage. Le phare de la vedette découvre des être tremblants, qui se réchauffent aux flammes d'un maigre feu. Les trois Français sautent à l'eau et nagent vers la plage.

Ils découvrent des boat people à l'agonie. Sur les vingt et un réfugiés, dix sont plongés dans le coma. Ils ont dérivé dix-sept jours et ont manqué de vivres et d'eau. Les sauveteurs se pressent. Marchant pieds nus sur le corail, ils portent les miraculés sur leur dos, les hissent à bord de la vedette puis filent vers l'*Ile de Lumière*, où l'on rameute l'équipage. Les boat people transis sont transportés dans la salle de réanimation. Pour évacuer la poche de sang d'un homme atteint d'une hémorragie cérébrale, on utilise les moyens du bord – la perceuse électrique du mécano. Une singulière effervescence anime ce soir-là le grand bateau blanc, dans le roulis de la mer de Chine, capricieuse et retorse.

Les bateaux pénètrent de plus en plus nombreux dans les eaux interdites. Laburthe écoute les récits des survivants. Havrais d'origine normande, habitué aux dures épopées des marins, il demeure interloqué par les histoires de traversée. Les boat people lui décrivent les naufrages, les bateaux coulés, les tempêtes du grand large, les morts de faim, les anthropophages condamnés à manger la chair des défunts pour survivre, les attaques de pirates – une douzaine de fois, lui dit un matelot. Celui-ci ne possède plus que son short, mais parle déjà de construire une usine de laque aux États-Unis. Surprenant appétit de vivre...

Les policiers surveillent de plus en plus étroitement l'*Ile de Lumière*. Des vedettes circulent alentour et tentent d'empêcher l'accostage de nouveaux bateaux de réfugiés. Plusieurs barcasses surchargées sont interceptées et remorquées en haute mer. Les eaux territoriales de Malaisie ne sauraient être violées, même par d'inoffensifs clandestins.

Une nuit, un bateau de pêche de vingt-quatre mètres parvient à déjouer la surveillance côtière et fonce sur la coque de l'*Ile de Lumière*. A bord, trois cents réfugiés, dont des dizaines de malades et de blessés, implorent l'aide des *Phap*, les Français. Le commandant Herbelin décide aussitôt de les accueillir à bord, mais la vedette rapplique et l'officier de police le somme de refouler les boat people. Herbelin hésite un instant : l'officier est armé et ses hommes le mettent en joue. Mais le mécanicien de l'*Ile de Lumière* ne perd pas de temps. Il saute dans l'embarcation des réfugiés et casse la coque à la hache. L'esquif coule et les boat people sont obligés de monter à bord. Ghyslaine Martin, qui ne supporte plus l'égoïsme malaisien, crache sur la vedette de la police. Tandis que les médecins la calment, François Herbelin explique au policier que l'infirmière, très malade, ne peut s'empêcher de cracher pardessus bord. En face, on feint de croire à ce plaidoyer et on tourne les talons, les poings serrés.

Quand Kouchner revient d'une mission de ravitaillement sur la côte, à trois heures de vedette, il assiste à un triste spectacle. Les médecins sont rassemblés dans la salle de pédiatrie, où des enfants dénutris se meurent. Vladan Radoman est désespéré, Patrick Laburthe enrage de ne pouvoir sauver le plus gravement atteint, la petite Thanh, aux cheveux décolorés, aux joues creusées, au regard vide. A deux ans, elle ne pèse que six kilos. On se regarde, on établit le diagnostic inévitable, la mort prochaine. Kouchner tente de remonter le moral des troupes, mais en vain. La petite Thanh s'éteint en silence. On l'enveloppe dans un linge gris pour l'emmener sur l'île. Les médecins ont le visage défait. L'enfant est le premier mort de l'*Ile de Lumière*.

Un jour, une dame en uniforme blanc se présente à l'échelle de coupée. C'est Datin Ruby Lee, la toute-puissante directrice du

Croissant-Rouge malaisien. Elle arbore des épaulettes et des décorations dignes d'un vieil officier de marine. Une nuée d'adjoints et de lieutenants en veste blanche l'entoure. Kouchner est surpris de cette visite. A Kuala Lumpur, leurs rapports ont toujours été froids. De fait, la grande dame n'est pas venue saluer les médecins français mais le sénateur américain Ramsay Clarke, dont l'hélicoptère est annoncé dans l'île. Herbelin se gausse de ces marins d'eau douce endimanchés, qui semblent horrifiés à l'idée de se frotter au cambouis. Kouchner leur propose de visiter l'hôpital.

– Merci, docteur, répond la présidente, mais nous allons repartir.

Kouchner insiste. La Malaisienne décline à nouveau son offre, mais l'attire dans un coin. Là, elle dévoile le véritable motif de sa visite à bord :

– Euh, s'il vous plaît, où sont les toilettes pour dames?

Kouchner en reste coi. Puis il s'avance vers Herbelin, le salue comme dans la marine et lui lance :

– Monsieur Herbelin, veuillez accompagner avec moi Mme la Présidente dans vos appartements, elle est venue pisser à bord.

Les marins retiennent leurs rires. Au fond, le spectacle est pathétique : le Croissant-Rouge et quelques dignitaires de la Croix-Rouge refusent de rendre visite aux malades...

Quand Vladan Radoman surgit sur le pont pour contempler l'armée en tenue blanche qui se replie vers l'échelle de coupée, Kouchner crie à la cantonade :

– Ne vous dérangez pas, les amis. L'armée des clowns est juste venue se rafraîchir!

Fin juin 1979. Sur la plage de Rach Gia, Kha Nguyên Trong transpire. La nuit a enveloppé la mer, le vent de mousson vient grossir les vaguelettes du golfe de Thaïlande. Kha, un architecte de quarante-deux ans, scrute l'obscur horizon, à la recherche du bateau qui l'emmènera, lui et sa famille, vers le grand large. Il se retourne : sa femme prépare les provisions tandis que Khanh, son fils de dix-huit mois, dort sur une petite couverture. Le cœur de Kha bat fort : si la police le repère, il devra subir l'enfer des camps de rééducation, où croupissent cent mille Vietnamiens, anciens du régime sudiste, récalcitrants aux rectitudes marxistes.

Les minutes passent. Kha craint que le passeur et le pilote ne viennent pas au rendez-vous. Auraient-ils trahi? Seraient-ils partis avec les taëls d'or dans leurs poches? Kha ne peut y croire : il a monté l'opération depuis un an, rameuté trente-trois autres personnes pour partager les frais. Il a acheté un bateau de pêche à la coque pourrie, afin de ne pas attirer l'attention sur son désir de fuite. Chaque dimanche, onze mois durant, il a pris en bus la route de Saigon jusqu'à ce port du golfe de Thaïlande pour réparer la carcasse vermoulue. Il a fallu trouver un moteur, le réviser, étayer la coque, remplacer les planches défaillantes. Ensuite, Kha a dû faire appel à quelques complicités pour acheter une boussole et des jumelles, objets hautement suspects en République populaire. Puis est venu le temps des formalités : les permis de sortie et de pêche, chèrement payés. L'architecte a longuement joué à cache-cache avec les autorités, feignant de s'intéresser à la pêche, nouant des amitiés, monnayées bien sûr. Il a déjà déboursé plus de trente taëls d'or, payés avec les cotisations des familles candidates au départ.

Fin juin, tout est prêt. Kha a fixé la date du départ en fonction de la grossesse de son épouse. Il sait qu'une femme enceinte décourage les pirates violeurs.

Maintenant, il se remémore les gestes appris : gagner le large à quelques encablures grâce à un taxi-boat, retrouver le pilote sur le bateau de pêche, attendre les autres familles. Il pense aussi aux raisons de son départ : les camps de rééducation, le régime totalitaire, les autodafés dans les rues où s'envolent en fumée, caprice des censeurs, les livres non conformes au dogme. Il se souvient aussi du seul message que le ministre de l'Éducation ait adressé aux professeurs, dont lui-même, qui enseignent à l'université de Saigon : « Quand vous faites un cours, vous devez écrire dans un rapport tout ce que vous dites aux étudiants. » Kha ne supporte plus depuis longtemps les mensonges, la censure, les servitudes qu'impose le parti. L'exil s'impose, avec tous les dangers du voyage en haute mer.

Alors, ce dimanche de fin juin, il a doucement claqué la porte de sa maison blanche puis il a pris le bus avec sa femme et son enfant, un maigre baluchon sous le bras. Qu'importent les dangers. Seul compte l'espoir, si maigre soit-il.

Kha entend un bruit sur l'eau. La barque se rapproche. Quand il s'apprête à monter à bord, il découvre que l'embarcation est déjà pleine : ce sont les « Tigres », les candidats au départ qui ne veulent pas débourser les six taëls d'or et qui, au dernier moment, embarquent de force. Tant pis, lui ne peut attendre. Il fait une place à sa femme et à leur enfant et monte sur la barcasse.

Lorsqu'ils parviennent dans le noir absolu jusqu'au bateau de pêche, Kha pousse un cri : une centaine de personnes s'y entassent déjà au lieu des trente-six prévues. L'architecte regarde à tribord. D'autres chaloupes arrivent, chargés de « Tigres ». Il faut faire vite, larguer les amarres, fuir ces parasites qui entendent profiter du voyage à moindre coût. Mais en l'espace de quelques minutes, près de deux cents hommes et femmes sont regroupés sur la nef de fortune. Elle tangue, s'enfonce et commence à couler. On crie, on se débat, tandis que les « Tigres » repartent à la nage ou en chaloupe. Il ne reste plus que quelques dizaines de personnes sur le bateau, qui, comme par miracle, remonte alors à la surface.

Kha craint que la police maritime ne survienne, attirée par les cris, mais rien ne se passe. Il donne l'ordre d'écoper, constate que le pilote manque à l'appel. Faut-il prendre la mer? Pure folie, pense-t-il. Entassés à cent six sur quelques mètres carrés de bois, privés de capitaine, les boat people sont voués à une mort certaine. Le désespoir dans l'âme, Kha se met à crier, afin que la police vienne les remorquer jusqu'au rivage. Trois ans d'emprisonnement valent mieux que la noyade. Mais ses appels à l'aide demeurent sans réponse.

Les chefs des cinq familles à bord le regardent, angoissés, mais ils n'ont plus le choix. Il faut mettre le moteur en route et tenter l'aventure du grand large. Après deux essais infructueux, un mécanicien se manifeste et lance l'engin. Par la BBC, qu'il écoute clandestinement tous les jours, Kha connaît les risques qu'il court. Il sait qu'un fuyard sur deux périt en mer. Mais malgré ces menaces de naufrage, de tempêtes, de flibuste, il garde espoir.

La mer est d'huile lorsque le jour se lève. On cherche un point sur l'horizon, on calcule la dérive, on relève un cap imaginaire. On égrène des noms chargés d'espérance : Songkhla en Thaïlande, Kuala Trengganu et Kotabaru en Malaisie, les îles Anambas en Indonésie. L'atlas de l'exode est généreux : tout ce qui ne porte pas un nom vietnamien promet le paradis.

Kha organise la vie à bord. Les familles sont à l'étroit, le soleil brûle les peaux et il faut rationner l'eau. Les sacs de riz et les bidons d'eau représentent de quoi tenir une semaine et gagner l'autre rive de la mer de Chine, celle de la liberté.

Vers seizes heures, un gros bateau de pêche s'annonce à l'horizon puis fond brusquement sur l'embarcation surchargée. Kha pense un instant que des pêcheurs vont les secourir, les remorquer vers la Thaïlande. Le bateau s'approche à pleine vitesse. Il ne porte ni immatriculation, ni drapeau. Son capitaine adresse des signes aux Vietnamiens, les invite à monter à bord. Kha ne se méfie pas. Il grimpe comme les autres sur le chalutier.

Aussitôt, cinq pirates les entourent et les tiennent en joue. La fouille commence : les boat people sont dépouillés de tous leurs biens, bijoux, montres, dollars et taëls, puis remis sur leur barcasse. Une heure plus tard, d'autres pirates accostent la barque, fouillent les passagers, trouvent encore quelques trésors cachés à bord puis prennent la fuite. La troisième attaque, vers minuit, est le fait de pêcheurs thaïlandais. Armés de fusils, ils cherchent un butin, mais en vain : ce bateau-là ne dispose plus d'aucune richesse. Fous de rage, ils jettent les vivres et l'eau par-dessus bord, embarquent les femmes sur leur ponton, attachent la barque avec une corde et filent dans la nuit, remorquant les hommes impuissants. La femme de Kha, qui en est à son huitième mois de grossesse, une autre femme enceinte et une vieillarde sont épargnées. Les autres, une cinquantaine, dont des adolescentes, sont violées pendant deux heures, tandis qu'éclate l'orage de mousson. Le pont de la barcasse se noie sous l'eau, et les hommes pleurent dans la lumière des éclairs.

Les femmes leur sont rendues au petit matin, battues, souillées, exténuées. Kha est désespéré : lui et ses compagnons d'exode n'en sont qu'à leur première journée de navigation, et ils comptent déjà trois attaques. Surtout, ils ne disposent plus de vivres. D'autres actes de piraterie suivent : les pêcheurs thaïlandais en sont réduits à voler des pantalons et des ceintures.

Kha décide de maintenir le cap sur le sud-ouest, afin de naviguer vers les côtes de Malaisie. Il s'attelle à récolter l'eau des pluies sur une bâche pour les femmes et les enfants. Lui boit son urine. Les estomacs sont vides. Les regards aussi.

Un cri traverse le bateau. C'est le mécanicien qui a aperçu la côte à l'horizon. Les jumelles circulent de main en main. Tous se lèvent, malgré l'épuisement qui les accable. Une langue de terre apparaît, puis des arbres. Une vedette s'approche à bâbord. C'est la police, qui demande au chef du bateau de rejoindre la côte seul et à la nage. Kha hésite : qu'est-ce que cela veut dire? Leur refuserait-on le droit d'asile? Il rassemble ses dernières forces, se jette à l'eau et nage doucement vers la côte. Sur la plage, il parlemente avec le chef de la police, qui demande pour tribut les jumelles et la boussole laissées sur le bateau. Kha retourne sur la barque de pêche, que la vedette remorque vers un îlot. Là, les boat people patientent une journée, avant d'être ramenés en haute mer.

– Continuez tout droit, vous tomberez sur une île internationale, dit le chef de la police à Kha. Ils vous recueilleront.

Que faire? Kha décide de naviguer plein est, vers l'Indonésie. Mais alors qu'il se repose, d'autres membres de l'équipage en profitent pour rebrousser chemin. C'est la mutinerie des égarés. Lorsqu'il se réveille, Kha découvre le fait accompli. Pendant une journée et une nuit, le bateau tente de s'approcher de la Malaisie. Il finit par toucher terre, alors que ses planches commencent à craquer.

Lorsqu'il pose le pied sur la plage, l'architecte ordonne que l'on saborde le bateau, afin que les Malaisiens ne puissent les refouler à nouveau. Peine perdue : les réfugiés, vite repérés, sont arrêtés. Pendant quatre jours, ils sont parqués près de Kan Tuzan, la grande ville de l'est de la Malaisie, sans aucune nourriture. Les enfants crient, les femmes pleurent. Les boat people ont touché terre mais ne sont pas au bout de leurs malheurs.

Au cinquième jour, un officier ordonne leur évacuation vers un camp. Kha pense qu'il s'agit d'un camp de réfugiés. C'est en fait une base militaire. La nuit, les femmes sont violées. Tôt le matin, les réfugiés sont placés sur un bateau de pêche puis remorqués vers le large, avec une dizaine d'autres embarcations, indésirables en Malaisie. Le désespoir gagne à nouveau les familles. Vers quel horizon inconnu sont-elles emmenées?

Tandis que le convoi longe la côte vers le sud, le capitaine de la vedette coupe brusquement la corde qui le relie aux embarcations. Le troupeau d'esquifs se disperse sur l'eau. C'est alors qu'apparaît, au loin, une grande tache claire. Kha l'avait entr'aperçue, quelques jours auparavant, au large de Poulo Bidong. Le bateau blanc se rapproche, met le cap sur les barques à la dérive et l'espoir renaît parmi les boat people. S'il s'agit d'un cargo qui, comme les autres, leur refuse assistance, ils mourront : ils n'ont plus de vivres et n'ont pas mangé depuis plusieurs jours. Mais s'il s'agit du bateau annoncé par la BBC, ils sont sauvés.

La coque blanche continue à se rapprocher. Kha parvient à lire son nom : *Ile de Lumière.* Il dit doucement : « On a gagné, nous sommes sauvés », et l'équipage, muet de fatigue, tend le cou vers le navire des Français.

L'*Ile de Lumière* se range le long des barcasses et les boat people prennent d'assaut les échelles de coupée. Kha est ému : vingt ans après avoir fait ses études à Paris, à l'école des Beaux-Arts, ce sont des Français qui le sauvent de la mort. Lorsqu'il empoigne l'échelle, il pleure de joie.

Faute de pouvoir se débarrasser de ces envahisseurs, les Malaisiens les ont placés sur la route de l'*Ile de Lumière.* A son bord, c'est la panique. Sept cents boat people d'un coup... Comment les loger, les nourrir? Déjà, au large de Poulo Bidong le bateau consommait cinq mille litres d'eau par jour, amenés en barge depuis Singapour. Dans la cabine, Herbelin se livre à un rapide calcul d'écolier : combien faudra-t-il de bidons pour étancher la soif de ces hordes? On tente d'organiser leur séjour, on répartit les familles dans les cales et sur le pont. Les réfugiés s'allongent, le visage défait. Kha, épuisé, dit à sa femme :

– Ces gens-là sont des saints, exactement le contraire des communistes de chez nous.

Patrick Laburthe et Éric Cheysson examinent les enfants dénutris, les femmes enceintes, les hommes frappés par les pirates. Puis le bateau fait route vers Singapour. On annonce aux boat people qu'ils peuvent choisir leur pays d'accueil. Kha se prononce aussitôt pour la France. La longue odyssée de la famille Nguyên Trong est sur le point de s'achever.

Sur l'île de Poulo Bidong, les épidémies menacent. Les plages et les collines sont couvertes d'excréments, l'air, chargé de saletés en suspension, est devenu insalubre, et Kouchner suffoque lorsqu'il gravit la colline des Religions.

Les réfugiés sont devenus si nombreux que leurs maisonnettes de planches se touchent les unes les autres. Dans l'artère grouillante surnommée rue Tu Do, règne une cohue indescriptible. A l'intérieur des masures de fortune, les hommes et les femmes se relaient pour dormir quelques heures sur un mètre carré. Pour nourrir les mendiants de l'exil, on s'en remet à la manne des Nations unies. Ses fonctionnaires apportent une boîte par jour à chacun des quarante mille réfugiés.

Malgré la pénurie, l'entraide se met en place : près de cinq cents enfants qui ont échoué sur l'île sans leurs parents vivent de la générosité des autres Vietnamiens.

En parcourant Poulo Bidong en long et en large, Kouchner aperçoit une vieille connaissance. Dans l'immense file d'attente qui patiente près du puits, un homme s'avance, ému : c'est Nannen Duy Cung, le directeur de l'hôpital de Saigon qui avait reçu la mission de Médecins sans frontières quelques jours avant la chute de la ville. Cung était resté penché sur sa table lorsque les *bo-doï* en casque de latanier avaient pris possession de chaque rue. Il aurait pu fuir. Il avait préféré demeurer aux côtés de ces médecins français un peu fous, venus de si loin pour aider son peuple. Lorsque les Nord-Vietnamiens avaient investi l'hôpital Gia Dinh, Cung s'était trouvé relégué à un poste de bureaucrate avant de rejoindre la cohorte des rééduqués. Il a pu bénéficier d'une grâce en vertu de ses qualifications en médecine thoracique, rares au Viêt-nam. Puis il a pris la poudre d'escampette sur un radeau de fortune, avec sa femme et ses deux filles. En cinq jours, lui et ses compagnons de fuite ont essuyé deux tempêtes et repoussé trois attaques de pirates.

A Poulo Bidong, l'ancien directeur d'hôpital éprouve de la joie et de la honte à retrouver les médecins français. Ils viennent sauver son peuple, une fois de plus. Mais Kouchner n'a pas le temps de s'attarder. Il doit gérer l'intendance, palabrer avec les gabelous malaisiens, marchander avec les négociants de la côte. L'entrevue est rapide, le médecin français affairé, son collègue vietnamien dépité.

Dans leur exil provisoire, les réfugiés vietnamiens ont recréé une petite Saigon. Un café accueille les émigrants qui ont pu conserver des dollars à l'insu des pirates. Un cabaret brille à la lueur de ses chandelles sur la plage, tandis que danse une foule de convives. Bravant l'interdiction de s'aventurer de nuit sur Poulo Bidong, Kouchner embarque un soir sur la chaloupe qui effectue la navette et, suivi de Jacques Pavlovsky, Philippe Bonniaud, Éric Cheyson et Werner, le capitaine en second, pénètre dans le night-club des émigrants.

L'ambiance est saisissante. Sur scène, poitrine en avant, trois filles moulées dans des pantalons noirs se trémoussent sur l'air de « Love me, please love me ». Leur groupe se nomme avec ironie les Bidong's Sisters. Trois hommes leur succèdent, des anciens combattants, qui miment les amours déchues des soldats au retour du front. Kouchner et Cheysson sont médusés : c'est toute la vie saigonaise d'avant la chute qui défile sous leurs yeux, avec son cortège de strass, de mimiques occidentales, de nostalgie des temps révolus.

L'île est aussi infiltrée par des agents communistes : quarante d'entre eux ont été repérés par le docteur Dong. Deux indicateurs, qui ne supportent plus de jouer leur rôle dans cet océan de misère, ont demandé à l'ambassade du Viêt-nam en Malaisie de les rapatrier. Soixante autres espions ont disparu, au fil des règlements de comptes...

Les errances dans l'île donnent lieu à d'étranges face à face. Un jour, Kouchner assiste à la rencontre entre un ancien lieutenant de l'armée communiste et les docteurs Dong et Cung. Le premier, Truong, fut chef d'un camp de rééducation de la province de Soc Trang, dans le Sud, où s'entassaient six mille prisonniers. Les seconds furent des « rééduqués ». Ensemble, ils parlent des heures sombres du régime de Hanoi. L'ex-directeur du camp raconte comment il croyait contribuer à l'effort de redressement du pays en envoyant des rapports sur les progrès de la rééducation, puis comment il s'aperçut de l'aberration d'un tel système. Peu à peu il a délaissé les textes de propagande et a entrepris de fuir, comme ses anciens pensionnaires, après s'être fait nommer chef d'une flotte de sampans sur la côte. Kouchner écoute attentivement ce récit. Comme l'ancien responsable de camp, il a cru aux slogans du Viêt-minh. Comme lui, il a espéré la victoire des *bo-doï* du Nord et fermé les yeux sur les exactions commises après la chute de Saigon. Comme lui, il regrette maintenant son engagement, au nom d'une générosité naïve et d'un humanisme à courte vue.

Pendant ce temps, à Paris, Claude Malhuret prépare son putsch. Il veut définitivement évincer Kouchner et ses partisans. Le prochain congrès annuel de MSF lui en fournira l'occasion. Pour cela, il a besoin de l'appui des médecins de province et du réseau de Cochin. Francis Charhon est chargé de « travailler » la province. Ancien de la maison communautaire de Meudon, demeuré très proche de Malhuret et de Ryst, il vient d'entrer au bureau de l'association.

La préparation du congrès de 1979 met Charhon mal à l'aise. Il approuve pleinement l'opération « Un bateau pour le Viêt-nam » et sa médiatisation. Mais, comme Claude, il pense que l'heure est davantage à l'organisation qu'aux coups publicitaires. Pendant plusieurs mois, entre deux interventions d'anesthésie à l'hôpital Ambroise-Paré, il contacte les différents médecins responsables des bureaux en province. Il se déplace à Tours, Bordeaux, Lyon et Lille. Comme un agent de campagne électorale, il plaide pour l'équipe en place, organise des mini-réunions et critique quand il le peut les initiatives de Kouchner. Habile rhétoricien, il manie aisément l'accusation, remue le passé de MSF, souligne les carences patentes. A la fin de chaque visite, il quémande les procurations nécessaires, manœuvre classique pour un ancien militant du PSU. A la fin de sa tournée, il obtient quatre cents mandats, plus qu'il n'en faut pour assurer l'éviction des adversaires. En haut lieu, on garde précieusement le secret. Seuls Claude et sa femme sont tenus informés des progrès de l'offensive.

Quelques jours avant le congrès, un membre de la bande de Cochin, Patrick Klébaner, dîne avec quelques amis au Quartier latin, rue Saint-Séverin, dans un restaurant yougoslave. Derrière lui, une conversation attire son attention : quatre convives parlent de médecine, de secours d'urgence, de missions à l'étranger. Il se retourne subrepticement et reconnaît Max Récamier et Monique Donabédian.

– Il y en a marre de Malhuret et de sa bande, on va se tirer, dit l'un deux.

Klébaner ne perd pas une miette de ce qui se trame dans son dos. Apparemment, ses voisins de table sont convaincus de l'imminence d'un baroud d'honneur. Ils envisagent de faire dissidence et parlent de créer une nouvelle organisation, sous le nom de Médecins du monde.

En Thaïlande, Rony Brauman s'est octroyé une journée de détente. La vie est dure et monotone dans le camp de Surin. Rony a décidé de s'aventurer en Jeep vers la frontière laotienne, près de Vientiane. La journée est belle, ensoleillée. Il oublie quelques heures les turpitudes de sa mission, monte un buffle, se baigne dans le Mékong, le fleuve-vie qui étale ses méandres jusqu'à la mer de Chine, à travers la Thaïlande, le Laos, le Cambodge, le Viêt-nam... Cette somme de pays tragiques, qui semblent porter toutes les plaies du monde, l'exil des peuples, le refuge précaire, la guerre, la famine, représente aussi un condensé de la saga des Médecins sans frontières. A la faction Malhuret, les soins dans les camps de réfugiés. A la bande de Kouchner, le sauvetage des boat people en mer de Chine. Rony se sent tiraillé entre ces deux conceptions de la médecine d'urgence. Même s'il penche plutôt pour le camp Malhuret, l'opération « Un bateau pour le Viêt-nam », quoique difficilement réalisable et financièrement coûteuse, représente un vrai projet. Ses retombées médiatiques seront formidables. Tandis qu'il se détend dans les flots boueux du Mékong, Rony se rappelle brusquement que l'heure des règlements de comptes a sonné. Ce samedi 5 mai 1979 est le jour de convocation de l'assemblée générale. « Ça va péter », se dit-il.

L'assemblée est convoquée à l'hôtel Hilton, près des bords de la Seine. A la veille du congrès, les deux tendances ont compté leurs troupes. Dans la ligne Malhuret se trouvent Lyon, Marseille et Bordeaux. Le panache kouchnérien a rallié Rouen et Dijon, les premiers présidents et tous les fondateurs, à l'exception de Borel. A priori, le rapport de forces est équitable.

Deux cent cinquante personnes s'entassent dans la salle de

conférences, des membres de MSF, des représentants d'autres organisations, de la Croix-Rouge, d'Amnesty International. Kouchner, légèrement tendu, est entouré de ses proches : Pradier, Bérès, Récamier, Aeberhard, Donabédian et Wrobel. Au fond de la salle, pour le soutenir, ont pris place sa femme Évelyne, Claudie Broyelle, la marraine de l'opération de Poulo Bidong, ainsi qu'Olivier Todd et André Glucksmann. Reste à entendre les procureurs.

Lorsque Malhuret prend la parole, les participants assis au premier rang notent son léger tremblement. D'emblée, il attaque clairement les anciens :

– Je crois qu'aujourd'hui l'originalité du rapport moral que je vais vous présenter, c'est que ce n'est pas un des fondateurs de Médecins sans frontières qui vous le présente pour la première fois...

C'est alors que son regard capte celui de Kouchner, qui le fixe intensément. Claude a un trou, attend cinq ou six secondes, perd ses moyens, se tourne vers ses voisins de tribune, fouille dans ses notes. Il craint que la salle ne remarque son émoi mais parvient à reprendre le fil du discours et aborde les succès et les déboires de l'organisation.

Dans la salle, Charhon dissimule mal sa nervosité et triture sa moustache. Kouchner s'agite sur son siège, pense un instant à la mission biafraise, à l'amitié née de ces maquis qui, au-delà des clivages, a permis aux fondateurs de mener les actions humanitaires comme on conduit un navire, avec un équipage soudé.

A la tribune, Malhuret parle des secours d'urgence – l'Érythrée, le Liban, le Hai Hong – mais il n'a pas un mot pour l'opération « Un bateau pour le Viêt-nam », le Nicaragua ou le Tchad. Après avoir marqué une pause, il évoque les missions à long terme, celles qui sont amenées à prendre de plus en plus d'importance au sein de MSF : la Thaïlande, l'aide aux réfugiés de la guerre de l'Ogaden entre la Somalie et l'Éthiopie. Il classe à part la mission conduite l'année précédente par Kouchner et Aeberhard en Uruguay, à la demande d'Amnesty International, pour tenter, en vain, de visiter les prisons de la dictature. Malhuret vante enfin les qualités nouvelles de MSF, qui a su élargir son audience grâce à la multiplication de ses missions et la création de bureaux en province. Là, nombre de participants commencent à trouver son intervention excellente. Malhuret la clôt en parlant de la lettre que lui ont envoyée les partisans de Kouchner, dont certains ont donné leur démission du bureau quelques mois auparavant. Il déplore sa forme, reproche aux signataires d'utiliser des méthodes typiquement parisiennes.

– La balle est maintenant dans leur camp, dit-il, avant de s'asseoir sous une salve d'applaudissements.

– Qui demande la parole? enchaîne Michel Gillet.

Pierre Pradier monte à la tribune. Il critique aussitôt l'ambiance générée par Malhuret au sein du bureau, reprend point par point ses accusations, évoque l'autocratie pratiquée par la jeune garde, les attaques infâmes lancées à l'encontre de Kouchner, jusque dans les cercles officiels.

– Je demande à ceux de l'assemblée générale que j'aurais pu convaincre ou qui voudraient des détails complémentaires, de ne pas approuver ce rapport moral.

Bérès entonne le même refrain. Pendant ce temps, Kouchner prend fébrilement des notes sur un bout de papier. « L'étiquette MSF n'appartient pas à ceux qui portent le badge mais à un esprit et à une morale, à un honneur, écrit-il. Je suis à ce titre encore MSF. »

A la tribune, Patrick Aeberhard vient à sa rescousse, évoque sa mission au Biafra, les prémices de MSF. Il tente de rassembler la salle sur la question des droits de l'homme en légitimant la visite manquée des prisons uruguayennes. Il rappelle l'hostilité des compagnons de Malhuret lorsqu'un médecin américain, Richard Goldstein, présent dans la salle, était venu plaider rue Daviel pour la création d'une section de MSF aux États-Unis. Il termine son discours par un vibrant : « Où est l'esprit de Médecins sans frontières ? » et annonce sa démission.

D'une écriture nerveuse, Kouchner griffonne une nouvelle réplique : « Il est peut-être parti de Saint-Germain-de-Prés, mais il est arrivé en mer de Chine. » Il s'assure de la présence de ses lieutenants autour de lui. Prêt à la riposte, il demande la parole.

Debout, il tremble un peu. Il sait que chacun de ses mots sera pesé, évalué, par une assistance qui hésite encore. « Né en 1971 à l'initiative de Max Récamier et de moi-même, autour d'un groupe d'amis et de complices ayant tous l'expérience d'une médecine de la nudité et de l'isolement dans un avenir difficile, Médecins sans frontières est mort pour moi, tué en plein succès. » L'amertume du trait produit de l'effet sur l'assistance. Vial pense que rien n'est encore joué. Alain Deloche, lui, craint que ces joutes oratoires ne dégénèrent, tandis que Michel Bonnot, intrigué par la tournure du putsch, se cramponne à son siège.

Kouchner rappelle ensuite les débuts de l'organisation, les premiers pas de ceux qu'on appelait les « hippies de la médecine », ceux que la droite situait à gauche et que la gauche situait à droite. Il révèle qu'il a songé, deux ans plus tôt, à saborder MSF, « machine devenue trop énorme, ayant rejoint dans le peloton de tête les grosses organisations de charité, celles-là mêmes contre lesquelles Médecins sans frontières fut créé. » Il salue, beau joueur, le brillant bilan de Malhuret, mais critique les missions à long terme et l'atmosphère devenue irrespirable au sein du bureau. Il se défend en rappelant les vingt missions de terrain, du Biafra au Liban et à l'Érythrée.

Puis, il évoque avec émotion l'opération « Un bateau pour le Viêtnam ».

– On – je sais qui – m'a accusé d'escroquerie, proclame-t-il. On a produit auprès des militants de Médecins sans frontières un ignoble article.

On a fait la bave aux lèvres le siège du HCR, le suppliant de dénoncer notre initiative.

Il vilipende encore la dérive de MSF vers la professionnalisation, déplore la fin du bénévolat et la disparition d'une fraternité au profit d'une charité supplémentaire. C'est son dernier combat à la tribune de MSF, il le sait. Il termine son plaidoyer en évoquant son départ de l'organisation :

– J'y conserve de nombreux amis que je salue ici, et avec eux, je continuerai.

Des applaudissements nourris éclatent dans l'assistance. Claude Malhuret s'inquiète. Si la salle vote en majorité pour Kouchner, il lui sera difficile d'imposer les mandats qu'il a rassemblés. Emmanuelli, lui, pense que Bernard a fait une erreur en proclamant la mort de MSF.

Dans les couloirs, lors de la pause, les manœuvres vont bon train. A la reprise des débats, Malhuret demande la parole. Il reprend point par point les critiques adressées par les fondateurs. Très vite, sans notes, il réplique aux accusations de bureaucratisation, d'autocratie, refuse l'opposition entre membres créateurs et usurpateurs, plaide pour la montée en puissance de MSF, « une certaine efficacité », le recrutement de permanents, l'attribution d'une solde pour les volontaires au long cours.

L'un des anciens de Cochin, Patrick Klébaner, lui succède. Malhuret se mord les lèvres. Il connaît ce personnage aux airs de Coluche et craint que son intervention spontanée ne compromette ses propres plans. Cheveux frisés, barbu, en salopette noire, celui qui se présente comme un anonyme ne passe pas inaperçu. Le début de son intervention est grave. Il parle de la nécessité des missions à long terme, de ce qu'il appelle « la catastrophe chronique ».

– Cette catastrophe chronique, nous la connaissons tous, c'est la faim, la misère, c'est le dénuement, c'est le délabrement, ce sont les réfugiés, ce sont les millions de personnes déplacées.

Klébaner reprend son souffle pour enfoncer le clou :

– Nous vivons, vous le savez tous, dans ce que d'autres ont appelé, il y a déjà dix ou quinze ans, la société du spectacle. Il y a une politique du spectacle, il y a un spectacle de la politique. Il faudrait se garder que le spectacle de la médecine que nous voulons donner ne devienne une médecine du spectacle.

La salle applaudit, se détend. Klébaner parle du pouvoir du père.

– Vous savez ce que disait Sigmund ? A une mère qui lui écrivait : « Mais, docteur, mon enfant ça ne va pas, que faut-il que je fasse ? », il a répondu : « Quoi que vous fassiez, madame, ce ne sera pas ça, ce sera mal. » C'est ce qu'a dit Récamier tout à l'heure. Il a parlé de la montée de la nouvelle génération. Il a dit : « Moi, je vous ai mis là, on vous a aidés, et voilà ce que vous faites de ce qu'on a vous a donné, MSF est mort, MSF est mort. » De quelle mort parlent-ils, de celle de MSF ou de la leur? Vous serez toujours les papas, d'accord, mais nous continuerons.

La salle fait une ovation à l'orateur. A cet instant, Malhuret comprend que les jeux sont faits. Son coup de Brutus est légitimé. La partie est définitivement gagnée. On passe au vote : quatre-vingt-dix personnes approuvent le rapport moral, trente s'y opposent, vingt s'abstiennent.

Kouchner est furieux : la conjuration est établie. Il demande la parole et défend, une dernière fois, l'opération « Un bateau pour le Viêt-nam ». Puis il quitte la salle, suivi de Bérès, Pradier, Récamier, Fyot, Laffont, Aeberhard et d'autres fidèles. Michel Bonnot tente d'intervenir :

– Il faut revenir demain pour l'élection du bureau!

– Non, c'est trop tard, on s'en va.

Suivi par ses lieutenants comme un souverain brusquement déchu, Bernard clame à qui veut l'entendre que l'action humanitaire, à cause d'intrigues byzantines, a perdu son éclat, son âme même, son romantisme des premiers jours. Qu'on se le dise : il ne s'avoue pas vaincu. Bientôt, de nouveaux commandos de la médecine, soucieux de leur éthique, verront le jour.

Dans la foulée, Malhuret fait voter une motion. A l'unanimité, l'assemblée décide que « le fait d'appartenir à MSF ne peut en aucun cas servir d'élément de promotion personnelle. Tout membre de MSF parlant au nom de l'organisation ne peut le faire que dûment mandaté par cette organisation ».

Le lendemain, Michel Bonnot revient dans les salons de l'hôtel Hilton. Monique Donabédian lui emboîte le pas. Michel maintient sa candidature au bureau et recueille environ cent soixante-dix voix sur les deux cent cinquante présents. Mais les mandats provinciaux font la différence. Le fidèle de Kouchner se voit évincé. Emmanuelli est élu président.

Malgré ce baroud de la dernière heure, les fils rebelles l'ont emporté, la scission est entérinée. « Les guerres de la charité sont tristes et violentes », note sur ses carnets le journaliste Hervé Chabalier, qui s'apprête à publier dans *Le Matin*, sous le titre « Baroudeurs en blouse blanche », une série d'articles retentissants. Pour se venger, Bonnot emporte avec lui une partie du fichier. Quand il s'agira de créer une association concurrente, la liste pourra resservir...

Kouchner et sa petite troupe se retrouvent chez Alain Deloche. Ce chirurgien de trente-neuf ans transforme pour la cause son duplex du XVe arrondissement en bastion de la contestation. Bon prince, Deloche sert du saucisson et du vin aux compagnons défaillants. Si la manœuvre fut rude, le contrecoup est plus douloureux encore.

– Est-ce qu'on laisse MSF dévier de ses objectifs? s'interroge-t-on. Est-ce qu'on a le droit de couler le navire?

Le salon ressemble à une salle de garnison au soir de la défaite. Les silences sont interminables, les mines tristes, les regards abattus. Kouchner cherche à ranimer la flamme défaillante :

– Ils nous emmerdent, ces intrigants ! s'écrie-t-il. De toute façon, j'ai déjà déposé la marque Médecins du monde, alors, on repart.

Bérès met lui aussi du baume au cœur des militants déçus :

– Il faut fonder tout de suite quelque chose de nouveau, il ne faut pas se laisser abattre.

Une page de l'histoire de MSF est tournée. Les « pères fondateurs » s'en vont, à l'exception de Raymond Borel, qui a choisi la faction de Malhuret. Par esprit de clan, Michel Gillet se range du côté de Kouchner. Mais il veut continuer à jouer les dissidents au sein de MSF. Il envoie une missive à Bernard pour se justifier : « Je pense que tu as eu tort de quitter cette fameuse réunion de bureau. Je comprends cette tentation à laquelle j'essaye de ne pas céder pour défendre jusqu'au bout ce qui peut encore l'être à MSF. »

Au large de Poulo Bidong, la mer est d'huile. L'*Ile de Lumière* oscille doucement sur son ancre. Sur terre, les dizaines de milliers de réfugiés remuent la poussière de l'exil et tentent de trouver une parade à l'ennui. A bord, des médecins s'affairent à réparer les affres de l'exode. L'hôpital flottant accueille des enfants dénutris, des femmes enceintes, des hommes blessés, survivants fantomatiques de radeaux de la *Méduse*, étonnés d'être encore en vie.

Sur le pont, Patrick Laburthe achève son journal de bord en même temps que sa mission.

Pendant que je passe la visite de mes malades, écrit-il, *arrivée du TRH 1148, vingt-neuf à bord et dévalisés à trois milles de Bidong. La police monte en force sur l'*Ile de Lumière, *vole les jumelles de ce petit groupe de pêcheurs réfugiés devant le commandant Herbelin qui, pour la première fois, se fâche : « Pas de ça sur mon navire. » Les ennuis vont commencer; et de fait, les ennuis commencent. Au débarcadère, on ne rigole plus. Le hors-bord des flics passe son temps à faire semblant de pêcher à trois mètres de l'*Ile de Lumière. *Bidong est devenu un véritable camp de concentration depuis hier. Seule différence : l'eau remplace le barbelé. Et encore un autre boat qui réussit à se saborder sur la plage des contrebandiers. Ma dernière consultation au dispensaire central.*

Repas de fête ce soir, le chef cuistot du président Thiêu s'en occupe. Le générateur vient à nouveau de sauter. On ne laisse pas une situation brillante à Kouchner et à la relève.

Pendant que l'artiste peaufine le dessin qu'il va sûrement m'offrir, je pratique la première interruption volontaire de grossesse sur le bateau... grande première en mer de Chine.

Dong, le chef du camp qui n'est pas encore parti, me confirme l'avis général : « La Malaisie ne perd rien économiquement à accepter les réfugiés. » « Un boom économique », me dit un autre. Et le dernier pied sur Bidong. Soirée d'adieu, encadrée par la police. Un concert émouvant où se succèdent les chanteurs. Une chanson sur la corruption des dirigeants vietnamiens qui a valu à son auteur quelques mois de prison sous le régime Thiêu, et encore quelques mois sous Pham Van Dong. C'est pour ça qu'il est parti. Et un autre qui nous chante son « Farewell Saigon » qu'il a composé pendant sa traversée. Et des discours avant la remise d'un « diplôme ».

Vladan, qui en a tant vu, a comme nous les yeux pleins de larmes. On n'ose plus se regarder. Puis c'est la dernière intervention, ma dernière nuit : une grossesse extra-utérine. Et le petit Dong, recalé par les Australiens, qui me donne l'alliance de sa sœur, seul souvenir de sa famille, à la sortie du bloc, au petit matin, quelques heures avant notre départ.

Dans la cabine du commandant Herbelin, Vladan Radoman envoie un télex à Bernard. L'anesthésiste a appris par radio l'aboutissement du complot. Depuis plusieurs mois, il a pris ses distances avec MSF, par crainte de la bureaucratisation et du dogmatisme. « Il n'y a pas de saint parmi nous », se répète-t-il lorsqu'il soigne à bord.

Le message de Radoman est lapidaire : « On vous soutient. »

Le commandant Herbelin, lui, a l'esprit ailleurs. Cette jeune Vietnamienne qu'il regardait à la dérobée est venue le voir dans sa cabine.

Elle s'appelle Blanche Neige et le demande en mariage.

Kouchner, par dépit, a repris le chemin de la mer de Chine. Là, il apprend la mort de Pierre Viansson-Ponté, billettiste du *Monde*. C'est un nouveau coup dur pour lui. Depuis des années, les deux hommes se rencontraient, discutaient de la place de l'humanitaire dans la société française, de l'élan nouveau des jeunes générations pour cette forme de tiers-mondisme désintéressé, pragmatique et dépourvu de la gangue idéologique. Depuis l'hôtel Regent de Kuala Lumpur, Bernard envoie un télégramme à Mme Viansson-Ponté : « Désespéré par la mort de mon ami Pierre. Désespéré de ne pas pouvoir être à vos côtés. Vous exprime de Malaisie mon soutien et mon affection. L'amitié de Pierre fut une des rares certitudes nécessaires. Il sera éternellement à nos côtés. Je vous aime. »

Le 20 juin 1979, Kouchner est de retour à Paris. Le comité « Un bateau pour le Viêt-nam » organise une conférence de presse dans les salons de l'hôtel Lutetia. Soutenu par André Glucksmann, Sartre fait son entrée à tâtons. Sa vue est faible et son bras enveloppé de pansements, reliquats d'une agression. L'écrivain, qui fête ce jour-là ses soixante-quatorze ans, monte à la tribune et lance un vigoureux appel en faveur des boat people. A ses côtés siège son vieil ennemi Raymond Aron, qui l'a abordé d'un « Salut mon petit camarade », ainsi que Simone Signoret, Yves Montand, le député giscardien Bernard Stasi, Alain Geismar et Marek Halter.

– On a beaucoup fait pour le Viêt-nam dans le passé, il faut faire encore plus aujourd'hui, lance Sartre. Certains de ces réfugiés n'ont pas toujours été de notre côté, mais pour l'instant, nous ne nous intéressons plus à leurs questions politiques. Ce qui nous intéresse, c'est de sauver leurs vies. C'est une question de morale, de rapports moraux entre les hommes.

Kouchner prend ensuite la parole. Il dénonce l'immobilisme des gouvernements occidentaux face aux drames des damnés de la mer.

– Il n'y a qu'une solution, plaide-t-il en de vibrants accents : vider les camps. Une seule solution, l'accueil en Europe. Sinon, nous sommes coupables de non-assistance à personne en danger!

Michel Foucault poursuit en évoquant « le danger de mort immédiat de centaines de milliers de gens ». Alain Geismar, lui, souligne la « responsabilité écrasante de l'Occident ».

– Nous y avons envoyé des centaines de milliers de soldats, nous devons prendre en charge les centaines de milliers de réfugiés.

Sartre et Aron ne s'étaient plus adressé la parole depuis la fin de la guerre d'Algérie. Leur réconciliation hautement médiatique a été orchestrée par Foucault et Glucksmann. Les retrouvailles du philosophe libéral et du camarade symbolisent un consensus en faveur des droits de l'homme.

Six jours plus tard, ils franchissent côte à côte les portes de l'Élysée. A la tête d'une délégation du comité « Un bateau pour le Viêt-nam », les deux normaliens, le premier en pull noir et blouson beige, le second en costume-cravate, viennent quémander des visas pour les réfugiés. Sartre place la barre très haut : il veut que quarante mille à quarante-cinq mille Vietnamiens trouvent refuge en France. Claudie Broyelle, André Glucksmann, l'avocat giscardien André Miquel, le docteur Jean-Claude Sénéchal les accompagnent.

Les six mandataires sont reçus par Valéry Giscard d'Estaing dans l'ancien bureau de De Gaulle. Sartre approche son fauteuil pour mieux distinguer les traits du président et lui conte la détresse des réfugiés, les viols répétés, les sévices commis par les pirates, la sentence de la mer. Aron, pendant ce temps-là, triture les accoudoirs de son fauteuil. Aux yeux de Giscard, les deux personnages semblent se détester mais leur plaidoyer commun est touchant.

– C'est intéressant, fait le président, mais dites-moi, pourquoi les Vietnamiens fuient-ils?

André Glucksmann est mandaté pour fournir la réponse appropriée.

Il évoque le communisme, le goulag indochinois, l'horreur des camps de rééducation, et Auschwitz.

– Si on avait pu fuir Auchswitz, monsieur le Président, on l'aurait fait.

Giscard, impressionné par le discours du militant juif, acquiesce. Quand Glucksmann évoque les camps de travail au Viêt-nam, les comparant aux camps de déportation nazis, le président s'émeut.

– J'en prends mille, lâche-t-il, les larmes aux yeux.

Les membres du comité qui attendent dans la rue, Ilios Yannakakis en tête, sont déçus par une si faible performance.

A la sortie du palais présidentiel, Sartre déclare aux journalistes d'une voix chevrotante :

– C'est une fin de non-recevoir : il n'a rien dit qui permette d'espérer une solution.

Dans la voiture prêtée par Simone Signoret, Glucksmann se penche vers Sartre :

– Pourquoi n'as-tu rien demandé à Giscard?

Le vieil écrivain est énervé. Cette visite lui a coûté. Lui qui a consenti à se déplacer jusqu'au « château » en sort amer. Il dresse un portrait lapidaire de son hôte. A l'entendre, c'est Sartre qui a reçu Giscard, et non l'inverse.

Dans les cales de l'*Ile de Lumière*, l'architecte Kha Nguyên Trong réapprend peu à peu à vivre. Jacques Abouchar et Patrice Dutertre l'interviewent pour Antenne 2, Gilles Bresson pour *Libération.* Quelques jours plus tard, Kha Nguyên Trong plie les rares affaires qu'il a sauvées de son odyssée. Il a pu obtenir un visa pour la France. Il était temps : sa femme est sur le point d'accoucher. Kouchner monte sur le pont et le salue.

– Il faut qu'on se retrouve à Paris, dit-il.

Ghyslaine Martin et Éric Cheysson sont là, émus. Kha et sa femme montent sur une petite embarcation et bénissent de loin les médecins français.

Deux semaines après son arrivée à Paris, Mme Nguyên Trong accouche de jumelles. Kha loue un local dans le XIIIe arrondissement et ouvre un restaurant vietnamien. Il le baptise « Ile de Lumière ».

11.

Un hiver à Kaboul

Le 23 décembre 1979, Bernard Delpuech contemple une dernière fois les sept collines qui composent Kaboul. La capitale afghane est calme. Qui se soucie de ces bruits de bottes, au nord, à la frontière soviétique? Le jeune coopérant y songe un bref instant tout en entassant ses vêtements dans une petite valise. Il revoit la dernière réunion avec Georges Perruche, l'ambassadeur de France. Elle s'est tenue deux semaines plus tôt, le mardi 4 décembre.

– J'ai eu un entretien avec mon homologue américain, a annoncé Georges Perruche. Les satellites ont détecté de fortes concentrations de troupes à la frontière, sur l'Amou-Daria.

Les diplomates se concertent, concluent à une démonstration ostentatoire de force. Une intervention à Kaboul? Pour quoi faire? Le régime d'Amin, un ancien instituteur en complet sombre qui cache des armes dans le bureau présidentiel, est à la botte de Brejnev. Même si le protégé de Moscou est un peu turbulent, même s'il a assassiné son prédécesseur Taraki en septembre, les quelques nuages qui s'amoncellent dans le ciel de ce pays frère ne justifient pas une invasion.

Non, Georges Perruche n'y croit pas. Cet homme maigre de soixante-trois ans, aux cheveux en brosse, a vécu les grands drames de l'Orient extrême. En poste en Chine en 1949, il a vu débouler sur scène l'initiateur d'une longue marche nommé Mao. En Corée du Nord, il a tâté de la geôle pendant trois ans. Récompensé par le Quai d'Orsay pour ses bons et loyaux services, il a été promu ambassadeur en Mongolie, poste qui est à la diplomatie ce qu'est le bagne à la hiérarchie pénitentiaire. Là, il a suivi la guerre froide et l'invasion de la Tchécoslovaquie par les troupes du pacte de Varsovie. C'est ainsi que Georges Perruche est devenu un expert des soubresauts du monde communiste.

Il signale la conversation avec l'ambassadeur américain dans une dépêche codée transmise par l'employé du Chiffre au Quai d'Orsay. Malgré les coups de feu des insurgés dans les montagnes, Kaboul, à mille huit cents mètres d'altitude, a des allures de ville paisible, encombrée de Mercedes et de Volkswagen. Le mois de décembre, sans nul doute, sera calme.

Bernard Delpuech, conseiller culturel dans le cadre de la coopération, est moins optimiste que Perruche. Depuis la prise du pouvoir par Amin, un communiste pur et dur qui a ordonné l'assassinat de son prédécesseur Taraki, les services secrets se livrent à des arrestations massives. Bernard est bien informé. La petite villa qu'il partage avec un autre coopérant, le carabin Philippe Truze, jouxte le siège du Khad, le KGB afghan. Toutes les nuits, ils entendent les cris des prisonniers qu'on emmène au centre d'interrogatoire.

Le conseiller culturel a décidé de faire route vers le Népal, pour prendre l'air. Ses habitudes lui pèsent un peu, soirées entre Français, virées chez sa petite amie afghane, parties de foot sur la pelouse du club allemand contre les Russes, les Allemands de l'Est ou les Polonais. Il est aussi fatigué de la sourde tension qui règne en ville : luttes de factions à l'intérieur du parti communiste afghan, règlements de comptes. La République démocratique d'Afghanistan est un mélange tout oriental de communisme stalinien et de féodalités. Lors des défilés et fêtes devant le palais Arg, la tribune des dirigeants du peuple ressemble à un ramassis de potentats tribaux prêts à tout pour en découdre. Derrière le drapeau rouge pointent les coups de poignard florentins et les guerres de clan.

Bernard a tracé son chemin sur la carte : la mythique Khyber Pass, l'ancienne garnison britannique de Peshawar au Pakistan, le Cachemire, et les contreforts de l'Himalaya. Il dépasse des villages blottis au creux des vallées, des champs couverts de neige, croise des hippies en route pour les Indes, des trafiquants en tout genre, sans se soucier du bruit de bottes qui résonne à Kaboul.

Depuis plusieurs semaines, Claude Malhuret veut entreprendre une mission dans les maquis afghans. Ce n'est pas encore la guerre, mais déjà une vaste guérilla. De rares voyageurs rapportent le malheur des montagnes, les enfants sous-alimentés, les villages sans médecins, les blessés que les combattants emmènent à cheval ou à âne jusqu'au Pakistan. Un régime prosoviétique contre des tribus rebelles féodales. L'équation, certes, est complexe, et le pays, lointain. Mais Claude trouve là un terrain intéressant de témoignage.

Patrice Franceschi a mal dormi. De toute façon, il dort peu. Ce n'est pas la dure paillasse sur laquelle il est allongé qui l'a empêché de sombrer dans le sommeil du juste. Non, ce sont plutôt les cliquetis d'armes, les bruits de bottes autour de lui.

Depuis un mois, ce jeune aventurier de vingt-quatre ans erre dans les maquis afghans. Il a convaincu son éditeur parisien, Pierre-François Racine, directeur de la maison Arthaud, de l'envoyer dans cette contrée sauvage, authentique, jamais complètement soumise, depuis les cavaliers grecs jusqu'au règne du roi Zahir Shah.

– Il y a une guérilla là-bas, j'ai envie d'aller voir ce qui s'y passe. Ça ferait un bon bouquin, non?

Pierre-François Racine n'y voit pas d'inconvénients. Il vient de publier le dernier livre de Franceschi qui évoque l'exode des boat people et l'aventure de l'*Ile de Lumière*. L'Afghanistan? Peu de journaux en parlent. Qu'il aille donc, ce cher Patrice, sur les traces de Kessel et de ses cavaliers!

A vrai dire, l'intéressé ne se presse pas. Pas question de découvrir ce pays féodal par la voie des airs. Il file vers Marseille. La lenteur, le romantisme des paquebots lui siéent.

Franceschi grimpe à bord du *Gauguin*, un cargo de la Compagnie générale maritime qui effectue la liaison avec Karachi, le grand port pakistanais, ancienne capitale au temps de la reine Victoria.

Trois semaines de navigation lui permettent d'ingurgiter quelques livres et de prendre des notes. Entre le golfe Persique et la mer d'Oman, le cargo croise des boutres, toutes voiles gonflées. Il fait chaud à bord, très chaud, et la moindre parcelle d'ombre est bienvenue. Que transportent ces voiliers, qui cinglent vers Karachi, Dubaï et Djeddah? Des pèlerins pour La Mecque, certes, qui accomplissent leur devoir de musulmans et qui reviendront auréolés du titre de hadjdj, celui qui a accompli le pèlerinage. Des chargements de pacotille, aussi, des balles de thé, des télévisions japonaises. Patrice, pour tuer le temps, se livre à un inventaire qui aurait plu à Henri de Monfreid. Haschich, armes, or et bijoux, produits de contrebande, alcool comme au large de Djibouti, dans le terrible détroit de Bal el-Mandeb.

Du coup, il ne se soucie plus de l'actualité. Pourtant, les terres d'Islam où il s'apprête à débarquer brandissent un flambeau ravageur. A Téhéran, des étudiants islamistes ont pris en otage les employés et les diplomates de l'ambassade américaine. A La Mecque, des insurgés investissent les lieux saints avant d'en être délogés par des commandos saoudien et français. Plus loin, au bout du périple, s'enflamment d'autres contrées, celles d'Afghanistan.

Patrice Franceschi débarque à Karachi le 30 novembre, puis rallie Peshawar par le train. Ce bourg poussiéreux, où se vendent toutes sortes de produits de contrebande, regorge de maquisards afghans. Un photographe indépendant, Pascal Manoukian, rejoint l'aventurier à l'hôtel Al Farook de Rawalpindi, dont le tenancier salue ses amis à la nazi, ce qui lui vaut le surnom de Hitler.

Avec des résistants islamistes au regard inquiétant Patrice et Pascal parviennent à passer la frontière. Leur guide, Mangal Hussain, un combattant du parti Hezb Islami, les intimide au cours du périple en Jeep dans les montagnes. Il évoque les tortures qu'il fait subir aux ennemis de l'islam – éventration au soleil et émasculation au couteau. Fanatique dans l'âme, Hussain présente cependant quelques faiblesses : le soir, il transgresse l'interdit et fume discrètement de l'opium.

Pour franchir la frontière, il faut porter l'habit traditionnel. Franceschi et Manoukian ont acheté dans le bazar de Peshawar pantalons bouffants et *pakols*, des bonnets de laine afghans. Grâce à leur déguisement, ils peuvent affronter les rigueurs des maquis et les espions de Kaboul. Pascal, d'origine arménienne, passe facilement pour un Afghan de l'ethnie Pashtoun ou Baloutche. Patrice, en plissant les yeux, ressemble à un Ouzbek.

Avant de les quitter, Mangal Hussain leur confie une paire de chaussures et divers objets.

– C'est pour le commandant du camp, dit-il. Il en a besoin pour la guerre. L'hiver est dur.

Les deux voyageurs empruntent la route d'Afghanistan, en sens inverse de l'itinéraire estival de Bernard Delpuech. Escale à Quetta, la grande ville de la province du Baloutchistan. L'ineffable Mangal Hussain les rejoint.

– Il ne faut pas que la police nous repère ensemble, avait-il averti avant le départ. Rendez-vous au Bloom Star, c'est un hôtel sûr. Nous payons des hommes là-bas.

Comble de la clandestinité, Patrice et Pascal, qui redoutent tant les espions, ne passent pas la frontière par des sentiers de montagne, mêlés à quelque caravane de maquisards ou de contrebandiers, mais par la route, à bord d'une Chevrolet bleue.

– Maintenant, plus un mot, leur ordonne Mangal Hussain, à la tête d'une petite escorte. Vous êtes des Ouzbeks et vous n'êtes pas censés comprendre les langues locales.

La Chevrolet démarre... pour s'arrêter en zone tribale, c'est-à-dire avant la frontière, dans une cache du Hezb Islami, le temps de trouver un point de passage. Les Français n'en mènent pas large. Dans cette contrée, seules les tribus ont droit de cité. Tant pis si des étrangers sont enlevés, rançonnés, ou simplement liquidés.

Et puis ce Mangal Hussain est décidément inquiétant. Depuis Peshawar, il tente d'intimider le tandem. Il parle notamment avec ses hommes des touristes massacrés par erreur par les partisans afghans.

– En général, mes amis tuent tout de suite ceux qui ont des cheveux blonds et des yeux bleus, ils les prennent pour des Russes.

Pascal et Patrice se regardent : heureusement, ils ont tous deux les yeux marron et les cheveux foncés.

Menaçants, les moudjahidin qui s'abritent dans la cache demandent des armes au gouvernement français.

– Vous n'avez pas intérêt à revenir, signale-t-on à Patrice, sinon...

– C'est vrai, commente Hussain, nous finirons par prendre des otages si les Occidentaux ne nous aident pas.

Sueurs froides dans le dos. Il est vraiment temps de s'enfoncer dans les maquis.

La petite troupe reprend la piste le 18 décembre. Patrice fête le même jour ses vingt-cinq ans, dans l'air vif et piquant de l'hiver baloutche.

Entre des sommets enneigés et des crêtes dentelées, au-delà de gorges surmontées de tours de guet, la frontière désertique semble plus rassurante que les zones tribales. La Jeep qui assure le passage s'enfonce dans des fondrières, des trous de boue, dérape sur des plaques de glace. A la frontière, qui se limite à un simple fil de fer barbelé et à un poste pakistanais, les gardes inspectent le véhicule, puis laissent filer vers l'aventure ces deux Ouzbeks qui ne disent mot.

Le 26 décembre 1979, Kaboul est enfouie sous la neige. Depuis la veille, les Soviétiques ont organisé un pont aérien avec les bases militaires afghanes. Un avion toutes les cinq minutes, calcule-t-on à l'ambassade de France.

Philippe Truze, le médecin coopérant français, prend la route de l'aéroport de Kaboul, qui mord sur la banlieue résidentielle. Il y conduit un professeur de la faculté de médecine de Lyon, un urologue qui vient d'achever une mission. Lorsqu'ils pénètrent dans l'aérogare, les deux médecins sursautent : au bout de la piste règne une agitation intense... Une division soviétique entière vient de débarquer. Philippe Truze regarde attentivement, sans éveiller l'attention des gardes. Il y a là des chars, des camions, des tentes et une cuisine roulante. De quoi tenir un siège. Visiblement, les soldats de l'Armée rouge ne viennent pas pour une mission de routine.

– Ils ne vont pas partir de sitôt, souffle-t-il à son confrère. Ils vont dégommer Amin.

Quand Bernard Delpuech arrive dans la vallée de Katmandou, il contacte l'ambassade de France. Il est reçu immédiatement par le consul.

– Vous venez de Kaboul? Voyons, vous plaisantez!

– Non, j'y étais il y a quatre jours.

– Attendez, vous en êtes certain, vous venez vraiment de Kaboul?

Bernard ne comprend pas cette insistance. En quoi cela est-il extraordinaire? Le consul le regarde comme s'il avait affaire à un Martien, puis il saisit une pile de dépêches de l'Agence France-Presse.

– Tenez, lisez. Il y a du nouveau chez vous.

Bernard parcourt les feuillets et découvre que les Soviétiques ont débarqué le matin même dans la capitale afghane...

Engoncés dans des parkas et des chapkas, les parachutistes contrôlent déjà tous les carrefours stratégiques. Les Kaboulis qui approchent de la ville en voiture ralentissent l'allure à la vue des soldats. Beaucoup font marche arrière et se réfugient dans les montagnes. Kaboul est une ville occupée. L'Afghanistan est un pays envahi.

Bernard n'en revient pas. Il a traversé un pays en léthargie hivernale, tandis que les Soviétiques franchissaient au nord la frontière. La 357e division motorisée descend sur l'ouest du pays, la 360e division motorisée « Nevel-Polovsk » s'avance vers le tunnel de Salang. Des unités des forces spéciales, les Spetsnatz, s'emparent des centres névralgiques de la capitale. Ils investissent les télécommunications, les ministères, le siège du Khad, les redoutables services secrets afghans, formés par le KGB et installés à deux pas de la maison de Bernard.

A Paris, les médecins humanitaires suivent attentivement les événements afghans. Personne ne s'attendait à l'invasion, même si certains pensaient à une réaction soviétique de grande envergure pour sauver le « pays frère ». L'Afghanistan se ferme, la province se soulève davantage, la presse internationale est absente de Kaboul...

L'invasion, dans un sens, est salutaire. C'est désormais l'URSS qui est confrontée aux mouvements de libération. L'Afghanistan deviendra sans nul doute le plus important théâtre de l'affrontement Est-Ouest après le Viêt-nam. Ces maquis qui se forment prennent le relais des mouvements de guérilla qui, hier encore, inféodaient la libération d'un pays aux préceptes marxistes et au soutien des Soviétiques. En Angola déjà, au Nicaragua aussi, les « combattants de la liberté » ont changé de camp. L'URSS est livrée à la vindicte, y compris par ses protégés de la veille. L'empire du mal s'étire désormais de la Baltique au port de Vladivostok. Or MSF soigne de plus en plus les peuples qui luttent contre le totalitarisme : Viêt-nam, Éthiopie, Somalie, Cambodge. Dans ce jeu des grandes puissances qui se combattent par pays interposés, les French Doctors acquièrent une marge de manœuvre considérable, d'autant que les mouvements de libération ont compris que leur présence représentait un formidable vecteur médiatique, un moyen extraordinaire de reconnaissance internationale.

Cette invasion de l'Afghanistan fournirait un cadre idéal de mission, de soins et de témoignage. Xavier Emmanuelli, président de MSF, et Claude Malhuret y réfléchissent. De retour de mer de Chine, Bernard Kouchner y songe lui aussi.

A Kaboul, les diplomates de l'ambassade de France sont aux premières loges. La chancellerie, une belle bâtisse avec jardin et piscine, est proche de la présidence et du siège du gouvernement. Très vite, les événements se précipitent. Les Soviétiques ne se contentent pas d'occuper la ville, ils veulent la tête de leur protégé d'hier, Amin. La dernière phase de l'invasion se prépare.

Les coups de canon retentissent dans toute la capitale. Commence un feu d'artifice d'obus, de roquettes et de balles.

Amin s'est réfugié dans le palais de Darulaman, un gigantesque bâtiment style années 30, ancienne résidence du roi Zahir Shah. Avec ses tourelles, ses fenêtres surmontées de lucarnes, Darulaman, situé sur une petite colline entourée d'arbres, rappelle davantage les châteaux des Carpates que les forteresses afghanes. Pas moins de deux bataillons se lancent à l'assaut du palais. En ville, on se bat pour chaque pouce de terrain. L'ambassadeur de France Georges Perruche change de pièce avec sa femme pour pouvoir dormir : leur chambre donne sur le jardin, et des balles viennent ricocher contre les murs.

Le baroud du dernier carré n'y changera rien. Amin est en fait exécuté par ses alliés, qui l'accusent, lors d'un procès révolutionnaire pour le moins expéditif, d'avoir trahi le peuple, après un « pouvoir tyrannique et une politique dictatoriale ». Il est aussitôt remplacé par Babrak Karmal, un dirigeant d'une faction opposée du parti communiste afghan, le Khalq, exilé à Tachkent et amené dans les bagages des Soviétiques. Karmal s'empresse de déclarer sur les ondes que le peuple afghan a enfin été délivré d'une « dictature sanglante exercée par Amin et ses hommes de main, tous agents de l'impérialisme américain ». Derrière la rhétorique marxiste, s'éternise une sanglante bataille entre frères rouges. La normalisation soviétique est en marche.

Pendant les combats, Philippe Truze s'est abrité dans sa villa. Le jeune médecin coopérant a débarqué à Kaboul l'année précédente, avec sa compagne Régine et leur fille de huit ans. A peine installé dans sa petite villa avec maison d'hôte du quartier résidentiel de Shar I Nao, il a vécu la révolution de Saour, celle du 27 avril 1978. Ce jour-là, les communistes prennent le pouvoir, avec l'accord des Soviétiques. A leur tête, Noor Mohammad Taraki, qui s'intronise président et Premier ministre. Son prédécesseur, le prince Daoud, est abattu. On relèvera trois mille morts au terme du sanglant coup d'État.

Philippe Truze est en coopération par conviction, par engagement politique. Depuis l'âge de seize ans, il milite dans la mouvance du PSU à Marseille, tendance extrême gauche. Partir pour le tiers monde ? Un vœu, un devoir même. Philippe veut « servir », joindre le geste à la parole, en un mot être efficace. Médecin à Kaboul... Les lendemains grinçants qui s'annoncent dans la capitale afghane vont lui permettre de réaliser son vœu. Et d'œuvrer contre la stratégie de Moscou, qui place ses pions dans ce petit pays que le Kremlin entend vassaliser.

Truze veut renifler ce nouveau coup d'État, examiner les ruines du régime précédent. Avec Philippe Barros, chef du département français de l'université de Kaboul, il s'aventure dans les rues fumantes de la ville. Les soldats de l'Armée rouge sont partout, emmitouflés dans leur long manteau et leur chapka. Dans la confusion générale, les deux Philippe parviennent à effectuer le tour de la ville et à filmer les occupants, qui les prennent pour des journalistes d'un quelconque pays frère.

Dans la montagne, résonnent des cliquetis d'armes. La résistance s'organise, Philippe Truze le sait par ses amis afghans. Cette occupation durera longtemps, se dit le médecin. Il faut absolument aider les Afghans, mettre sur pied une aide humanitaire, même si les risques sont énormes.

Un maquis anticommuniste authentique, populaire, se soulève.

Philippe jubile : ce sera sa guerre d'Espagne.

Patrice Franceschi claque des dents dans un hôtel de Quetta, la capitale du Baloutchistan, battue par des vents glacés. Il ouvre le journal *Dawn* et ne dissimule pas sa stupeur : « Coup d'État à Kaboul, combats dans les rues, arrivée massive des Russes », titre le quotidien pakistanais.

– Je crois que nous devrions tenter le coup, dit-il à Pascal Manoukian.

Un regard, et les deux compères se comprennent : il faut filer vers Kaboul. Patrice et Pascal gagnent aussitôt Peshawar où ils contactent un trafiquant de haschich. Le marlou leur trouve une Ford Cortina et un chauffeur. En route pour Kaboul occupée.

En bas de la passe de Khyber, au terme d'une descente vertigineuse, on distingue une petite bourgade : c'est la ville frontière. Dans le poste afghan, un fonctionnaire zélé s'est empressé d'afficher la couleur. « Bienvenue aux visiteurs de la nouvelle révolution modèle. » Un portail en fer sépare symboliquement les deux pays. Le franchir est aisé. L'emprunter dans l'autre sens sera plus difficile.

Le 30 décembre, à la nuit tombante, les deux voyageurs découvrent une capitale en état de siège. Des blindés patrouillent ostensiblement. Les rares passants pressent le pas. Kaboul est rentrée dans sa coquille. Des soldats afghans serrent les mains des Français : on les prend pour des Russes. Ils s'installent à l'hôtel Kaboul, où des coopérants, journalistes, agents simples et doubles des pays de l'Est ont pris pension. A peine leurs affaires déballées, Patrice et Pascal surprennent des serveurs l'oreille collée à leur porte. Demain, ils quitteront ce caravansérail d'espions et d'indicateurs à la solde de Moscou. Philippe Truze se propose de les héberger.

Avant de s'endormir, Patrice entend le bruit d'une fusillade toute proche. Atmosphère d'apocalypse, à la veille du dernier jour de l'an 1979.

Bernard Delpuech n'a guère le temps d'apprécier son séjour au Népal, les petits matins sur l'Himalaya et les stupas bouddhistes. Il prend la route à rebours et rentre à Kaboul. Le 10 janvier, il entre dans une ville éteinte. Les commandos soviétiques qui patrouillent dans le bazar sont sur leurs gardes. Plusieurs des leurs ont été assassinés à coups de poignard. Les soldats que Bernard croise ont les yeux bleus délavés et des pommettes saillantes. Ce sont tous des Slaves. Moscou n'a pas envoyé de soldats d'Asie centrale, comme à Prague. Trop dangereux : ils pourraient fraterniser avec l'ennemi musulman. Quant aux amis afghans de Bernard, ils rasent les murs. Beaucoup ont pris le chemin de l'exil ou les sentiers de la résistance.

A Washington, le président américain Jimmy Carter annule le week-end qu'il s'apprêtait à passer dans sa résidence de Camp David. Ses conseillers lui ont montré des photos prises par satellite : l'URSS a déployé un incroyable pont aérien pour acheminer ses bataillons à Kaboul en quarante-huit heures. En fait, les experts du Pentagone s'attendaient à une opération d'une telle envergure. Depuis des mois, l'armée de l'air soviétique s'entraînait à des rotations importantes d'hommes et de matériel, grâce aux performants Antonov 22 et 12. Selon des sources en provenance de Kaboul, les hommes de Brejnev auraient l'intention d'ouvrir des bases dans le sud de l'Afghanistan, mettant les bombardiers soviétiques à portée des champs pétroliers du Golfe.

A la Maison-Blanche, les lumières du bureau Ovale, celui du président, restent allumées fort tard dans la nuit. Le « téléphone rouge » qui relie Washington à Moscou fonctionne plusieurs fois, et Carter parle de « menace pour la paix du monde ». Mais le président américain semble indécis. Ses signes d'intense activité diplomatique relèvent davantage d'une mise en scène à l'égard des électeurs que d'une fermeté à l'égard de Brejnev. Malgré ses gesticulations, Carter ne bougera pas. Il est vrai qu'il a fort à faire dans une contrée voisine, l'Iran, où des étudiants téhéranais détiennent toujours en otage les diplomates de l'ambassade américaine.

A Paris, Claude Malhuret veut lancer une opération humanitaire dans les maquis afghans pour soutenir les insurgés. Devant le bureau, très vite, il est contré par les partisans de la non-intervention, qui estiment la mission trop risquée.

– Tu ne te rends pas compte, on va avoir l'Armée soviétique en face de nous, lance Francis Charhon, appuyé par Rony Brauman.

Malhuret voit bien que les responsables de Médecins sans frontières, issus comme lui de l'extrême gauche, ont gardé une image d'invincibilité de l'Armée rouge. Pénétrer dans les maquis afghans, c'est violer un tabou. Déçu, Claude range son dossier. On trouve un compromis : un émissaire est envoyé dans les maquis.

Un jeune pédiatre, Gérard Kohout, aux cheveux mi-longs et au regard timide, s'est en effet présenté à la porte de MSF pour cette mission tous risques. Il est parti en solitaire. Malhuret attend son retour avec impatience.

A Kaboul, les coups de main de la résistance se raréfient. Perdrait-elle du terrain? Pour Philippe Truze, il est temps d'œuvrer dans la clandestinité. Cela fait des semaines qu'il y pense. Des amis afghans lui ont parlé des combats sanglants qui se déroulent dans les maquis, de la politique de la terre brûlée menée par les Soviétiques.

Philippe monte seul une mission humanitaire et clandestine, dans Kaboul occupée. Voici venu enfin le temps du militantisme, le vrai.

A Paris, les responsables de l'Afrane, l'Amitié franco-afghane, une association qui vient de se créer pour soutenir la résistance, contactent par lettre et avec maintes précautions le jeune médecin. Ils mettent ensemble en place un système d'approvisionnement financier. L'association verse les sommes sur le compte bancaire de Philippe à Paris. Lui, à Kaboul, se rend dans le bazar et achète des caisses de médicaments, antibiotiques, pansements, aspirine à des commerçants sikhs. Ceux-ci encaissent le chèque et se débrouillent pour l'expédier à Paris, où d'autres Indiens enturbannés le présenteront à la banque.

Des dizaines de milliers de francs transitent ainsi par le compte secret. En quelques semaines, Philippe Truze parvient à se constituer une immense réserve de médicaments. Quand les stocks du bazar s'avèrent insuffisants, le médecin emprunte une voiture et, fort de sa carte professionnelle, s'approvisionne directement dans une usine pharmaceutique. Le jeu est dangereux. Les agents du Khad veillent. Son statut de coopérant ne protège guère Philippe, qui ne dispose pas du passeport diplomatique.

Régine, sa compagne, convoie elle aussi des médicaments, avec d'autres passeurs. Tous deux ont concocté un système pour obtenir un visa d'entrée en Afghanistan, qu'aucune ambassade au monde ne délivre. Il suffit de prendre un billet pour Delhi, de débarquer lors de l'escale technique à Kaboul et de demander le visa... dans la petite officine de l'aéroport. On y tamponne les passeports des rares passagers, des Indiens et des Afghans surtout, pour sept dollars. Le secret de la combine sera jalousement gardé. Si les journalistes l'apprenaient, des centaines d'entre eux débarqueraient aussitôt.

Régine sert également de coursier. Pour tromper la vigilance des douaniers, elle dispose sur les petits paquets de médicaments qui sortent des soutes une rangée de parfums. Les gabelous, irrités par ces effluves impérialistes, ne s'attardent guère. La clandestinité se nourrit de tout, même des artifices les plus grossiers.

Ces montagnes de petites boîtes et de rouleaux de pansements sont destinées aux partis maoïstes. Ce sont les seuls groupuscules organisés de la résistance présents dans la ville. Dès réception, leurs militants envoient les cartons dans les montagnes, par des voies détournées.

L'activité de Philippe et Régine commence à s'ébruiter. Parvient-elle jusqu'aux oreilles du Khad? Toujours est-il que le chargé d'affaires français, qui a remplacé l'ambassadeur, convoque l'impudent médecin. Il lui rappelle son statut de VSNA, de volontaire du service national actif : un coopérant est avant tout un militaire.

– Truze, tonne le chargé d'affaires, ça va être la caserne en France si ça continue!

Le diplomate n'a pas envie de se retrouver avec un ressortissant emprisonné à Pul I Charki, la sinistre prison située à la sortie de Kaboul. Mais surtout, il ne veut pas risquer sa carrière pour un vulgaire petit toubib.

– Bref, clame-t-il haut et fort, de l'ordre, mon cher Truze, pas de la charité!

Le médecin reste calme. Il a soigneusement préparé sa réponse. Il évoque le vaste trafic de statuettes organisé au sein de la mission diplomatique française. L'héritage de Suzanne, la vieille secrétaire de l'ambassade morte quelques mois plus tôt, n'a pas été restitué à sa famille mais vendu aux enchères entre les diplomates... Sculptures précolombiennes, statuettes gréco-bouddhiques du Gandhara, bas-reliefs, peintures, toutes ces œuvres d'art, accumulées en trente ans de bons et loyaux services dans diverses ambassades, ont été dilapidées. Il y avait bien cette sœur qui réclamait les biens de Suzanne. Elle a été prestement éconduite. Les diplomates lui ont signifié que l'acheminement à Paris de la collection coûterait très cher. Bien plus cher que le prix des pièces...

Truze, sans se départir de sa placidité, retrace l'histoire, rapportée par un diplomate trop bavard. Il cite des noms, indique que si le Quai d'Orsay devait prendre connaissance de l'entourloupe, l'avancement des personnes impliquées serait gravement compromis. Dérouté, le chargé d'affaires s'incline.

– On fermera les yeux sur vos activités, bredouille-t-il.

Le médecin rentre chez lui. Il peut œuvrer à nouveau pour la résistance.

La révolte, dans les montagnes, gronde depuis longtemps. Contre les dirigeants communistes tout d'abord, qui ont pris le pouvoir en 1978, puis contre ces infidèles aux allures de conquérants qui veulent enterrer le Coran et détruire les mosquées. Du Nord aux plateaux du Sud et dans les vallées centrales du Hazaradjat, des bandes, armées de vieilles pétoires et bardées de cartouchières, livrent leurs premiers combats contre l'envahisseur soviétique. Les coups de main semblent dérisoires face aux blindés soviétiques et les embuscades virent souvent au fiasco. La résistance afghane parvient à inscrire quelques réussites à son tableau de chasse, mais au prix de lourdes représailles. Des vallées entières sont bombardées, des villages pris en otage. L'insurrection gagne quand même un peu de terrain chaque jour.

Gérard Kohout, l'envoyé spécial de MSF dans les maquis afghans, rentre fourbu à Paris. Il a pu franchir les lignes, s'aventurer dans les vallées du Nouristan. Devant les membres du bureau, il évoque l'incroyable combat des rebelles afghans, leur détermination, leur stratégie brouillonne mais efficace de harcèlement de l'Armée rouge.

Charhon et Brauman écoutent le récit du pédiatre d'un air dubitatif. Malhuret, lui, est convaincu : MSF doit s'engager, malgré les dangers et les difficultés d'accès aux maquis.

– Gérard n'est pas un dingue. Les Soviétiques ne tiennent que les grands axes. Il faut y aller.

– On ne peut pas risquer la vie des médecins comme ça, objecte Charhon.

– Si nous on n'y va pas, personne n'ira ! réplique Malhuret. Les pays occidentaux s'en foutent. Il ne reste plus que l'humanitaire pour aider les Afghans.

Charhon et Brauman maintiennent leur droit de veto. Kohout s'en offusque et la discussion vire à l'altercation. Malhuret, pour trancher, décide de se rendre lui-même sur le terrain.

La route est longue jusqu'aux vallées perdues du Nouristan. Malhuret, qu'accompagne Kohout, réapprend les gestes des équipées dans le djebel marocain. Escortés par une escouade de combattants afghans, les deux médecins français traversent des rivières, escaladent des versants pentus, se cachent lorsque l'alerte est donnée. Malhuret se rend compte que les Soviétiques n'osent pas s'aventurer dans les fiefs de la résistance, hormis quelques incursions aussi brèves que sanglantes. Durant les interminables marches dans la montagne, il analyse la situation. D'abord, l'Armée rouge est un tigre de papier. Pour la première fois, les soldats soviétiques sont tenus en échec par une rébellion.

Ensuite, soigner dans ces vallées ne sera guère aisé. Y crapahuter exige du jarret, mais aussi une sacrée dose d'humilité, de distanciation, d'approche ethnologique. Claude pense déjà aux futurs volontaires. Il faudra, avant leur départ, leur donner quelques conseils, leur fournir une analyse du décalage culturel, des risques de rejet par la société afghane et des pesanteurs du traditionalisme islamique dans ces montagnes féodales.

Sa propre exploration des maquis est de courte durée. Nul besoin de longues pérégrinations pour se convaincre du bien-fondé d'une mission. Surtout, Claude ne veut pas manquer son vol à tarif réduit au départ de Peshawar. Il prend congé de Gérard Kohout dans un village et rentre à marche forcée vers la frontière pakistanaise, accompagné de deux guides de dix-huit ans qui ne semblent guère pressés. La dernière étape est la plus dure : pour être dans les temps, il doit marcher vingt-quatre heures d'affilée. Il écope d'une tendinite et du mépris de ses guides, qui ne comprennent décidément pas son empressement.

Lorsqu'il franchit la frontière, sa douleur au mollet calmée à doses massives de Glifanan, Malhuret s'octroie quelques heures de repos dans la demeure d'un chef de village. A son réveil, il a la fâcheuse impression d'avoir été malmené. Il palpe ses poches : elles sont vides. Les deux guides ont disparu au petit matin avec son pécule.

L'hospitalité afghane est vraiment retorse.

Pendant ce temps, à Paris, un médecin parcourt les journaux à la hâte. Il enrage. Des bataillons entiers de soldats soviétiques écrasent tout un peuple et l'Occident, qui se contente de déclarations de principe, ne lève pas le petit doigt. Ancien de Médecins sans frontières qu'il a quitté dans le sillage de Kouchner, Michel Bonnot vient de fonder l'Aide médicale internationale. Rue Joubert, à deux pas de la gare Saint-Lazare, dans une chambre de neuf mètres carrés, il rassemble ses acolytes, Sylvie Hubac, Antoine Audouard, Philippe Révillon, Pierre Bonniaud et Évelyne Guilloux. Les réunions, qui se tiennent entre des cartons et un singe ramené du Laos, se terminent toujours fort tard. On s'invective, on refait le monde, on évoque les missions. L'AMI veut, comme MSF à ses débuts, aller là où les autres ne vont pas. L'invasion soviétique lui en fournit l'occasion.

A vingt-sept ans, Bonnot, grand déçu de mai 68, n'a jamais milité, jamais adhéré à un parti politique. Pour lui, la seule révolte qui vaille, le seul engagement qui se mérite est celui de l'humanitaire. Hormis quelques effets pervers, l'action humanitaire offre bien cet idéal rêvé et manqué lors du printemps de Mai : une philanthropie digne de ce nom, sans « isme », sans idéologie, ni de droite ni de gauche, ne servant, même si les tentations existent, aucune politique d'État.

Les amis et complices de passage sont surpris par l'atmosphère qui règne rue Joubert. Des femmes en mini-jupes et talons aiguilles arpentent l'escalier, des hommes vont et viennent sur le palier. Bonnot a emménagé sans le savoir dans un hôtel de passe. Cette promiscuité, au demeurant, ne le gêne guère. Il affectionne ces clandestines qui, de temps à autre, embarquent dans un panier à salade en traitant les flics de tous les noms. Elles sont aussi généreuses que bruyantes. Un matin, le médecin, encore assommé par les cigarettes et les discussions de la nuit, trouve une enveloppe ventrue dans sa boîte aux lettres. Elle contient quatre mille francs, cadeau des péripatéticiennes à l'AMI. Ce joli pécule va permettre d'envoyer un ou deux médecins au bout du monde. Bonnot a la larme à l'œil. L'humanitaire commence aussi sur les trottoirs malfamés de Saint-Lazare.

Le bus poussif avance dans la plaine. Kaboul n'est plus très loin. A l'intérieur, Patrice Franceschi et Pascal Manoukian achèvent leur tour du pays. Les agents du régime prosoviétique les prennent pour des touristes en mal de haschich. Ils ont vu Herat en rébellion, Kandahar où, dans les faubourgs et les vignes, s'affûtent les couteaux, Ghazni encerclée par les moudjahidin. Pour les passagers du car, la cause est entendue : pas question de soutenir le régime impie de Kaboul, vendu corps et âme aux infidèles de Moscou. A l'entrée d'une ville, un jeune soldat afghan, qui veut fouiller le véhicule, provoque la colère générale.

– Ce n'est pas une façon de traiter les bons musulmans! lui dit-on.

Le soldat redescend, sous les quolibets.

Dans les maquis, Patrice découvre une guérilla d'une cruauté impitoyable. Un jeune ingénieur, Tamim, lui affirme sans ambages :

– Avant, quand ma mère me demandait de tuer un poulet, je refusais toujours. Depuis, j'ai tué deux communistes qu'on a torturés à l'électricité et ça ne m'a rien fait...

Les résistants ne s'embarrassent pas de principes. Ils ne tergiversent pas non plus sur le sort des prisonniers : ils les lapident ou les liquident à l'arme blanche.

– Nous tuons les Russes lentement, très lentement, raconte un moudjahid du Hezb Islami. On leur crève les yeux avec des aiguilles et on leur coupe le nez. Puis on leur arrache les ongles. Ensuite, on leur coupe les doigts, les avant-bras, les bras et on fait de même avec les jambes.

Le Français en a froid dans le dos. Il ne fait pas bon tomber entre les mains de ces combattants d'Allah. Ils émasculent aussi, mais cela, ils préfèrent le taire. L'aide humanitaire, pense Patrice, ne sera pas chose aisée dans ce pays aux mœurs étranges.

Au fil de son grand tour du pays, épuisant pour le corps et les nerfs, Patrice Franceschi a pu se rendre compte de l'état d'esprit de la population. L'Afghanistan sera impossible à tenir, même au prix des pires exactions. C'est le royaume des insoumis.

Pas question de laisser les Afghans livrés à eux-mêmes ! se dit le jeune voyageur. En Occident, les beaux discours font mouche, mais ne dépassent pas les frontières. Les résistants des montagnes n'ont que leur foi pour eux. Les armes sont rares, et dérisoires.

Patrice veut mêler aventure et générosité. Il fait sienne la maxime de Malraux « Il faut vivre dangereusement ». Une rencontre va l'aider à franchir le pas. Elle se déroule aux portes de Peshawar.

Dans une maison tenue par la résistance, un homme jeune, affable et malicieux, s'avance vers le Français. Il s'appelle Amin Wardak, règne en maître sur la province qui porte son nom et tente de former une caravane d'armes pour ses sujets. Noble, fils de khan, grand propriétaire foncier, Amin aime l'évocation de la France qu'il ne connaît pas. Franceschi apprécie ce personnage hospitalier et grandiloquent qui ne craint pas d'affronter les foudres de guerre soviétiques, là-haut, sur les hauts plateaux, où trônent encore les tours de son château dévasté. L'affaire est conclue : les deux Français exploreront les terres de Wardak. Il faut choisir un terrain d'action humanitaire. Ce sera celui-là.

Deux tonnes d'armes sont chargées sur les chameaux. Le commandant Amin dote ses émissaires de cartouchières et de pistolets tchèques. Avant qu'ils ne s'élancent vers les steppes du Wardak, on leur donne un nom de guerre. Patrice est baptisé Zelmaï, « Jeune homme », ce qui le fait sourire.

A son retour à Paris, il se précipite au domicile de Bernard Kouchner. Six mois d'équipées dans les maquis afghans l'ont convaincu de l'urgence d'une aide humanitaire occidentale. Assis dans son canapé, devant la cheminée, Kouchner écoute attentivement cet ancien compagnon de l'*Ile de Lumière*.

– Bernard, ce qu'on a fait pour les boat people, il faut le faire pour les Afghans. Ils sont en train de crever et personne ne bouge !

– On travaille là-dessus. Laburthe et Cheysson veulent y partir. Le problème, c'est qu'on n'arrive pas à trouver de commandants fréquentables, de relais sûr.

Patrice Franceschi réfléchit un instant.

– J'ai l'homme qu'il vous faut, dit-il. C'est Amin Wardak, un commandant modéré, très bien organisé. Sa province est entièrement détruite, les paysans ont besoin d'aide. Il arrivera à faire passer nos convois.

Kouchner étudie la proposition. Les missions en Afghanistan seront sans nul doute périlleuses, plus dangereuses peut-être que celles du Kurdistan, d'Érythrée ou du Biafra. Cette fois-ci, il s'agit de ruser avec les commandos de l'Armée rouge. Il n'est donc pas question de traiter avec des roitelets de tribus, incapables d'assurer la sécurité des médecins.

– Tu es sûr qu'il est crédible, ton type ?

– Oui, je l'ai vu passer deux tonnes d'armes depuis Peshawar. Il a de l'aplomb et les habitants de la région de Ghazni le soutiennent.

– Peux-tu nous mettre en contact avec lui?
– Bien sûr. Il est en ce moment même à Peshawar.

Quelques jours plus tard, Laburthe et Cheysson, que Patrice a connus à bord de l'*Ile de Lumière*, s'envolent pour le Pakistan. Ils ont en poche un petit morceau de papier sur lequel figure l'adresse d'Amin Wardak à Peshawar. Leur mission consiste à monter une grande opération médicale pour venir en aide aux moudjahidin et aux populations civiles. Ils doivent pour cela passer la frontière dans le plus grand secret. A Paris, Patrice suit de près les préparatifs. Il convainc aussi une autre organisation, la Guilde du raid, spécialisée dans l'aventure, d'effectuer une opération humanitaire dans les maquis afghans.

En avril 1980, Michel Bonnot téléphone à Laurence Laumonier, une grande fille aux cheveux courts avec laquelle il a traîné sur les bancs de la faculté de médecine de Lyon.
– On lance une mission en Afghanistan. Tu viens?
Laurence évoque son concours de gastro-entérologie. Trois semaines plus tard, après les épreuves, elle rappelle Bonnot. Elle est libre tout l'été, jusqu'au mois de septembre. Elle se porte volontaire.

A Kaboul, le service actif, très actif même, de Philippe Truze touche à sa fin. Le chargé d'affaires le convoque, ravi de congédier un tel gêneur, capable à lui tout seul d'altérer les relations diplomatiques avec Moscou. Car la France de Giscard d'Estaing a condamné l'invasion soviétique, mais sans plus.
– Truze, vous êtes libérable, annonce le diplomate.
– Bon, dans ce cas-là, je m'installe à Kaboul.
Le chargé d'affaires blêmit. Il n'apprécie guère cette nouvelle provocation. Il a beau insister, Philippe n'en démord pas : il y est, il y reste.
– Bon, dans ce cas-là, on ne vous connaît plus, vous ne dépendez plus de l'ambassade de France ni de la Coopération.
Obstiné dans sa volonté d'appliquer ce qu'il appelle le « militantisme de l'efficacité », Philippe rentre chez lui. Sa compagne et leur fille ont été rapatriées sur Paris depuis les manifestations du bazar, réprimées dans le sang par les troupes du régime en février. Lui sait que sa place est ici, parmi les Afghans. Il regarde la petite maison d'hôte transformée en dispensaire.
Il soignera encore, c'est promis.

Quand elle débarque à Peshawar, ancienne ville-garnison de l'empire des Indes britanniques, avec Louis Schittly, un ancien du Biafra, Laurence Laumonier découvre un immense camp de réfugiés. Des dizaines de milliers d'Afghans sont descendus de leurs montagnes pour planter là des tentes dérisoires. Familles en guenilles, paysans portant des fardeaux, chameliers conduisant de longues caravanes. Peshawar est devenu un grand nid de poussière et de désespoir.

Laurence Laumonier et Louis Schittly installent un dispensaire dans les faubourgs miséreux de la ville. Ceux qui se sont réfugiés là ne sont pas les plus à plaindre. Par-delà les hautes montagnes ocre de l'Hindou Kouch, les Afghans sont livrés à eux-mêmes, sous les pluies de bombes et les raids des troupes soviétiques. Laurence décide de s'enfoncer dans le pays, quitte à essuyer quelques rafales.

Elle rentre à l'hôtel Green's pour préparer la mission, la première caravane de secours français en Afghanistan. L'hôtel regorge d'émigrés afghans, accourus d'Europe et des États-Unis pour conseiller la résistance, de journalistes, d'espions aussi. Des Américains qui tentent d'infiltrer les humanitaires, des Soviétiques, des Britanniques... Dans ce grand capharnaüm poussiéreux où circulent déjà les armes, tous les agents de la guerre froide semblent s'être donné rendez-vous. Il s'agit d'être prudent : Laurence va convoyer dix millions de centimes. Une fortune au Pakistan, des siècles de revenus en Afghanistan.

D'autres compagnons se sont joints à l'équipe : Olivier Roy, un jeune chercheur spécialiste de l'islam; Bernard Poulet, journaliste au *Matin de Paris*; l'ethnologue Jean-Christophe Victor, trente-trois ans, ancien conseiller culturel à l'ambassade de France à Kaboul; Philippe Roger, trente ans, normalien, spécialiste de Sade et professeur de littérature française à New York. La plupart sont d'anciens maos de 68, qui veulent vivre sur le terrain cette invasion toute stalinienne que le Grand Timonier aurait sûrement condamnée.

Au pied du col qui marque la frontière, la caravane négocie son passage. Les Afghans s'apostrophent et se querellent sur des histoires de vallées, de clans, de tribus.

– Ah non, ils ne vont pas remettre ça!

Olivier Roy, qui parle le farsi, l'une des langues du pays, est en proie au découragement. Après trois jours de trajet depuis Peshawar dans un camion multicolore et poussif, il craint que le voyage ne s'arrête sur ces versants arides, face à des Afghans en colère. Pourtant, Laurence et lui n'ont pas ménagé leurs efforts. Ils ont palabré des heures, recruté des porteurs, acheté des mules, étudié sur la carte les points de passage. La clandestinité ne s'apprend pas, elle s'acquiert sur le terrain, au prix de mille embûches.

Celle-là dépasse les bornes : deux jours de discussions perdues, et il faut repartir de zéro! Le dialogue fleuri et viril entre le maire, le malik, Hadji Djouma Gul et le commandant Amir Anouar Khan relèverait de l'anecdote s'il n'y avait tout ce chargement qui attend au soleil d'être distribué. Ici, aux confins de l'Afghanistan, on s'ignore de vallée en vallée depuis des siècles et des siècles. Le journaliste Bernard Poulet relève scrupuleusement ces arguties ancestrales. Le dialogue entre le maire et le résistant ne manque certes pas de panache mais il fatigue les convoyeurs. Olivier, malgré sa petite taille, toise les deux antagonistes et les renvoie dans leurs vallées respectives.

– Ça y est, on est passés en Afghanistan, il n'y a plus rien à craindre.

Le guide se retourne et désigne en aval le Nouristan, ses vertes vallées, ses torrents et cascades, ses conifères. Les hommes qui peuplent ces lieux ont, dit-on, des origines incertaines. On évoque les soldats égarés d'Alexandre le Grand lorsque l'on croise des Nouristanis aux yeux bleus et aux cheveux roux. Le « pays de la lumière » semble paisible. Pourtant, cette province fut la première à se soulever contre le régime communiste après le coup d'État d'avril 1978. Deux cent mille montagnards se révoltèrent alors comme un seul homme.

Pour pénétrer dans le Nouristan, il faut franchir une rivière glacée par une nuit étoilée, gravir deux cols à près de quatre mille mètres, éviter les sentiers minés. La nuit est zébrée d'éclairs. Est-ce la guerre? Est-ce l'orage? On met ces traits de lumière sur le compte de la météo. La guerre sera pour plus tard. Elle est pourtant déjà présente, insidieuse, prête à fondre sur la caravane.

Laurence Laumonier peine sur les sentiers pentus, derrière le convoi de mules et de chevaux mais devant Louis Schittly. Vingt porteurs les accompagnent, encadrés par des moudjahidin en armes. Dans leurs sacs, deux mille paires de chaussures, deux cents kilos de médicaments, des caisses de thé, plusieurs milliers de mètres de tissu, des centaines de bonnets traditionnels, aussi précieux que l'eau des rivières pour les paysans des montagnes, le tout financé par une campagne de l'AICF, l'Action internationale contre la faim, qui a rapporté quatre cent mille francs. Les caisses convoyées par l'AMI ont un contenu plus modeste : quelques sacs de médicaments mendiés chez les pharmaciens parisiens.

Louis Schittly, au visage émacié barré d'une moustache, n'est pas à la traîne mais prend son temps pour contempler le paysage. Ses traits burinés lui donnent des airs de combattant du cru. Les Afghans l'adoptent aussitôt et le baptisent Chantour, « Courageux ». « A côté de lui, note Bernard Poulet dans ses carnets de route, notre petite équipe d'intellectuels mal déguisés me fait plutôt penser aux Pieds Nickelés en balade. »

Vallées encaissées, petits ponts de bois, maisons de pierre et de pisé accrochées sur les versants, l'endroit évoque les contes de Kipling, et *L'homme qui voulut être roi*. Laurence se rappelle le sort tragique des deux Britanniques qui tentèrent d'abuser de la bonne foi de ces Nouristanis si hospitaliers : l'un fut jeté au fond d'un ravin, l'autre, lapidé, survécut au prix de mille souffrances. « L'Afghanistan n'est que temps et poussière, dit un proverbe du Hazaradjat, province du Centre; les Afghans gardent le temps, les étrangers prennent la poussière. »

L'équipe prend garde d'éviter les mines en plastique larguées par les avions soviétiques. Vertes, petites, ressemblant quelquefois à des jouets, elles jonchent les flancs de la montagne. Des bombes de cinq cents kilos qui n'ont pas explosé parsèment aussi cette piste clandestine.

Au troisième jour de marche, les compagnons découvrent leur première image de guerre : le village de Gawardech a été complètement rasé par l'armée afghane. Sur cinq cents habitants, seuls quarante ont décidé de rester. Les maisons aux bois sculptés sont éventrées par les roquettes, la mosquée est brûlée. Le Nouristan ressemble à une ambassade du désespoir. Qu'est-ce qui reste debout au-delà de ces vallées encaissées ?

L'équipe croise une escorte de moudjahidin qui encadrent des prisonniers, des soldats de l'armée régulière. Ils n'ont pas l'air malheureux. Cette captivité semble même les soulager. Selon les déserteurs, la garnison de Barikot, plus au sud, s'est vidée de la moitié de ses effectifs : ils ont rejoint les frères de la vallée pour échapper aux griffes des conseillers soviétiques.

Laurence Laumonier rencontre des figures emblématiques de la guérilla. Il y a là Hadji, qui raconte le soir, au coin du feu, en grillant une cigarette de haschich, la grande révolte du Nouristan. C'est un dur, mais qui n'a rien d'un radical islamiste. Il y a aussi Amin Anouar, le chef du village de Kamdesh, à la voix ronflante, qui se désole de la mort de sa citadelle, accrochée à flanc de montagne : les soldats se sont livrés à une véritable razzia.

– Ils ont détruit des maisons et tout emporté. Ils ont volé les tapis, les meubles, et jusqu'aux théières. Maintenant, nous n'avons plus rien...

Le village est déserté par ses enfants, envoyés en exil au Pakistan. Les vieux demeurent sur la place, au soleil. Ils cachent leur émotion devant l'arrivée de la petite caravane humanitaire. Pour une infime partie de la planète qui leur envoie ces mules et surtout un message d'espoir, le Nouristan n'est plus une province oubliée.

Éreintée, Laurence observe à la dérobée le commandant de la vallée, qui ne manque pas de panache. Il a condamné à mort un mollah qui lui avait ordonné de relâcher des prisonniers. Le mollah a aussitôt enterré sa doléance. On ne provoque pas impunément un chef de clan dans ces vallées insoumises, fût-ce sous la bannière de l'islam.

Louis Schittly et Laurence Laumonier déplient leur trousse de secours et observent les rescapés de Kamdesh : tous portent les stigmates de la misère et du dénuement. Ils souffrent de maladies des yeux, des intestins, de la peau.

– Et dire que si nous avions les moyens de faire une simple campagne de vaccination, ça serait enrayé, tempête Louis.

Le maire réunit ses sages dans sa maison aux poutres finement décorées selon la tradition nouristani. Il explique aux médecins et à Bernard Poulet comment ses hommes se sont révoltés, sans être inféodés aux partis de la résistance luxueusement exilés au Pakistan.

– Nous nous sommes soulevés tout seuls, sans rien demander à personne. C'est seulement après que les chefs de parti sont arrivés au Pakistan avec leur programme.

Puis il établit la liste des besoins du village : du blé, des médicaments, du thé, des vêtements et des couvertures.

A la surprise générale, un combattant prend la parole et demande des haut-parleurs.

– Pour quoi faire?

– Pour haranguer les troupes des garnisons qui bloquent la vallée.

Ce que l'Afghanistan implore, avant même le parachutage de vivres, c'est l'envoi d'armes.

Laurence Laumonier observe et engrange. Elle est fascinée par ces tribus dont les hommes nobles adoptent des allures de bandits. Femme européenne dévoilée, elle n'est nullement inquiétée; il est vrai que ses cheveux courts et sa haute silhouette en imposent. Pour ceux qui ne la prennent pas pour un homme, il reste la fonction : quel que soit son sexe, un docteur se respecte.

En fait, hormis les batailles sur les crêtes, la contrée est calme. Olivier Roy égrène le temps en plaisantant avec les anciens et autres notables de la vallée. Pour leur arracher un sourire, il leur traduit en dari, l'une des langues du pays, les articles de *L'Humanité*. Les envoyés spéciaux du quotidien communiste évoquent les « contre-croisés de la révolution », les menées des « terroristes ». Jacques Coubard termine ainsi un papier : « Mais au fait, pourquoi le silence sur leurs crimes? » Les anciens secouent la tête puis éclatent de rire.

Laurence Laumonier, elle, évalue les besoins, visite les villages, dessine des plans pour bâtir quelques dispensaires. Elle entend parler d'une vallée insoumise, exposée au feu des Soviétiques, à quelques dizaines de kilomètres de Kaboul. Un jeune commandant à la barbe maigre dirige les opérations. Il s'appelle Massoud.

Louis Schittly bifurque à hauteur du village de Kamdesh. Il lui faut remonter la vallée de Waygal, coupée du monde, dont les habitants n'ont pas vu de médecin depuis au moins deux ans. Olivier Roy l'accompagne. Tous deux laissent Laurence Laumonier avec le reste de l'équipe.

Douze porteurs acheminent les médicaments, à raison de trente-cinq kilos par tête. Le souffle court, Louis Schittly est étonné de la capacité de résistance de ces hommes qui dorment peu, ne mangent que du pain et de la soupe et marchent des journées entières. Il est aussi inquiet. Les moudjahidin ont l'insouciance au cœur et ne savent pas se taire. Depuis leur départ de Kamdesh, un combattant a colporté la nouvelle selon laquelle le commandant Obeydulah avait décidé d'attaquer dans quatre jours la garnison de Barikot, une petite bourgade de montagne. Deux cents soldats réguliers s'entassent dans le fort, encadrés par quatre Soviétiques. Si la rumeur se propage à cette vitesse, Kaboul sera au courant demain au plus tard...

La discrétion n'est pas une vertu des maquisards afghans et l'union, encore moins. A Kamdesh, deux groupes se partagent la ville : le Front de libération du Nouristan, dirigé par Amir Anouar Khan, et le Hezb Islami. Les combattants du Front sont ripailleurs, anticléricaux, et se méfient autant des mollahs que des commissaires politiques. En revanche, ceux du Hezb Islami, intégristes, sectaires, ne cachent pas leur prosélytisme et œuvrent davantage pour évincer les autres partis de la résistance que pour renverser le régime prosoviétique.

L'escorte de Louis Schittly et d'Olivier Roy ne dispose plus que d'un seul fusil. C'est peu en ces lieux d'escarmouches.

Justement, les intégristes de Kamdesh décident secrètement de leur tendre une embuscade. Ils veulent s'approprier le précieux convoi et se venger, par la même occasion, d'être restés à l'écart de toutes les tractations. Des villageois préviennent les Français. La petite troupe feint de rester dans un village et, en pleine nuit, prend la poudre d'escampette.

Avec les assaillants à leurs trousses – une quinzaine de fusils – la caravane entame une marche forcée en altitude. Les guides et les deux Français se livrent à une partie de cache-cache effrénée dans les montagnes. Ils sautent les ruisseaux, traversent les torrents glacés juchés sur des billes de bois. La course s'achève au sommet d'un col, à quatre mille huit cents mètres d'altitude : les poursuivants ont abandonné.

En descendant paisiblement vers les hautes vallées qui évoquent davantage la Suisse alpestre que les contrées de l'Hindou Kouch, Louis Schittly rumine l'épopée. Cette croisade naissante des fondamentalistes, cette haine de l'Occidental, ce prosélytisme forcené pour l'avènement d'une république islamique ne présagent rien de bon. Nul doute que dans ce processus à l'iranienne, même si les partisans du Hezb Islami se méfient de l'ayatollah Khomeyni, les humanitaires risquent de devenir les gêneurs, les symboles de l'Occident honni.

A quelques vallées de là, deux autres médecins crapahutent. Ils peinent dans la chaleur et l'altitude. Jacques Faïn, trente-huit ans, chirurgien, et Jean-Élie Malkin, vingt-huit ans, interne à Paris, ont parcouru près de six cents kilomètres en vingt jours. Ils évaluent les besoins pour le compte de Bernard Kouchner et de Médecins du monde. Eux aussi prennent le temps d'observer : l'Afghanistan ressemble à un souk gigantesque où la guerre se pratique à la petite semaine ou à mi-temps : une journée au front, quelques jours dans les champs. La rébellion est une armée de gueux, sans grands chefs, sans commandement, mais qui, contre toute attente, marque des points. A force de divisions, la résistance ne parvient pas à constituer de centre, donc de cible. Les moudjahidin sont insaisissables, sautent de vallée en vallée, se replient dans des *merkhaz*, bases clandestines prêtes à s'étioler à tout moment.

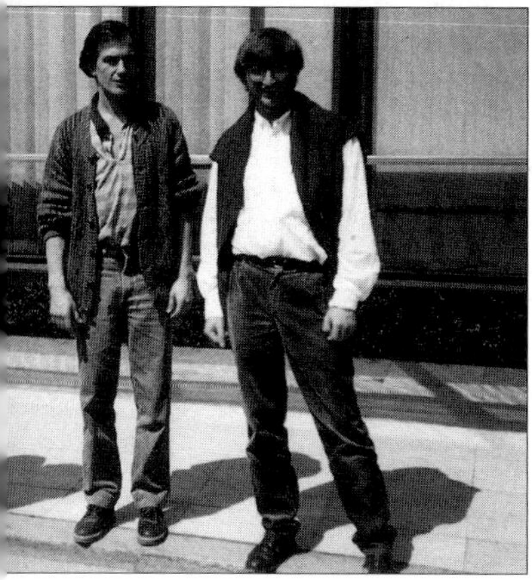

Pablo Nuozzi, chirurgien argentin, et Olivier Van Bunnen, logisticien belge, de MSF, peu de temps avant leur enfermement dans la ville de Gorazdé, en Bosnie, en 1994. Pendant plusieurs semaines, les deux volontaires de MSF vont informer le monde entier de la violence du siège serbe. © *D.R.*

Bernard Jacquemart *(à gauche)* et l'équipe de MDM à Sarajevo. Les missions en Bosnie constituent un nouveau tournant dans l'histoire de l'humanitaire. MSF-France, après un attentat contre un de ses convois près de Vukovar, décide de retirer les volontaires présents dans l'ex-Yougoslavie. © *G. Rondeau / MDM.*

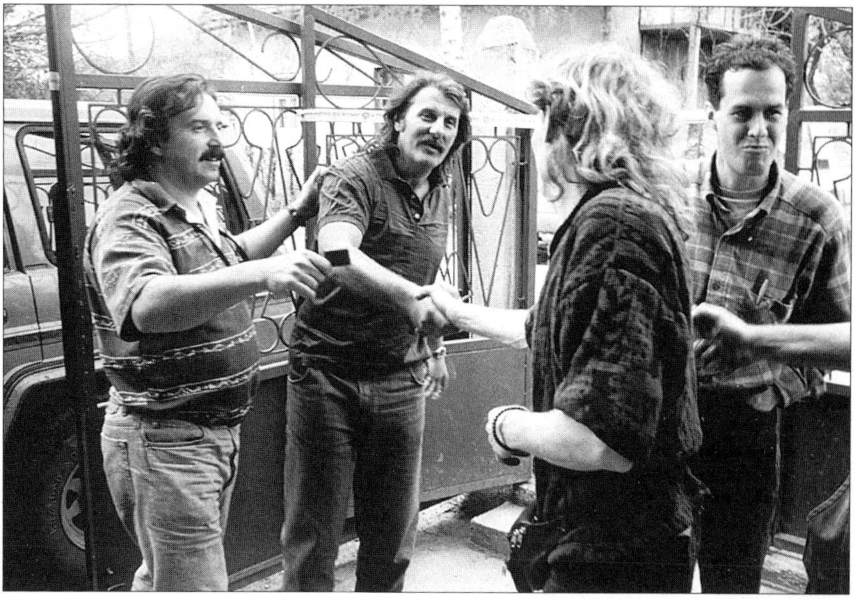

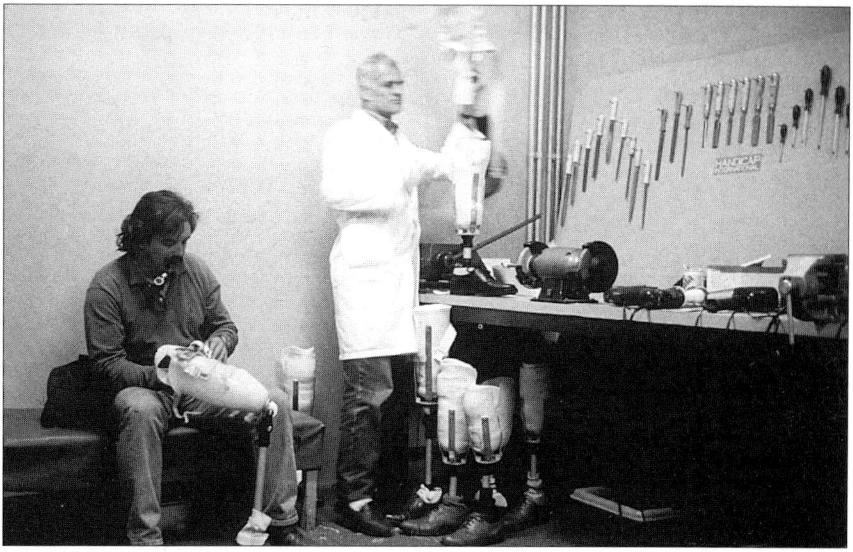

Bernard Jacquemart *(à gauche)* dans un atelier de prothèses à Sarajevo. Certains volontaires de MDM, comme Jacquemart, ont remis en cause la politique de « l'humanitaire d'État » menée par la France et les pays européens dans l'ex-Yougoslavie. © *G. Rondeau / MDM.*

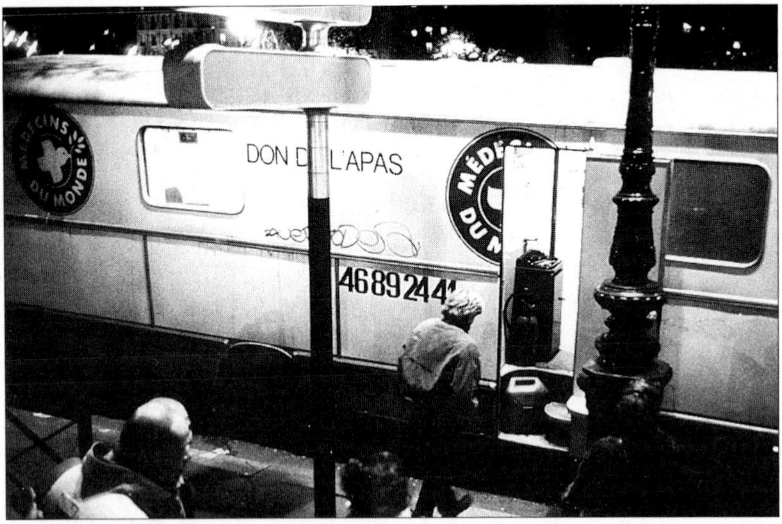

L'autobus de la mis
Toxicomanie, à Paris.
avoir lancé une camp
pour les sans-abri en
MDM développe ses obj
de prévention du Sida
lutte contre la toxicom
© G. Rondeau / MDM.

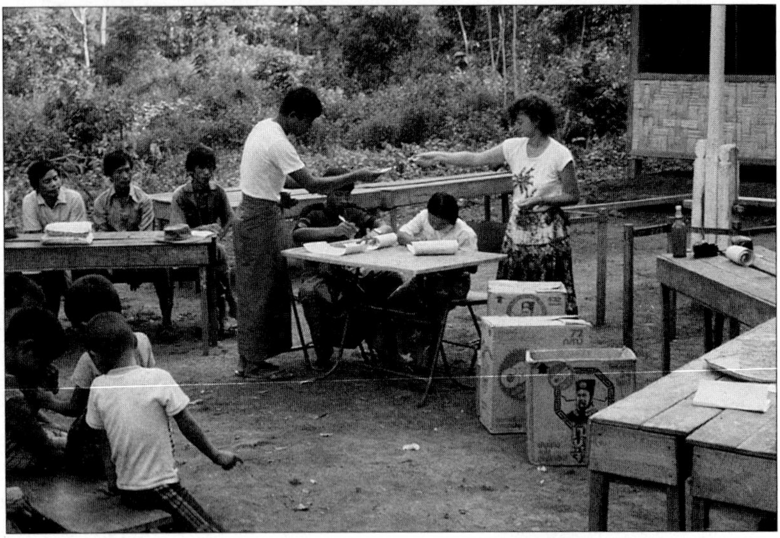

Dans les maquis des rebelles karenis en Birmanie en 1984. Maguy Legrand, médecin de l'AMI, remet des diplômes de fin de formation aux agents de santé. *© AMI.*

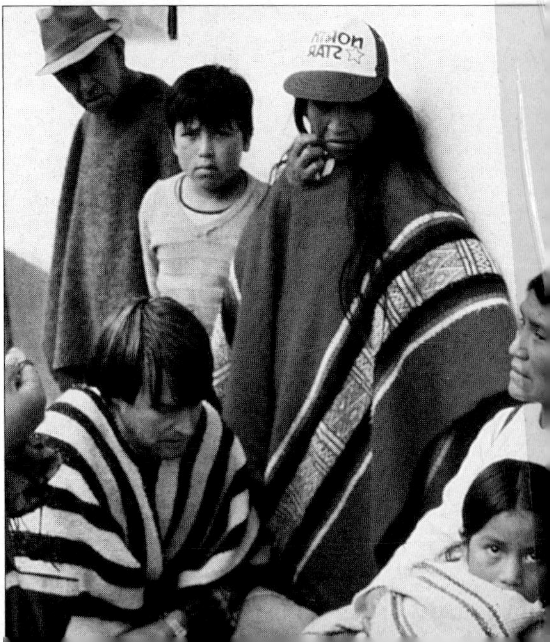

Assis à gauche, Jean-Marc Fischer de MDM au Pérou, auprès des Indiens de la cordillère des Andes. Depuis une dizaine d'années, Fischer, 44 ans, descendant d'Albert Schweitzer, soigne à lui seul les populations indiennes des hauts plateaux et de la forêt. *© AMI.*

Quand les hélicoptères tournoient dans le ciel, les médecins amaigris adoptent la technique des Afghans, proche de celle de l'autruche. Ils plongent sous leur *patou*, l'étoffe de laine qui sert de sac, de couverture et de tente.

– L'Afghanistan ne pourra jamais être soumis, conclut un soir Jacques Faïn. Même avec la plus grande armée du monde.

A marche forcée – quatorze heures par jour – le tandem s'enfonce dans le pays. Jacques et Jean-Élie découvrent la formidable volonté de résistance de la population. Ils côtoient aussi le Moyen Age. Les blessés sont enveloppés par les paysans dans des peaux de bêtes fraîchement dépecées. Jean-Élie réalise qu'il en faut peu pour tuer un homme, mais aussi pour le sauver : un litre d'eau de Javel suffit à produire des litres de désinfectant.

Ému, un baba, un vieux sage, leur témoigne le soutien de la population pour leur action risquée et généreuse :

– Après ce que les Français ont fait ici, ils peuvent marcher sur les yeux des Afghans, on leur dira encore merci !

Les médecins français ne sont pas au bout de leurs surprises. Ils croisent une première caravane d'armes, portées sur des chameaux : des mitrailleuses, des fusils, des bazookas, envoyés par l'Égypte. Sur les caisses, Jacques découvre des inscriptions en cyrillique. Ce sont des armes soviétiques, renvoyées avec fracas chez leurs expéditeurs. L'émissaire de Médecins du monde ne sait pas encore que la CIA vient de fournir des armes en grande quantité à la résistance, grâce aux relais pakistanais.

A Kaboul, un général soviétique en civil sort de sa villa du quartier de Karte Char. Il monte à bord de sa Volga noire quand une Volkswagen surgit et heurte son véhicule. Le général, un spécialiste du renseignement envoyé en Afghanistan pour recruter des agents au sein des tribus, est abattu d'une balle dans la tête.

Quelques heures plus tard, à la nuit tombante, un Afghan tambourine au portail de la villa de Philippe Truze. C'est un militant maoïste, agent de liaison dans Kaboul. Il est inquiet, regarde par-dessus son épaule pour s'assurer qu'il n'est pas suivi. Philippe lui ouvre la porte et l'invite dans sa cour, entre sa villa et la maison d'hôte où sont stockés les médicaments qu'il destine à la résistance.

– On a un blessé, vite, il faut le soigner !

Deux hommes entrent aussitôt. L'un d'eux est en sang, l'épaule fracassée par une balle. Philippe l'installe sur un lit et inspecte la plaie. Les résistants ont peur. Ils ont dû se livrer à une opération spectaculaire, pense le médecin.

D'habitude, il ne pose jamais de questions. Les résistants infiltrés dans Kaboul le savent. Mais ce soir-là, ils lui doivent des explications.

– Que s'est-il passé ? demande-t-il.

L'agent de liaison hésite puis regarde le toubib dans les yeux :

– Il s'est pris une balle pendant une opération. Le général du KGB, c'est nous qui l'avons abattu.

Philippe frémit. Si les hommes du Khad débarquaient dans la maison, ils ne s'embarrasseraient pas de principes et son passeport français ne lui serait pas d'une grande utilité. Dans la nuit afghane, on liquide à tour de bras.

A l'autre bout de la ville, un commandant de l'armée, affecté aux bureaux logistiques de la Défense, déserte. Il franchit les lignes, déguisé en paysan, informe les frères des montagnes puis revient secrètement dans la ville pour coordonner les opérations des insurgés contre les troupes de Moscou. Kaboul, vassale faussement soumise, se soulève.

La carte d'identité est parfaite. Un faux nom musulman, une photo avec barbe noire et turban coloré. Le docteur Robert Sebbag, vingt-neuf ans, est satisfait. Il peut entamer son audacieux périple.

Voilà plusieurs semaines que cet ex-médecin de l'ambassade de France à Hanoi prépare sa mission pour l'AICF, l'Action internationale contre la faim, dont il est l'un des cofondateurs avec Françoise Giroud, Marek Halter, Guy Sorman, Jacques Attali, Bernard-Henri Lévy, Marc Ullmann et Alfred Koestler. Sebbag a rencontré Bernard-Henri Lévy au cours d'une conférence à Toulouse. BHL revenait d'une visite à la frontière, « la marche pour le Cambodge ». Sebbag rentrait de son séjour de coopérant au Viêt-nam. Les deux hommes se sont retrouvés au cours d'un dîner. Le médecin a manifesté son amertume :

– Vous dénoncez le communisme au Cambodge, mais vous hésitez devant d'autres dictatures. Je reviens du Viêt-nam, que faites-vous pour ce pays ?

La remarque a frappé Bernard-Henri Lévy :

– Vous revenez du Viêt-nam ? Ça m'intéresse.

Il a fait part à Sebbag des discussions en cours à Paris pour créer une organisation humanitaire et l'a invité à la prochaine réunion, au domicile de Françoise Giroud, boulevard de La Tour-Maubourg. L'AICF fut créée un soir, lors de débats enfiévrés chez Lévy, rue des Saints-Pères. Puis on se réunit chez l'un ou chez l'autre, on étudia la carte du monde, on plaida pour le sauvetage des Cambodgiens, l'aide aux Vietnamiens et aux boat people.

Quelques semaines plus tard, les Soviétiques envahissent l'Afghanistan. Aussitôt, les membres fondateurs prennent fait et cause pour la résistance, d'autant qu'un réfugié afghan est venu plaider la cause de son peuple un soir au coin du feu.

– On a besoin de tout, implore-t-il, on n'a pas de couvertures, pas de nourriture et dehors, il fait zéro degré.

Très vite, les fondateurs de l'AICF mettent sur pied une campagne de financement. Six cent mille francs sont réunis en quelques semaines, de quoi affréter quelques convois d'aide humanitaire. Mais dans les beaux salons parisiens, on est loin d'imaginer la dureté du parcours, le froid, les ânes et les hommes qui titubent, les sentiers minés, les raids des forces spéciales soviétiques.

Parmi les fondateurs, Robert Sebbag est le médecin, la caution pragmatique du cénacle, la garantie de l'humanitarisme. Lorsque l'on décide d'envoyer une mission en Afghanistan, il propose naturellement ses services. Il demande aussitôt un congé sans solde et quitte son emploi de chercheur dans un laboratoire de Rhône-Poulenc.

– Je pars en vacances, ce sera simplement plus long que d'habitude, lance-t-il à son employeur.

Pudeur des premières missions, et discrétion obligée de l'humanitaire clandestin. La charité dans ces contrées à risques, envahies par la plus grande armée du monde, nécessite le secret. Les préparatifs n'en sont que plus palpitants.

Lorsqu'il débarque à Peshawar, Robert Sebbag passe déjà pour un Afghan. Sa barbe noire lui mange le visage. Il n'en est pas de même pour ses deux compagnons de route, Tom Woods, un journaliste américain qui travaille pour l'agence Transatlantic Video, et Dominique Vergausse, photographe français. Tous deux sont grands, minces et ont les yeux bleus. Très vite, on prend Sebbag pour un frère du djihad, un cousin perdu au-delà des steppes. En plus, il parle un peu l'arabe, réminiscences de sa jeunesse algérienne, et déclame quelques phrases du Coran, ce qui grandit son aura. On s'attroupe autour de lui, qui rit sous cape. Il est juif, et savoure le malentendu.

Simultanément, cinq convois doivent acheminer en Afghanistan les vivres et les médicaments de l'AICF. Celui de Robert se dirige vers la vallée de la Kunar.

Le toubib, le photographe et le journaliste américain sont prêts, déguisés comme il se doit en combattants du cru. Ils embarquent dans un camion avec une escorte armée. Mais il n'est guère facile de passer inaperçu avec un véhicule chargé de plusieurs tonnes de matériel. Le bruit court de vallée en vallée. Amplifiée, la rumeur indique que le médecin français colporte des armes. Les agents du Khalq, la branche du parti communiste afghan au pouvoir à Kaboul, veillent. Les conseillers soviétiques aussi.

Plus question de continuer en camion. Ce sont des mules et des chevaux qui transportent les cantines. Robert n'a pas le temps de contempler le fantastique paysage du Nouristan, les torrents qui s'insinuent jusqu'au cœur des villages accrochés aux contreforts de l'Hindou Kouch. Le lendemain, une noria d'hélicoptères MI-24 et de Migs survole la petite piste de montagne de la Kunar. Robert entend le bruit sourd des bombes qui labourent les vallées voisines. De temps à autre, des nuages de fumée surgissent au-dessus des montagnes.

Les villages sont bombardés et des centaines de mines sont larguées. Comme des Petits Poucets malveillants, les Soviétiques sèment ces engins de mort sur la piste que doivent emprunter les caravaniers de Robert. Le travail d'un indicateur, sans doute...

Le médecin et ses passeurs sont saufs, mais les dégâts sont énormes dans les montagnes du Nouristan. Des dizaines de morts et de blessés, tout cela à cause d'une caravane humanitaire. L'aventure valait-elle le risque? Robert Sebbag se réfugie dans un village encastré entre deux parois de montagne. Quatre jours durant, il réfléchit dans sa cache. La responsabilité de sa mission humanitaire est lourde. Il se remémore ses motivations : s'il est là, c'est pour faire acte de générosité. « L'utilité est ailleurs, pas en France », proclamait-il. La réalité de sa quête infléchit son jugement : à la bonne volonté et à la charité, il convient d'ajouter le professionnalisme.

Pendant les heures de marche, il discute longuement avec Dominique Vergausse. Le photographe, qui a couru les défilés de mode et les réceptions parisiennes, se passionne depuis quelques semaines pour l'Afghanistan. La vie authentique est là, devant lui, dans ces vallées incertaines et ces maquis. Vergausse veut se rendre utile, œuvrer pour le peuple dont les souffrances s'étalent en contrebas. Il envie la noble mission de Robert Sebbag.

Mais l'heure n'est plus à la réflexion. Dans leur cache, les trois compagnons savent que leur tête est désormais mise à prix par les Soviétiques. Il n'empêche : le trio continue. Il leur faut passer des cols, emprunter des chemins d'altitude, grimper sur des versants escarpés. Robert découvre que les combattants de l'islam guerroient avec des fusils de pacotille, des tromblons et des pétoires datant des années 10, récupérés lors des rezzous contre les régiments perdus de l'Empire des Indes. Une fantastique énergie se déploie autour de lui. La montagne s'est transformée en ruche. Des résistants sortent des grottes. Des paysans montent au front à mi-temps puis redescendent dans leur village.

Le retour est épique. La troupe est arrêtée en pleine nuit à un poste-frontière par les soldats pakistanais. C'est le bout du monde, dans les montagnes balayées par les vents, et le voyage s'arrête là. En descendant du véhicule qui les transporte, Sebbag, l'Américain et Vergausse jaugent immédiatement la situation. Ils risquent plusieurs semaines de prison. Il faut agir vite. Sebbag s'avance vivement vers l'officier :

– Comment, vous n'êtes pas au courant? Nous sommes en mission spéciale, amenez-nous au général!

L'officier flaire l'entourloupe mais s'inquiète des retombées d'une décision hâtive :

– Bien, suivez-moi.

On réveille un général. Celui-ci invite les étrangers à entrer dans sa petite chambre au confort sommaire, dont l'air moite est brassé par un vieux ventilateur. Sebbag ne se démonte pas : l'endroit est peu solennel, et le général est en chemise de nuit.

– *Mister general*, je suis le docteur Sebbag, de Paris, je voudrais vous remercier, notre mission a été accomplie, et vous êtes bien sûr au courant. Vous avez grandement contribué à améliorer les relations avec la France. Je m'en souviendrai.

Le général regarde les trois hommes, incrédule, puis se met à les féliciter. L'Afghanistan est un pays difficile, déclare-t-il, mi-figue, mi-raisin. L'Américain et Vergausse sont sidérés. Le coup de bluff de Sebbag a réussi.

Pendant ce temps, à Peshawar, la base arrière de MSF s'installe. C'est Gérard Kohout qui est chargé de gérer la mission. En quelques semaines, il voit la ville se métamorphoser. Le petit bazar poussiéreux de la plaine pakistanaise devient un gigantesque capharnaüm où déferlent des cohortes de réfugiés. Gérard s'installe à l'hôtel Green's, sorte de grand caravansérail moderne ouvrant sur un patio. Juliette Fournot le rejoint, tout juste nantie d'un diplôme de chirurgien-dentiste.

Cette fille rousse, qui n'a rien d'une aventurière, présente l'immense avantage de parler le farsi. De onze à dix-huit ans, elle a vécu à Kaboul, où son père était ingénieur de la coopération technique. A cette époque, elle découvre l'Afghanistan en toute liberté. Sa scolarité erratique – elle suit des cours par correspondance, puisque le lycée Istiqlal ne tolère pas la mixité – lui permet d'entreprendre avec son père des équipées dans les montagnes, des virées à cheval dans les gorges du Hazaradjat, ou la steppe de Mazar-i-Shariff.

A MSF, Malhuret ne laisse pas passer l'occasion et demande à « l'Afghane » de patronner les missions. Une femme en terre d'islam représente un atout considérable. Elle est en effet apte à soigner les autres femmes, qui refusent le moindre contact masculin.

A Peshawar, Juliette et Gérard ont pour tâche prioritaire de « cadrer » les missions, qui doivent s'effectuer dans le respect des traditions afghanes. Les premiers volontaires qui débarquent au Pakistan sont gardés en observation pendant huit semaines. Fermement invités à étudier la langue et les coutumes afghanes, ils encaissent cinq heures de cours de farsi par jour, deux heures d'ethnologie, et le soir, à table, des leçons de bienséance. Franchir la frontière n'est pas une mince affaire! Pour rallier le Badakhchan, au nord, trente-cinq jours de marche sont nécessaires. « L'aller seulement. Pour le séjour et le retour, comptez trois mois », précise Juliette. Ceux qui croyaient effectuer un voyage touristique en sont pour leurs frais.

– Et n'oubliez pas, ajoute la dentiste, il vous faut deux paires de chaussures.

Les mois passent et les missions s'affinent. Juliette en impose aux Afghans qui la côtoient. Elle donne des ordres, rappelle à l'ordre tel garde récalcitrant. Elle sait qu'elle ne doit en aucun cas fléchir. En Afghanistan, le temps ne compte pas. On juge la première année, on acquiesce lors de la seconde.

Très vite, la jeune femme constate que les caravanes qui montent vers les maquis – des ânes et des mules – ne supportent pas les dures conditions du voyage. Les bêtes s'épuisent dans les montées, glissent sur les rochers à la descente. Lorsqu'elle se rend à pied dans le Badakhchan avec Gérard Kohout et dix mules prêtées par un ancien, Juliette, les cheveux enroulés dans un foulard, crie de désespoir. En aval du premier col, les mules chargées de cantines d'acier restent bloquées contre le versant abrupt. Impossible de passer. Il faut faire demi-tour, revenir dans le village de Chitral au Pakistan pour décharger les mules et remplacer les malles par des sacs de jute. Une semaine de perdue.

Lorsque la caravane arrive au Badakhchan, région légendaire de l'opium, des émeraudes et des hommes farouches, la dentiste fléchit. Les assauts que viennent de lancer les Soviétiques sont particulièrement meurtriers. Juliette compte les morts et filme pour témoigner. A une mère qui tient dans ses bras un gamin agonisant, atteint d'éclats d'obus au thorax, elle demande :

– Est-ce que je peux filmer?

La mère marque un temps d'arrêt, regarde l'enfant et dit :

– Oui, comme ça tu pourras montrer au monde ce que nous font les Russes.

Juliette filme, en pleurant, la mort de l'enfant.

A Paris, les états-majors de l'humanitaire se mobilisent. Des dizaines de médecins et d'infirmières se portent volontaires. Jamais une mission n'avait connu un tel engouement. Brauman, qui voit défiler les candidats, pense au formidable élan que cette guerre a suscité. A Vichy, Michael Barry, chercheur et ancien coopérant à Kaboul, se propose de former les volontaires de Médecins du monde à l'équitation afghane. Dans le ranch d'un ami, il invite les futurs équipiers, leur enseigne les rudiments du voyage à cheval, improvise quelques conférences sur les grandeurs et servitudes de la mission – frileux et froussards s'abstenir. Pour les risque-tout, des stages sont organisés à Bourg-Saint-Maurice. Sous l'œil vigilant de chasseurs alpins, on s'initie aux vertus du camouflage et aux conditions de survie par temps de neige. Les préparatifs suffisent à confirmer ou infirmer les vocations. Un volontaire d'Aide médicale internationale, traumatisé par les images d'horreur et la peur d'être amputé, s'arrange pour rater son avion.

Les missions concoctées par Médecins sans frontières se rodent peu à peu. Des hordes de chevaux se lancent à l'assaut des montagnes, éclaireurs de l'aide humanitaire – quatre-vingts chevaux par raid, achetés de deux mille à cinq mille francs pièce.

Les mois passent. Juliette et Gérard, isolés dans leur vallée du bout du monde, ne se doutent pas des événements qui secouent la planète. Sadate est assassiné le 6 octobre 1981. Le président égyptien assistait à un défilé militaire au Caire, lorsqu'un commando de Frères musulmans, infiltrés au sein de l'armée, a ouvert le feu sur la tribune et blessé à mort le raïs. Est-ce la préfiguration de la grande bataille qui se dessine, sous la bannière de l'islam?

Le volontaire Kohout n'en croit pas ses yeux : dans Peshawar, la résistance s'organise. Des armes commencent à circuler, les chefs traditionnels créent des groupes de guérilla, des barbes grises, les vieux sages, légifèrent sur le gouvernement en exil que l'on songe à installer. Un tohu-bohu de Jeeps agite la ville. Des émissaires aux allures de conspirateurs viennent proposer leurs services – Égyptiens, Koweitiens, Saoudiens. Le bazar s'anime : on achète en masse des couvertures, des vêtements, des sacs de riz pour les maquis. Gérard se sent à l'aise dans ce tourbillon de négoce et de rébellion. Voilà la vraie vie, l'aventure, le sel de l'Orient, celui qu'il a connu en Afghanistan dix ans plus tôt, lorsque les grèves à l'hôpital Cochin menées par un certain Malhuret lui permettaient de quitter l'internat et d'augmenter la durée de ses escapades. Kaboul, les plateaux désertiques, les montagnes et les gorges qu'il parcourait à cheval du haut de ses vingt ans, c'est à cette révolution-là qu'il veut goûter, celle qui entend jeter dehors l'armée soviétique.

Le dimanche 14 septembre 1980, à l'aéroport de Francfort, le commandant Akbar vient d'atterrir. Il est nerveux, fatigué. Le vol du DC-10 de la compagnie Ariana, la compagnie afghane, a été long depuis Kaboul. Parmi ses passagers figure un autre commandant de bord, Abdul Rahman, chargé de convoyer un Boeing 727 de la compagnie, en visite de maintenance à Hambourg. Le premier ne se doute de rien. Le second sait que sa mission s'achève ici.

A peine entré dans le hall de l'aéroport, le second pilote se dirige vers un groupe de journalistes alertés par une filière clandestine. Il demande aussitôt l'asile politique pour fuir le régime prosoviétique de Kaboul. Mais surtout, il révèle que pratiquement tous les pilotes d'Ariana ont fui avec leur famille. Au total, deux cent cinquante employés de la compagnie ont pris, en cinq mois, la poudre d'escampette. A Kaboul, ne demeurent plus que sept pilotes...

Dans les maquis, les médecins et autres humanitaires apprennent par

Radio Peshawar, la BBC et la Voix de l'Amérique les derniers hauts faits de la résistance, les coups de main, les passages à l'Ouest de notables de Kaboul. Le régime vacille, porté à bout de bras par les Soviétiques. L'Afghanistan communiste est sous perfusion.

Le Panchir... Lors d'une nouvelle mission, Laurence Laumonier pousse la randonnée jusqu'à cette vallée mythique, célèbre dans les bazars de la frontière et de Peshawar pour ses menées contre l'occupant et pour les prouesses de son commandant. L'insurrection s'est généralisée. On se bat dans chaque province mais la réplique des Soviétiques est implacable : les villages sont bombardés, les populations civiles massacrées lors des raids des commandos aéroportés. Devant le nombre des blessés, les moudjahidin, qui manquent de médecins et de médicaments, demeurent impuissants. Les larmes aux yeux, certains d'entre eux expédient les mourants au paradis d'Allah en les achevant d'une balle dans la tête.

La frontière pakistanaise est dûment surveillée par les gardes soviétiques et afghans. Pour traverser la ligne, dans la province de la Kunar, il faut se laisser flotter sur un radeau de fortune – un assemblage d'outres gonflées. Les balles fusent, les passeurs tombent. Dans les villages alentour, foisonnent les espions « khalquis » à la solde du régime de Kaboul. Dans les maquis, les rations diminuent, les stocks s'épuisent et les moudjahidin, affamés par les heures de combat, doivent se contenter d'une soupe claire et d'un pain.

Mais là-haut, le Panchir, maintes fois bombardé, symbolise à la fois le drame de l'Afghanistan et le formidable espoir que représente la résistance.

Après dix jours de marche, Laurence, suivie par un généraliste de l'AMI, Philippe Manière, parvient à pénétrer dans la vallée. Tous deux sont immédiatement impressionnés par le décor et l'administration en place. Malgré les bombes, les raids des hélicoptères soviétiques, la vie dans la vallée du Panchir se déroule quasi normalement. Laurence Laumonier, intriguée, vole de village en village. Elle découvre une formidable organisation : là une école de garçons, plus loin, une école de filles. Au fond d'un vallon se terre une prison : les détenus sont jugés selon la tradition tribale, et les peines prononcées par un qazi, un juge islamique.

Au même moment, à quelques vallées de là, deux Médecins du monde errent sur des pistes poussiéreuses. Éric Cheysson, ancien de la mission *Ile de Lumière*, et Patrick Laburthe, originaire du Havre, se tassent au fond de la benne du tracteur. Éric s'est laissé pousser la barbe pour ressembler aux moudjahidin. Patrick, plus trapu, arbore un pantalon bouffant. Ils ont pour mission de monter un hôpital clandestin dans la province de Kandahar. Ils doivent être très prudents. Si les Soviétiques, grâce à leurs espions afghans, découvraient le projet, la région serait sans aucun doute bombardée à grande échelle. On le sait depuis Moscou : les généraux de Brejnev veulent entraver les missions de ces French Doctors entêtés. Il suffirait d'une capture, d'une punition pour l'exemple...

L'unique phare s'est éteint et les médecins poursuivent leur trajet au clair de lune. Deux grosses valises traînent au fond de la benne : une bleue pour le matériel chirurgical, une brune pour les médicaments. Vingt moudjahidin en armes les encadrent. Ils ont pour consigne d'éviter toute patrouille afghane, afin de ne pas entraver l'expédition.

On abandonne le tracteur et on monte à dos de chameau. La mission prend des allures de voyage dans le temps pour Éric Cheysson, fasciné par ces villages oubliés du monde. A la halte, Laburthe prend des notes sur son petit carnet, enquête sur les dommages de la guerre, les blessés, les mines innombrables. « Il faut en moyenne quatre à six jours aux blessés pour arriver à Peshawar... avec le pus, voire la gangrène, ils sont tous voués à l'amputation. »

Brusquement surgit, sur une crête, un campement dissimulé par des branchages. Des guetteurs s'avertissent mutuellement de vallon en vallon de la moindre présence suspecte par des coups de sifflet.

En soignant les premiers blessés – des balles dans les jambes et les bras, des tympans perforés par l'explosion des bombes – Laburthe et Cheysson découvrent un monde insolite. Le camp est un curieux concentré de la société afghane, mélange de modernité et de traditions ancestrales. Un homme long et mince vient dignement prêter serment auprès du commandant local, Ghazahul Haq. Avec arme – un vieux tromblon du temps de la guerre contre les Britanniques – et bagages, l'impétrant passe du côté de la résistance. L'entourent un ex-négociant, Tatak, un mollah, Abdelrahim, un ancien professeur du lycée kabouli, Nasir et un adolescent de quinze ans, déjà prompt à manier le fusil.

Plus loin, un étudiant en théologie est devenu seigneur de guerre. Devant Ghazahul Haq, des centaines d'hommes armés se donnent du baume au cœur avant la bataille, au rythme d'un mégaphone :

– *Allah Akbar*, vive l'Afghanistan libre, mort à Brejnev !

Patrick et Éric sont surpris par l'organisation des moudjahidin. Dans ce camp sont regroupés une école de cadets, un champ de tir, un département « intendance » où s'activent, devant des monceaux de pâte, des boulangers accroupis. Entre deux combats, les moudjahidin racontent leurs derniers faits d'armes. Ils ont tué un jeune Soviétique sur la route, abattu un hélicoptère. Pour revivre l'exploit, on repasse la cassette enregistrée lors des combats : un gros bourdonnement, des pales qui fouettent l'air, un bruit d'explosion.

La caravane poursuit sa route. Éric et Patrick ne veulent pas s'attarder : l'hôpital doit être construit, coûte que coûte. Au bout du chemin se dresse un village. Il faut montrer patte blanche et ne pas oublier le mot de passe :

– *Tofang*, crie le guide.

Le mot résonne, la caravane passe. *Tofang* veut dire fusil en persan.

Les chefs du cru reçoivent ces émissaires du monde libre, ces plénipotentiaires de la solidarité venus témoigner, au bout d'un long voyage, du soutien du monde extérieur. Des médecins euphoriques d'un côté, aux visages épuisés ; des chefs de clan de l'autre, harnachés de cartouchières, le regard ombrageux sous le trait du turban. La rencontre est émouvante et spectaculaire à la fois.

Éric et Patrick n'ont pas le temps de prendre du repos. Autour de cette vallée qui saigne, meurent les hommes. Il faut construire l'hôpital au plus vite.

On trace des plans : un vaste trou, des chicanes antidéflagration, deux pièces de soixante mètres carrés, contenant chacune douze lits. L'hôpital sera le plus grand centre de soins des maquis. L'ennui, c'est que les chefs de la vallée se disputent l'endroit. Au terme d'interminables palabres arrosées de verres de thé brûlant, on finit par trouver un terrain neutre, loin des habitations, dans le lit asséché d'une rivière. Les travaux débutent rapidement. Les combattants, armés de pioches, creusent l'oued sous l'œil inquisiteur du chef, le mollah Ahmad Jan. Sur son petit cheval aux sangles finement décorées, mégaphone en main, il ne manque pas d'allure.

Entre deux opérations, Éric et Patrick forment de jeunes Afghans à la médecine de base : une demi-douzaine de gestes qui sauvent.

Dans un village du Panchir, Laurence Laumonier pose son sac. La vallée descend doucement vers les plateaux du nord de Kaboul. Le paysage porte les stigmates de la guerre : maisons bombardées, champs éventrés par des cratères d'obus. Le Panchir a déjà subi quatre grandes offensives soviétiques.

Laurence est fourbue, la route a été longue depuis la ville poussiéreuse de Peshawar. Un homme se présente à elle :

– C'est le commandant Massoud, lui traduit-on.

L'homme, qui affiche un mélange de charisme et de simplicité, impressionne grandement Laurence et son compagnon de route Philippe Manière.

– On a tout le matériel, avance Laurence, on veut vous construire un hôpital, ça vous intéresse ?

Le commandant de vingt-sept ans, qui porte une petite barbe et un *pakol*, le bonnet de laine traditionnel, comprend le français, qu'il a étudié au lycée francophone Istiqlal de Kaboul, mais il semble plus préoccupé par le déchargement de la caravane, à quelques maisons de là :

– Je vous retrouve dans une heure, dit-il.

Il fonce vers les mules : ses combattants déchargent une mitrailleuse lourde. C'est la première *dachaka*, la première DCA de Massoud. Pour l'accueil des étrangers, on verra plus tard.

Le commandant, que les habitants de la vallée appellent déjà le Lion du Panchir, n'oublie cependant pas ses hôtes. Deux jours plus tard, Laurence et Philippe sont invités à s'installer comme des plénipotentiaires dans une somptueuse bâtisse. C'est l'ancienne résidence du roi Zahir Shah, destitué par son cousin Daoud alors qu'il prenait les eaux à Rome en 1973.

De grandes fenêtres donnent sur un parc. Du marbre et des lambris ornent les pièces. Les meubles sont finement sculptés. Au troisième jour, Massoud présente à Laurence les aides-soignants qu'elle avait sollicités, dix étudiants qui ne demandent qu'à apprendre la science de la médecine.

Un jeune Afghan de la vallée s'occupe des volontaires français. Il s'appelle Merabuddine et fut élève, comme Massoud, au lycée Istiqlal. Fin, le front dégarni, il a un regard à la fois avenant et terriblement secret. Laurence regarde autour d'elle : le seul cliquetis d'armes qu'elle entend est celui de vieilles pétoires. Où sont les canons, les mortiers, les roquettes de la résistance?

– Il n'y en a pas, répond Merabuddine. Nous n'avons que des fusils.

Certes, la montagne recèle des caches. Mais ces armes désuètes suffiront-elles face aux monstres ventrus que sont les redoutables hélicoptères MI-24 antiguérilla?

Laurence est partie enthousiaste, malgré les risques encourus, et consciente des limites de sa mission : l'Aide médicale internationale n'a pas d'argent. Philippe et elle n'ont que leurs bras à offrir, et une caisse de médicaments. Depuis leur arrivée au Panchir, ils jubilent : cet accueil-là est digne d'un voyage de dix mille kilomètres. La jeune femme envoie une missive enthousiaste à l'AMI par le porteur qui part pour Peshawar.

« C'est une mission en or, écrit-elle. La vallée est remarquablement organisée, les écoles fonctionnent, ainsi que les administrations civiles, l'armée des maquisards est sous la coupe d'un jeune commandant prometteur, Ahmad Shah Massoud. »

Laurence est intriguée par le personnage de Massoud. Grand, éloquent et calme, il règne sur ses hommes comme un émir. Voilà cinq ans qu'il erre dans les maquis, depuis ce jour où il quitta Kaboul avec une trentaine d'étudiants islamistes, dix-sept fusils et cent trente dollars en poche. Leur but? Renverser, avec l'aide des services secrets pakistanais, le prince Daoud, jugé trop favorable aux Soviétiques. Après l'échec de l'insurrection, le jeune étudiant islamiste se réfugie au Pakistan où il fréquente les agents pakistanais et un autre étudiant, beaucoup plus radical, Gulbuddin Hekmatyar. De retour dans la vallée du Panchir, lors de l'arrivée au pouvoir des communistes, Massoud, qui est fils d'un colonel de l'armée royale, lit Mao, Clausewitz, Guevara, Napoléon Bonaparte, Sun-Tse et Giap, le vainqueur de Diên Biên Phu. Il forme ses combattants selon la méthode du Viêt-minh : des miliciens supplétifs, les unités de combat et un noyau dur de soldats d'élite permanents, les « moutahareks ». Telle est la botte secrète du jeune commandant : utiliser les techniques de guérilla communistes contre l'occupant soviétique. Il retourne ainsi la maxime de Lénine, qui clamait que les capitalistes vendraient un jour la corde qui servirait à les pendre.

Il se souvient aussi de la leçon de Mao, reprise par Giap au Viêt-nam, selon laquelle le guérillero doit se sentir comme un poisson dans l'eau au sein des populations. Depuis le début de l'invasion soviétique, Massoud n'a de cesse de retenir les paysans de la vallée, au risque de les exposer aux bombardements.

Le commandant apprécie ces étrangers qui ont débarqué dans la vallée sans un sou. Le contraire eût été néfaste pour le Panchir, dont la fragile économie se révèle très sensible au moindre apport de monnaie.

En aval, ses hommes se battent nuit et jour. Les moudjahidin tentent d'empêcher les troupes d'élite soviétiques de franchir la ligne de front, à Gulbar. Mais les agents de Massoud à Kaboul, dont certains sont placés à un très haut niveau de l'état-major de l'armée régulière, viennent de l'informer du pire : le commandant en chef de la 40e armée soviétique a décidé de lancer une grande offensive. Cette fois-ci, annoncent les espions, Kaboul met le paquet.

Les paysans commencent à enterrer des vivres sous les maisons. Que faire? se demandent Massoud et les mollahs de la vallée. S'accrocher à ces villages et risquer la mort, la prise en tenaille par les commandos héliportés? Ou disparaître dans la nature, évacuer dans les vallées adjacentes et revenir plus tard, en harcelant l'ennemi?

Laurence, elle, continue à former ses étudiants. Ils apprennent très vite. Il faut dire que les travaux pratiques ne manquent pas, les cobayes non plus : les blessés du front affluent en masse.

Elle tente aussi d'intégrer une femme dans sa petite école de médecine. On lui signale que c'est interdit : celle-ci pourrait être vue des hommes.

Massoud ne perd pas de temps. Dans l'attente de la grande offensive, il initie de nouveaux combattants aux techniques de la guérilla. Ses estafettes franchissent les cols, porteuses de messages : « Venez à moi pour vous entraîner. Ensemble, nous repousserons l'envahisseur. » Les paysans répondent en masse.

Les commandants des contrées voisines, Walid Majrouh de la Kunar, d'autres du Badakhchan, du Takhan, du Laghman, n'attendent guère : ils débarquent eux aussi dans la vallée pour s'initier. Les bottes secrètes du jeune Lion du Panchir ont déjà fait leurs preuves.

Le soir, au coin du feu, Laurence Laumonier écoute longuement Massoud parler de son pays, de ce djihad, cette guerre sainte si meurtrière, de ce cortège de victimes innocentes qui hante sa mémoire. En se lissant la barbichette, le commandant évoque la banque, l'école pour filles qu'il entend créer, la municipalité qu'il veut mettre sur pied, les bazars bombardés à reconstruire. L'homme a de l'allure, pratique un islam tolérant et sa réputation de chef s'étend sur toutes les vallées du Nord. Ce soir-là, Laurence comprend qu'il doit être le pilier de l'aide humanitaire en Afghanistan. Elle sait que l'avenir du pays repose en grande partie entre ses mains.

De retour à Rouen, Patrick Laburthe dévore la presse. Enfin, l'Afghanistan commence à intéresser les journalistes. On flaire sans doute un enlisement semblable à celui des Américains au Viêt-nam. Soudain, il bondit : *L'Humanité* publie un reportage sur l'Afghanistan signé par Henri Alleg. L'auteur de *La Guerre d'Algérie* et de *La Question* s'en prend aux « médecins qui n'ont de frontière que leur anticommunisme borné ». En poursuivant sa lecture, Laburthe trouve pire : « Étranges praticiens qui ne semblent pas gênés de se trouver en compagnie de gens qui se sont fait une spécialité de brûler les rares hôpitaux et les écoles des villages afghans. » Furieux, Laburthe jette le journal et téléphone à Cheysson. Avec Jean-Élie Malkin, de retour, lui aussi, des maquis afghans, ils concoctent une lettre ouverte à l'envoyé spécial de *L'Humanité*. André Glucksmann sert de nègre. Dans le court pamphlet publié quelques jours plus tard par *Libération*, les trois médecins tancent l'écrivain, rappellent son passé de militant pro-FLN en Algérie, lorsque, soumis à la torture des militaires français, « d'étranges praticiens et de non moins étranges intellectuels ont protesté contre les exactions que vous subissiez ». Les trois compagnons de route enfoncent le clou, fustigent ces virées d'envoyés spéciaux promenés dans les cieux d'Afghanistan par des pilotes soviétiques. « C'en est assez de ce manichéisme primaire qui veut qu'il y ait de bons et de mauvais morts, de bons et de mauvais mutilés selon qu'ils sont, dans le présent, communistes ou résistants afghans. Les morts, les malades et les blessés, des femmes et des enfants le plus souvent, n'ont que faire des catalogues. » Les trois médecins concluent par une remarque acerbe, « le plus triste, c'est que cela ne vous rappelle rien », et signent « Les étranges praticiens ».

Hiver 1981. Philippe Truze avance dans la neige afghane. La nuit a envahi les plateaux du Logar, et la pleine lune accroche au paysage quelques reflets bleuâtres. La caravane peine, les mules et les chevaux sont fatigués. Philippe, lui, est proche de l'épuisement. Avec ses joues émaciées, sa barbe abondante, sa tenue traditionnelle, son bonnet de laine vissé de travers, il fait plus afghan que nature. Mais ce soir, il est pris de tremblements et de nausées. Voilà dix jours qu'il marche avec des moudjahidin et Élisabeth Garnier, une infirmière de l'AMI.

La caravane s'étire et un blizzard se lève. Des tourbillons de neige agressent les hommes, mangent leurs barbes, effacent leurs traces. Pas de repères, sauf ces montagnes qui se découpent dans la pleine lune.

Philippe est vite distancé. Son guide, qui le suit pas à pas, est gagné par une peur panique. Si les caravaniers les oublient, les deux hommes sont condamnés à mort.

Par moins vingt degrés, Philippe se laisse tomber dans la neige. Il est pris de vomissements. Il sent que son heure arrive. Le découragement se mêle à l'épuisement.

Un bruit l'aide à se ressaisir. C'est le pas lancinant et étouffé d'un cheval. Un cavalier s'est écarté à ses risques et périls de la caravane pour retrouver le médecin et son guide perdus. Philippe est chargé sur le cheval, réchauffé, réconforté.

Dure mission que celle du Logar.

Quatre mois de bourlingue, à sauter de montagne en montagne, à jouer à cache-cache avec les commandos soviétiques qui ont déjà « nettoyé » le secteur. Mais Philippe tient bon. Il a quitté Kaboul un an auparavant, après avoir été repéré par des agents rôdant autour de sa villa. Il a surpris d'autres ombres furtives à le suivre quand il se rendait au bazar... Philippe a décidé alors de rallier Peshawar. Au diable, les cabinets de France. C'est dans ce bourg poussiéreux du Pakistan qu'il veut exercer. La clandestinité d'hier à Kaboul, les missions de demain dans les maquis des résistants, quelle aventure...

Lors des marches forcées, il apprend à monologuer. Il réfléchit longuement sur cette action humanitaire qui mûrit en Afghanistan. Fidèle à ses principes d'ancien militant du PSU, il entend œuvrer avec efficacité. Ces pansements appliqués à la sauvette, ces plaies cautérisées dans des villages qu'il faut fuir dans l'heure... Gestes louables, certes, mais tant d'enfants meurent de maladies bénignes, rougeole, tuberculose, tétanos, faute de vaccins.

Dans l'immensité des steppes recouvertes de neige, dans le froid glacial du petit matin, devant le feu de camp de la halte du soir, le toubib concocte son plan. Ce qui manque à ce pays, pense-t-il, c'est une grande campagne de vaccination.

Laurence Laumonier est repartie en mission dans la vallée du Panchir en compagnie d'une autre femme médecin, Capucine de Bretagne. L'hiver est dur, les bombardements intenses. Les caravanes de ravitaillement en médicaments prennent souvent du retard. Laurence se décourage quelquefois, puis reprend le dessus.

Depuis le dernier séjour des médecins français, Massoud a eu le temps d'accomplir son rêve. Les populations ont été fixées dans la vallée, des écoles ont été bâties. Le commandant a constitué une unité d'agents secrets. Il sait échapper aux Soviétiques, qui le traquent sans cesse, avec des mercenaires afghans lâchés à ses basques. Massoud, qui dispose de dix maisons dans la vallée, change de lit chaque soir.

Au sein de sa petite armée, la discipline est rigoureuse. Laurence assiste à une inspection des troupes. Massoud passe en revue ses nouvelles recrues, puis s'arrête devant l'un de ses hommes, qui porte un morceau de haschich dans le revers de son col. Massoud le saisit puis le gifle deux fois. Le grognard s'incline. Il est aussitôt conduit au trou.

Un soir, Laurence profite du départ d'un messager pour Peshawar, à dix jours de marche, pour écrire à l'AMI.

C'est le printemps, raconte-t-elle, *et c'est merveilleux car tout simplement c'est un « vrai printemps » : les champs déjà tout verts poussent à une rapidité folle; le soleil est bon et même déjà chaud; tous les arbres (ou presque) sont en fleurs; les jours rallongent et en ce moment c'est la pleine lune. Voilà pourquoi j'ai envie de débuter cette lettre en parlant de cette très belle région.*

Et pourtant les choses ne sont pas faciles ici; la vie de la vallée s'est nettement ralentie du fait des (ou du risque des) bombardements dont l'une des premières cibles est notre lieu de travail. Nous venons donc de changer d'endroit et le nouveau, ma foi, a l'air bien... jusqu'au prochain... La course continue... et on la gagnera, Inch Allah! Ce travail d'adaptation continuelle pompe beaucoup d'énergie mais il est passionnant.

Nous avons opéré deux moudjahidin d'une plaie de l'intestin grêle par balle. Le premier s'en est très bien sorti. Le deuxième, malgré une très bonne intervention, est mort vingt-quatre heures après – pour pas mal de raisons, dont un risque de bombardement... et la mauvaise surveillance de l'un des étudiants. Le choc a été assez dur à encaisser.

Après une grande discussion avec les étudiants sur leur motivation, sur la nécessité de la présence d'agents de la santé dans le Panchir, nous avons décidé de continuer l'enseignement de façon plus simple et plus pratique.

Des rapports de Kaboul continuent d'arriver, prévoyant des bombardements et, peut-être, une invasion dans quelques jours.

Les nouvelles ne sont pas bonnes mais nous nous disons « on verra »; sinon, on n'aurait plus qu'à baisser les bras.

10-4-82. Le printemps apporte de drôles d'hirondelles. Il faut absolument beaucoup de médicaments et de matériel. Il ne reste pratiquement plus rien, sauf en antituberculeux. Nous tiendrons, Capucine et moi, encore dix à quinze jours en médicaments. Nous attendons vraiment cette relève, il y a urgence. On vous fait confiance. Je vous embrasse avec tendresse.

Malgré la tradition qui limite leur éducation, Laurence a décidé de donner des cours aux femmes afin de les initier à la médecine élémentaire. Elle est convoquée bien vite par Massoud. Elle craint une quelconque réprimande, le commandant n'ayant pas été prévenu ni consulté sur cette initiative :

– J'ai appris que vous donniez des cours aux femmes, lance posément Massoud en plissant les yeux.

– Oui, c'est nécessaire, elles ont besoin de connaître les soins de base.

Contre toute attente, Massoud approuve :

– Vous avez bien fait de ne pas me demander la permission, sinon j'aurais été obligé de consulter les mollahs qui auraient refusé.

Lors des longues journées de soins alternent moments d'euphorie et mouvements de panique. Si les Soviétiques attaquent cette fois-ci, ce pourrait être la fin de la « vallée libre ». Laurence et Capucine savent que les Soviétiques les recherchent. Selon les agents de Massoud, la propagande les appelle les « putains du Panchir ». L'attente est longue et ronge les nerfs.

Capucine de Bretagne consigne ses notes dans son journal. Elle maquille les noms de lieux, de crainte que ses écrits ne tombent entre les mains d'espions.

Pour ces quatre derniers jours, raconte-t-elle, *un rapport de Kaboul nous avait prévenus d'un risque de bombardement sur l'hôpital. Mais le temps a joué en faveur du Panchir et mis la montagne dans un nuage. Nous sommes allés rechercher les blessés qui avaient été dispersés jusqu'à O.*

Aujourd'hui, le temps s'est levé et lorsque nous sommes arrivées à l'hôpital, le soleil brillait. Deux avions sont venus faire un piqué. Sans perdre de temps, les étudiants ont brancardé l'opéré; le bébé hospitalisé emmené dans une couverture, les deux malades aux bras dans le plâtre, les consultants, les étudiants et les médecins prennent le chemin pour aller quelques centaines de mètres plus loin, au détour de la montagne, au soleil.

Dans l'euphorie générale, les consultations ont lieu, nous, adossées à quelques pierres bien chaudes; les malades autour de nous prennent un bain de printemps. Un peu plus loin, les étudiants recopient leurs cours. Vers quatre heures, les avions ne sont pas revenus. Tous reprennent le chemin du retour. Malades, consultants, médecins, étudiants, nous allons à pas lents en profitant de la douceur de l'air.

Massoud convoque les Françaises : il est urgent de se replier.

– Il va y avoir une grande offensive. Je vous donne un camion. Vous partez maintenant.

On ne discute pas les ordres du commandant. Les deux femmes filent aussitôt dans un camion chargé de dix blessés, pour se réfugier dans une vallée adjacente. Elles abandonnent tous leurs bagages, hormis une caméra et un manuel de farsi. Les informateurs de Massoud avaient dit vrai : quelques jours plus tard, la grande offensive, qui porte le numéro 5, est déclenchée. Des centaines d'hélicoptères montent à l'assaut des vallées insoumises. Les nouvelles sont graves : Kaboul n'a pas lésiné sur les moyens et le commandant chargé de défendre l'entrée de la vallée en contrebas, un dirigeant du Hezb Islami, n'a pas tenu parole : il a abandonné les lieux sans coup férir. Massoud sait désormais que ce parti l'a trahi. Le Lion du Panchir ordonne le décrochage.

Laurence et Capucine ne peuvent rester longtemps à la même place. Elles sont escortées par quelques combattants et le guide Merabuddine, mais à chaque fois qu'elles séjournent dans une maison, le village est bombardé le lendemain à l'aube, lorsqu'elles se sont déjà remises en marche. Munis de radios, les espions de Kaboul sont à leurs trousses.

L'exode continue à pied. Les blessés sont portés à dos d'homme ou pliés en deux sur des ânes, viscères pansés. Dans un village, les fuyards fourbus entrent dans la maison d'un commandant : celui-ci les met à la porte manu militari, en criant que les Soviétiques ne sont plus qu'à une demi-heure.

La course poursuite dure un mois. Par avion, les Soviétiques lâchent des milliers de tracts : « Rejoignez l'armée afghane ». Merabuddine en ramasse un et lit le texte en éclatant de rire : « Massoud, traduit-il, a quitté le Panchir avec les deux femmes françaises et toutes les émeraudes de la vallée. » Le guide, qui a mal lu, se reprend : « avec les deux putains françaises ». Au sol, les commandos soviétiques patrouillent dans les villages désertés et contrôlent les colonnes de femmes et d'enfants partant pour le Pakistan. A la recherche des médecins, ils soulèvent les voiles l'un après l'autre.

Dans sa fuite, Capucine de Bretagne a perdu son passeport. Un agent afghan a pu le récupérer et l'a envoyé à ses supérieurs à Kaboul. Un présentateur le brandit au journal télévisé, et l'ambassadeur soviétique à Islamabad, au Pakistan, prévient son homologue français : « On a eu vos médecins français. Ils sont arrêtés. » Dès lors, le Quai d'Orsay est convaincu que les deux envoyées de l'AMI sont emprisonnées dans les geôles de Kaboul. On prévient les familles. Le père de Laurence ne s'alarme pas :

– S'il m'arrive quelque chose, lui avait dit sa fille avant de prendre l'avion, ne crois que les Afghans.

Le messager de Massoud parvient à temps à Peshawar, envoie un télex à Paris au siège de l'AMI avec une phrase laconique : « Vos deux médecins vont bien. » La mascarade est déjouée.

A la fin de l'offensive, la vallée compte ses plaies. Grâce au décrochage ordonné par Massoud, les pertes au sein de la population sont minimes. Mais toutes les récoltes ont été brûlées. Les Soviétiques, qui ont compris depuis longtemps la tactique de Massoud, ont ratissé les champs au lance-flammes. Sans récolte, les paysans panchiris devront s'exiler au Pakistan. Et sans Panchiris, Massoud perdra la partie.

Le commandant se retire de longs soirs dans sa cache avec ses principaux lieutenants. Laurence sait qu'il est en train de prendre une décision importante, celle de signer un cessez-le-feu avec les Soviétiques. Ses lieutenants n'en reviennent pas : signer, c'est renoncer au djihad, s'avouer vaincu alors que rien n'est encore perdu.

Tacticien, Massoud joue son va-tout : il convoque tous les *maulawis*, les membres du clergé supérieur du Panchir, puis les enferme dans sa maison. Il leur enjoint de consulter les textes sacrés :

– Relisez tout le Coran et vous me direz si on a le droit de signer un cessez-le-feu.

Les sages s'entretiennent et lisent trois jours durant. A la fin du troisième jour, ils sortent de la tanière et disent à Massoud :

– Tu peux signer le cessez-le-feu, tu en as le droit, Mahomet l'a bien fait.

Massoud a gagné la partie. Ses émissaires font savoir aux maîtres de Kaboul que Massoud est prêt à négocier. Celui-ci veut réparer les dégâts et préparer la grande bataille, celle qui délivrera Kaboul de ses conquérants impies.

Le Lion du Panchir a apprécié le courage des deux femmes. Avant l'offensive, déjà, il s'était aperçu qu'elles n'avaient pas froid aux yeux. A chaque rumeur d'une prochaine offensive, elles ne cillaient pas, continuaient à soigner, les mains dans le sang. En guise de récompense, il leur offre un tas de ferraille.

Étonnées, les deux Françaises s'approchent des tôles d'acier. On leur signifie qu'il s'agit d'une Jeep soviétique, volée et portée en pièces détachées à dos d'hommes. Il ne reste plus qu'à la remonter. Les French Doctors disposeront désormais d'un véhicule tout terrain, le deuxième de la contrée après celui de Massoud.

A Peshawar, Juliette Fournot est devenue une sorte de petite reine. Les longs mois de mission, le contact nuit et jour avec les Afghans, l'apprentissage de la guerre lui ont conféré une aura particulière. D'ailleurs, elle ne s'appelle plus Juliette mais Djemila. Les hommes la regardent avec respect, les femmes se confient à elle. Par les épouses multiples des chefs de la résistance, Djemila-Juliette en apprend plus que les journalistes, les experts et les agents de toutes obédiences réunies. Depuis sa base arrière, une vaste maison louée à Peshawar et dotée de meubles traditionnels, elle scrute minutieusement les départs et les retours des équipes. Les transformations sont spectaculaires. Chaque missionnaire ou presque revient différent de ce long séjour dans les maquis montagneux, où l'on subit les privations communes aux pays en guerre, où l'on troque le jean's pour le pantalon bouffant, où l'on économise ses paroles pour se jouer du temps. Trente jours de marche forgent le caractère, et les missions ressemblent de plus en plus à des quêtes initiatiques. Juliette, qui s'efforce de recueillir les moindres détails au retour, s'amuse à détecter les transformations des caractères. Untel est devenu un baroudeur silencieux, un autre un Zarathoustra philanthrope, un troisième se mue en contemplatif, à l'écoute des ordres silencieux de ce monde. Tous partagent l'accès à une certaine maturité, une paix de l'âme, une connaissance profonde des hommes et des souffrances.

Quelquefois, les conversions s'opèrent en sens inverse. Une femme médecin, en dépression en France, reçoit comme conseil de son psychiatre d'effectuer « une cure à Médecins sans frontières, de préférence dans les maquis afghans ». La jeune femme part, se retrouve avec un autre médecin en pleine solitude afghane et craque au bout de quelques semaines. A plusieurs reprises, elle se déshabille et s'élance nue sur les sentiers empruntés par des colonnes de guerriers, dont une bonne partie ignore ce qu'est le corps féminin. Son confrère la rattrape in extremis, la coiffe d'un tchador et, jouant l'époux désolé – les couples de volontaires sont présentés aux Afghans comme mari et femme –, coffre la malheureuse dans un cabanon, avant de la réexpédier vers des terres plus salutaires.

A Peshawar, Djemila-Juliette poursuit sa mission avec ténacité. Elle loue une nouvelle maison dotée d'un beau jardin et d'un cabanon. Depuis des mois, les autres organisations cherchent un abri commun où les volontaires, de retour du terrain, pourront se détendre, échanger les dernières informations, s'avertir mutuellement des nouveaux pièges – tel sentier miné, tel col impraticable.

On baptise la demeure « Maison Blanche ». Désormais les volontaires de Médecins sans frontières et de Médecins du monde dorment sous le même toit, qu'ils partagent avec la Guilde du raid et l'Afrane. Les deux frères ennemis de l'humanitaire réconciliés sur le terrain... C'est une révolution dont Juliette n'est pas peu fière.

Elle n'en reste pas là. Dans la grande maison où elle règne comme un commandant en campagne, elle concocte de vastes projets.

Non seulement elle arpente les vallées reculées de l'Afghanistan en guerre, mais elle parcourt aussi le monde occidental pour témoigner. Elle est fortement encouragée par Malhuret, conscient de détenir là un porte-drapeau exceptionnel. Experte avertie en matière d'islam, Juliette sent monter autour d'elle un formidable bouillonnement, un réveil des Afghans qui n'est pas seulement d'ordre tribal ou ethnique. Le sentiment religieux peu à peu s'exacerbe. Elle note aussi que les Américains jouent avec les plus farouches des résistants, les plus intégristes, ceux du Hezb Islami conduits par l'inquiétant Gulbuddin Hekmatyar. Sa mission de témoignage l'amène jusque dans l'antre de la démocratie américaine, le Congrès. Des maquis afghans au Capitole de Washington, quel parcours ! Impressionnée par la solennité de l'endroit et ces centaines d'yeux qui la fixent, debout face à une mince barre de bois à laquelle elle se raccroche, Juliette tance les sénateurs. Elle leur enjoint de ne pas soutenir les factions les plus extrémistes de la résistance. On écoute patiemment la jeune femme à la voix fluette puis on lui propose une fortune : un demi-million de dollars pour faciliter la mission de MSF, plus que le budget annuel de sa mission ! Elle refuse et transmet l'offre à d'autres organisations, notamment la Guilde du raid dont le président, Patrick Edel, ancien poseur de bombes de l'OAS, bondit sur l'occasion. Juliette, elle, préfère l'indépendance.

En huit ans, sa tactique s'avère fructueuse : elle expédie quatre cent cinquante volontaires dans les maquis, sans un seul incident, malgré les bombardements intempestifs, les espions lancés aux trousses des Français, les mines et les embuscades.

12.

Les stars et les *bo-doï*

Réunis au domicile de Bernard Kouchner, rue Guynemer, ses fidèles vivent un instant solennel. L'idée d'une nouvelle organisation a été lancée il y a plusieurs mois, mais les énergies ont manqué. La création de Médecins du monde est restée lettre morte. La voici de nouveau à l'ordre du jour.

Patrick Aeberhard, debout devant la fenêtre du salon, regarde le jardin du Luxembourg. Derrière lui discutent les membres du « noyau dur » : Pierre Pradier, Jacques Bérès, Monique Donabédian, Pierre Fyot, Jean-Élie Malkin, François Foussadier. Patrick, lui, songe au chemin parcouru. Les maquis du Biafra, la création de Médecins sans frontières, puis cette conspiration, huit ans plus tard... Une certaine déprime s'était abattue depuis sur le groupe des anciens, évincés comme des malpropres par la jeune garde. Seul Michel Bonnot avait donné des signes de combativité en fondant l'AMI, l'Aide médicale internationale. Il l'avait même « offerte » à ses amis lors d'une réunion chez Kouchner. Les autres avaient fait la moue : « Non, on ne créera plus d'association. »

En ce début d'année 1980, de nouveaux drames se profilent à l'horizon. L'Afghanistan est envahi et deux amis de la bande, Patrick Laburthe et Éric Cheysson, ont été expédiés dans les maquis. En Iran, les étudiants islamistes scandent « *Mar bar Amerika* » et humilient les États-Unis avec la prise d'otages de l'ambassade de Téhéran. Alors que se préparent les Jeux olympiques de Moscou, Washington annonce sa décision de les boycotter. La guerre froide, décidément, se prolonge.

Dans l'appartement de Kouchner, on devise sur le sort de la planète. On prévoit des affrontements, des guerres d'usure, des conflits régionaux attisés par les grandes puissances. Les French Doctors seront encore sollicités. MSF ne suffira pas à fournir les cohortes de volontaires. On décide d'essaimer. Et puis il s'agit de cautionner les compagnons largués dans la nature, tels Cheysson et Laburthe. Que leur arriverait-il s'ils étaient capturés par des soldats soviétiques? Sans la couverture d'une association humanitaire, ils subiraient sans aucun doute le sort des espions – au mieux le cachot, au pire une balle dans la nuque.

Le 31 janvier 1980, les fidèles de Kouchner se retrouvent dans un amphithéâtre de l'hôpital Broussais où Alain Deloche vient d'obtenir son agrégation. Il y a là Jacques Bérès, Patrick Aeberhard, Pierre Fyot, Bernard Granjon et de jeunes recrues. Sur les bancs s'assemblent la vieille garde, les déçus de MSF et le sang neuf issu de l'aventure en mer de Chine. La création de Médecins du monde est décidée. On baptise en hâte cette nouvelle organisation. Monique Donabédian interpelle la petite assemblée :

– Il faut, dit-elle, concocter de nouveaux statuts pour éviter un autre coup de force à la Malhuret.

On discute vaguement de quorums et autres dispositions destinées à bloquer les tentatives éventuelles de putsch. Retenu par une nouvelle mission en mer de Chine, Kouchner est absent. Ses lieutenants définissent en son nom une glorieuse ligne de conduite : « Aller où les autres ne vont pas, témoigner de l'intolérable et travailler bénévolement. »

La lumière des néons est lugubre et il fait froid dans les travées. Les vingt-cinq médecins et amis présents se serrent dans l'amphithéâtre désert. « Qu'on ne fasse pas plus de quatre missions par an », crie une voix dans la salle. Une collecte est organisée. Dans la sébile tombent quelques billets – de quoi payer un ticket d'avion pour le Pakistan. On ne s'éternise pas. Le monde est vaste, et les nouveaux missionnaires déjà sollicités.

En cet après-midi de mai, le café qui jouxte la place du Châtelet, en face du club de jazz Le Petit Opportun, est plein à craquer. Jean-Élie Malkin et Jacques Lebas sont assis contre la vitrine. Le premier est interne à l'hôpital Claude-Bernard, le second y est chef de clinique.

Fils d'un cadre de Saint-Gobain expatrié à Madrid, Lebas a vécu en Espagne jusqu'à l'âge de quinze ans. Lorsqu'il rentre en France, adolescent, en 1964, il se sent en décalage avec ses compatriotes qu'il fréquente au lycée. Il s'estime étranger en son propre pays.

Quelques années plus tard, il intègre la faculté de médecine de Paris avec deux modèles en tête. Il se rappelle le chirurgien de la petite ville où il résidait, qui possédait la seule voiture de l'endroit, une Mercedes. Il se souvient aussi de Don José Suarez Camporro, un médecin républicain, ami de son père, qui s'était battu durant la guerre d'Espagne, combattant le jour, soignant les pauvres la nuit. Don José était considéré comme un pestiféré. Les notables de la ville boycottaient son cabinet.

Sur les bancs de la faculté, Lebas, qui porte les cheveux longs et des sabots, oscille entre ces deux conceptions de la médecine. Les virées avec les camarades maoïstes en banlieue pour soigner des paumés et des clochards guident ses pas. Afin de ne pas montrer aux camarades qu'il peut glisser vers la carrière hospitalière, choix hautement impérialiste, il prépare incognito le concours d'internat, dans son petit appartement de la rue de Babylone. C'est en se rendant à une réunion de militants qu'il apprend son admissibilité au concours. Le soir, ses camarades devisent sur le changement du monde. Lebas, qui doit distribuer des tracts à la sortie d'une usine, est ailleurs.

L'échec de la révolte de 68 le laisse pantois. Tout lui semble dérisoire. Cuba, le Viêt-nam, l'Algérie... il n'y a plus de modèle qui tienne. Lebas se consacre à fond à la recherche médicale dans le service du professeur Milliez. Il rejoint ensuite les services de Marc Gentilini, spécialiste des maladies tropicales. Il y fréquente Gilles Brucker, un jeune interne, et Willy Rozenbaum, spécialiste de la maladie du légionnaire. Dans les couloirs de l'hôpital, il croise aussi un habitué de la clandestinité, Pascal Grellety-Bosviel, qui revient des tropiques et lui parle de maquis inconnus, du Yémen et du Biafra.

Willy Rozenbaum partage la vie d'une danseuse salvadorienne, Nora, brune et volubile. Jacques Lebas les retrouve souvent dans leur appartement ou dans un café du Ve arrondissement. Nora raconte alors avec un brin d'exubérance la guerre qui détruit son pays. Elle évoque le sort de médecins salvadoriens qui, partis soigner les paysans des zones rebelles, ont été mystérieusement assassinés. En ce début d'année 1980, la guerre fait rage au Salvador entre les guérilleros et les forces du gouvernement. Plusieurs centaines de personnes ont déjà péri sous les balles depuis le 15 octobre 1979, date de l'arrivée au pouvoir d'un gouvernement militaro-civil. Les putschistes, les colonels Majano et Guttierez, veulent moderniser le petit Etat et affranchir l'armée de la tutelle de l'oligarchie. Dans le même temps, de mystérieux escadrons de la mort, unités paramilitaires de l'extrême droite, exécutent les syndicalistes, les religieux et les membres des organisations de gauche. La terreur s'installe.

En juillet 1980, la Fédération des droits de l'homme contacte les services du professeur Gentilini. « On a besoin d'un médecin pour une mission au Salvador. » Lebas se propose. Il part quelques semaines plus tard, en compagnie d'un député socialiste, Charles Josselin, et d'un avocat, Jean-Paul Lévy.

Leur mission consiste à rendre visite, avec mille précautions, à des avocats, des journalistes et des opposants. A San Salvador, Jacques Lebas, fort de sa maîtrise de l'espagnol, enregistre soigneusement les doléances de ces militants de l'ombre. Il note les récits de tortures, les disparitions de compagnons, les assassinats la nuit lors d'équipées sauvages. Il se jure de revenir dans cette ville où se concentrent les tares des républiques bananières – dictature et répression des opposants par tous les moyens.

Avant de regagner Paris, Jacques et ses deux compagnons de mission effectuent un saut au Guatemala où la guérilla est également présente. A la veille de leur départ, trois jeunes Guatémaltèques leur rendent visite à l'hôtel Camino Real. Ils militent pour la défense des droits civiques et demandent l'aide de la Fédération française. Les trois militants – une fille obèse, une autre enceinte et un homme qui jette des regards inquiets vers la porte – expriment leurs craintes. « On est menacés, ils veulent nous assassiner. » Lebas tente de les rassurer. Ses interlocuteurs n'en mènent pas large : l'endroit, un hôtel luxueux de quatre cents chambres, est sûrement truffé d'agents. Les trois Guatémaltèques gagnent la sortie, angoissés mais soulagés d'avoir plaidé leur cause.

Une semaine plus tard, Lebas apprend à Paris que les trois jeunes gens ont été assassinés. Parti pour défendre les droits de l'homme, il se sent coupable. Cette triple exécution a-t-elle été commise par sa faute? Les militants ont-ils été suivis jusqu'à l'hôtel Camino Real? Le jeune médecin rédige le rapport de mission, la mort dans l'âme. Quelques mois plus tard, en 1980, avec Willy et Gilles Brucker, il crée un comité de soutien, Aide médicale à la population du Salvador.

« Pardonne-leur, Seigneur... » La voix résonne dans la chapelle de l'hôpital de la Divine-Providence. Monseigneur Oscar Romero, soixante-sept ans, célèbre une messe de requiem, en ce jour de mars 1980. Paysans, employés, chômeurs et habitants des bas quartiers sont venus écouter l'homélie du prélat qui plaide une fois de plus en faveur de la « juste révolte des opprimés ». L'archevêque de San Salvador sait qu'il est traqué par les sbires de la junte au pouvoir, qui l'ont menacé à plusieurs reprises. Quelques jours auparavant, il a découvert dans la sacristie de la cathédrale soixante-douze bâtons de dynamite. De quoi pulvériser une bonne partie de l'édifice, plein à craquer chaque dimanche matin.

Brusquement, la porte de la chapelle s'ouvre. Des hommes masqués pointent leurs pistolets et tirent. L'archevêque de la capitale salvadorienne s'effondre, touché à la tête. Pris de panique, les fidèles s'enfuient.

Dans les bidonvilles, on apprend la nouvelle avec consternation. L'origine de l'attentat ne fait pas de doute : les commandos d'extrême droite avaient condamné à mort l'ecclésiastique pour son soutien au sentiment de révolte qui parcourt le pays.

Une semaine plus tard, lors du dimanche des Rameaux, les partis de gauche organisent de gigantesques funérailles sur la place Barrios. Cinquante mille fidèles s'amassent sur le parvis de la cathédrale, protégés par un important service d'ordre : les révolutionnaires ont infiltré la foule, revolvers et fusils cachés dans des sacs. Ils craignent que les sinistres Escadrons de la mort, les commandos d'extrême droite, ne viennent perturber la messe célébrée en l'honneur de l' « archevêque des pauvres ».

A onze heures quarante, une bombe explose dans une rue proche de la cathédrale. Sur le toit du Palais national, de l'autre côté de la place, des tireurs embusqués visent méthodiquement leurs cibles et tirent. Une, deux, trois, dix victimes tombent, au milieu d'une foule qui tente de s'abriter tant bien que mal sur l'esplanade dénudée. Les révolutionnaires sortent leurs armes et répliquent. A la fin de la fusillade, on compte trente-huit morts. La junte au pouvoir annonce que l'armée prend possession du centre ville.

La guerre civile continue de plus belle.

Lorsque Bernard Kouchner pénètre dans le café de la place du Châtelet, Jean-Élie Malkin le présente à son ami Lebas. Kouchner, qui vient d'achever son livre sur l'équipée en mer de Chine, cherche une nouvelle destination. Dans la fumée des cigarettes, les trois hommes évoquent le conflit fratricide du Salvador. Jacques Lebas expose son idée. Il voudrait construire un hôpital léger à la limite des zones tenues par les guérilleros.

– On l'appellera l'hôpital Romero, en souvenir de l'archevêque, dit-il.

Un hôpital sur une ligne de front... Kouchner regarde de travers le jeune mandarin, déjà chef de clinique, mais le projet l'intéresse. Il parle du Cambodge, du Viêt-nam, des foyers insurrectionnels en Amérique latine. Lebas l'écoute et s'aperçoit que l'homme assis en face de lui déborde de passion, qu'il représente un autre aspect de la médecine, davantage porté sur le geste chevaleresque que sur la carrière.

Lebas est heureux. Médecins du monde a accepté son « hôpital Romero ». A l'hôpital Claude-Bernard, pour éviter les quolibets qu'il pressent, il annonce à son patron et à ses collègues qu'il part aux sports d'hiver. Il quitte discrètement le service et s'envole pour le Salvador. Là, il contacte les militants clandestins du Front démocratique révolutionnaire puis s'enfonce comme un clandestin dans les maquis.

La tension est vive sur la route. Des militaires armés de fusils M 16 arrêtent les automobilistes, fouillent les suspects, leur donnent des coups de crosse à l'occasion. Les paysans aux chapeaux de paille qui marchent au bord de la route ne demandent pas leur reste et baissent la tête. La peur, Jacques s'en est aperçu dans la capitale, se lit sur tous les visages. Dans cette guerre, il y a peu de blessés. On coupe les têtes des sympathisants de la *revolucíon* et on les plante à l'entrée des plantations pour dissuader les *campesinos* de rejoindre les rangs de la guérilla.

Lorsqu'il est arrêté au *check point*, Jacques Lebas n'ose pas parler du projet de l'hôpital au préposé, qui a l'air féroce. Il retourne à San Salvador. Un hôpital Romero? Qui plus est sur la ligne de front, mouvante comme les eaux lors des grandes marées? Au mieux, on se moque de lui, au pis on lui claque la porte au nez. Jacques craint de recevoir une balle dans la tête lors de la prochaine évocation du nom de Mgr Romero. Il est contraint de rentrer à Paris, déçu, se maudissant lui-même.

Pendant ce temps, Jean-Christophe Rufin débarque dans un pays voisin, le Nicaragua. Il est envoyé par Claude Malhuret pour reprendre en main la mission MSF, dirigée sur place par Michel Gillet. Il a fort à faire. Gillet, « *el medico francès* », est devenu un véritable héros de la révolution des sandinistes.

Rufin s'installe chez des Français expatriés et découvre les atours du nouveau régime, qui rassemble des hommes de tendances diverses, des socialistes, des communistes, des modérés. Un immense espoir semble traverser le pays. En juillet 1979, la dictature de Somoza a été renversée. Les propriétés de sa famille, qui contrôlait près de vingt-cinq pour cent de la surface cultivable, ont été nationalisées. La trêve règne alors dans le petit pays centraméricain, au terme d'une guerre civile qui a fait près de deux cent mille morts.

Au volant d'une Spitfire blanche décapotable que des Français lui ont prêtée, Rufin parcourt les rues de Managua. Sa présence en voiture de sport dans ces lieux hautement révolutionnaires n'est guère discrète. Il croise des guérilleros en treillis désarmés, des policiers qui discutent avec des passants, des paysans venus des hautes terres pour admirer les vives couleurs de la capitale, son air de fête et ses filles exubérantes. Gaulliste de cœur, élevé par des grands-parents conservateurs, Rufin, à vingt-sept ans, n'a guère de sympathie pour les sandinistes. Mais il juge avec circonspection cette révolution de bon aloi, qui a le mérite de remplacer une dictature sanglante, typique des républiques bananières. Cet étendard rouge serait-il l'emblème idéal pour les peuples d'Amérique latine ?

Afin de rééduquer les blessés, Rufin monte à Managua une mission de kinésithérapie. Il cherche des matériaux pour la rééducation, des kinésithérapeutes et des médecins restés au pays. Il découvre que le Nicaragua est très bien couvert d'un point de vue sanitaire et peut se passer d'une assistance internationale, malgré les affres de la guerre civile.

Un volcanologue lui propose alors de visiter le pays. Partout, les paysans des latifundias célèbrent leur victoire et la nationalisation des terres. Des cohortes de volontaires montent vers les champs et les plantations de café en chantant. Des étudiants yougoslaves, français ou espagnols venus leur prêter main-forte se réclament des « nouvelles brigades internationales ». Dans les rues des villages s'affichent les slogans de la propagande : le régime sandiniste s'étale insolemment sur les murs. Le pays revit, mais, en même temps, une nouvelle chape de plomb semble le recouvrir. Le pouvoir ne se partage pas.

Le volcanologue entraîne Rufin dans l'ascension d'un petit cratère.

Une fumée légère envahit le sommet, que les deux compagnons gravissent en suant. A l'entrée du volcan, Rufin sursaute. Ces masses devant lui, dans les anfractuosités de la roche, ce sont des cadavres... Qui a-t-on jeté en pâture à la montagne fumante ? Il n'a guère le temps de s'interroger. Des sandinistes s'approchent au pas de course et pointent leurs mitraillettes sur le ventre des deux intrus.

– Vous n'avez rien à faire ici, foutez le camp !

L'un des soldats se fait plus menaçant que les autres. Rufin croit son heure venue. Le coup peut partir d'un moment à l'autre, et nul ne viendra chercher deux cadavres perdus, victimes supplémentaires de la révolution. Le volcanologue se ressaisit et hurle :

– Mais vous êtes fous avec vos mitraillettes ! A cause des fumerolles et de ce qu'elles charrient, vos armes ne pourront plus servir. Allez, mettez tout ça dans des sacs en plastique !

Un peu décontenancés par ce ton péremptoire, les révolutionnaires abaissent leurs fusils et intiment aux deux hommes l'ordre de partir sur le champ.

Rufin revient à Managua et envoie un message à MSF :

– Pas la peine de rester là. Ils n'ont pas besoin de nous...

A Médecins sans frontières, on a digéré la désertion des « Biafrais » et de leurs partisans. Mais Malhuret et Charhon regrettent l'affaire de l'*Ile de Lumière*, dont le retentissement est grandissant et les retombées financières fabuleuses. De généreux donateurs, peu au fait de la scission, continuent à envoyer leurs fonds au docteur Kouchner, « aux bons soins de MSF »...

Malhuret cherche un moyen de propulser davantage MSF sur le devant de la scène médiatique. L'*Ile de Lumière* lui a fait comprendre que morale moderniste et coups médiatiques allaient de pair. Sans caméras, point de salut.

Les nouveaux capitaines de MSF ne sont pas au bout de leurs peines. Chargé de mener une exploration en mer de Chine, dans les îles Anambas, Charhon demeure bloqué sur le port de Singapour et doit se livrer au jeu aléatoire du bateau-stop. Il longe les quais immenses et demande à la capitainerie du port le nom des navires en partance pour l'est. La seule embarcation qui se dirige vers les Anambas s'appelle... l'*Ile de Lumière*. Charhon ne sait que faire. Quémander une place aux ennemis d'hier, ceux qu'il a contribué à évincer de MSF, au prix de quelques habiles manœuvres ? Il hésite un temps puis se pointe avec son sac sur le quai, où est amarré le navire-hôpital. Un peu gêné, il demande l'hospitalité à bord. Kouchner et Pradier sont sur le pont.

– C'est une ordure, mais on ne peut pas le laisser là, dit Kouchner. Laissez-le monter.

Francis Charhon embarque, conscient des lourds regards qui pèsent sur lui. Des cargos, des pétroliers, des porte-conteneurs et des rouliers défilent dans le détroit de Singapour au milieu de jonques et de barques de pêcheurs. Des mouettes s'aventurent sur les mâts de l'*Ile de Lumière*. Charhon se serait bien passé de cet exercice parjure de bateau-stop et la traversée jusqu'aux îles Anambas paraît bien longue aux médecins français.

Au Cambodge, depuis un an, les Vietnamiens sont maîtres du pays. Début janvier 1979, ils ont chassé les Khmers rouges, responsables de la mort de plus d'un million de personnes. Doit-on parler de libérateurs, ou d'envahisseurs? Faut-il soutenir comme un moindre mal l'arrivée des *bo-doï*, qui ont permis, au moins, d'éviter la poursuite d'un auto-génocide? Rue Daviel, les médecins de MSF poursuivent la discussion jusqu'à une heure tardive de la nuit. Ces soldats du Viêt-nam, pour qui l'on descendait dans la rue voici dix ans, en scandant « Hô Hô Hô Hô Chi Minh », ont transformé leur pays en vaste camp de travail.

Entre deux barbaries, laquelle choisir?

A la frontière du Cambodge, une armée de zombies progresse sur les sentiers et les routes, coupe à travers la forêt. Les réfugiés cambodgiens sont squelettiques, ils fuient les soldats vietnamiens et la famine. Leur marche d'exil est ponctuée de plaintes et, de temps à autre, d'explosions. Des corps sautent sur les champs de mines.

De l'autre côté de la frontière, MSF a dépêché plusieurs dizaines de médecins et d'infirmières, soixante en novembre 1979, une centaine le mois suivant. Phnom Penh, la capitale du Cambodge, compte, en revanche, un seul médecin français! Les autres n'ont pas eu de visa. Les Vietnamiens leur préfèrent les collègues bon teint des pays de l'Est. Il reste à soigner la queue de la longue comète des réfugiés qui parviennent en Thaïlande et à dénoncer les errements de la politique vietnamienne au Cambodge, où ne demeurent plus que soixante médecins et un chirurgien pour quatre millions d'habitants.

Dénoncer, briser la loi du silence, Malhuret s'y emploie lors des « Dossiers de l'écran » sur Antenne 2. La soirée du 27 novembre 1979 est consacrée au drame du Cambodge. Face aux caméras, assis aux côtés de Jean Lacouture et du prince Norodom Sihanouk, ancien roi du Cambodge, le père François Ponchaud, auteur de *Cambodge, année zéro*, un récit sur les exactions commises par les Khmers rouges, accuse la soldatesque vietnamienne :

– Le Viêt-nam pratique une politique de génocide subtil et planifié. L'aide alimentaire internationale est utilisée comme un moyen de pression politique. Le peuple khmer meurt alors que nous parlons. Ouvrez les frontières!

Malhuret appuie la supplique et déplore que les médecins occidentaux ne puissent se rendre au Cambodge.

Face au père et au docteur, un autre médecin, communiste, Jean-Yves Follezou, chef de clinique à l'hôpital de la Pitié-Salpêtrière, et un journaliste australien de soixante-neuf ans, Wilfred Burchett, thuriféraire du régime vietnamien, défendent la cause de Phnom Penh. Tous deux de retour du Cambodge, ils invoquent avec emphase les droits légitimes du peuple khmer, critiquent les tentatives de manipulation, dénoncent les ambitions impérialistes. Pour eux, le débat est limpide. Le Viêt-nam subit les affres de l'intoxication et le Cambodge vit, revit même.

Assis devant son poste de télévision, Alain Dubos, pédiatre de trente-sept ans, membre de Médecins sans frontières depuis deux ans, bondit en écoutant la plaidoirie des deux provietnamiens. Quoi, ils osent soutenir que le Cambodge, exsangue, saigné par les Khmers rouges, se porte bien? Et Follezou a le culot de prétendre que le Cambodge « commence à revivre » alors que des centaines de milliers de Cambodgiens fuient vers les camps de Thaïlande?

Indigné, Dubos adresse un papier incendiaire à la revue *Tonus*, qui l'emploie accessoirement. Dans cette « Lettre ouverte à un aveugle », il compare Follezou à Darquier de Pellepoix qui déclarait quelques mois auparavant : « A Auschwitz, on n'a gazé que les poux. » Il traite Burchett de « gros crapaud répugnant, ricanant et bavant sur quatre à cinq millions de cadavres ». Il défie son confrère communiste : « Vous êtes médecin, peut-être. A l'heure où j'écris ces lignes, un médecin en URSS " traite " un dissident aux neuroleptiques pour calmer son désir de liberté. Ce médecin, c'est vous.[...] Homme de parti, l'esprit enchaîné à la profession implacable des fascismes de notre fin de siècle, tels que nous les voyons croître, avec leurs pustules, leur odeur sanieuse, leur épouvantable cortège de souffrances, vous êtes le témoin qui refuse de voir, d'entendre et qui lorsqu'il parle, ment. » Follezou saisit la balle au bond et attaque Dubos en diffamation.

C'est la capacité de MSF à parler de génocide, à s'engager dans le domaine de la défense des droits de l'homme, qui est en cause. Malhuret mesure l'importance de l'enjeu. Si Dubos est condamné, tous les volontaires de l'urgence seront muselés. On rameute les anciens. On convoque des témoins irréprochables. Malhuret et Emmanuelli débarquent au Palais de justice de Paris, suivi de deux députés de l'UDF, Alain Madelin, de retour de la frontière cambodgienne, et Jean-Pierre Pierre-Bloch. En face, le parti communiste a dépêché six avocats pour plaider la bonne foi de son émissaire au Cambodge.

Au premier étage du Palais de justice, devant la XVIIe chambre correctionnelle, l'un des avocats du plaignant, maître Rappaport, commet un lapsus qui fait sourire Dubos :

– C'est ici le procès de Médecins sans frontières.

Sous les lambris de la salle d'audience, deux conceptions de la médecine s'affrontent, l'une en faveur des droits de l'homme, indépendante, l'autre militante, engagée dans le camp communiste. Dubos se présente :

– Médecin sans frontières, je suis prêt à intervenir quelle que soit la nature de la demande, sans faire de distinctions politiques, culturelles et raciales.

Follezou définit sa vocation :

– Je n'ai pas à dissocier le communiste du médecin. L'aide humanitaire au Cambodge signifie avant tout un comportement politique à l'égard de ce pays.

Un second avocat attaque Dubos :

– L'article du docteur Dubos, dit-il, n'est pas la conséquence d'une réaction individuelle, il prouve que l'organisation Médecins sans frontières a renoncé à l'apolitisme pour participer à une manœuvre d'agression contre les pays socialistes. Le docteur Dubos a tenu la plume; le cerveau, c'est la CIA!

Le pédiatre croit rêver. On l'accuse désormais de comploter au côté de l'agence américaine. Certes, il est royaliste, mais ses convictions ne l'empêchent nullement d'œuvrer au côté d'anciens gauchistes au chevet de la planète. Il écoute attentivement les plaidoiries de la partie civile.

Emmanuelli contre-attaque et lance au président de séance :

– On nous disait : demandez à Hanoi, demandez à Moscou, mais il était impossible d'obtenir un visa si l'on n'était pas sûr idéologiquement. Sur quinze médecins de la Croix-Rouge présents à Phnom Penh fin 1979, treize viennent des pays de l'Est.

En face, l'un des avocats de Follezou réplique :

– D'autres organisations se sont montrées plus souples que la vôtre et ont collaboré avec le comité du docteur Follezou.

Emmanuelli, ancien militant du PC qui s'y connaît en matière de manipulation, s'emporte et rétorque :

– Combien de mouvements qui portent de pieuses étiquettes ne sont en réalité que des compagnons de route du parti communiste?

Alain Madelin, ancien d'Occident, le mouvement étudiant d'extrême droite, vient à la rescousse. Il rappelle l'affaire du procès Kravchenko, le dissident soviétique en exil en France qui avait traîné devant les tribunaux les responsables de *L'Humanité* pour avoir nié l'existence des goulags :

– Certains vous diront tout à l'heure que tout est rose au Cambodge. Rappelez-vous le cortège des naïfs, des aveugles volontaires et des faux témoins professionnels qui juraient qu'il n'y avait pas de camps de concentration en Union soviétique et que les droits de l'homme y étaient respectés.

En face, la riposte se prépare. Jean-Yves Follezou a demandé à de fidèles compagnons de route de lui témoigner leur soutien. Un prêtre engagé et la sœur Vandermeersch défilent à la barre. Dubos subit un concert de louanges à la gloire du peuple vietnamien et de ses lumineux dirigeants.

– Les paysans cambodgiens sont victimes de la propagande réactionnaire et fuient leur pays parce qu'ils sont fascinés par le mirage occidental, soutient la sœur Vandermeersch.

Le propos est sentencieux. Celui du témoin suivant l'est encore plus. Le professeur Alexandre Minkowski adopte un ton déclamatoire et lance un violent réquisitoire contre les humanitaires, fauteurs de troubles :

– L'article du docteur Dubos déshonore notre profession. Je suis indigné, attristé, bouleversé. Les bras m'en tombent. Je suis très compétent en ce qui concerne le tiers monde. Qu'on ne vienne pas me parler d'un génocide subtil commis par les Viêt-namiens. J'ai été reçu au Cambodge et j'ai vu un peuple qui se remet sur pied avec l'occupant vietnamien.

Les avocats de la partie civile se livrent à une attaque en règle des médecins coupables d'ingérence. On parle de brutalité, de manque de modestie. Médecins sans frontières ne serait qu'un épouvantail destiné à entraver la bonne marche des jeunes nations socialistes. Dubos se défend comme un beau diable. Son avocat invoque sa conscience de praticien, alors que le docteur Follezou ne connaît que la conscience politique.

Trois semaines plus tard, le jugement est rendu. Dubos sort vainqueur du procès. Médecins sans frontières, qu'on a voulu condamner au silence, a gagné le droit de parole.

Malhuret retient la leçon. Aux pourfendeurs d'une médecine neutre et désintéressée, à ces critiques du témoignage, il convient d'opposer une batterie d'arguments. Rassembler les preuves, dresser, chiffres en main, le constat de la détresse, enquêter sur les drames de la planète comme des Rouletabille exigeants... Si les truismes sont insuffisants, les porte-parole de la morale humanitaire utiliseront les richesses de la sémantique, les pourfendeurs de la rhétorique. La défense du discours altruiste est à ce prix.

Au Cambodge, une armée de gueux frappe, hagarde et épuisée, à la porte des camps. Certains réfugiés ont marché cinq cents kilomètres et, pour survivre, ont mangé des serpents, des lézards et des racines. Dans le camp de Sa Kéo, en Thaïlande, Xavier Emmanuelli voit débouler une cohorte de loqueteux qui surgissent de la frontière. Peu de pleurs et de cris dans la colonne mais des quintes de toux, des raclements de gorge. On lui confie un bébé atteint de paludisme cérébral. Emmanuelli cherche des veines pour le piquer. Impossible, elles sont minuscules. L'enfant meurt dans ses bras.

Le médecin français est révolté. Si l'on ne peut sauver les êtres dans ce camp, c'est qu'il est mal géré. A Sa Kéo règne un désordre indescriptible. L'hygiène y est déplorable et les épidémies peuvent proliférer à tout moment. Trente mille réfugiés y croupissent. Sur toute la ligne frontière, ils sont cinq cent mille.

Emmanuelli prend des notes, dessine des croquis. Là, des latrines à installer, ici, une citerne d'eau potable à construire, plus loin, une décharge pour incinérer les ordures. Il remarque que les réfugiés dispersent leurs excréments alentour et que les parasites frappent la majorité des habitants du camp. Sur ses dessins, Xavier imagine un circuit « du propre vers le sale », une sorte de camp idéal où le médecin humanitaire serait d'abord éboueur...

Lorsqu'il rentre à Paris, Xavier plaide pour que l'on ouvre un hôpital léger dont le coût ne dépasserait pas deux cent mille francs. Il veut envoyer d'autres médecins et infirmières en Thaïlande. Jusqu'à présent, un médecin pour huit mille réfugiés suffisait. Désormais, avec l'afflux de Cambodgiens dans la zone, il en faut trois à quatre fois plus.

Le 17 octobre 1979, Emmanuelli envoie une lettre de trois pages à l'ambassadeur du Cambodge à Hanoi. La situation, explique-t-il, est dramatique. Malgré tout, les nouveaux maîtres posent deux conditions à l'envoi de l'aide occidentale. D'abord, c'est le gouvernement seul qui supervisera l'acheminement et la distribution de l'aide, sans aucun contrôle. Ensuite, les agences d'aide alimentaire ont l'interdiction d'aider les réfugiés contrôlés par les Khmers rouges, à l'intérieur du pays ou en Thaïlande.

Les organisations caritatives crient au scandale, mais l'Oxfam britannique ferme les yeux et accepte ces conditions. Emmanuelli, lui, propose l'aide directe de MSF au Cambodge, en riz, en médicaments, en matériel chirurgical. Il propose aussi l'envoi de médecins pour soigner et former le personnel de santé. Il y a urgence. Selon les spécialistes, le Cambodge, qui fut le grenier à riz de l'Indochine, épuise ses derniers grains. Dans les villes et les campagnes, on crie famine. Les sacs de l'aide internationale s'entassent sur les quais et dans les docks. Les rats en seraient les principaux bénéficiaires. De plus, les Vietnamiens en détournent une bonne partie, qu'ils expédient vers le delta du Mékong.

En fait, seuls les réfugiés qui fuient vers la Thaïlande sont confrontés à une situation de disette. Le Cambdoge, lui, est loin de subir les affres de la famine. Les Vietnamiens en brandissent le spectre pour obtenir, via une aide extérieure une amorce de reconnaissance internationale. Ils en font un instrument de manipulation.

Les propositions d'Emmanuelli restent sans réponse.

Malhuret choisit une autre stratégie. Il entend se livrer à une grande action médiatique. Il trouve un terrain d'entente avec Xavier pour dénoncer l'occupation vietnamienne au Cambodge, la dégradation de l'économie, l'interdiction de séjour notifiée aux équipes de médecins.

Les Vietnamiens leur interdisent l'entrée de l'ancien protectorat français? Qu'à cela ne tienne, ils effectueront une action symbolique à la frontière. Ils vont organiser une marche, avec des humanitaires, des hommes politiques, des stars. Il s'agit de témoigner, mais aussi de contrer le prestige de l'opération *Ile de Lumière*, de ne pas laisser le monopole des opérations coups de poing à Médecins du monde.

Dans les pages de *Tonus*, le glorieux support des débuts, Malhuret et Emmanuelli publient un appel, un « J'accuse » à la Zola :

Il faut entrer au Cambodge et convaincre l'occupant vietnamien de ne pas laisser mourir les rescapés du génocide khmer rouge. Et pour cela nous créons aujourd'hui le mouvement Cambodge-Marche pour la survie.

Il y a cinq ans, l'opinion publique internationale a fait cesser les bombardements au Viêt-nam.

Aujourd'hui, seule cette opinion publique forcera les Vietnamiens à laisser l'aide humanitaire être distribuée au Cambodge.

Nous demanderons à la Thaïlande de nous permettre de traverser son territoire et, si ce n'est pas possible, nous prendrons des bateaux pour entrer au Cambodge par la mer et, si nous sommes refoulés, nous viendrons par voie aérienne. Car il faut que tombent les barrières qui nous empêchent de secourir ces êtres en danger de mort.

Utilisant la technique de Kouchner, Malhuret bat le rappel des médias, contacte les journalistes amis, demande à des personnalités de se rendre avec lui à la frontière du Cambodge. En novembre, il envoie Antoine Vial, un médecin qui n'en est pas à sa première mission, tourner un film dans les camps de Thaïlande. Assisté d'un jeune journaliste, Philippe de Dieuleveult, Vial effectue des repérages et s'approche de la frontière. Méthodiquement, il filme l'arrivée des réfugiés cambodgiens qui fuient les envahisseurs vietnamiens. Cinq cent mille personnes s'entassent dans les camps. Cet immense exode dépasse l'entendement. Antoine Vial, fils d'un ancien officier méhariste devenu secrétaire général de la Défense nationale, n'est pas particulièrement sensible aux drames de la guerre. Mais, devant cet afflux de misère, il pose sa caméra à maintes reprises et se prend la tête dans les mains. Plus loin, des pelleteuses ramassent des cadavres brûlés à l'essence.

A Paris, les acolytes de Malhuret approuvent le projet d'une marche symbolique. Trouble-fête, fidèle aux anciens, Michel Gillet prend la parole et évoque le bateau pour le Viêt-nam :

– Faisons revenir Kouchner, confions-lui cette mission. Après tout, c'est lui qui a lancé le témoignage. On l'a viré comme un malpropre, donnons-nous une chance de lui tendre la main.

Autour de la table, les caciques regardent Gillet avec courroux. De quoi se mêle ce rabat-joie, au nom de quelle faction se permet-il d'évoquer l'ennemi? On écarte la proposition sacrilège et on se promet secrètement de régler son compte à ce blasphémateur.

La deuxième étape de la stratégie de Malhuret consiste à prendre langue avec des organismes américains. Fin décembre, il se rend à New York avec Rony Brauman pour contacter l'association américaine International Rescue Committee. L'IRC veut organiser, lui aussi, une grande opération médiatique, appuyée par des sénateurs, ainsi que par des représentants de la Maison-Blanche et du Département d'État.

A Paris, Raymond Borel, qui demeure le trésorier de l'association, se plaint de ces méthodes. Elles lui rappellent trop celles de Kouchner lors du lancement du bateau pour le Viêt-nam.

– Tu sais bien que j'ai toujours soutenu l'idée du bateau, lui dit Malhuret.

Ce dernier obtient finalement l'aval des membres du bureau qui le soutiennent à l'unanimité. Il peut désormais lancer la marche symbolique. Avec les responsables de l'AICF, l'Action internationale contre la faim, il affrète un charter de cent soixante places pour Bangkok. Il entend forcer par tous les moyens les portes du Cambodge, pays clos, pays martyr, royaume du désastre.

Au même moment débarque dans le camp de Khao I Dang un homme de trente-huit ans, grand, mince, à la chevelure épaisse. Jacques Pinel, pharmacien de son état, s'est porté volontaire pour aider les humanitaires. Il a demandé qu'on l'affecte à l'intendance, poste inconnu jusqu'à présent. Pendant plusieurs jours, il observe et prend des notes. Il découvre que les médecins ne disposent d'aucune logistique, qu'ils sautent un repas sur deux, que l'eau vient parfois à manquer.

Pinel, en fait, n'en est pas à sa première mission. Trois mois auparavant, il est venu, de sa propre initiative, à Sa Kéo. En quelques jours, il a vu la population du camp tenu par les Khmers rouges passer de quelques centaines à trente mille personnes, amassées sur trente mille mètres carrés. Les abris composent une forêt de plastiques bleus cernée par des barbelés.

Pendant une semaine, Jacques Pinel étudie les défauts d'approvisionnement. Comment gérer un camp si les médecins sont constamment au bord de la crise de nerfs, privés de l'essentiel, plongés dans une chaleur de quarante degrés avec un minimum d'eau? Il rencontre un coopérant de Bangkok aux allures aristocratiques qui vient mettre la main à la pâte : comte de Normandie, Denis de Kergorlay a quitté son poste d'attaché culturel à l'ambassade de France pour jouer les intendants improvisés. Les pieds dans la fange, le comte n'a qu'une seule tâche, trouver des bouteilles d'eau. Il perd sa journée à sillonner la contrée en voiture pour ramasser quelques dizaines de bidons d'eau minérale.

– Tout est à faire, soupire Pinel.

Ancien coopérant au Niger et au Laos, il n'a jamais vu autant de détresse humaine concentrée sur une telle surface. De nouveaux convois le ramènent aux contingences de sa mission. Il aide les réfugiés cambodgiens à sortir des camions de l'armée thaïlandaise. Certains s'évanouissent à peine descendus du véhicule.

Lorsqu'il rentre à Paris, en janvier 1980, Pinel contacte MSF. Il s'imagine trouver une bâtisse immense. Il débarque dans le deux-pièces cuisine de la rue Daviel.

– Je viens pour vous proposer mes services.

La secrétaire lui fait signe de patienter. Il comprend que l'attente va être longue. Il passe trois heures sur une chaise... Pendant ce temps, il voit défiler Christiane Gesquière, Claude Malhuret, d'autres médecins qui parlent d'une marche pour la survie du Cambodge. Xavier Emmanuelli déambule dans le couloir, l'air très préoccupé :

– Est-ce que j'ai été bon hier soir à la télé?

On le rassure et sa chevelure hirsute disparaît dans le bureau.

Pinel, qui croyait découvrir l'équivalent de la Croix-Rouge, des vrais professionnels de l'urgence, se désespère :

– Mais qu'est-ce que c'est que ces charlots? se demande-t-il.

On finit par le recevoir. Il dispose de dix minutes pour plaider sa cause, l'organisation logistique des camps. On lui prête une oreille distraite et on lui concède, sans enthousiasme, l'autorisation de partir pour Khao I Dang.

La rue Daviel ressemble à une salle de réunion permanente. Antoine Crouan, jeune médecin de Rennes, débarque en plein charivari. A vingt-trois ans, il a déjà bourlingué en Afrique et en Amérique du Sud pour le compte de Terre des hommes ou de Sœurs bretonnes. A Calcutta, il a aidé mère Térésa. Au Pérou, il a formé des promoteurs de santé. En Argentine, il a ausculté les Indiens Guaranis. Ces voyages de deux à trois mois, entrepris lors des vacances, quand ses camarades de faculté se dorent sur les plages, lui coûtent cher. Il finance lui-même les périples, économise sur ses heures de garde pour payer le billet d'avion, quémande quand il le faut auprès des bonnes œuvres et se serre la ceinture toute l'année pour goûter, l'espace d'un été, aux joies de l'aventure utile. Lorsqu'il débarque à Paris en novembre 1979, il pense que son enthousiasme va lui permettre de déplacer les montagnes, sinon les frontières. Dans les locaux de MSF, il aborde un Xavier Emmanuelli surexcité.

– Voilà, je viens pour vous aider, je veux ouvrir une antenne à Rennes.

– Pas de problèmes, voilà le matériel.

On lui tend une pile de tracts. Crouan croit retourner aux heures anciennes du militantisme, lorsqu'il œuvrait pour une association tiers-mondiste en Bretagne. Il persévère. On parle d'une marche pour le Cambodge? Il s'impose, révèle ses contacts avec Radio Armorique et *Ouest-France*. Les hiérarques de MSF toisent l'étudiant de haut.

– Si tu nous ramènes de ta région deux élus pour la marche, on t'emmène.

Crouan rentre dare-dare dans sa Bretagne et contacte quelques notables. Il obtient l'accord de deux présidents, celui du syndicat des paysans de Bretagne et celui des maires bretons, et jubile. Il a gagné son billet pour le Cambodge.

Le 6 février 1980, près du pont qui enjambe le Klong Luek, la rivière qui marque la frontière entre la Thaïlande et le Cambodge, une petite foule s'est amassée, les pieds dans la rizière. Il y a là Claude Malhuret, Xavier Emmanuelli, Rony Brauman, un certain nombre de journalistes, Joan Baez ou encore Liv Ullmann. En tout, cent cinquante médecins, artistes, écrivains, parlementaires et acteurs sont venus en rase campagne, dans la chaleur lourde, pour témoigner. Ils veulent, sans illusions, tenter de forcer la frontière d'Aranyaprathet, seul point de passage officiel entre les deux pays, fermée depuis 1975. Les bombardements ont repris, à quelques kilomètres. Les Vietnamiens entendent déloger les derniers bastions de la résistance khmère et aussi entraver la marche, qu'ils qualifient de provocation, de manœuvre « servant les intérêts des impérialistes et des réactionnaires ».

Dans le cortège, plusieurs personnalités ont hésité avant de se mettre en route. « Personne n'a le droit de renoncer », a prévenu Joan Baez l'avant-veille, lors d'une conférence de presse qu'elle a tenue à Bangkok aux côtés de Claude Malhuret et de l'écrivain Elie Wiesel. Malgré tout, face aux foudres de Phnom Penh, aux déclarations critiques de l'UNICEF, du Haut Commissariat aux réfugiés et de la Croix-Rouge internationale, qui craignent que leur action sur le terrain ne soit entravée par cette initiative, Malhuret est contraint de baisser la garde. Il sait que le cortège ne pourra entrer illégalement au Cambodge.

– Il ne s'agit plus, déclare-t-il aux journalistes, que d'attirer symboliquement l'attention de l'opinion internationale sur la situation médicale et nutritionnelle du peuple cambodgien.

Près du pont-frontière, la foule hétéroclite a entamé sa marche pacifique. Les élus bretons côtoient des écrivains et acteurs, des députés français de droite et de gauche avancent en chemisette face aux photographes et aux caméras. Une grande banderole a été déployée. Elle proclame en khmer, en anglais et en français : « Marche pour la survie du Cambodge. Permettez-nous d'aider le peuple khmer ». Vingt camions multicolores, chargés de vingt tonnes de riz, de médicaments et de poisson séché qui empuantit la campagne, ferment la marche.

Rony Brauman, inquiet, une cigarette au bout des doigts, scrute la frontière en plissant les yeux. Bernard-Henri Lévy, solitaire vigile de la paix, a trouvé plus judicieux de lever un drapeau blanc au bout d'une longue tige de bambou. Plus loin, des soldats thaïlandais, fusils M 16 à portée de main, continuent de boire paisiblement leurs canettes de bière.

Comme un commandant de section, Malhuret arrête la procession. Une querelle oppose, au dernier moment, les Médecins sans frontières, les personnalités politiques et les célébrités : qui placer en tête de la marche ? On parlemente, à deux pas du Cambodge vietnamisé. Les palabres frôlent parfois le ridicule. L'on convient enfin de placer en tête Claude Malhuret. Grands seigneurs, quoique un peu jaloux qu'on leur souffle le premier rôle, les porte-drapeau du show-business s'effacent devant les humanitaires.

De l'autre côté du pont, en territoire cambodgien, des soldats vietnamiens observent la troupe des stars derrière leurs jumelles. Malhuret et Leo Cherne, le président de l'International Rescue Committee, suivis d'une interprète en ensemble rose, s'avancent au-delà de la ligne de barbelés, dans le no man's land. De part et d'autre s'étalent les champs de mines. Malhuret, qui juge l'heure historique, propre à concurrencer les aventures hautement médiatiques de Bernard Kouchner en mer de Chine, se saisit alors d'un haut-parleur et demande que la frontière soit ouverte afin de laisser passer les vivres et les médicaments. Solennelle, sa voix retentit dans la brousse :

– Soldats de l'autre côté, devant la plainte des agonisants et le cynisme des puissants, nous sommes venus vous apporter solidarité et aide ! proclame-t-il.

En face, les *bo-doï* ne bronchent pas.

L'actrice Liv Ullmann, au bord des larmes, serre les poings de colère. Bernard-Henri Lévy abaisse son dérisoire drapeau blanc. Joan Baez entame son « We shall overcome » (Nous vaincrons), que le cénacle reprend en chœur. La veuve de Martin Luther King, qui fait partie du cortège, retient son émotion.

Malhuret poursuit son discours :

– Nous vous adjurons d'admettre sur le territoire cambodgien ces camions remplis de vivres, ces stocks de médicaments, ces équipes de médecins qui demandent le simple droit de porter assistance aux survivants d'une longue, trop longue tragédie.

Alexandre Guinzbourg, dissident soviétique, prend la parole et évoque l'époque de Staline. Le cinéaste Arrabal, qui participe à la marche parce qu'il en a assez de signer des pétitions confortablement installé à Paris, évoque la mémoire de Malraux : « S'il vivait encore, il serait avec nous. »

Le face à face des stars et des *bo-doï* est de courte durée. La frontière reste fermée et la petite troupe décide de plier bagages. Les journalistes consignent dans leurs carnets de notes l'impression de défaite inévitable et l'ambiance de show-business qui règne, à la fois naïve et désintéressée. Les vingt tonnes de vivres sont distribuées aux réfugiés du côté thaïlandais. Les journalistes thaïlandais parlent de « cirque ». A bord des autocars qui s'apprêtent à rapatrier le beau monde vers Bangkok ou le camp de Khao I Dang, les chauffeurs sourient...

Dans l'avion du retour, à la verticale du Pakistan, Xavier Emmanuelli prend le micro des mains de l'hôtesse et s'adresse aux passagers :

– Je voudrais juste qu'on ait une pensée pour Francis Charhon et Juliette Fournot qui tentent, en ce moment même, de franchir clandestinement la frontière afghane.

Crouan, décidément attiré par ces médecins un peu fous qui hurlent aux loups avec panache, salue *in petto* la performance :

– Tiens, se dit-il, il y a même des MSF en dessous...

Claude Malhuret n'est guère mécontent, au contraire. Son pari est gagné : la marche pacifique a relancé l'attention sur le drame cambodgien. Plus personne ne pourra dire, pense-t-il, « Je ne savais pas ». Il espère que cette action aura des retombées tangibles dans les caisses de MSF, grâce aux caméras françaises et américaines.

De retour dans la ville voisine d'Aranyaprathet, Roland-Pierre Paringaux, envoyé spécial du *Monde*, rédige son papier. « Au fond, écrit-il, la seule critique que l'on puisse faire aux organisateurs, c'est de ne pas s'être mis en marche plus tôt : en 1979, lorsque l'ampleur du drame cambodgien était incontestable, ou même avant, pendant les trois années et demie de la terreur des Khmers rouges. »

Mais la « marche » pose aussi la question des relations entre politique et humanitaire. Quelles sont les limites de la dénonciation ? A MSF, certains membres ruent dans les brancards, dont Jean-Marc Dumas, membre du bureau, Jean-Christophe Rufin, responsable de la mission Érythrée, et le Bordelais Michel Gillet. A l'AICF, l'une des fondatrices, Susan George, auteur d'un essai retentissant, *Comment meurt l'autre moitié de la planète*, fustige dans un article du *Monde* les organisateurs de la marche, « élément de la stratégie sino-américaine au Cambodge ».

Malhuret descend de l'avion à Roissy la tête embrumée. Le décalage horaire et la chaleur des rizières l'ont assommé, autant que la préparation de la « courte marche ». Il prend sa valise et court acheter *Libération* au kiosque de l'aéroport. Lorsqu'il ouvre le journal, il manque de pousser un cri. Jean-Christophe Rufin et Jean-Marc Dumas y cosignent un papier assassin.

Ils accusent les auteurs du projet, dont Malhuret et Brauman, d'avoir été manipulés par Washington, qui entendait mener une action contre le Viêt-nam. Les deux médecins rebelles reprochent par ailleurs aux caciques de MSF d'avoir écarté les autres responsables des préparatifs, effectués dans le plus grand secret. « Pour la première fois de son histoire, écrivent les deux contestataires, notre association s'est trouvée engagée dans une opération téléguidée à laquelle elle a servi de couverture. Elle a été transformée en instrument couvrant les initiatives de forces politiques. » Enfin, ils réclament la démission des organisateurs imprudents.

Malhuret referme le journal. Il craint d'être évincé, comme l'ont été Kouchner et ses partisans. Il est vrai que la contestation est de plus en plus grande entre les dirigeants de MSF – Brauman, Emmanuelli, Malhuret, anciens gauchistes ou communistes en rupture de ban avec l'idéologie – et la base du mouvement, qui demeure engagée et tiers-mondiste. De nombreux médecins critiquent ouvertement certains projets de mission qu'ils jugent de droite, à destination du Cambodge, du Honduras, ou de la capitale du Salvador.

Malhuret téléphone aussitôt à Raymond Borel et lui explique sa consternation.

– Ne t'inquiète pas, lui répond le directeur de *Tonus*, ça ne durera pas longtemps.

– Mais enfin, je suis accusé d'être un agent de la CIA...

– Ce n'est qu'un canard, crois-moi, j'en sais quelque chose, moi, ancien patron de presse. Allez, demain, ce sera oublié.

Huit jours plus tard, l'affaire est enterrée. Malhuret reprend le bureau en main, parvient à esquiver le coup des factieux jusqu'à la prochaine assemblée générale. Il rumine la leçon : MSF doit témoigner tout en prônant la discrétion, et se démarquer de la logique extensive de Kouchner. Difficile équilibre, qu'il s'agit de respecter.

Lors de l'assemblée générale du 28 mars 1980, dans les luxueux salons de l'hôtel Intercontinental, près de la place Vendôme, Claude est sur ses gardes. Il lui faut éviter la fronde, ne pas prêter le flanc aux critiques de la base. Dumas et Rufin cherchent à prendre le pouvoir, appuyés par Gillet. Les débats sont houleux. De nombreuses voix dans la salle reprochent à Malhuret et Brauman d'engager le navire MSF dans des dérives droitières, d'oublier les préceptes politiques du commencement. Malhuret réplique en affirmant que MSF n'est pas une machine au service d'un parti, que la seule ligne qu'il faut suivre est celle des drames, des catastrophes, des guerres qui, de plus en plus, ravagent le monde. Ses arguments semblent porter mais il sait que la salle lui est majoritairement hostile.

Michel Gillet, sous-marin des dissidents, prend à son tour la parole. Il s'oppose à l'esprit de planification qui règne au sein de MSF, dénonce les nouveaux bureaucrates.

– Où sont le bénévolat et l'anonymat? clame-t-il. L'an dernier, une scission malheureuse s'est produite sur un problème de fond : celui du témoignage, à l'occasion d'un bateau pour le Viêt-nam. De nombreux amis, et non des moindres, de nombreux fondateurs nous ont quittés pour suivre Bernard Kouchner, moins pour des raisons majeures que parce que l'atmosphère de MSF devenait irrespirable.

Gillet accuse encore les déviationnistes impénitents d'avoir trahi l'esprit initial de MSF.

– L'intolérance sectariste et la rétention de l'information sont les termes qui décrivent le mieux le fonctionnement du bureau au cours de cette année, assène-t-il.

Dans la salle, des médecins opinent du chef. Le contestataire a visiblement le vent en poupe, ce qui inquiète Emmanuelli, président sortant de MSF. Ce dernier intervient, soutient Malhuret, cherche dans sa voix les accents lyriques nécessaires à rameuter les troupes de fidèles.

– Nous avons toujours choisi les hommes, non les gouvernements qui peuvent être de droite ou de gauche. Notre technique et notre savoir ne peuvent être remis en question.

En fouillant la salle des yeux, Malhuret respire : Rufin, le seul challenger capable de renverser la hiérarchie, n'a pas daigné venir. Il brille ce jour-là par son absence, qui prive la salle de joutes oratoires attendues.

Emmanuelli poursuit sa plaidoirie :

– Nous qui sommes médecins, nous protégeons les hommes. Nous ne servons pas les intérêts des États, ni ceux des journalistes, pas plus que ceux de tel ou tel groupe, mouvement ou structure. Le monde se ferme et se fermera de plus en plus. Actuellement, ce sont des populations qu'on assassine. Je veux prendre date aujourd'hui, sachez-le. L'action humanitaire demande une technicité, certes, mais on se rend compte que l'ère des génocides recommence. Oui, nous irons, en clandestins, dans ces pays qui se ferment. Nous ne tolérerons pas les verrous, les génocides.

L'exposé est éloquent, émouvant même lorsqu'il évoque les camps de concentration nazis et la Croix-Rouge silencieuse à Auschwitz. L'assistance applaudit longuement. Il n'y aura pas de règlements de compte à l'hôtel Intercontinental.

Fort de son mandat renouvelé – Charhon est élu président, lui directeur –, Malhuret entreprend une complète refonte du mode de financement de MSF. Lors de son long séjour en Thaïlande, il a beaucoup appris sur les méthodes des organisations caritatives américaines, qui utilisent le *fund raising*, le recrutement de dons par envois de lettres. Des centaines de millions de dollars sont ainsi récoltés. Un gisement extraordinaire pour MSF, promis, selon Malhuret, à un grand avenir.

On brise au passage certains tabous, dont celui du bénévolat. Rony Brauman, fidèle d'entre les fidèles, devient le premier salarié de l'organisation. Visionnaire, Malhuret rêve de payer les médecins de terrain, ceux qui passent six mois, un an ou plus dans les camps sordides de Thaïlande ou dans des maquis inconnus.

Il décide alors de partir pour une mission particulière, plus confortable, mais non moins indispensable que les autres... Il veut enquêter aux États-Unis sur ces méthodes qui font pâlir d'envie les compères de MSF. Avant de partir, il achète un livre de Guy Sorman sur les techniques de financement expérimentées durant la campagne présidentielle de Ronald Reagan. Dans l'avion, il dévore le bréviaire.

– Quelle aubaine, pense-t-il, si ces techniques marchent, on pourra se payer toutes les missions qu'on voudra.

A Washington, il rencontre le responsable financier des Républicains, le grand manitou, le faiseur de rois, qui lui explique ses petits secrets. Le médecin écoute patiemment les conseils du financier, comment constituer un fichier de donateurs potentiels, comment investir et rentabiliser la somme sur quatre ou cinq ans. Malhuret achète encore un livre sur « le marketing humanitaire » et s'enferme dans sa chambre d'hôtel. Quand il en achève la lecture, fébrile, il est sûr que les caisses de MSF vont prodigieusement se renflouer.

A son retour en France, il contacte une agence de marketing. Désormais, avec son costume-cravate et ses dossiers financiers sous le bras, Claude ressemble davantage à un homme d'affaires pressé qu'à un humanitaire en tournée. Il manie les chiffres avec aisance, évoque la comptabilité de la générosité, parle de mannes potentielles pour les missions à venir. L'enjeu est d'importance. Il s'agit de lancer une campagne de collecte de fonds, grâce à une plaquette qui vantera les mérites de MSF. Emmanuelli prend sa plus belle plume et rédige un texte sur le calvaire quotidien d'une petite Ougandaise en proie à la malnutrition. Plus de vingt mille exemplaires sont envoyés à Paris et en province, sur la base du fichier des abonnés au *Pèlerin Magazine*, une revue catholique dont les lecteurs sont susceptibles de correspondre au profil-type du généreux donateur. Selon le calcul des experts américains, MSF ne devrait recevoir que 0,2 % de réponses. L'organisation en reçoit 12 %. C'est un triomphe.

Malhuret veut transformer l'essai et réinvestir sur le long terme. Il renouvelle sa quête postale. Plusieurs centaines de milliers de lettres sont envoyées. Là encore, les donateurs font preuve de générosité. 8 % des personnes contactées adressent des chèques à MSF.

Le directeur de l'organisation jongle avec les chiffres. Il devient expert en marketing humanitaire et se livre à de savants calculs. Pour obtenir un fichier de cinq cent mille à six cent mille donateurs, il suffit d'investir dans les fichiers, ceux des journaux, des revues, des associations d'anciens élèves, etc. Mathématicien de la charité, Malhuret a d'ambitieux projets. Le trésor de guerre de MSF, promet-il, passera de cinq cent mille francs par an à cinquante millions en deux ans, puis à cent millions en trois ans, puis à deux cents millions. Lors de réunions de bureau, on le regarde un peu en coin. Les provinciaux protestent :

– Vous allez trop vite pour nous, affirment-ils.

C'en est fini de l'artisanat des débuts, des caisses vides et des missions improvisées. Capitaine du navire après s'être assuré de la loyauté de l'équipage, laissant à quai les récalcitrants, Malhuret veut gérer MSF comme un patron, un vrai, rigoureux et méthodique, même si l'ordre et la discipline n'ont jamais été de mise au sein de l'association.

Dans le camp thaïlandais de Khao I Dang, Jacques Pinel poursuit sa mission. Il approvisionne les médecins du camp, pallie les aléas de la vie quotidienne, s'occupe des moindres carences. Autour de lui, les remarques fusent : « Il n'y pas de chef à MSF. » Puis les médecins s'aperçoivent que le camp ne peut fonctionner sans une organisation, une gestion logistique. Pinel devient le superintendant. La mission gagne en efficacité. On ne perd plus trois jours pour aller chercher trois kilos de pansements ou deux heures pour retrouver la clé du minibus.

A Paris, Claude Malhuret prend connaissance du travail de Jacques Pinel. Rationaliser, gérer un camp... Cette tâche s'avère indispensable pour atteindre son objectif : développer et internationaliser MSF, pratiquer une médecine d'intendance et non plus une médecine de commandos, comme du temps de Kouchner et de Bérès.

La pirogue tangue sur le Chari. Fusil sur l'épaule, des combattants en haillons rejoignent N'Djamena, de l'autre côté du fleuve-frontière. Rony Brauman tente de se rassurer, comme ses deux compagnons de voyage, Jean-Louis Labbé, chirurgien, et Jean-Marc Gauchery, anesthésiste. Ils ont laissé derrière eux, à deux cents mètres, les rives calmes du Cameroun. Devant, des colonnes de fumée s'élèvent, des tirs d'obus retentissent, des colonnes de réfugiés s'amassent au bord du fleuve. N'Djamena, la capitale du Tchad, est à feu et à sang. Les combattants de Hissène Habré et ceux de Goukouni Oueddeï s'affrontent pour chaque coin de rue, chaque maison de pisé.

Les trois médecins français sont arrivés la veille par avion de l'armée française sur l'aéroport de N'Djamena, tous feux éteints. Ils doivent emprunter le fleuve qui sépare le Tchad du Cameroun afin de rejoindre la zone tenue par les partisans de Hissène Habré.

Lorsque la pirogue accoste, Rony Brauman mesure l'étendue du désastre. Les civils sont coincés entre les deux camps. Les vivres ne parviennent plus qu'au compte-gouttes dans la capitale, dont des quartiers entiers sont détruits.

L'équipe de MSF rejoint le dispensaire de la Croix-Rouge. Rony Brauman pose son sac de voyage et commence aussitôt à prodiguer des soins. Fractures ouvertes, plaies à l'abdomen, membres en charpie... Il découvre l'horreur de la guerre tchadienne, qui n'épargne ni les femmes ni les enfants.

Un homme ensanglanté se présente aux portes du dispensaire : il a reçu un éclat d'obus dans le ventre et porte ses tripes dans ses mains. Rony en a un haut-le-cœur. Pas une plainte ne sort de la bouche du blessé.

Il faut rapidement désinfecter, suturer, amputer. Le thermomètre indique quarante-cinq degrés à l'ombre, quand il y a de l'ombre, et l'eau devient rare. Les blessés les plus graves sont évacués par pirogue au Cameroun, vers la base militaire française de Kousseri.

Brauman compte les vivres et les médicaments qui restent : à ce rythme, ils ne pourront tenir longtemps. Entre deux opérations, il se rend à l'ambassade américaine, une bâtisse moderne entourée d'un vaste jardin. Un seul vigile garde l'endroit. Le médecin prétexte une urgence pour emprunter la Land Rover parquée dans la cour. L'ambassadeur, en fuite, lui pardonnerait sûrement cette filouterie. Au volant, Rony jubile. Le véhicule permet à l'équipe de se déplacer, de convoyer les blessés, de chercher dans le dispensaire perdu un stock de pansements et d'antiseptiques.

MSF veut être présent des deux côtés de la guerre. On franchit donc la ligne de front pour rencontrer Goukouni Oueddeï en zone adverse.

Enturbanné, entouré d'une myriade de combattants, le chef de guerre reçoit les émissaires français fort pompeusement. Solennels, Brauman et ses deux compagnons offrent l'assistance de MSF aux populations de cette partie-là de N'Djamena. Mais Goukouni Oueddeï se révèle peu prolixe, davantage préoccupé par l'arrivée des prochaines caisses de munitions que par le sort des civils blessés.

De retour au dispensaire, les trois médecins discutent de l'avenir de la mission. Ils veulent doubler l'équipe côté Hissène Habré et envoyer en face de nouveaux médecins. Ils poursuivent la discussion avec des membres de la Croix-Rouge puis courent se rafraîchir dans le Chari. La chaleur est insoutenable et un bain improvisé remet l'équipe d'aplomb.

Jean-Louis Labbé sort de l'eau et s'essuie lorsque claquent deux détonations. Des tireurs embusqués l'ont pris pour cible. Touché à la cuisse et à la fesse, il s'effondre sur la berge. Brauman et Gauchery se précipitent, chargent le blessé sur la pirogue et l'évacuent vers le Cameroun.

L'origine des tirs ne fait guère de doute. Ils ne peuvent provenir que des forces de Oueddeï. Brauman est furieux. Ils viennent porter assistance aux deux camps en présence et on les traite comme du gibier. Depuis quelques jours, une rumeur courait avec insistance dans la capitale, selon laquelle l'armée française ravitaillerait les forces de Hissène Habré en armes et en munitions. L'embuscade sur la berge ressemble à une vengeance attendue. Les médecins de la Croix-Rouge conseillent vivement à leurs collègues français de disparaître dans la nature. Leur présence à N'Djamena met en péril la vie des autres étrangers. Brauman et Gauchery n'ont guère le choix. Ils repartent pour Paris.

Dans l'avion, Rony se rappelle le premier contact avec les Tchadiens. C'était en 1977. Un « commissaire » du Frolinat (Front de libération nationale) adressait depuis les maquis du Tibesti, les montagnes désertiques du Nord, une missive au « docteur Kousner » et demandait l'aide de Médecins sans frontières. « A l'heure actuelle, les blessés de guerre, les enfants et femmes sont dans un état piteux, c'est pourquoi nous avons eu l'honneur de recourir à votre sens humanitaire. » Sur la lettre où s'imprimait la devise du Front, « Vaincre ou mourir », les rebelles du Tibesti indiquaient leur contact : un simple numéro de téléphone à Tripoli, la capitale de la Libye. Depuis, les Médecins sans frontières ont effectué plusieurs missions dans ce royaume des sables dévasté. Maintenant, les rebelles s'attaquent à l'un des médecins. Quelle déconvenue... Rony est perplexe : comment peut-on être médecin humanitaire et échapper à l'image d'agent de la République? Comment dissocier action humanitaire et intérêts d'État? La volonté d'impartialité n'y suffit pas. Et la rencontre avec Goukouni Oueddeï n'a pas empêché ses troupes de prendre MSF pour cible.

Pendant ce temps, Kouchner rêve de remettre sur pied une expédition maritime en mer de Chine. Autour de lui, de nouveaux coéquipiers s'activent. Dominique Monchicourt, un médecin de trente-six ans dont la femme vient d'être emportée par un cancer, entend consacrer ses efforts à cette nouvelle aventure. Xavier Gouyou-Beauchamps, ancien porte-parole du président Giscard d'Estaing et préfet en rupture de ban depuis l'arrivée de la gauche au pouvoir en mai 1981, frappe à la porte de MDM. Pendant six mois, il se consacre à l'association, monte une mission en mer de Chine, contacte armateurs et agents maritimes, dégotte dans un port le cargo *Goelo*.

Médecins du Monde veut retrouver la dynamique lancée par l'*Ile de Lumière*, renflouer ses caisses, drainer caméras et journalistes sur le pont du navire-hôpital. Quand le *Goelo* quitte les côtes françaises pour naviguer au large du delta du Mékong, Bernard Benyamin, journaliste à Antenne 2, embarque à son bord. Pendant un mois, Monchicourt et les autres médecins présents repêchent des boat people et les conduisent dans un havre de paix, Puerto Princesa, sur l'île philippine de Palawan. Benyamin filme et prend des notes. Le long reportage qu'il ramène de ce périple, diffusé sur Antenne 2 en juillet, est une aubaine. Émus par les accents épiques du reporter, les téléspectateurs envoient trois millions de francs de dons. Monchicourt s'amuse à calculer combien il pourra sauver de boat people avec cette somme. Le coût de prise en charge d'un réfugié « tout compris » s'élève à huit mille francs. « Le prix d'une mobylette », aime rappeler Dominique, qui peut ainsi financer cinq à six mois supplémentaires de mission en haute mer.

A Médecins du monde, on discute ardemment des révolutions en cours en Amérique centrale. Le Nicaragua est tombé aux mains des sandinistes. Le Salvador agonise, coincé entre les Escadrons de la mort d'extrême droite et les guérilleros marxistes qui, régulièrement, descendent de leurs maquis pour s'aventurer jusque dans la capitale. Dans le petit bureau de MDM, rue du Fer-à-Moulin, qui sert aussi de siège au syndicat des chefs de clinique, les hispanisants penchent pour l'envoi d'une mission d'urgence à San Salvador. On veut rattraper l'échec de la mission « hôpital Romero ». Le voyage est davantage préparé, la stratégie peaufinée. Mieux, on décide d'aller soigner des deux côtés, chez les gouvernementaux et dans les maquis de la rébellion. A Kouchner, Brucker et Pradier, les hôpitaux de la capitale. A Lebas, familier déjà du terrain et de ses pièges, les dispensaires de la guérilla, qu'il devra atteindre par la frontière du Honduras. Grâce à cette double mission, les MDM auront un pied de part et d'autre de la ligne de front.

Le voyage est long jusqu'à Mexico et Kouchner a tout le loisir de lire dans l'avion la brochure touristique du Salvador. *Un pais con corazon*, « un pays avec du cœur », proclame le dépliant. Pour tromper l'ennui, le médecin épluche soigneusement la carte aux noms enchanteurs : Delicias de Concepcion, Jerusalen, Nuevo Eden de San Juan. La guerre sévit-elle vraiment dans ces contrées? Kouchner s'interroge jusqu'à ce qu'il repère, au sud de la capitale, un nom qui claque plus martialement à ses oreilles : Puerta Del Diablo.

Lorsqu'il débarque avec Pradier et Brucker dans le grand aéroport de Mexico, il fait profil bas. Les trois médecins craignent d'être repérés par quelque agent salvadorien. Au risque de capoter, et pour des raisons de sécurité, la mission doit rester secrète jusqu'au dernier moment.

Au bout de l'immense couloir, trois hommes à la mine patibulaire s'avancent vers les Français. L'un d'eux toise Pradier et s'écrie :

– Señor Pradière?

Pradier s'arrête net. Qui peut l'interpeller ainsi, sinon un agent bien renseigné?

– Vous ne me reconnaissez pas? demande l'autre en lui tendant la main.

Pradier cherche dans sa mémoire. Qui peut bien être cet individu? Est-ce un piège? L'homme parle alors de Bayonne, de l'église, des Basques réfugiés politiques en France. Interloqué, Pradier dévisage son interlocuteur et se rappelle alors qu'il l'a soigné à l'hôpital de Bayonne. Ce Basque espagnol avait entamé, avec d'autres réfugiés, une grève de la faim pour protester contre sa condition. Le médecin français les avait secourus en leur signifiant son soutien. Curieuse rencontre... Sous le regard courroucé de ses deux camarades, furieux de ce transit peu discret, Pradier échange furtivement quelques banalités avec son ancien patient.

Lorsqu'ils atteignent la capitale salvadorienne, quelques heures plus tard, les trois médecins découvrent une ville en état de siège. Les sirènes d'ambulance hurlent dans la nuit, des coups de feu claquent dans les bidonvilles acquis à la guérilla. Le successeur de Mgr Romero, l'archevêque Rivera y Damas, les reçoit et leur parle de la douleur de ses fidèles. Les médecins exposent leur plan. Ils veulent installer un dispensaire à la périphérie de la capitale, pour soigner les réfugiés qui fuient la ligne de front. L'ecclésiastique leur indique l'endroit le plus critique : le camp de Bethania, sur la route de La Libertad, à vingt kilomètres de San Salvador. Là, les victimes de la guerre affluent en masse, en guenilles et sans espoir.

Avant de s'aventurer sur la route de la guerre, le trio décide de s'arrêter au domicile de José Napoléon Duarte, qui vient de quitter le gouvernement. Dirigeant du parti démocrate-chrétien, il apparaît pour beaucoup comme le futur chef de ce pays lilliputien, qui vogue entre coups d'État et guérilla marxiste. Assis sur un tabouret dans le jardin de sa demeure, coiffé d'un chapeau de paille, Duarte peint une toile, comme si de rien n'était. L'homme, qui souffre d'un cancer, s'enquiert de la mission des *medicos.*

– Ah, vous êtes français? J'espère que vous n'êtes pas comme ces jésuites basques qui sont tous révolutionnaires!

Kouchner et Brucker observent Pradier à la dérobée. Il est basque, ancien élève des Jésuites, et son cœur penche pour les guérilleros de la forêt. Leur confrère, bon prince, se tait et baisse les yeux. Kouchner demande à l'ancien ministre de faciliter leur mission humanitaire – en clair, de ne pas entraver leur désir de soigner du côté de la guerilla. Sceptique mais magnanime, Duarte promet d'appuyer la demande.

– Que faites-vous pour les droits de l'homme? lance alors Kouchner.

La question provocatrice désarçonne un temps l'ancien ministre, mais il se ressaisit très vite et agite la main:

– Regardez mon doigt! Ce sont les fascistes qui me l'ont coupé quand je combattais pour ce que vous appelez les droits de l'homme. Ces gens-là, croyez-moi, je les connais.

La réplique cloue le bec du médecin. On échange quelques banalités avant que l'équipe de MDM ne prenne congé.

Les jésuites, en fait, constituent l'essentiel des contacts de la mission. C'est Mgr Rivera y Damas qui recommande aux *medicos* cette filière, malgré les risques et notamment les assassinats de prêtres, accusés de subversion par les forces d'extrême droite. L'archevêché s'occupe des hôpitaux où affluent les réfugiés. Les médecins salvadoriens n'osent plus s'y aventurer. Aux yeux de la junte au pouvoir, soigner un paysan blessé est un geste éminemment politique. A Aguilares, au nord de la capitale, l'infirmière de vingt ans qui tenait le dispensaire a été retrouvée assassinée, violée, les yeux crevés. La bourgade est devenue une ville de western. Le maire s'y promène pistolet à la ceinture et les miliciens d'Orden, un groupe d'extrême droite, tirent en pleine rue, à la recherche de quelque partisan de la *izquierda*, de la gauche. Pour les Escadrons de la mort, la médecine est une forme de subversion.

Kouchner, Pradier et Brucker arpentent les ruelles des bas quartiers, les masures des bidonvilles, les églises des pauvres. Les trois émissaires croisent une même détresse dans les regards. Ils y lisent l'incertitude du lendemain. Les paysans salvadoriens multiplient les récits tragiques, où se mêlent tortures, massacres et exécutions sommaires. Pradier découvre aussi que l'armée régulière, après seize heures, se transforme en milice. Pour arrondir leurs fins de mois, les soldats patrouillent le soir dans les latifundias, les grandes plantations, afin d'en déloger les éventuels rebelles.

Le soir, à l'hôtel Camino Real où, malgré la guerre, des touristes déambulent au bord de la piscine, un verre de tequila en main, les trois compères exultent. Cette mission-là prend forme. Au diable, les consultations parisiennes ! L'équipe envoie un télex à Médecins du monde pour signaler que son retour est différé : « Réunion spéciale de la junte prévue vendredi pour trancher problèmes politiques. Sommes bien soutenus par gouvernement français. Mais délégation de la Croix-Rouge compromise. Rassurer famille. Partons aujourd'hui pour intérieur. Vous embrassons. Gilles-Pierre-Bernard. » A sa femme Evelyne qui n'a guère de nouvelles depuis longtemps, Kouchner envoie un autre télégramme, dans un pidgin de français et d'espagnol : « Guantanemera y mariachis. Mexico ou New York du 4 au 8 décembre. Pierre Domingo te dira los caminos possibles. Stop. Amor y difficultades. »

Deux jésuites servent de guide aux trois Français, les pères Santamaria et Ion de Cortina. Ils prennent de gros risques. Ils se savent menacés par les Escadrons de la mort en raison de leurs sympathies pour la « théologie de la libération », prônée par une frange du clergé qui soutient les idéaux révolutionnaires. La semaine précédente, un autre ministre du culte, le père Jutilio Grande, a été exécuté au volant de sa voiture par un commando armé, embusqué près d'un carrefour de la capitale. Au cours d'une autre mission sur les routes salvadoriennes, Kouchner apprend la perte d'une *compañera* fabuleuse : Marianella Villas, l'amie de toujours. La volubile présidente de la Commission des droits de l'homme, que Lebas fréquentait à Paris, a été arrêtée, torturée puis abattue. Kouchner revoit l'exubérante Salvadorienne, née du côté des nantis, issue de la bourgeoisie *compradore*, et qui a préféré défendre les pauvres. Le père jésuite, Maria, et, demain, d'autres, sans doute... Que de violence vis-à-vis des êtres de bonne volonté !

C'est un paysage de désolation qui défile sous les yeux des médecins effondrés. Un cortège de réfugiés marche lentement sur le bas-côté. Un village porte les traces de récents combats – maisons en ruine, murs de l'église mitraillés. Des tombes ont été prestement creusées dans les champs désertés, et les croix bordent la route de La Libertad. Au-delà de la vallée, des sommets surgissent de la brume.

Le père Ion Cortina guide les médecins et dresse minutieusement, au volant de sa voiture, l'inventaire des exactions. Lorsqu'il croise des unités de l'armée régulière, le *padre* ne peut réprimer un mouvement de crainte. La voiture dépasse un marigot. Un cadavre entame sa décomposition. Des oiseaux picorent les bras et le ventre ballonné.

– C'est un guérillero, dit le père à Pradier. Malheureusement, personne n'ira le chercher.

– Et pourquoi? s'offusque Pradier.

– Parce que s'en occuper, c'est signer son arrêt de mort.

Pradier s'éponge le front. Est-ce la tension, l'atmosphère moite? Même la légère brise du Pacifique n'apporte pas de fraîcheur salutaire.

Chalatenango est une bourgade posée au pied des montagnes qui marquent la frontière entre les plateaux et la sierra. Il fait bon en ce dimanche 23 novembre 1980. S'il n'y avait cette omniprésence de la guerre, l'on pourrait se croire dans l'une de ces villes sud-américaines aux murs blancs, aux larges rues, aux églises baroques et richement décorées que décrit Garcia Marquez, et où il fait bon vivre. Mais Chalatenango marque aussi la frontière entre les positions de l'armée et les maquis des *champas*, les guérilleros. Les soldats patrouillent dans les rues, des camions militaires occupent l'esplanade, des miliciens interdisent l'accès à l'église, lieu de perdition et de débauche des âmes.

Kouchner, Pradier et Brucker atterrissent dans les locaux de la mission américaine. Les sœurs de l'ordre de Maryknoll sont vêtues de blanc, parlent bien l'espagnol et évoquent l'espoir des Salvadoriens :

– Nous sommes l'Église des pauvres, dit l'une d'entre elles en servant le café, sous une photo de Jean-Paul II.

Les nonnes au visage lisse affichent une incroyable détermination, un courage à toute épreuve. Savent-elles qu'à San Salvador on assassine les hommes et femmes d'Église? Bien sûr. Elles viennent de recevoir des menaces de mort. Deux d'entre elles ont dû, quelques semaines auparavant, rentrer aux États-Unis.

– Les enfants meurent ici, faites-le savoir dans votre pays, nous avons besoin d'aide, disent-elles.

Quelques jours plus tard, à l'hôtel, Kouchner pousse un juron en parcourant le journal. Les corps de deux religieuses ont été retrouvés, martyrisés, mêlés à deux autres cadavres, une missionnaire et une assistante sociale américaines qui venaient d'arriver au Salvador. Les quatre femmes ont été torturées avant d'être abattues à Santiago-Monualco, à trente kilomètres de la capitale. Le massacre est signé par les Escadrons de la mort. Les médecins serrent les poings, impuissants. La mission doit continuer.

Le camp de Bethania est tenu par les petites sœurs de Béthanie, de Jérusalem, qui ont donné leur nom à la contrée. Les réfugiés y affluent, un maigre baluchon sur l'épaule, et s'entassent dans des cases de paille et de pisé. Des enfants jouent dans la boue, tandis que les adultes attendent l'arrivée d'un hypothétique camion de vivres.

Lorsque la mère supérieure voit débarquer les trois Français, hirsutes, guidés par un jésuite, elle s'empresse de leur céder le camp, trop lourd à gérer. Pour quelques centaines de dollars, Kouchner devient propriétaire d'un terrain de quarante hectares. Pradier et Brucker saluent l'exploit financier de leur confrère. Belle opération, il est vrai : le domaine comprend un bout de montagne, une rivière, et n'est guère éloigné de la capitale. Très vite, des centaines de réfugiés débarquent dans les parages. Le camp de Bethania devient la première grande mission de MDM après l'opération « *Ile de Lumière* ».

Sur ce coin de terre montagneuse, le témoignage revêt une importance aussi capitale que l'acte médical. On veut dénoncer les disparitions, les exécutions en série, et plaider pour la paix des deux côtés de cette sale guerre.

Pierre Pradier s'aperçoit bien vite que la situation des réfugiés est dramatique. Les vivres sont rationnés, l'eau ne suffit plus à abreuver cette multitude de bouches, les épidémies menacent des ribambelles d'enfants. L'équipe MDM travaille d'arrache-pied, et récolte des centaines de témoignages. L'argent de Paris vient à manquer. Les médecins se lancent alors dans le tissage et l'élevage de poulets, revendus dans la capitale, afin de nourrir le bidonville improvisé. Pradier, reconverti dans les joies de l'agriculture et de l'élevage, s'aperçoit qu'à la longue les ventres des femmes s'arrondissent. La nuit tombée, des visiteurs déposent leurs armes à l'entrée des baraquements et rendent visite à leurs compagnes. Avertie des mouvements nocturnes des guérilleros, la police salvadorienne veille et coffre quelques-uns de ces montagnards révolutionnaires en mal de tendresse.

Kouchner veut élargir l'opération. Il décide de monter un pont aérien, rien de moins, entre la France et le Salvador. Mais le gouvernement demande qu'une partie des dons lui soit affectée. A MDM, on tergiverse : faut-il se plier au diktat et contribuer ainsi à aider l'armée salvadorienne ? Ou bien faut-il refuser et, donc, priver paysans, réfugiés et guérilleros d'une aide précieuse ? Après de vifs débats, on signe. Gilles Brucker entame une campagne au micro de France Inter. Des affiches sont collées sur les murs de Paris : au-dessus du slogan « Un avion pour le Salvador » et d'une tête d'enfant en larmes, une main experte a effectué un collage proclamant : « Pas de larmes, du sérum ! »

L'avion décolle de Paris le 20 juin 1981, avec soixante tonnes de médicaments et de vivres dans ses soutes, dont quatre cents trousses d'urgence que les membres de MDM ont confectionnées à la hâte dans le pavillon de banlieue de François Foussadier. Malins, les Médecins du monde ont répondu à leur manière à l'offre gouvernementale : seuls des médicaments de pédiatrie seront remis aux militaires.

Il aura fallu un an de négociations pour aboutir au résultat. Patrouiller dans les eaux troubles de la mer de Chine était autrement plus facile. Au Salvador, les *medicos franceses* sont soupçonnés par les militaires de travailler pour le KGB. Kouchner et les « Salvadoriens » de Médecins du monde – Pradier, Brucker et Lebas – rient de ces fausses allégations. Dire que, au Liban, on les accusait d'œuvrer pour la CIA...

Kouchner, cependant, ne se leurre pas sur la portée de la mission :

– Ce que fait MDM est infiniment petit par rapport aux besoins, dit-il lors d'une conférence à Paris sur l'Amérique latine.

Il définit ensuite le Salvador comme « une tâche considérable, même pour cette bande de demi-naïfs, demi-avertis et complètement mégalomanes qui constitue MDM ». Dans la salle, on applaudit : ce médecin-là aime la dérision et sait reconnaître ses défauts.

Depuis son éviction de MSF, Kouchner a travaillé ses accents de tribun. Il multiplie les interviews, parade devant les caméras. A chaque fois qu'il défile sur un plateau, MDM reçoit des dons faramineux, qui font pâlir d'envie ses concurrents. Il entretient des relations mondaines et politiques. Il rencontre Christine Ockrent, présentatrice du journal d'Antenne 2, et l'invite à effectuer un reportage sur ces lieux de détresse qui parsèment la mappemonde. La journaliste et le médecin se séduisent mutuellement.

On reproche à Bernard, de plus en plus souvent, de confondre son intérêt et celui de la médecine humanitaire. On l'accuse de prendre goût au show-business et de mélanger les genres. Lui rétorque que, en ce siècle cathodique, il est nécessaire de mêler médecine et médias. Il considère les caméras comme une arme de témoignage et de pression sur les gouvernements immoraux.

– Que voulez-vous, réplique-t-il à l'un de ses nombreux détracteurs, c'est la loi du tapage, et je n'y peux rien.

– Au fond, tu t'en fous si cinq mille petits Noirs meurent, pourvu que tu puisses en opérer trois devant les caméras, lui lance, un soir, un ancien compagnon de route.

– Peut-être, se défend-il, mais grâce à ce reportage, vingt mille autres seront sauvés !

Pour arrondir ses fins de mois, il écrit des scénarios pour la série « Médecins de nuit » sur Antenne 2, sous le pseudonyme de Bernard Gridaine. Il poursuit aussi sa tâche de directeur de publication à la *Revue des sciences médicales* – une source providentielle de revenus avec la manne de la publicité pharmaceutique. Malgré tout, crise oblige, la corne d'abondance commence à se tarir.

Le 21 avril 1982, à Athènes, dans le bâtiment du vieux parlement, les jurés de la fondation Onassis et le président de la République grec, Constantin Caramanlis, remettent à Kouchner le prix Athinaï. Ému, gêné d'être récompensé au nom des volontaires qui s'affairent, au même moment, à soigner les souffrances de la planète, le médecin français dresse alors le bilan de l'extrême urgence pratiquée par des cohortes de médecins et non-médecins, infirmières, journalistes, marins, architectes, publicitaires, comptables, secrétaires. Il est vingt heures en mer de Chine et des médecins s'attachent à repêcher des boat people. Il est quinze heures à la frontière afghane et des volontaires, déguisés en moudjahidin, marchent dans la neige vers leur hôpital clandestin du Wardak. Il est quatorze heures trente au Kurdistan, treize heures en

Érythrée, douze heures en Afrique et des équipes d'infirmières et de médecins se relaient dans des dispensaires de montagne ou de brousse, dans des camps de réfugiés ou sur le front. Il est six heures du matin à Haïti, cinq heures au Salvador et au Nicaragua, et des Français expatriés risquent leur vie, pataugent dans le sang et la guerre civile, sauvent d'autres boat people, ceux des Caraïbes, tonnent contre les silences complices et les exactions des dictateurs.

– La force des despotes s'éternise quand chacun ignore son proche et son lointain, conclut Kouchner. Nous ne nous taisons plus. Nous soignons et nous informons. Nous sommes un œil et une conscience.

A la fin du discours, le parterre d'académiciens et de notables se lève et ovationne l'orateur. Celui-ci n'est pas mécontent : quand il descend de la tribune, un chèque de cent mille dollars est glissé dans sa poche, récompense des mécènes aux commandos en blouse blanche.

Il est cinq heures au Salvador... De l'autre côté de la frontière, au Honduras, Jacques Lebas tente d'implanter sa mission. La tâche n'est pas facile : les soldats honduriens veillent sur la contrée et leur état-major ne voit pas d'un très bon œil le soutien de ces *medicos* aux réfugiés salvadoriens, infiltrés par les *insurrectos*. Accompagné d'une gynécologue, Christine Soler, Lebas effectue des aller et retour entre la capitale, Tegucigalpa, et le camp de Colomoncagua, un petit village frontalier perdu dans la montagne aride, au bord du río Lempa. Les deux médecins effectuent à l'occasion une entrée clandestine au Salvador, avec un passeur de la guérilla qui leur semble louche. Mythomane, menteur, menant grand train au Honduras, l'homme fixe ses rendez-vous dans des ravins ou dans la forêt. Au lieu d'évoquer la dramatique situation des réfugiés, il passe des heures à se lamenter sur sa vie et sur les dizaines de soldats qu'il a exécutés. Lebas ne sait s'il a affaire à un fou ou à un agent salvadorien.

Patiemment, les deux médecins parviennent à monter leur opération. Il s'agit d'abord de convaincre les réfugiés salvadoriens, coincés de l'autre côté de la frontière, de marcher jusqu'à un endroit précis de la montagne, d'y attendre le passeur, puis de se rendre au camp de Colomoncagua, côté hondurien, où patrouillent d'innombrables soldats et des miliciens saouls du matin au soir. Intrigués par ces va-et-vient, les autorités honduriennes somment les médecins français de s'expliquer.

– Écoutez, dit Lebas, on fait un recensement de la région, on s'est rendu compte de la situation de vos populations, à la frontière. On a vu le Salvador, c'est terrible, mais le Honduras a aussi beaucoup de besoins.

Sensible à l'accent castillan de son hôte, l'officier de permanence ferme les yeux.

Les deux médecins doivent alors se rendre à nouveau à Tegucigalpa pour négocier avec le ministre chargé des réfugiés. Jacques Lebas lui lance un long discours sur la situation dramatique à la frontière et les réfugiés qu'il faut secourir. Le ministre écoute le médecin d'une oreille distraite. Il n'a apparemment aucune envie de signer une autorisation de mission pour cette contrée déclarée zone de guerre. Mais, surtout, il a les yeux fixés sur les cuisses de Christine Soler, qui porte une minijupe. Il questionne incidemment Lebas.

– Vous avez l'accent espagnol, où habitez-vous?

Lebas répond qu'il a résidé plusieurs années à Madrid.

– Vous connaissez Las Palmeras, alors? demande le ministre, visiblement ému.

Las Palmeras, Lebas connaît : c'était un grand bordel de Madrid sur la place de son ancien quartier. Le ministre, qui fut étudiant en Espagne, fréquenta apparemment les prostituées de l'endroit.

– Je passais tous les soirs devant, quand je rentrais du lycée, répond Lebas.

Heureux de cette complicité, le ministre se détend. Il jette un dernier regard aux cuisses de la Française. Considérant sans doute que ses chances sont infimes, il signe le laissez-passer. Lebas remercie le ciel, le bordel madrilène et les jambes de sa consœur.

Cette petite visite officielle permet aux deux émissaires de MDM de monter leur opération. De retour à Colomoncagua, ils mettent clandestinement au point les derniers préparatifs. Côté salvadorien, coincés sur la montagne escarpée, les candidats à l'exil sont nombreux. Leur univers est de plus en plus précaire. Pour le premier passage, massif, Lebas avertit quelques photographes qui errent en Amérique centrale. Au moment où les paysans franchissent la frontière, en haillons, leurs enfants dans les bras, les soldats honduriens, pris sous le feu des photographes, hésitent à les refouler. Les cohortes en loques prennent pied au Honduras. Lebas a gagné la première manche.

Reste à installer les nouveaux arrivants. MDM manque d'argent. Il faut donc se débrouiller avec les moyens du bord et les fonds de l'Onu. Cinq mille réfugiés s'entassent déjà dans le camp de l'exil, assistés par de nouveaux volontaires, Patrick Guilouët et Marie-Christine Choquet.

A Paris, l'équipe de Médecins du monde – une vingtaine de médecins et d'infirmières, ainsi qu'Odile Fauconnier, la secrétaire à mi-temps – cherche sur l'atlas les pays en perdition. On décide d'expédier Bernard Granjon, un pédiatre marseillais, au Honduras.

– Tu parles espagnol? lui demande Odile au téléphone.

– Euh... Non, pas encore.

– C'est pas grave, tu pars quand même.

Quelques jours plus tard, Jean-Elie Malkin, de retour des maquis afghans, reçoit le nouvel élu. Le pédiatre marseillais, qui a abandonné son cabinet à deux associés en tremblant pour sa clientèle, se trouve plongé d'emblée dans une atmosphère de clandestinité. Il s'agit d'expédier des caisses de médicaments du côté de la guérilla salvadorienne.

– C'est simple, tu pars pour le Honduras, lui enjoint Malkin, et à l'hôtel de Tegucigalpa, tu te mets au bar, tu te grattes l'oreille deux fois. Tu verras un type qui se grattera deux fois le nez. C'est un Salvadorien, notre homme au Honduras. Mais fais gaffe, tu risques d'être repéré!

Dubitatif, Granjon acquiesce. Il croyait participer à une mission simple. Il est contraint de s'imaginer en James Bond de l'action humanitaire, croisant des espions, des hommes de main, des intermédiaires douteux. Drôle d'équipe que cette bande de copains, pense-t-il.

Les réunions de MDM sont épiques. Dans le local de la rue du Fer-à-Moulin, le rêve commande. Les cartes sont consultées, les frontières vérifiées, les aéroports repérés. Quelquefois, une voix rappelle la sentence prononcée lors du serment des égaux à l'hôpital Broussais : « Pas plus de quatre missions par an! »

Kouchner ne s'arrête pas à ces broutilles. Conquis par les charmes de l'Asie, il propose d'envoyer clandestinement une équipe au Cambodge, avec les maquisards de l'ancien roi Norodom Sihanouk. Les membres du petit cénacle approuvent. Rendez-vous est pris avec Sihanouk, en visite à Paris. Pierre Fyot et Hervé Chabalier, journaliste au *Matin*, accompagneront Kouchner.

La rencontre avec le souverain a lieu dans un luxueux appartement du XVIe arrondissement. Dans le salon, face à un tableau noir, le prince Sihanouk, personnage rond, jovial, un sourire perpétuel aux lèvres, devise sur le sort de son petit pays, envahi par le Viêt-nam. Affalés sur les fauteuils, des Cambodgiens écoutent l'illustre orateur décrire la situation militaire à l'aide d'une craie et d'un bâton. Kouchner et Fyot, incrédules, contemplent cette scène surréaliste, microcosme du palais royal de Phnom Penh en exil. Devant de fidèles sujets, le prince dessine les positions de ses troupes sur le tableau noir. La guérilla menée depuis les beaux quartiers parisiens semble bien dérisoire face aux cent mille Vietnamiens qui occupent le pays.

Enfin, Sihanouk daigne s'intéresser aux émissaires de Médecins du monde.

– Vous voyez, mes amis, on va vous emmener là.

Il désigne une tache au centre du tableau : c'est le complexe d'Angkor. Les deux médecins, habitués des maquis, jugent la proposition fort optimiste. Les soldats de Hanoi tiennent tout le pays. Marcher dans les forêts et les rizières jusqu'aux fameux temples tient de la gageure.

Un Cambodgien se lève et confirme solennellement la future mission médicale. L'homme, comme tous ceux qui sont réunis autour de l'ancien souverain, est « général des maquis ».

– Nos troupes feront la jonction!

Pierre Fyot a envie de sourire. Cette guérilla a décidément un appétit incroyable.

Sihanouk demande alors aux émissaires de se rendre chez un autre général cambodgien, à l'est de Paris. Les deux compagnons débarquent à l'adresse indiquée. C'est une épicerie, que tient le fils du « général ». Celui-ci, un chauffeur de taxi aux allures de clochard, trône derrière le comptoir. Il accueille les trois hommes avec déférence et leur demande de s'asseoir. Il sort ensuite un magnétophone du comptoir et y glisse une cassette :

– Je vais vous faire écouter le mot de passe.

Du haut-parleur sort une chanson enfantine : « Un petit âne allant trottinant... » Entre chaque couplet, le général a inséré des ordres en khmer. Les trois hommes, perplexes, s'emparent de la cassette et prennent congé du général de Saint-Mandé.

Quelques jours plus tard, Fyot, Kouchner et Chabalier s'envolent pour Bangkok. Après une semaine d'attente clandestine dans un hôtel, ils se rendent en bus à la frontière cambodgienne. Dans un camp de réfugiés, contact est pris avec la résistance, conglomérat de trois factions : les Khmers rouges, les « Khmers bleus », républicains, de l'ancien premier ministre Son Sann, et les « Khmers blancs », royalistes, de Sihanouk. Ces ennemis d'hier sont tous ligués aujourd'hui contre l'envahisseur vietnamien. On conduit les Français auprès de l'émissaire, qui se cache dans une case aux parois fragiles. Il écoute la cassette et conclut :

– Le général est complètement fou. Il n'est pas possible de passer de l'autre côté.

Les deux médecins insistent, demandent à franchir les lignes ennemies avec les maquisards. L'hypothétique résistant finit par céder. Il emmène les Français jusqu'à la frontière et, après trois cents mètres de marche dans la forêt, fait semblant d'aller chercher un homme de confiance. Il revient la mine catastrophée :

– On ne peut pas passer. Tout est miné et on n'a presque personne dans le maquis.

Les palabres demeurent sans effet. Fyot, Kouchner et Chabalier découvrent que la guérilla n'existe guère que sur le tableau noir de Sihanouk. Les généraux, comme ils le craignaient, sont des officiers d'opérette, sans armes ni bataillons.

Bernés depuis trois mois, les missionnaires décident de rentrer à Paris. Là, ils téléphonent aussitôt au cabinet du prince, prêts à l'agonir d'insultes. Celui-ci consent à s'emparer du combiné et déclare :

– Ah oui, la mission à Angkor, j'avais oublié! C'est que je suis très occupé en ce moment, je n'ai pas eu le temps d'y penser. Je dois signer mon dernier livre sur la Corée du Nord au Crillon. Venez donc m'y rejoindre ce soir.

Ce roi déchu est déconcertant. En désespoir de cause, les deux médecins et le grand reporter du *Matin* se rendent au cocktail. Place de la Concorde, un aréopage d'intellectuels et de diplomates se presse sur les marches du luxueux hôtel. Les trois hommes se fraient un chemin jusqu'au bar, où patiente Jean Lacouture. Norodom Sihanouk, affairé à dédicacer son œuvre de complaisance sur le grand timonier coréen, Kim Il-Sung, qui lui assure le gîte et le couvert – un palais de plusieurs dizaines de pièces à Pyongyang, protégé par quarante gardes du corps –, remarque la petite équipe. Il ajuste son costume, traverse le salon et, d'un geste auguste, leur tend la main.

– Monseigneur, dit Kouchner, notre mission a échoué, vos généraux ne nous ont pas donné les bons renseignements. Nous n'avons pu pénétrer au Cambodge que sur trois cent mètres.

Sihanouk, qui ne tolère pas que l'on mette sa parole en doute, s'offusque de ces propos outrecuidants :

– Mais alors, monsieur Kouchner, s'écrie-t-il, vous me prenez pour un traître !

Le silence plane aussitôt sur l'assemblée des convives. Sihanouk, qui entend manifester son royal courroux, tourne les talons et disparaît dans la foule. Les trois envoyés de Médecins du monde n'en reviennent pas. Lacouture, lui, sourit du caprice princier et sert aux trois hommes une bonne rasade de whisky. Pierre Fyot, l'ancien d'Indochine, maudit ces maquisards de salon. Il se rappelle qu'à deux pas, dans une chambre du Ritz, en 1944, le journaliste Ernest Hemingway décrivait la libération de la France.

La mission cambodgienne en restera là, enterrée devant un buffet de petits fours, dans les effluves d'un cocktail mondain. Certaines frontières s'avèrent infranchissables, surtout celles qui définissent des maquis quasi imaginaires.

Qu'importe, on se rabat sur des contrées moins hermétiques. Au local de MDM, rue du Fer-à-Moulin, Jacques Lebas et Pierre Fyot proposent une mission chez les Mosquitos, au Nicaragua. Ces Indiens de la côte caraïbe sont les laissés-pour-compte de la révolution sandiniste. Pis, accusés de rébellion, ils sont pourchassés par les hommes du colonel Daniel Ortega, au pouvoir à Managua. Les révolutionnaires sont devenus les oppresseurs des minorités. Autour de la table de MDM, certains s'offusquent de ces propos outranciers. Mais Fyot et Lebas poursuivent leur compte rendu.

Dans la forêt orientale, les combats, dit-on, sont terribles. Des hommes sont obligés de creuser leurs tombes avant que les soldats ne les exécutent en rafales. Des femmes sont brûlées vives dans leurs huttes. Les sandinistes ne veulent pas que leur fief, la rivière Coco, à la frontière du Honduras, se transforme en bastion des partisans de l'ancien régime. Mais les Mosquitos n'ont cure de l'ordre lancé par Managua. Leur chef, Stiedman Fagoth Muller, âgé de vingt-huit ans, donne le signal de l'insurrection. Armés d'arcs, de lances et de vieux fusils, ses hommes se livrent à quelques escarmouches. La réponse des sandinistes est impitoyable : les paysans indiens sont massacrés en masse.

La mission est acceptée, mais avec réticence. A MDM, on penche plutôt pour Ortega. Cette révolution achevée, c'est un peu le prolongement du rêve de Mai, les latifundia en plus. Lebas et Fyot échappent aux quolibets, passent au Bazar de l'Hôtel de Ville pour acheter des cantines et s'envolent pour le Honduras, puis la côte des Mosquitos. Ils évitent les villes, plongent dans la forêt. Des maquisards indiens les amènent au bord de la mer, qu'il s'agit de longer sur deux cents kilomètres. Un homme les attend : Eden Pastora, plus connu sous le nom de commandant Zéro. Héros de la révolution sandiniste, il a quitté ses alliés pour dénoncer leurs excès. Sur la côte, il a repris les armes, contre les nouveaux dictateurs cette fois-ci.

La pirogue de huit mètres de long tangue dans les vagues. La nuit tombe sur la mangrove et les palétuviers baignent leurs racines sur le rivage que scrutent attentivement quatre guérilleros indiens. Lebas a des images de Tintin en tête, Fyot ferme les yeux et se croit un temps sur un affluent du Mékong, avec ses commandos méos des années 50. Ils dépassent les lumières de Puerto Cabezas, un petit port aux mains des sandinistes. Au fond de la pirogue traînent des caisses de munitions. Les médecins, malgré eux, sont aussi des convoyeurs d'armes. Lebas médite sur cette alliance forcée du stéthoscope et de la kalachnikov. Le chemin de l'humanitaire emprunte celui des armes. Telle est la règle du jeu, maugrée-t-il.

La piroge longe la lagune de Wanta et dépasse un camp de réfugiés.

– On appelle ce coin Tasba Pri, Terre promise, explique un combattant.

En dépit de son nom, Fyot trouve l'endroit sinistre.

Souvent, les Indiens accostent, se prosternent et, genou en terre, prient en langue indigène.

– Que faites-vous? demande Lebas en espagnol.

– Les pirogues sont souvent coulées, alors on prie pour elles.

Guère rassurés, les deux médecins assistent de loin aux cérémonies incantatoires.

Trois lieues plus loin, les pagayeurs intiment aux Français l'ordre de se taire.

– Voilà, murmure-t-on à l'oreille de Fyot, de l'autre côté, ce sont les sandinistes.

La rive est à quelques dizaines de mètres. A tout moment, une patrouille peut surprendre les rebelles et leurs hôtes.

– Et s'ils nous attrapent? se hasarde Fyot.

– Alors, il vaut mieux qu'ils vous tuent, sinon ils vont vous castrer!

Fyot réprime une moue de dégoût.

Ce coin d'Amérique centrale est décidément barbare.

Les deux médecins, qui jugent décidément ce coin de l'Amérique un rien barbare, parviennent sans encombre en amont du fleuve, en plein fief mosquito. Ils parcourent les montagnes, les villages, les forêts, la côte. Les besoins sont énormes. Les populations souffrent de carences alimentaires, la mortalité infantile est élevée, les blessés de la guérilla sont soignés avec les moyens du bord et quelque remède concocté par un chaman de la forêt. Le paludisme, surtout, fait des ravages.

Le soir, dans la cache des Mosquitos, Jacques Lebas et Pierre Fyot devisent sur leur étrange équipée. Il y a encore quelques semaines, Lebas se félicitait du régime sandiniste. Dans les maquis des minorités indiennes, il constate que la révolution tropicale vire à la dictature marxiste.

Fyot, lui, se félicite du mea culpa de son compagnon de voyage. L'homme de droite et le militant de gauche ironisent sur le pragmatisme de leurs missions.

Au petit matin, les deux médecins sont réveillés par le vrombissement d'un avion de tourisme. Seraient-ce les convois d'armes annoncés la veille et destinés aux rebelles? Les Mosquitos se précipitent sur la route en terre qui sert de piste d'atterrissage. Des kalachnikov en provenance de Beyrouth sont prestement déchargées. Les médecins respirent : ces sympathiques Indiens vont pouvoir mener de nouvelles batailles et défendre leurs terres. Quelque temps plus tard, ils déchantent : ces acheminements d'armements, fomentés par la CIA, servent de couverture à un gigantesque trafic de cocaïne dans les Caraïbes. La géostratégie de ces côtes en révolte est décidément bien complexe.

Comme on signale une patrouille de sandinistes, l'escorte recommande aux médecins de décamper. Pendant des heures, à la nuit tombante, les Indiens et les deux Français tentent de trouver un point de passage entre les mangroves pour rallier un campement sûr. Ils atteignent enfin un village entouré de verdure. Une église tout en bois trône au milieu du bourg. Lebas compare l'endroit à la campagne anglaise. Ici, les Indiens, convertis au rite hussite de Bohême, par défi aux Nicaraguayens qu'ils appellent les « Espagnols » à cause de leur soif de conquête, affichent ostensiblement leur protestantisme. Le soir, dans la forêt, les combattants, entourés de jeunes femmes, reprennent en chœur les chants moraves devant un plat de riz et de maïs.

La mission exploratoire est de courte durée. Fyot et Lebas repartent de nuit en pirogue, puis en Jeep. Sur la route du Honduras, la voiture cahote. Un orage s'annonce. Des éclairs zèbrent le ciel et la foudre s'abat sur le réservoir d'essence. Le conducteur panique, tente d'éteindre tant bien que mal l'incendie. Lebas en profite pour s'intéresser à sa voisine, une jeune femme brune qui revient du Nicaragua. Elle oublie, dans les bras du médecin français, le drame des Indiens Mosquitos.

De retour à Paris, Lebas et Fyot plaident le bien-fondé d'une grande mission chez les Indiens du Nicaragua lors de la réunion hebdomadaire de MDM. La salle est comble. Les deux émissaires comprennent qu'ils figurent au banc des accusés. Si quelques amis leur adressent des signes de complicité, les autres les tancent du regard. On accuse les deux trouble-fête de collaborer avec la Contra, les rebelles antisandinistes, donc avec la CIA.

Kouchner ouvre le feu.

– Vous mettez en péril la mission de Médecins du monde qui est de l'autre côté, s'emporte-t-il, et vous n'en avez pas le droit!

Fyot et Lebas ne s'attendaient pas à une telle charge. Ils croyaient revenir en héros, ils sont accueillis en traîtres. Et pourtant, là-bas, dans les forêts de palétuviers et sur la côte, ils ont compté les victimes des exactions...

– C'est un génocide culturel, les sandinistes vont les rayer de la carte, réplique Fyot, reprenant le jugement du secrétaire d'État américain lui-même, Alexander Haig.

Bernard Kouchner, Gilles Brucker, Pierre Pradier et les autres membres de l'équipe fondatrice écoutent avec circonspection les deux mandataires. Au terme d'un long conciliabule, ils rendent leur verdict. Le jeune régime sandiniste, dont les partisans se sont battus des années durant contre la dictature sanglante du général Somoza, ne peut être critiqué. Soigner de l'autre côté, c'est afficher ses préférences politiques.

Furieux de ces réserves de théoriciens, Pierre Fyot menace, si on ne le suit pas, d'étaler la querelle dans la presse hebdomadaire.

– *Paris-Match* me filera bien trois pages...

– C'est un journal de droite, ils vont assassiner Ortega, réplique Kouchner, appuyé par Pradier.

– On ne va pas laisser tomber les Indiens sous prétexte qu'ils sont du mauvais côté de l'Histoire, surenchérit Fyot.

Le ton monte. Kouchner et Fyot se livrent à une passe d'armes tonitruante, le premier reprochant au second ses arguments de droite et vice versa.

Fatigué par le voyage, énervé par le ton de cette joute oratoire, l'ancien d'Indochine se lève et se dirige vers la porte :

– Si c'est comme ça, je m'en vais. Adieu, mes amis indiens!

– Tu nous fais du chantage, mon vieux, lui lance Kouchner.

Les sympathisants du régime sandiniste se regardent, penauds, et conviennent qu'ils sont allés un peu loin. On décide de maintenir la mission malgré le coup de gueule de Fyot. Le lendemain, à sept heures du matin, le téléphone sonne dans son appartement, encore sous le coup du décalage horaire. Kouchner est au bout du fil :

– Alors, Pierre, tu es toujours mon pote ?

L'ancien communiste et l'ex-officier ne se querellent jamais longtemps. Ils savent que l'action humanitaire transcende l'idéologie. Ils aiment répéter, l'un comme l'autre :

– Mais, bon dieu, y aurait-il des victimes de droite et de gauche ?

Dans les colloques, devant un représentant de la Croix-Rouge ou d'un gouvernement, la formule fait mouche.

Lorsque les deux compères s'invectivent, les mêmes mots prononcés leur arrachent un sourire.

Fyot et Lebas finissent par convaincre. Là-bas, les *barbudos* que l'on dit progressistes, émules de Fidel Castro, assassinent des Indiens hermétiques au dogme marxiste. Que faire ? Des médecins de MDM sont présents à Managua et montent une banque du sang. Convient-il de critiquer les bavures de la révolution sandiniste et de fermer, en guise de réprobation, la mission sise dans la capitale ? Faut-il claquer la porte, alors que continuent les massacres sur la côte des Mosquitos, qu'explora cinq siècles plus tôt Christophe Colomb ? On décide de maintenir les deux missions et de dénoncer, question d'éthique, chaque dérapage des révolutionnaires de Managua.

Dans les camps de réfugiés salvadoriens, au Honduras, nombre de médecins venus par conviction militante commencent à penser que le FLMN, le mouvement de guérilla du Salvador, n'est pas l'instrument politique noble et pur dont ils rêvaient. Les camps sont infiltrés par des agents de la guérilla qui, à Mesa Grande et à La Virtud, surveillent les paysans. Ceux qui oseraient demander l'asile aux *medicos* ou à l'un des représentants des Nations unies sont avertis : ils risquent au mieux la réquisition de leurs maigres biens, au pis, une balle dans la tête. Les maîtres de la rébellion ne sauraient tolérer que l'on dégarnisse ainsi les bases arrière du peuple en lutte.

Alain Destexhe, un médecin belge de vingt-sept ans, assiste à cette lente dégradation des mœurs révolutionnaires. Quelques semaines de séjour suffisent à l'en convaincre : les camps sont devenus des petits goulags. Pour déjouer la surveillance de leurs geôliers, les candidats au retour au Salvador se rendent chez le dentiste de Médecins sans frontières. La bouche ouverte, ils déclament : « *Quiero la repatriación* » (« Je veux qu'on me rapatrie »). Sympathisant de la cause marxiste à son arrivée au Honduras, Destexhe rejette bien vite la mystique révolutionnaire. Autour de lui, les équipes de médecins français subissent les fractures idéologiques de circonstance. Elles se scindent entre partisans d'un soutien à la rébellion et adeptes de la neutralité.

Alors que MSF, sous la houlette d'un Malhuret reconverti, est de plus en plus taxé de mouvement ancré à droite, Médecins du monde affirme son engagement à gauche. Le Salvador fournit un terrain idéal aux ardeurs militantes. Un vif débat mené à l'issue de l'assemblée générale de 1981 rappelle au public ce militantisme affiché. Kouchner, Lebas, Brucker, Glucksmann échangent leurs idées, qui sont parfois divergentes.

– Je ne crois pas qu'il faille refaire un deuxième Amnesty, plaide Gilles Brucker.

De retour du Salvador, il souhaite se démarquer de l'action de l'organisation internationale, qui dénonce les exactions des régimes de droite comme de gauche.

– Je crois, poursuit-il, qu'on ne fait assez bien une action que lorsqu'on y inclut quelque chose auquel on croit. Il faut évidemment garder un certain pluralisme, mais je doute qu'on puisse se débarrasser de l'engagement politique.

Dans la salle, Gilles Herzog, journaliste et écrivain au jugement précoce, joue le trouble-fête.

– On fait de l'aide humanitaire parce qu'on ne peut plus faire de politique comme on en faisait il y a dix ans. Pour nous, c'est une solution de remplacement, un substitut à nos investissements politiques anciens.

Les médecins et infirmières présents l'écoutent attentivement. Désabusé, Herzog lâche un mot présent sur de nombreuses lèvres : alibi. Pour lui, « l'aide humanitaire est une nouvelle illusion et non un nouvel espoir. »

C'est l'heure des remises en cause. Au cours de cette table ronde, les dirigeants de MDM présentent leurs doutes, examinent leurs désenchantements, livrent leur autocritique en pâture au public. Militant revenu de tous les militantismes, gauchiste délivré de son carcan idéologique dans les forêts salvadoriennes, Jacques Lebas évoque la multiplication des guerres.

– Moi, ce que j'ai expérimenté dans l'histoire du Salvador, partant de mes résidus de carcan idéologique, c'est que, lorsqu'on se coltine la réalité, on peut aider les gens, les soigner, apporter des médicaments, mais que les schémas idéologiques volent en éclats. J'ai pris ça en pleine gueule. C'était dur. Cela ne veut pas dire qu'il n'y a pas de noble cause, des droits à défendre, des choses contre lesquelles se battre, mais la vieille notion de politique doit être révisée.

Autour de la table qui sert de tribune, partisans d'une politisation de MDM et neutralistes s'affrontent. On sait que de nombreux médecins sont tentés par l'engagement militant, au péril de leur vie.

Une infirmière française, Madeleine Lagadec, indépendante de MDM, a franchi ainsi les lignes de la guérilla dans les maquis salvadoriens. L'ivresse de cette engagement n'a guère duré. Dans un village des montagnes du Chalatenango, le petit groupe de guérilleros qu'elle a rejoint a été attaqué par un commando de l'armée. Tous se sont réfugiés dans une grotte. Madeleine était entourée de blessés qu'elle a tenté de soigner avec de la gaze et quelques médicaments dérisoires. Elle savait que la fin était proche et ne pouvait fuir. Le combat était inégal. Les maquisards ont résisté un temps, mais les gouvernementaux sont parvenus à pénétrer dans l'obscur sanctuaire. Ils ont achevé les blessés. Et ils ont violé Madeleine Lagadec, avant de l'assassiner.

D'autres volontaires ont franchi le pas. Présent dans les camps de réfugiés au Honduras, au côté d'Antoine Crouan, Vincent Jeannerod, de MSF, a longtemps hésité. Ancien du PSU, il est fasciné par ces guérilleros qui luttent pour un idéal révolutionnaire. Quel manichéisme tentant : les révoltés et les oppresseurs... Vincent réfléchit et ne franchit pas les lignes : il est père de deux enfants. Une infirmière espagnole de MSF, elle, choisit de s'aventurer dans les maquis.

Au cours d'une attaque, elle est mortellement touchée par des éclats d'obus.

Les militants humanitaires ont déjà payé un lourd tribut. A MDM et MSF, malgré les sympathies affichées par certains volontaires, des voix de plus en plus nombreuses s'élèvent pour critiquer l'amalgame. L'humanitaire doit rester apolitique, du moins non militant, clament-ils. Comment, dès lors, définir une logique d'action, empêtrée dans les contradictions du neutralisme et de l'ingérence?

Au colloque de MDM, où l'on évoque le droit d'ingérence, Kouchner affirme ainsi que le mouvement pacifiste en Europe contre l'implantation des missiles américains Pershing est une utopie dangereuse, et que l'ennemi demeure l'Union soviétique. A ses côtés, Mario Bettati, professeur de droit à l'université de Paris, salue les médecins « utopistes », témoins permanents qui luttent contre les tyrannies, contre la misère, contre la douleur, contre la souffrance.

Si, à Médecins du monde, les missionnaires veulent s'engager davantage sur la voie du témoignage politique, à Médecins sans frontières, on prend ses distances avec le militantisme. La marche pour le Cambodge fut l'occasion de révéler les tensions entre les militants tiers-mondistes et ceux qui entendent dénoncer les tyrannies exotiques, Malhuret et Brauman en tête. Tous deux anciens gauchistes, ils veulent éviter que MSF ne devienne le déversoir des militantismes aveugles. Le tiers-mondisme, d'ailleurs, n'est pour eux qu'un pis-aller, une idéologie de façade qui permet de cacher les pires avanies des pays du Sud : corruption endémique, bureaucraties tropicales, despotisme et gabegie de roitelets marxistes et autres dictateurs. Un volontaire de l'urgence se doit de dénoncer toutes les tyrannies, où qu'elles se trouvent.

Sur le terrain, les membres des deux mouvements n'ont cure de ces démêlés parisiens. Dans les maquis afghans, au Salvador ou dans les montagnes kurdes, on s'entraide. Les luttes intestines, les coups de poignard florentins sont négligeables lorsqu'il s'agit de sauver les vies. Patrice Mercat, médecin de Tours, parti pour MSF, et Gérard Duport, chirurgien de Poitiers, enrôlé dans les rangs de MDM, se rencontrent au pied d'une montagne glacée au Kurdistan d'Iran et fraternisent. Les pieds dans la neige boueuse, escortés par une soldatesque en guenilles qui grelotte sur des chevaux de montagne, les deux médecins clandestins font mission commune. Ils errent ensemble dans les montagnes enneigées et visitent une centaine de villages. Ils partagent une modeste maison de quinze mètres carrés, sans eau ni électricité, et stérilisent leurs instruments dans une vieille bouilloire.

A trois mille mètres d'altitude, les querelles des caciques s'avèrent sans intérêt.

Le samedi 12 décembre 1981, les Polonais de Varsovie se dirigent vers les églises de quartier. Depuis quelques jours, les militants du syndicat libre Solidarité sont particulièrement nerveux. Gdansk, le grand port sur la Baltique, capitale de la contestation, est coupé du monde. A vingt-trois heures, Varsovie, à son tour, ne répond plus. Les militaires ont saboté les communications. L'armée s'apprête à prendre le pouvoir.

Jacques Renard, envoyé spécial de *L'Express*, parcourt les rues de Gdansk. Il remarque que des camions militaires prennent position autour des points stratégiques. Des miliciens débarquent au domicile des militants hostiles à l'ordre communiste. De folles rumeurs traversent la capitale : l'armée serait en train de rouler vers toutes les grandes villes du pays. L'heure du rappel à l'ordre a sonné. Les gardiens du dogme ne supportent plus les velléités libertaires menées par les syndicalistes et les hommes d'Église.

A six heures du matin, le général Jaruzelski, Premier ministre et secrétaire général du parti, annonce, les yeux cachés par ses éternelles lunettes noires, que l'« état de guerre » est proclamé en Pologne. Des « dirigeants extrémistes » ont été écroués. L'armée a pris le pouvoir. La radio ne diffuse plus que du Chopin.

Dans sa chambre d'hôtel, Jacques Renard assiste à la mise en place d'un régime orwellien. Les travailleurs sont désormais considérés comme des soldats – tout absent fera figure de déserteur. Les samedis deviennent des jours de travail. La presse libre est interdite. Tous les citoyens pourront être réquisitionnés afin d'accomplir des tâches collectives. Le syndicat Solidarité est décapité, ses membres arrêtés, à l'exception de Lech Walesa. La Pologne entière, qui renouait peu à peu avec la liberté, est désormais contrainte au chuchotement. Symboles de la reprise en main, les journalistes de la télévision sont priés de présenter le journal en uniforme militaire.

Au Havre, Patrick Laburthe émerge d'un profond sommeil lorsqu'il entend le flash de la radio. C'est l'état de siège en Pologne. Un journaliste traduit le discours de Jaruzelski : « Les extrémistes cherchent à détruire l'État socialiste... » Laburthe, malgré son cerveau embrumé, comprend que les Polonais, cette fois-ci, vont devoir subir une normalisation similaire à celle de Budapest en 1956 ou de Prague en 1968, même si les Soviétiques n'interviennent pas.

Interne à l'hôpital du Havre, Patrick rêve depuis longtemps de reprendre la route de l'action humanitaire. Il coupe la radio et téléphone à la capitainerie du port. Il veut partir le jour même pour Gdansk.

Le projet est pure folie. Comment débarquer dans un pays en proie à la loi martiale? Par chance, la seule personne qu'il connaisse à la capitainerie lui indique qu'un cargo polonais est en partance. Sa destination, en raison des événements, n'est pas précisée mais il doit larguer les amarres dès le lendemain. Il faut faire vite.

Laburthe appelle à Paris François Foussadier de MDM, et lui demande de livrer, de toute urgence, une camionnette de médicaments. Foussadier arrive dans la soirée sur les quais avec son estafette bourrée de caisses d'antibiotiques, de médicaments, de suppositoires... Entre temps, Patrick a obtenu d'embarquer sur le cargo, mais à ses risques et périls. L'interne monte à bord. Il a remarqué, au passage, que le navire portait un drôle de nom : il est baptisé *Felix Dzerjinski*, comme le fondateur de la Tchéka, l'ancêtre du KGB...

On entasse les caisses dans les cales. Laburthe hérite d'un coin de cabine qui sent le mazout. Il fait froid sur les quais et les hublots sont soigneusement calfeutrés. Le lendemain matin, le cargo quitte les docks du Havre avec son passager supplémentaire.

Après trois jours de mer, l'autorisation d'accoster à Gdansk, la ville de Solidarité, est accordée.

Laburthe parvient à passer les barrières de la douane, mais il est repéré par la milice, qui lui ordonne de pointer matin et soir au poste. Les chars sont présents à tous les carrefours, les soldats patrouillent sur les grandes rues. Des fleurs ont été déposées à l'entrée des chantiers Lénine, au pied du monument aux victimes des émeutes de 1970.

Le Français s'aventure dans la ville, son sac sous le bras, les pieds dans la neige. Les caisses de médicaments sont acheminées vers l'hôpital central. Là, des militants de Solidarité prennent le volontaire de MDM en charge. Ils le confient à une dame d'une soixantaine d'années, Johanna Penson. Cardiologue réputée, elle est la seule du bloc à parler français. Elle est aussi le médecin personnel de Lech Walesa et l'une des premières à s'être inscrite à Solidarité. Laburthe a de la chance. Sa mission peut commencer.

Avec des airs de conspiratrice, Johanna Penson emmène le visiteur dans son appartement. Trois coups brefs, deux coups longs, c'est le code.

Des draps sont tendus devant les fenêtres. Il règne une ambiance de conjuration. Qui sont ces hommes qui passent d'une chambre à l'autre, des tracts sous le bras?

– Ce sont des militants de Solidarité, les proches de Walesa. Ils ne veulent pas se faire prendre. Ils seraient torturés. Ah, au fait, merci d'être venu. Vous êtes le premier étranger que je vois depuis l'état de guerre!

Laburthe s'installe au milieu de la ruche. Il comprend vite que les dissidents qui circulent ici organisent la résistance et qu'ils ne sont guère isolés, au contraire. On presse le visiteur de questions : pourquoi la France de Pierre Mauroy ne condamne-t-elle pas davantage le coup de Jaruzelski? L'oreille collée à la radio et aux nouvelles de la BBC, les compagnons de route de Walesa interrogent aussi le médecin sur son séjour dans les maquis afghans : comment les Soviétiques ont-ils pris le pays? Comment les combattants se sont-ils organisés?

Pendant une semaine, les militants amènent pieusement à leur hôte français des listes de prisonniers politiques et leurs photos. Comme un huissier, Laburthe dresse un inventaire méticuleux de la loi martiale, qui a pris désormais le visage de son instigateur, lunettes noires sur un visage fermé.

Johanna Penson organise des visites, celles des hauts lieux de la résistance à l'ordre militaire. Patrick, en cas d'arrestation, devra jouer au fils sourd-muet, légèrement idiot de surcroît. Il répète son rôle avec beaucoup d'aisance. La cardiologue l'emmène dans les églises, dans les usines qui abritent des bureaux clandestins, dans les caches chez l'habitant... Les ronéos tournent malgré les oukases. Les réseaux souterrains s'organisent. Les militants effectuent des quêtes sous le manteau pour subvenir aux besoins des compagnons embastillés. Toute la ville semble respirer la clandestinité.

Les prisons, pourtant, sont déjà pleines...

– Vous n'avez pas peur de me guider? demande Laburthe, qui glisse sur le verglas.

– Oh, vous savez, je suis une vieille juive rescapée de Ravensbruck. Ce ne sont pas ces malheureux petits communistes qui vont me faire peur.

De Lech Walesa, elle n'a aucune nouvelle. On sait simplement qu'il n'a pas été arrêté.

Les militants de Solidarité adjurent Laburthe de faire parvenir leurs listes de prisonniers en Occident. Ils organisent son départ. Johanna Penson accompagne le médecin jusqu'à l'échelle de coupée d'un cargo anonyme qui s'apprête à gagner les côtes d'Angleterre. Le milicien de service est sans doute un sympathisant de Solidarité, puisqu'il ferme les yeux. Il neige sur la Baltique. Le vent fouette les visages. Johanna, sur le quai, regarde le visiteur prendre le large comme s'il s'agissait de l'espoir de son peuple

Quand il débarque à Paris, Laburthe file au siège du *Matin* et de *Libération*. Il remet aux deux quotidiens ses articles sur l'état de siège et la résistance des membres de Solidarité. Il y a joint une liste de trois cent quatre-vingt-dix-huit noms de militants arrêtés.

A Médecins du monde, on écoute attentivement le récit de l'émissaire. Les caisses de médicaments n'étaient en fait qu'un prétexte. Les Polonais ne souffrent guère de pénurie en la matière. Ce dont ils ont besoin, c'est de soutien dans leur lutte.

La jeune organisation décide d'affréter des convois humanitaires à destination de Varsovie. Dans les chargements sont cachés les outils de la résistance : des ronéos, de l'encre, des machines à écrire. Lorsque s'ébranle le premier convoi, les Médecins du monde savent que leur message est d'abord un message de sympathie et que leur fonction première est de témoigner. En Pologne, quinze mille personnes ont déjà été arrêtées par les sbires de Jaruzelski.

Devant les rangées de députés indignés par les événements polonais, Claude Cheysson, ministre des Relations extérieures, ne perd pas son calme. Un parlementaire l'interroge sur la conduite à suivre. Le ministre répond : « Bien entendu, nous ne ferons rien. »

Le propos déclenche l'ire des humanistes humanitaires. Kouchner, Foucault, Glucksmann et Montand signent aussitôt un appel au ton véhément, évoquant la trilogie de la non-intervention socialiste, l'Espagne, l'Algérie où Guy Mollet manqua la paix des braves, puis la Pologne. Lorsqu'il prend connaissance de la pétition, Jack Lang, ministre de la Culture, déclare avec emphase :

– Je ne pense rien car ce sont des clowns malfaisants qui ont signé.

Quelques jours plus tard, les « clowns malfaisants », au lendemain d'un appel lancé sur les ondes par Montand, parviennent à faire descendre cinquante mille personnes dans la rue pour dénoncer les méfaits du général aux lunettes noires.

L'affaire polonaise contribue à clarifier les relations entre Médecins du monde et le pouvoir. Longtemps soupçonnée d'abriter des partisans de la gauche socialiste, l'association démontre qu'elle ne s'arrête pas aux clivages partisans. Mieux, elle utilise un réseau d'intellectuels de gauche et de personnalités non hostiles à François Mitterrand pour marquer sa différence. D'autres intellectuels se joignent au mouvement de protestation, notamment Bernard-Henri Lévy, Jorge Semprun. La césure entre le pouvoir et l'intelligentsia s'effectue inexorablement, malgré les tentatives de récupération de Jack Lang.

Dans la revue de Médecins du monde, *MDM*, Kouchner apporte sa contribution au débat. Il plaide pour l'envoi de médecins en Europe de l'Est, là où saigne le cœur des démocrates. Ces missionnaires de l'urgence seront les éclaireurs de la pensée occidentale, les défenseurs de la parole libre. Le bistouri et la trousse d'urgence ne constituent plus le matériel de base du missionnaire, qui est prié d'apprendre à manier le mégaphone ou le stylo. Kouchner plaide pour la neutralité politique des French Doctors, même s'il approuve les discours de Mitterrand sur les pays du Sud à Cancun ou au siège de l'Unesco à Paris.

« Alors, on rentre en France, écrit Kouchner, et les journalistes demandent à chaque fois : " Êtes-vous de gauche ? Êtes-vous de droite ? Pourquoi partez-vous ? " Et nous ne savons plus répondre. Sommes-nous de la même gauche si nous nous trouvons en Pologne ou si nous nous trouvons au Salvador ? Nous sommes contre les appréciations hâtives de ces deux impérialismes, renvoyés dos à dos. »

Kouchner évoque encore les désenchantements militants, les erreurs d'appréciation sur le tiers monde dont les combats ont longtemps semblé d'essence progressiste. Au-delà des clivages idéologiques, il plaide pour une défense de la démocratie, là-bas, sous les tropiques, mais aussi au cœur de l'Europe.

Cet éditorial fougueux et argumenté scelle une nouvelle fois le destin de Médecins du monde, engagé non plus pour les droits des peuples mais pour les droits de l'homme. A cette charte ambiguë et ambitieuse, l'Afghanistan, le Cambodge et le Salvador fourniront autant de terrains d'expérience.

13.

La route de Sanandaj

Depuis l'affaire du « bateau pour le Viêt-nam », une véritable concurrence s'est instaurée entre Médecins sans frontières et Médecins du monde. Rony Brauman considère ces empoignades avec un certain recul. Il a d'autres sujets de préoccupation.

Les conflits, en effet, ne manquent pas. Les mouvements d'insurrection s'étendent aux quatre coins de la planète, en Afghanistan, dans les maquis kurdes, au Salvador et au Nicaragua. Pour MSF, deux priorités d'action se dégagent : les réfugiés et les zones de guerre. Qu'il est loin, le temps des simples interventions sur les lieux de catastrophes ! Ce sont les victimes des conflits régionaux, des soubresauts de la guerre froide que veulent soigner les French Doctors.

A vingt-neuf ans, Rony Brauman est devenu un mordu de l'action humanitaire. Il a pris ses distances avec la médecine classique, celle qui se pratique dans les cabinets ou dans les hôpitaux. Il entend participer aux événements survenant au sein du tiers monde, ajouter une dimension politique à la responsabilité médicale. Il décide donc de se consacrer à temps plein aux missions MSF. Dès lors, il vole huit mois par an de catastrophe en guérilla.

Lorsqu'il rentre du Tchad, Rony reçoit un message d'un Kurde exilé à Paris, l'historien Kendal Nezan, brillant connaisseur du Moyen-Orient. Il appelle aussitôt le Kurde qui lui demande d'effectuer une mission clandestine au Kurdistan d'Iran.

– Il vous faudra traverser la Turquie dans le plus grand secret, c'est la guerre civile, avertit Nezan. A Ankara, vous serez accueilli par des militants kurdes. Ils vous prendront en charge jusqu'à la frontière iranienne.

Le bureau de MSF répond favorablement à la requête de l'historien. En avril 1980, Rony Brauman s'embarque pour Ankara avec le pédiatre Alain Dubos, qui a déjà exploré la région quelques semaines auparavant.

Si Rony en juge les articles du *Monde*, la mission ne sera pas de tout repos. A Istanbul, l'extrême gauche et l'extrême droite s'affrontent dans de sanglants combats. L'anarchie règne dans les rues. Les révolutionnaires et les Loups gris fascisants s'affrontent à coups de fusil et de grenade dans les banlieues. A l'université, des étudiants zélés dégainent en plein cours et partent chasser l'ennemi de classe dans les couloirs, sous les vivats des camarades. Les signes de reconnaissance sont subtils. Porter la moustache tombante peut ainsi s'avérer mortel. Cinq mille morts déjà... Les expéditions punitives fomentées par les compagnons d'armes de Rony lorsqu'il était maoïste ressemblent à des jeux puérils au regard des règlements de compte turcs. Et puis au-delà des montagnes d'Anatolie, en Iran, les Kurdes livrent bataille contre l'une des grandes armées du Moyen-Orient, celle de l'imam Khomeyni, héritière de la troupe du shah. Douze mille peshmergas, les combattants kurdes, tentent de résister à cent cinquante mille fantassins, bassidjis – volontaires – et pasdarans – gardiens de la révolution.

Alain Dubos, qui vient d'être élu vice-président de MSF, brûle d'impatience. Lui aussi a traîné ses guêtres en Asie pour Médecins sans frontières. Surtout, il veut renouer avec une médecine de terrain et découvrir d'autres horizons. Ancien sympathisant de l'OAS, royaliste libéral, Dubos, cheveux mi-longs, poivre et sel, n'est pas du même bord que Brauman. Mais alors que commence cette nouvelle mission, il fait fi de leurs différences.

Alain Dubos, il est vrai, a un penchant naturel pour les guerres. Il est né en novembre 1943 à Souk el-Khemis en Tunisie, sous les bombardements anglo-canadiens. Il a été élevé dans une grande maison de style basque au cœur de la plaine de Medjerda, où abondent les immenses plantations des pieds-noirs. Son père, qui exerçait la médecine des colonies, devint chirurgien de guerre lorsque les soldats britanniques et américains débarquèrent sur la côte nord-africaine.

Expulsée en 1961 lors de l'affaire de Bizerte, la famille Dubos s'installe en France. Alain entreprend des études de philosophie à Grenoble puis à Toulouse. Pendant ce temps, ses anciens camarades de Tunisie font sauter un pylône dans la région toulousaine. Ils écopent de plusieurs mois de prison. Dubos, lui, les soutient en silence. Il préfère potasser ses cours.

Comme la philo l'ennuie, il monte à Paris, loue une chambre dans l'île Saint-Louis et s'inscrit en médecine. Les événements de mai 68 l'ennuient également, et il préfère savourer du jazz dans les clubs de Saint-Germain-des-Prés ou assister aux matches de rugby.

Le Kurdistan... Pour Dubos, c'est aussi une manière de retrouver les paysages d'Orient, et de refaire quinze ans après la route des Indes, désormais tronçonnée, fermée par les guerres, les révolutions et les invasions. La route mythique, il l'empruntera à sa façon, jure-t-il : par les maquis, les champs dévastés, les villages incendiés.

Lorsque Brauman et lui débarquent à Istanbul, ils constatent une curieuse agitation. L'aéroport est surveillé de près par les militaires. Des camions patrouillent dans les rues. L'ordre semble régner dans la capitale, mais on se bat de rue à rue dès la nuit tombée. Le syndrome libanais plane sur les rives du Bosphore. « C'est Beyrouth à Constantinople », commente Dubos.

Les contacts kurdes se font attendre. En fait, constate bien vite Dubos, rien n'a été organisé. Les peshmergas, les rebelles kurdes, ne sont pas au rendez-vous. Faut-il dès lors partir en sens inverse, rentrer bredouille? « Pas question de renoncer », décident les deux Français, après s'être concertés. A la place de la BMW annoncée, ils prennent le premier autocar pour la frontière iranienne.

A Van, petite ville de montagne au bord d'un lac où ils arrivent avec trente heures de retard, ils parviennent à prendre enfin contact avec le PKK, le mouvement de guérilla des Kurdes de Turquie. Deux guides leur sont affectés, et la marche vers les sommets commence. Le chargement est léger puisque la mission est exploratoire, chargée de dresser un bilan de besoins médicaux alentour. Brauman, qui fume quotidiennement son paquet de blondes, souffle au fur et à mesure que l'altitude augmente mais ne perd pas une miette des conversations entre les deux guides qu'il tente de décrypter. Il cherche à saisir les noms qui reviennent le plus souvent dans cette langue inconnue : Marx, Mao, Lénine, Staline... A trois mille mètres d'altitude, ces rectitudes toutes dogmatiques prêtent à rire.

Qu'il lui paraît loin, le temps des réunions maoïstes.

Au pied du mont Ararat, l'équipe effectue une pause. Il convient d'éviter les patrouilles turques, les raids des unités spéciales. Sur le sentier abrupt, Rony Brauman déplie sa carte puis regarde l'horizon, où se mêlent les montagnes jaunes et les sommets enneigés. Là-bas, sans doute une base de l'Otan, tenue par les Turcs. De l'autre côté, au-delà de la frontière soviétique, des bases de l'Armée rouge. Brauman et Dubos ne peuvent éviter de discourir sur la guerre froide. Ils notent le pittoresque de leur causerie : ils se trouvent sur l'une des lignes de fracture de la planète, et les points cardinaux fourniraient un excellent décor à une émission de géostratégie.

Le répit est de courte durée. Quelques instants plus tard, la troupe est arrêtée par une patrouille de soldats turcs. Les guides, décidément, semblent très imprudents. La palabre est brève. Quelques dollars suffisent à se libérer de ces hôtes peu cordiaux.

Les montagnes d'Iran se dessinent. Dubos n'ose y croire. Brauman décide d'arracher la couverture d'un livre de Zinoviev qu'il a emporté dans son sac, et qui s'illustre d'une photo de la place Rouge de Moscou. « Prudence, se dit-il, avec les militaires turcs, on se sait jamais. »

Quelques vallons verts forment la frontière. De part et d'autre de cette ligne que rien ne vient borner, vit le même peuple, uni par la langue et la culture, mais déchiré par l'histoire de ses multiples factions.

C'est le PDKI, le Parti démocratique du Kurdistan iranien, dirigé par Abderrahmane Ghassemlou, qui prend en charge les randonneurs clandestins. Brauman n'est pas mécontent de se débarrasser de ses deux guides théoriciens du marxisme, guérilleros de pacotille, qui ne connaissent même pas les règles les plus élémentaires de la prudence révolutionnaire.

Le voyage n'est pas fini. Il ne fait même que commencer. Deux semaines d'un périple sinueux attendent les médecins, à cheval, en tracteur, à mule, à pied. Des paysages fabuleux défilent sous leurs yeux – gorges échancrées, névés sur les hauteurs, vallées au fond rocheux que traversent quelques paysans, paisibles malgré l'odeur de poudre qui plane sur la région. Brauman sue sang et eau, malgré la fraîcheur du vent des cimes. Il perd dix kilos.

Les deux éclaireurs découvrent une province en ruine. Les Iraniens arrosent quotidiennement la contrée frondeuse à l'arme lourde, les hélicoptères Cobra mitraillent les villages, les récoltes sont brûlées. Dans les caches et les garnisons des maquis, on parle même de bombardements au napalm et au phosphore.

La marche est parfois nocturne afin d'éviter les avions iraniens. Par une nuit d'orage, le cheval de Dubos dérape sur le sentier glissant et son cavalier est précipité dans le ravin. Pestant contre ces montures de fortune, nerveuses et récalcitrantes, le médecin, couvert de boue, trempé jusqu'aux os, s'ébroue et se remet en selle. Les peshmergas, eux, ne s'émeuvent guère de ces péripéties. Ils montrent le sentier et se contentent de marmonner les seuls mots d'anglais qu'ils connaissent : « *Drink tea, sit down, maybe tomorrow* » (« Buvez du thé, asseyez-vous, peut-être demain »).

Les peshmergas sont particulièrement nerveux, plus encore que les montures. D'où viennent ces bruits lointains de canonnades, ces survols incessants à haute altitude de l'aviation persane ? A la halte suivante, dans un caravansérail misérable, les médecins apprennent que l'Iran a lancé une offensive tous azimuts contre les Kurdes. Épaulés par les pasdarans, les gardiens de la révolution, les combattants de l'ayatollah Khomeyni se sont lancés de tout leur poids dans la bataille. Dans les montagnes kurdes, on compte déjà des milliers de morts. A la frontière, les troupes irakiennes ne sont pas en reste et menacent d'attaquer l'Iran. De tous côtés sonne l'heure de l'affrontement.

Les médecins redoutent l'encerclement.

Dubos et Brauman veulent atteindre Sanandaj, grande ville du Kurdistan d'Iran. Mais les chefs du camp qui les abrite – deux à trois mille combattants campent avec eux – les en dissuadent. La mission est trop risquée et ils disposent d'un temps limité. Les Iraniens bombardent nuit et jour la ville assiégée, où se terrent trente mille habitants. Certains tentent une sortie la nuit, à travers les lignes.

Sur les ondes kurdes de Radio Mahabad, les peshmergas écoutent, le soir au campement, les nouvelles du siège. Les résistants demandent instamment des ambulances et des infirmiers pour tel quartier en feu, tel magasin bombardé, telle maison effondrée. Mahabad, ville mythique, a accueilli la première république kurde, en 1946, État lilliputien, dirigé par Qazi Mohammed, un petit juge parlant espéranto, au visage ascétique et au teint jaunâtre, constamment vêtu d'un vieux manteau de l'armée. La république libre n'avait duré qu'un an : les soldats du shah de Perse, appuyés par les Britanniques et les Américains, fondirent sur la ville. Le juge fut pendu, et les assaillants organisèrent un gigantesque autodafé sur la place de Mahabad – livres, manuels de kurde, ouvrages historiques.

Trente-cinq ans plus tard, Brauman songe que cette ville des montagnes, une nouvelle fois assiégée, ne parvient pas à échapper à sa tragique destinée.

Mahabad demeure encore à quatre jours de cheval... Dubos commence à croire que cette mission a été préparée comme une excursion de printemps, à la légère. Les contacts parisiens se sont avérés peu fiables, la mission a pris des allures d'expédition en haute montagne. Les deux médecins improvisent sans cesse, rectifient leur itinéraire sur la carte, cherchent les villes mythiques, qui, comme des mirages, semblent reculer sans cesse.

Sur le sentier qui contourne Mahabad, Brauman se découvre une fascination pour la résistance kurde. Elle est le fait d'hommes cultivés, qui brassent des idées démocratiques et qui pratiquent le système D pour réparer les ateliers clandestins, les minoteries, les usines de munitions. Les armes, il est vrai, ne manquent pas. Trois garnisons ont été attaquées par les rebelles qui se sont emparés d'une foison de canons et de fusils. Pour les pièces manquantes, l'Irak de Saddam Hussein apporte son soutien.

Avec Dubos, Rony note, dessine des croquis, évalue les besoins en médicaments. Les plaies de la société kurde s'avèrent innombrables, d'autant que la population locale est privée de tout accès aux hôpitaux iraniens. Rony soigne des femmes au bord de la mort après un accouchement difficile, des enfants au thorax déformé par le rachitisme, des anciens devenus aveugles à la suite d'une conjonctivite ou d'un trachome. Il n'y a pas de médecin au Kurdistan.

Les Français ne peuvent même pas s'entretenir avec Ghassemlou, le chef mythique de la résistance kurde. Il réside à quelques montagnes de là. Il vient de rencontrer un journaliste de *L'Express*, Christian Hoche. Mais la vallée sent le roussi et il est temps de décamper. La gare désaffectée dans laquelle la petite caravane trouve refuge est survolée par des hélicoptères iraniens. Brauman craint que des cohortes de soldats irakiens ne débarquent d'un moment à l'autre.

Le retour est chaotique. A quatre reprises, les peshmergas tentent en vain de passer la frontière. Le temps est obscur et les troupes turques sur le qui-vive. Pragmatiques avant tout, même lorsqu'il s'agit d'aide humanitaire, les rebelles décident d'abandonner les deux Français à quelques kilomètres de la frontière, à la nuit tombante.

– Vous voyez les lueurs là-bas? leur dit-on.

Ils ne voient rien, mais Dubos acquiesce. Ils n'ont pas le choix.

– Bon, vous poursuivez le chemin, continue le guide, et vous descendez le col. La Turquie est de l'autre côté.

Amers, les Français remercient les maquisards d'une si cordiale hospitalité. Ils gagnent une lampe de poche lors de la courte cérémonie des adieux, s'élancent dans la nuit et s'en remettent à leur sens de la topographie. Quant à leur bonne étoile, ils n'y songent même plus.

Une parcelle de terre remuée, large d'un mètre cinquante, barre le sentier. C'est sûrement la frontière, où abondent les champs de mines. Pour éviter les engins de mort, Brauman prend son élan et saute le passage dangereux, Dubos sur ses talons.

– Bienvenue en Turquie, lance ce dernier.

Les Kurdes turcs ne sont guère plus hospitaliers que les accompagnateurs iraniens. Au premier village, une foule menaçante entoure les inconnus qui redoutent un lynchage improvisé. Ils entament une marche forcée vers une caserne, au bout du village. Les villageois leur palpent les poches, tentent de s'accrocher à leur sac. Brauman serre son canif dans sa main, sait-on jamais. Finalement, un jeune lieutenant vole à leur secours. Il était temps. Les villageois n'auraient fait qu'une bouchée de ces touristes égarés.

L'équipe de MSF peut rejoindre sans risque Van puis Ankara. A Paris, à leur retour, on décide d'envoyer une mission à long terme dans les maquis kurdes, malgré la difficulté du voyage et la coopération improbable des maquisards.

Les volontaires affluent. Christian Bal, un médecin de soixante-cinq ans, quitte sa retraite d'Abbeville pour proposer ses services. Il est rejoint par Norbert Gautrin, secrétaire général de MSF, Marc Ferrero, Marcel Delcourt, qui fut l'un des fondateurs de MSF, le chirurgien Michel Valton, l'infirmière Elisabeth Guise. Des séances de préparation sont organisées dans les locaux du boulevard Lefebvre. Les consignes de sécurité sont claires : « Vous êtes des touristes en balade, et vous avez pris des précautions en emportant des cartes routières et des trousses de médicaments. En cas de pépin, dites que vous vous êtes égarés. »

La première mission passe sans encombre. Les policiers turcs, affairés à surveiller les poseurs de bombes arméniens de l'Asala et les rebelles du PKK de retour d'exil, ne regardent pas de près les passeports des Français.

Alain Dubos repart lui aussi pour la contrée kurde, mais cette fois-ci, via Téhéran. Début janvier, un mystérieux interlocuteur iranien avait demandé à MSF d'y dépêcher une équipe. Vérification faite, la démarche s'avère officielle et émane de l'ambassade d'Iran à Paris.

Boulevard Lefebvre, le bureau se réunit d'urgence. Faut-il se rendre à Téhéran? Cette requête ne cache-t-elle pas un piège? Emmanuelli, Malhuret, Charhon et les spécialistes du Kurdistan examinent la demande, soupèsent les risques. Depuis un an, cinquante-deux employés et diplomates de l'ambassade américaine à Téhéran sont retenus en otage. L'Iran est ravagé par quatre mois de guerre totale avec l'Irak. Au nord, la répression contre les Kurdes se poursuit. Néanmoins, on finit par accéder à la demande. Les émissaires pressentis n'auront qu'à éviter les pièges tendus et les démarches de propagandistes.

Le 8 février 1981, une Cadillac bleue file sur la route du nord de Téhéran et ses hauteurs enneigées. A l'arrière, Alain Dubos et Norbert Gautrin, un généraliste de trente-deux ans qui appartient à SOS Médecins, observent la ville à travers les vitres. La capitale iranienne, posée sur les hauts plateaux, s'étale en escalier sur les contreforts de l'Elbourz. La Cadillac frôle le bazar, longe le quartier des ministères et monte vers les hauteurs bourgeoises et résidentielles de Chemiran. Les femmes rasent les murs, le visage voilé. Des pasdarans, des gardiens de révolution, patrouillent, mitraillettes Uzi en main. De jeunes conscrits en treillis déambulent, en attente d'un départ prochain pour le front.

A l'avant du véhicule, le médecin-général Baheshti et le major Hazan commentent le parcours. De splendides demeures bordent la route, des palais, des villas cossues de deux étages.

– C'était à la famille du shah et aux juifs qui ont fui la révolution, dit le major.

Depuis leur arrivée, Dubos et Gautrin sont traités comme des ambassadeurs plénipotentiaires. Salon d'honneur à l'aéroport, passage accéléré en douane, trois accompagnateurs dont une femme charmante, Mina, interprète de son état, gênée par son foulard de soie. Les Iraniens attendent apparemment beaucoup des médecins français...

La Cadillac s'arrête sur les hauteurs, dans le quartier chic de Téhéran. Une foule de pasdarans et de dévots patientent dans la neige. Qui protège-t-on ainsi derrière ces hauts murs?

Les médecins sont fouillés à trois reprises. Ils traversent un jardin et une cour, franchissent un pont de bois et pénètrent dans une pièce couverte de tapis.

Un homme aux sourcils broussailleux et au regard ombrageux est assis sur des coussins, au milieu de religieux. C'est l'ayatollah Khomeyni en personne. Le médecin-général Baheshti lui baise la main. Les Français, impressionnés par l'homme et gênés par un tel protocole, sont invités à s'asseoir.

Sur un signe de l'imam, le médecin-général donne la raison de la visite. Dubos est sommé d'expliquer l'histoire de MSF. Assis en tailleur, le pédiatre joue le jeu et évoque les différentes missions de l'organisation. Pour l'Iran, souligne-t-il, il faudra s'occuper des réfugiés de l'intérieur, rééduquer les amputés, installer des chirurgiens dans les hôpitaux des grandes villes.

– Il faut rappeler que nous sommes une organisation entièrement libre de ses actes, ajoute Gautrin. Nous ne subissons aucune influence de quelque parti, pouvoir religieux ou gouvernement que ce soit.

L'imam acquiesce puis prend la parole. Les deux médecins écoutent le guide de la révolution dont la voix roule sur les tapis, face au parterre de dignitaires.

– L'Iran traverse une période de grandes difficultés. Nous avons besoin d'aide car nous nous battons seuls. Aussi devons-nous vous remercier d'être de ceux qui viennent au secours d'une juste cause.

Malgré la solennité de l'entretien, Gautrin ne se démonte pas.

– Nous sommes là pour constater les ravages de la guerre. Sa cause, bien entendu, nous dépasse...

Le médecin-général accuse le coup. Ces confrères de France sont bien impudents. En Iran, on fusille pour moins que ça...

L'ayatollah, qui n'a pas relevé le manque d'enthousiasme de ses deux hôtes pour le prosélytisme islamiste persan, reprend la parole. Il évoque la juste cause du peuple iranien, solitaire, abandonné de tous, privé de tout appui occidental. Dubos, dont les articulations s'ankylosent, comprend que la mission qui leur est demandée n'est pas tant médicale que diplomatique. Il s'agit, par la présence de MSF, de reprendre langue avec la France, qui fut le pays d'accueil de Khomeyni en exil, et avec les pays occidentaux. Le médecin français pense en même temps au caractère comique de la scène : quelques mois auparavant, Gautrin et lui franchissaient clandestinement la frontière iranienne pour soigner les Kurdes irrédentistes. A leur retour, ils avaient écrit au *Nouvel Observateur* :

Le manque de médecins au Kurdistan est dramatique car tous sont réquisitionnés pour partir sur le front irakien. Depuis l'automne, nous avons envoyé deux équipes. La première, au nord, est seule pour couvrir une région de dix mille kilomètres carrés, située entre Rezaiyeh et la frontière soviétique : un médecin et une infirmière se déplacent avec les peshmergas entre les diverses infirmeries de campagne, des petites maisons, avec une table, une armoire à pharmacie et du matériel de chirurgie primaire. La seconde équipe – un chirurgien, une infirmière et un anesthésiste – tient le seul hôpital ouvert aux combattants kurdes, tous les autres sont situés dans les villes, occupées par les forces gouvernementales. C'est, en fait, une grande baraque à quelques dizaines de kilomètres de Mahabad qu'on a transformée en hôpital de fortune. Elle est protégée par trois batteries de défense antiaérienne qui tirent lorsque les gros hélicoptères Cobra approchent. Les blessés sont amenés de nuit.

Depuis trois semaines, il y a beaucoup de travail car les bombardements ont repris sur Mahabad et les villages alentour. Le gros problème, c'est les médicaments. Nous avons apporté tout ce que nous avons pu de France dans des sacs à dos. Mais nous ne pouvions pas trop nous charger. Car pour parcourir, par exemple, les soixante-dix kilomètres qui séparent la ville de Chapour, près de la frontière turque, de Rezaiyeh, il nous a fallu huit jours, à pied ou à cheval, prenant toutes sortes de chemins détournés à travers les montagnes. Alors, parfois, lorsqu'il ne nous reste plus de médicaments, les peshmergas vont faire des razzias dans les pharmacies des villes. Quelques-uns n'en reviennent pas.

Assis en tailleur devant les dignitaires de la théocratie iranienne, celle-là même qui bombarde la ville kurde de Mahabad, Dubos tente de sonder les véritables intentions de Khomeyni.

La police politique de l'ayatollah sait bien sûr que MSF a erré dans les zones rebelles. Mais sait-elle que les deux médecins qui s'entretiennent avec le guide suprême furent les piliers de ces missions interdites? Dubos voudrait aussi évoquer le sort des otages américains mais il se rappelle la consigne de Baheshti. Son confrère iranien, qui craint le courroux de Khomeyni, a défendu d'aborder le sujet, malgré les rumeurs d'une libération imminente. Il évoque, d'une manière plus générale, les droits de l'homme.

– Nous les respectons intégralement, répond Khomeyni sans sourciller.

L'entretien est terminé et il prend congé des médecins.

– Vous venez de vivre un moment exceptionnel, assure Baheshti dans l'antichambre. L'imam accorde très rarement une entrevue à des étrangers. Mais pour vous et votre noble cause humanitaire, il a accepté. Déjà les radios parlent de vous, et les journaux vont en faire autant. C'est de la très bonne propagande!

Dubos et Gautrin se regardent à la dérobée : ils sont effrayés par un tel discours. En fait, Baheshti leur demande crûment d'intégrer deux cents médecins dans l'armée iranienne. La médecine d'urgence au service d'un État en belligérance : curieuse conception de l'aide humanitaire...

– Écoutez il y a sûrement une méprise, intervient Dubos. On reste des civils. On peut à la rigueur se mettre à l'arrière, mais il est hors question d'être intégré à l'armée.

Le médecin-général acquiesce, visiblement déçu.

Dubos croit lire ses pensées : ces Français n'ont décidément rien compris à la démarche iranienne.

Le soir, à l'hôtel Intercontinental, les deux médecins entretiennent le journaliste Jean Bertolino de leur curieuse rencontre. Seuls occupants de l'hôtel, ils s'octroient un repas au caviar. Bertolino cherche un scoop sur le lieu de détention des otages américains, mais les interlocuteurs de

Khomeyni ne peuvent guère le renseigner. Le journaliste annonce alors aux deux médecins qu'ils sont écoutés de près. Croyant ouvrir la chambre des envoyés de MSF, il a pénétré par erreur dans une pièce voisine. Deux Iraniens s'affairaient à ausculter la cloison avec des stéthoscopes, à l'affût des moindres propos des Français.

Dubos considère que l'atmosphère devient irrespirable et décide de rentrer à Paris.

MSF ne soignera pas les pasdarans iraniens.

Les équipes suivantes rencontrent plus de difficultés à jouer les passe-murailles. Le 7 avril 1981, Luc Devineau, un radiologue rentré des Antilles quelques jours avant son départ pour Ankara, et Manaïck Lanternier, une infirmière qui a séjourné deux ans dans les camps de Thaïlande, circulent dans un car sur la route de Van. Le paysage des plateaux de montagne est désertique. Quelques arbres rabougris bornent la route. Au loin se découpent des minarets de mosquées et les reliquats d'églises arméniennes. Un lac aux eaux noires se découvre au sortir d'une gorge.

Hormis une expédition dans le désert saharien pour soigner les hommes bleus de Tamanrasset avec le Secours catholique, Devineau n'est jamais parti en mission. Ce médecin de trente-cinq ans avait demandé l'Ouganda au bureau de MSF. Il a hérité du Kurdistan. Peu importe, après tout, les missions se ressemblent, hormis la température. En regardant défiler le paysage, il devine les difficultés qui l'attendent. Il lui faudra agir dans la clandestinité, rester prudent dans ses contacts, parler de tourisme et non pas d'action humanitaire en cas de contrôle policier. Depuis sept mois, le pays est sous la coupe des militaires.

Manaïck Lanternier, vingt-huit ans, a déjà longuement pratiqué le secours d'urgence dans les camps thaïlandais. Blandine Desmons, une amie d'enfance devenue comme elle infirmière, lui avait parlé de Médecins sans frontières. En huit jours, elle avait abandonné ses gardes dans les hôpitaux parisiens pour s'aventurer à la frontière cambodgienne, entre soldats thaïlandais et Khmers rouges chassés du Cambodge par les Vietnamiens. Le voyage en pays kurde la passionne. Cette virée-là sera sans nul doute plus passionnante que les longs programmes d'assistance dans les camps d'Asie.

Brusquement, le chauffeur arrête le car. Une patrouille de soldats turcs barre la route, près du village de Baskalé. Ils intiment aux passagers l'ordre de sortir. On fouille les bagages. Une grosse caisse de médicaments intrigue les militaires. Que viennent faire ces deux Français? Ils demandent à Manaïck d'ouvrir son sac et découvrent des brochures en kurde qu'elle a obtenues d'amis militants à Paris. Aussitôt, les Français, ainsi que leurs deux guides, Youssef, jeune Kurde, et Vida, sa fiancée libanaise, sont arrêtés.

Dans le camion militaire qui les conduit à Van, Luc Devineau réalise que leur détention ne sera guère une partie de plaisir.

– On est dans le pétrin, maugrée-t-il.

Les amis de Paris ne seront pas prévenus avant des semaines dans le meilleur des cas, si ce n'est des mois... A Van, le camion passe devant l'hôtel qui les hébergea quelques jours plus tôt. Peut-être le propriétaire, sympathisant des rebelles des montagnes, pourrait-il avertir l'ambassade à Ankara?

Lorsque le camion stoppe devant le commissariat, Luc s'écarte légèrement puis se met à courir. Il contourne l'hôtel, les soldats à ses trousses, pénètre dans le hall et crie au patron en anglais : « On est arrêtés. Prévenez l'ambassade de France, vite ! » Les soldats le rattrapent, le bourrent de coups dans les côtes et le ceinturent. L'escapade aura été de courte durée. Luc Devineau espère surtout que l'hôtelier préviendra l'ambassadeur... Peine perdue : s'il est kurde, il n'en est pas moins agent de l'État turc, honorable correspondant dans la bonne ville de Van. Il en réfère à ses supérieurs, qui jugent bon d'enterrer le message.

La nouvelle met deux semaines pour parvenir aux oreilles des dirigeants de MSF. Deux émissaires prisonniers... Va-t-on les libérer bientôt? Les optimistes parient sur la bonne volonté des Turcs, sur les talents de la diplomatie française. Les pessimistes, plus nombreux, soulignent que le pouvoir est désormais aux mains de militaires à Ankara, et que les putschistes sont lancés dans une vaste propagande antikurde. Emmanuelli et Malhuret craignent que le tandem ne fasse les frais de la tension existant en Turquie.

Doit-on appliquer la loi du tapage, orchestrer une campagne de libération? Ou plutôt miser sur la discrétion? La deuxième option l'emporte. Cependant, les nouvelles de Van ne parviennent qu'au compte-gouttes et l'ambassade de Turquie à Paris filtre soigneusement les informations.

Emmanuelli et Malhuret s'affairent alors à tisser un réseau de contacts. Ils veulent envoyer une mission de reconnaissance clandestine sur le terrain. Les médecins qui ont précédé les deux prisonniers relèvent que Van, ville d'ordinaire paisible, est, depuis le coup d'État de septembre 1980, truffée d'indicateurs et d'agents en civil. De plus, la prison de la cité a une sinistre réputation.

– Allons voir directement sur place, dit Emmanuelli lors d'une réunion de crise. C'est de là-bas que nous devons nous organiser. Nous avons déjà assez perdu de temps.

Le lendemain, les docteurs Gautrin et Sergeant débarquent à Ankara. Ils ont pour mission de contacter le maximum de responsables, les juges, les autorités de la prison, les avocats. La visite à l'ambassade de France est de mauvais augure.

– Ils seront libérés demain, leur dit l'ambassadeur. Apparemment, on ne peut rien retenir contre eux...

Au cours de la discussion, le diplomate doit déchanter. Un conseiller lui apporte un message.

– Enfin, ce n'est pas si simple, messieurs. L'affaire a l'air plus grave qu'il n'y paraît.

Les prisonniers n'ont pas gagné leur droit de sortie. Les Turcs, apparemment, leur réservent une dure sentence. Les deux émissaires de MSF décident alors de se rendre sur place, dans l'est du pays.

Lorsqu'ils arrivent à Van, Gautrin et Sergeant découvrent la prison où sont détenus Luc et Manaïck, une sinistre bâtisse conçue comme un gigantesque cachot. Ils obtiennent l'autorisation de rencontrer Luc qui, le crâne rasé, amaigri, inquiet, commence à désespérer. Il craint que son incarcération ne soit longue. Il explique comment son procès fut expédié, après un interrogatoire en bonne et due forme par les service secrets. Les deux émissaires de Médecins sans frontières n'ont pas eu droit à la présence d'un avocat, et le seul traducteur du tribunal ne parlait qu'allemand. Luc n'a rien compris à la sentence, qui semble être très lourde. Il croupit dans une cellule qu'il partage avec des prisonniers de droit commun, sans doute des petits malfrats et des trafiquants de drogue. Gautrin et Sergeant quittent Van la mort dans l'âme. Cette détention, placée sous le signe de la loi martiale, ne présage rien de bon.

C'est la première fois que des Médecins sans frontières sont arrêtés. L'enjeu de leur emprisonnement dépasse le simple cadre d'une mission. Les autorités civiles turques toléraient les escapades des toubibs français dans les maquis. Ce n'est pas le cas des militaires, qui entendent frapper un grand coup.

Les deux MSF sont otages de la junte turque.

– Ils sont carrément accusés d'avoir soutenu les Kurdes de Turquie, explique Gautrin lors de la réunion du bureau. Les Turcs, c'est sûr, vont faire traîner les choses.

– Ils veulent nous décourager, ajoute Alain Dubos, qui a conduit la première mission exploratoire.

Dans cette épreuve de force, MSF est démuni. Son expérience de la négociation diplomatique se limite à quelques visites dans les chancelleries et demandes de passage frontalier. Entamer un rapport de force avec l'État turc? Avec le Mali, à la rigueur. A Van, la partie est forcément inégale. Qui se soucie, en Anatolie, du battage que peuvent faire quelques médecins, et des articles de presse, aussi incisifs soient-ils?

Dans leur geôle, Luc et Manaïck sont transis de froid. Le vent des montagnes s'engouffre entre les murs. Quelquefois, ils entendent des cris. Les prisonniers kurdes ne sont guère ménagés. Luc prend des notes sur le moindre bout de papier.

Quelques jours plus tard, la porte de la cellule s'ouvre. Ce n'est pas l'annonce de la libération mais l'ordre d'un transfert. Quand ils apprennent la destination, les deux détenus frémissent : Diyarbakir...

Là-bas, dit-on, les murs sont gravés du sang des martyrs et les couloirs résonnent des cris des torturés. Deux cents condamnés à mort attendent leur exécution. Les gardiens ne s'embarrassent guère de principes.

Ils interrogent leurs prisonniers à l'aide de pinces électriques.

Luc découvre, horrifié, son nouveau cachot.

Deux mètres sur deux, des grillages dans le couloir, des boxes avec passerelle pour circuler d'un bout à l'autre du bâtiment. Sur le mur d'en face, un projecteur éclaire perpétuellement les cellules. Des cris retentissent dans les couloirs. Un voisin de cellule explique à Luc que l'on punit ainsi les récalcitrants. Ils doivent apprendre les bonnes paroles de Kemal Atatürk, le fondateur de la République turque, les réciter haut et fort en signe de repentir. Luc, séparé de Manaïck, doit cohabiter avec des trafiquants de toutes sortes dans le bâtiment de deux étages réservé aux étrangers. Cent prisonniers s'y entassent, des Israéliens, des Sri-Lankais, des Britanniques, des Français, condamnés en général pour trafic de drogue. Le haschich et l'héroïne circulent à foison, il suffit de payer les gardiens. Des bagarres éclatent pour un lit convoité, un gramme d'héroïne mal partagé, un regard en coin. Devineau soigne les détenus, pratique la médecine du dénuement qu'il n'a pu appliquer dans les montagnes d'Iran. A défaut de Kurdes, il panse les Européens, avec des moyens de fortune.

Condamné par les représentants d'une junte, il invente un nouveau type de mission, la médecine carcérale.

Manaïck, elle, est coupée du monde. Trois jours durant, sans savoir pourquoi, elle est privée de nourriture. Ses voisines de geôle sont de jeunes femmes, prisonnières politiques pour la plupart. L'une porte des traces de sévices, l'autre des brûlures de cigarette sur les bras et les jambes, une troisième a été torturée à l'électricité. On parle de femmes décédées sous les coups. Manaïck prend peur et se réfugie dans la foi. Elle adopte le précepte de Chateaubriand : « C'est par la mort qu'on arrive à la présence de Dieu. »

Luc Devineau et Manaïck Lanternier sont sept fois jugés pour propagande non suivie d'effet. Leur dernier procès est ubuesque : on leur reproche la « contrebande de médicaments ». Menottés, ils comparaissent devant une juridiction militaire, puis civile, puis encore militaire... Le pouvoir et la justice turcs sont décidément bien compliqués. Les deux Français n'en perdent pas pour autant leur volonté de sortir au plus vite de cette geôle d'outre-tombe.

A l'extérieur, MSF poursuit sa mobilisation. Puisque la diplomatie demeure inopérante, autant s'en remettre au coup de poing médiatique. Emmanuelli contacte la presse, précise que « là-bas, c'est la médecine humanitaire que l'on bâillonne ». La cause est entendue : MSF fait l'objet d'un chantage. Au bureau, on s'interroge aussi sur la précarité des missions. Aucune juridiction internationale, aucun statut ne protège les envoyés spéciaux de Médecins sans frontières, traités comme de vulgaires mercenaires.

En désespoir de cause, Emmanuelli demande à Claude Mauriac de l'accompagner à Istanbul pour défendre la cause des deux prisonniers. Sur les bords du Bosphore, les deux envoyés rencontrent les magistrats et les avocats, répondent aux questions des journalistes turcs. Lors du procès, Mauriac prend des notes pour ses carnets, alors que la cour se déclare incompétente.

A un mètre de moi, Marie-Annick Lanternier, l'infirmière, avec un visage de petite fille déçue, punie. Lui, Luc Devineau, un médecin radiologiste que nous avions vu extrait, menottes aux poignets, de l'étroit cagibi noir où étaient entassés les prévenus. Impassible. Absent. L'air d'un docteur, au sens le plus grave, le plus rassurant, le plus honnête du mot. N'ayant pas pour nous un regard.

Les quatre Jendarmes [sic] *qui, mitraillette à la main, se tenaient debout derrière eux et les deux camarades (le guide kurde et son amie libanaise), les emmènent. Les menottes qui, durant l'audience, étaient restées accrochées à un seul poignet du docteur Devineau, lui sont remises. Son visage ne marque toujours aucun sentiment, ni colère, ni même déception apparente. Alors que la jeune infirmière se révolte, demande, sans obtenir de réponse, combien de temps elle restera encore en prison (ils y sont depuis déjà six mois!).*

Escortés de soldats en armes, ils passèrent, dehors, devant nous, parmi des dizaines de condamnés, dont deux ou trois enfants (des enfants, oui) eux aussi enchaînés (intolérable). Avant d'être happé, comme les autres, par un camion blindé, Luc Devineau a le temps de dire à Xavier qu'il tiendra le coup. Cela fait partie des risques assumés du métier.

A son retour à Paris, Mauriac écrit un article dans *Le Monde*. Devant ce battage de mauvais augure qui contrecarre l'image que les militaires entendent donner de la Turquie, un pays sauvé de la guerre civile par l'armée et qui désire se rapprocher de l'Europe, ordre est donné de libérer les deux détenus.

Pâles, amaigris, Luc Devineau et Manaïck Lanternier retrouvent la lumière après huit mois de détention.

Ces menaces turques sur les missions humanitaires ne découragent pas les French Doctors. Michel Bonnot, qui préside aux destinées d'Aide médicale internationale, veut monter un hôpital au Kurdistan d'Iran. Il suffit de transiter par Bagdad. Les Irakiens, en pleine guerre avec l'Iran, soutiennent la rébellion kurde afin de fixer une partie des troupes ennemies au nord. Une mission humanitaire chez les Kurdes d'Iran est donc bienvenue. Durant l'hiver 1981-1982, Bonnot part pour les maquis iraniens et ouvre l'hôpital Azadi (Liberté) bombardé quelques mois plus tard par la chasse de Téhéran.

A la Bourse du travail de la rue Charlot à Paris, c'est une curieuse émissaire des Kurdes qui vient plaider leur cause. Mme Ghassemlou, la femme du chef kurde iranien, n'a pas vraiment le type oriental. Elle est tchécoslovaque, mariée au rebelle lors de son séjour d'études à Prague. Devant un parterre de journalistes, d'hommes politiques et d'orientalistes, elle demande aux Nations unies et à la Croix-Rouge d'envoyer une aide d'urgence au Kurdistan. L'épouse du guérillero bénéficie déjà de l'appui du parti socialiste, du PSU et de la Fédération de l'éducation nationale. Mais il lui faut trouver d'autres soutiens. Telle est la doléance d'Abderrahmane Ghassemlou depuis ses maquis d'Iran, à Dafytar, à deux heures de marche de la frontière irakienne.

A la tribune, elle lit un message du PDKI, qui affirme que Téhéran a lancé « une vaste offensive au Kurdistan, utilisant armement lourd, blindés, hélicoptères d'assaut, bombes au phosphore et gaz toxiques ». Mme Ghassemlou exhorte aussi les organisations humanitaires à aider l'enclave martyre, où dix-huit mille Kurdes auraient déjà péri. Les membres de Médecins du monde présents dans la salle écoutent attentivement la supplique de la pasionaria kurde.

A MDM, on réfléchit en effet depuis quelques mois à l'envoi d'une nouvelle mission. Plusieurs équipes sont déjà sur le terrain et opèrent à Azadi, ainsi que dans les montagnes. Kouchner, lui, n'a qu'une envie : repartir dans ces maquis qu'il a connus dix ans plus tôt.

Il contacte les « anciens », ceux de la bande du Biafra. Max Récamier, du fond de son cabinet du XVe arrondissement, répond immédiatement oui. Dans son appartement de Dijon, Pierre Fyot, qui fête ses soixante et un ans, lui emboîte le pas. Jacques Bérès veut lui aussi renouer avec le baroud. Tous les quatre s'envolent pour Bagdad, où ils sont pris en charge par les services secrets. A la frontière, les gardes irakiens confisquent leurs passeports. Il est six heures du soir, les dernières lueurs du soleil s'éteignent. Empêtré dans un large pantalon, Bérès contemple, la barbe naissante, le paysage et se souvient d'expéditions déjà lointaines. En 1974, dans ces mêmes montagnes, côté irakien, les Kurdes démontraient leur capacité de résistance face au bulldozer irakien. Les maquisards ne disposaient alors que d'une seule ambulance et les Migs bombardaient allègrement.

Dix ans plus tard, les maquis n'ont guère changé. Mais Iraniens et Irakiens manipulent toujours les minorités du voisin et les Kurdes, divisés à souhait, font les frais d'une telle surenchère.

L'officier des gardes-frontière s'avance vers Récamier :

– Voilà, vous y êtes. Vous avancez de quelques kilomètres et vous trouverez des peshmergas.

Les quatre médecins sont lâchés dans la nature sans plus d'explications. Drôle de frontière. Les maquisards les guettent-ils, là-haut, depuis leurs caches, jumelles en main?

Au détour du sentier, l'équipe rencontre des rebelles kurdes et franchit une barrière de bois, toute symbolique. Les Français sont visiblement attendus. Ils sont conduits au repaire de Abderrahmane

Ghassemlou, après une marche forcée de plusieurs jours. En chemin, Fyot souffle, appuyé sur le flanc d'une mule. Il trouve attendrissant ce retour de vieux copains sur les lieux de l'une des premières missions. Certains ont les tempes qui grisonnent, lui n'a plus ses jambes d'antan.

Il baptise cette équipée « la mission carte vermeil ».

Au clair de lune, la petite caravane, sous bonne escorte, contourne une ville tenue par les Iraniens. Le pas des mules est étouffé par les chiffons qui entourent leurs sabots.

La rencontre avec Ghassemlou est épique. Bedonnant, en pantalon bouffant, la taille ceinte d'une large ceinture d'étoffe, le chef rebelle reçoit les médecins français avec tous les égards réservés aux visiteurs de haut rang. Le quartier général de Dafytar est un vrai salon d'hôte : Ghassemlou, grand seigneur, sort de sa cave une bouteille de bordeaux. Le vin est bon, l'ambiance détendue et le décor, digne d'un conte des Mille et Une Nuits.

Tout en savourant le bordeaux, Ghassemlou explique aux médecins la ligne politique du PDKI : « démocratie pour l'Iran, autonomie pour le Kurdistan ». Il évoque le combat de ses peshmergas, qui contrôlent les routes de cinq heures de l'après-midi au lendemain matin, infligent de lourdes pertes aux troupes iraniennes, à un contre vingt, et bâtissent, jure-t-il, un modèle de démocratie pour tous les mouvements révolutionnaires du tiers monde. Le chef des maquisards ne conteste pas l'ordre des frontières mais combat pour un respect des spécificités kurdes au Moyen-Orient, où vivent, à cheval sur cinq pays – Irak, Iran, Turquie, URSS et Syrie –, vingt à vingt-cinq millions de fidèles. Le slogan, quoique modéré, est loin d'être entendu par les théocrates de Téhéran. Ghassemlou pense que cette modération représente la seule solution pour bénéficier du soutien des pays occidentaux et peut-être, un jour, des pays du Moyen-Orient.

Émerveillés par les vertus du vin et les paroles du chef kurde, les médecins prennent des notes comme des reporters. Leur visite consiste davantage en une mission de témoignage et de soutien qu'en une opération médicale. Il convient de répercuter la bonne parole du chef kurde à Paris et en Europe.

Le retour est plus hasardeux. Un lieutenant peshmerga a conseillé à l'équipe de prendre contact avec les soldats irakiens à la frontière. Facile à dire... La ligne frontière n'est qu'un immense champ de bataille, un no man's land meurtrier. Les « prises de contacts » s'effectuent ici à coups de canon. Les médecins maudissent leur escorte défaillante mais ne peuvent plus reculer.

Le sentier devient de plus en plus raide et débouche sur un plateau caillouteux. Les peshmergas sont nerveux. Un poste de contrôle kurde est signalé en amont. On envoie un guide en éclaireur. Il revient bredouille.

– Les gardes du poste ne veulent pas que l'on passe, dit-il, c'est trop dangereux.

Les quatre médecins se concertent. Bérès prend les devants et lance au guide :

– On a marché des dizaines d'heures depuis une semaine, on ne peut pas reculer. J'y vais!

Le guide le retient par la manche :

– Vous allez vous faire tuer!

– Tant pis.

Kouchner, Récamier et Fyot lui emboîtent le pas. Les peshmergas, eux, ne demandent pas leur reste et regagnent leurs montagnes. Les quatre Français de la « mission carte vermeil », restés seuls, cherchent prudemment où se terrent les gardes irakiens.

Une rafale les incite à plonger à terre, mais rien ne les protège sur ce plateau désertique. Devant eux se dresse un fort. Qui tire ainsi? Des peshmergas? Ensemble, les quatre Français se mettent à crier : « French Doctors, French Doctors. » Les rafales continuent. Ils sont obligés de mettre les mains en l'air. Ils ne peuvent ni se replier, ni avancer. Ils sont à la merci du moindre tireur embusqué. Max croit revivre les dernières heures du Biafra libre. Il ne tient plus en place et crie :

– J'y vais.

Kouchner ne tolère pas une telle initiative.

– Non, c'est moi le chef, c'est moi qui y vais!

Les autres n'ont pas le temps de répliquer que Bernard bondit déjà sur le sentier en direction du fort, disparaît derrière un monticule et continue de crier sa litanie : « French Doctors, French Doctors. »

– Il est fou, il va se faire descendre, murmure Fyot.

Brusquement, une nouvelle rafale retentit. Un silence lui succède. On n'entend plus les cris de Kouchner.

– Les salauds, ils l'ont eu, hurle Fyot, qui s'y connaît en balistique.

Pendant quinze minutes, sous un tir régulier, les trois compagnons scrutent l'horizon. Les balles sifflent à leurs oreilles, sans les toucher, comme si les tireurs leur signifiaient de ne pas avancer d'un pas.

– Il faut aller voir ce qui se passe, déclare Fyot.

– Attends, lance Récamier.

Au loin, ils distinguent la silhouette de Bernard qui remonte vers le fort, sur la gauche.

– Bon, il est vivant, tout va bien.

C'est alors que deux soldats surgissent à l'horizon et marchent en direction de Kouchner. Une demi-heure plus tard, ils ramènent l'intrus auprès de ses compagnons. Ce sont des soldats irakiens.

– On vous a tiré dessus parce que vous étiez sur un champ de mines!

Les médecins, qui comprennent qu'ils se sont perdus aux abords de la frontière, en éprouvent une peur rétrospective. Ces gardes sont leurs sauveurs. Un officier s'avance :

– Vous avez une chance incroyable. Ceci est d'habitude un champ de bataille, ça tire tous les jours. Vous voyez ce fort de l'autre côté? Ce sont les Iraniens. Exceptionnellement, c'est calme aujourd'hui.

Les médecins passent sous bonne escorte la frontière à un point de passage déminé. Franchir les lignes de front devient un acte de plus en plus difficile, pense Récamier. Le témoignage mérite-t-il autant de risques? Quelle audace la prochaine mission exigera-t-elle?

Les médecins contemplent une dernière fois les montagnes pelées du Kurdistan avant de redescendre vers la plaine irakienne jaune et vert. Ils évoquent le courageux combat du maquisard Ghassemlou dont ils vont relayer les doléances. Quand donc cessera le drame de ces rebelles oubliés du Moyen-Orient?

Fyot continue à tempêter contre cette escorte inconsciente, pour qui franchir une frontière minée s'apparente à une escapade touristique. Cet épisode périlleux l'aura au moins rassuré sur un point : en dépit de ses articulations qui grincent sur les sentiers, l'équipe des « Biafrais » n'a guère vieilli.

14.

Aventures afghanes

Dans la plaine, Ghazni brille de tous ses feux. La nuit enveloppe déjà la grande ville, qui rayonna jadis sur toute la contrée, et au-delà, jusqu'aux rivages de l'Indus, du Gange et du Brahmapoutre. La citadelle émerge au loin et les minarets se découpent sur le fond du ciel, bercés dans le vent frais des hauts plateaux, à deux mille deux cents mètres d'altitude. En mision humanitaire pour la Guilde du raid, Laurent Maréchaux écarquille les yeux. La nuit promet d'être courte.

Autour de lui, les moudjahidin sont en prière. Il s'agit de prendre Ghazni, tenue par les troupes du régime et les soldats soviétiques. Rien de moins ! La ville est un symbole pour les hommes du commandant Amin Wardak. Selon les historiens levantins, son nom viendrait de l'arabe *khaznah*, qui signifie trésor. Depuis le XIe siècle, Ghazni s'est érigée en ville des splendeurs, lieu magique des Mille et Une Nuits de Bactriane et d'Afghanistan. D'ailleurs, le commandant en a gardé les traditions. Quand des hôtes s'attardent dans sa demeure, qui remplace le splendide château bombardé par les avions soviétiques, il festoie jusque fort tard dans la nuit. En pleine guerre défilent les plats, les viandes, les fruits d'hypothétiques vergers et l'on fait bombance au mépris des occupants.

Puérils, les combattants de l'Islam crient « Allah Akbar » en fourbissant leurs armes, comme s'ils préparaient une partie de bouzkachi ou un combat de coqs. Aux yeux de Maréchaux, l'inconscience est bien le trait commun de la résistance afghane, tellement morcelée. C'est sa faiblesse, mais aussi sa force : le combat n'effraie personne.

Qu'est venu faire Laurent Maréchaux, père d'une petite fille d'un an, dans cette galère ? Il pourrait renoncer à accompagner les moudjahidin qui escortent sa caravane humanitaire, porteuse de vivres et de médicaments. Il pourrait arguer de son hépatite qui l'épuise, de la fatigue accumulée lors de l'ascension du col de Pirali la veille. Non, ce serait trahir sa cause. Du reste, il n'est pas seul dans cette galère. Alain Boinet et le journaliste Christophe Ducasse, en tenue traditionnelle et pataugas, l'accompagnent. Pour le meilleur et pour le pire.

Aux antipodes de leurs compagnons de Médecins du monde et de Médecins sans frontières, qui crapahutent à quelques jours de marche de cette vallée, Laurent Maréchaux et Alain Boinet sont issus de la même mouvance d'extrême droite. Ensemble, ils ont milité dans le mouvement Solidarité française et son émanation, le GAJ, le Groupe action jeunesse, dans les années 70. Ils ont fait le coup de poing, posé des bombinettes à l'entrée de quelques entreprises américaines. Les membres du GAJ ont été aussi les premiers à partir se battre, en 1975, aux côtés des phalangistes chrétiens du Liban.

La même année, les deux étudiants – Laurent est à Sciences Po, Alain en philosophie – crient victoire. Leurs militants ont détrôné le GUD dans son fief, la faculté de droit d'Assas. La bataille a été rude : les sbires du GAJ, rompus aux techniques de commandos, n'ont pas hésité à tirer à coups de revolver lors de règlements de compte dans la rue.

En fait, Maréchaux et Boinet n'apprécient guère l'étiquette d'extrême droite. Ils veulent réaliser une grande révolution sociale, et entendent éteindre le conflit avec l'extrême gauche. Pour briser l'Europe des cartels, pour combattre la colonisation de la France par les deux superpuissances soviétique et américaine, il faut s'unir. Au diable les idéologies! Ils sont prêts à pactiser avec les marxistes honnis.

Contact est pris avec les maoïstes du PCML, le Parti communiste marxiste-léniniste. Certains d'entre eux, et non des moindres, acceptent de s'unir tactiquement avec le GAJ. Des anarchistes s'y intéressent de près. Le GAJ, il est vrai, a accumulé les exploits héroïques : de par la loi anticasseurs, ils figurent au palmarès des activistes recherchés par les Renseignements généraux. Maréchaux entend même avec surprise son nom cité dans une émission à Europe 1 : il est classé parmi les « terroristes de France ».

Mais ce qui unit Maréchaux et Boinet, ce n'est pas ce passé belliqueux, l'expérience du feu clandestin et parisien, ou le passage, lors du service militaire, dans les rangs des parachutistes – ils sont tous deux sous-officiers para et brevetés commandos. C'est plutôt un geste symbolique et pacifique qui leur vaudra une arrestation manu militari et, pour Maréchaux, un séjour à l'ombre.

Le 10 février 1977, un homme s'avance sur les Champs-Élysées, deux bidons à la main. Les passants sont emmitouflés dans leur tenue d'hiver. Quelques barrières métalliques obstruent un coin du trottoir. L'homme aux bidons s'arrête devant l'agence de la compagnie soviétique Aeroflot, regarde les passants, puis dévisse prestement les bouchons. Il profère une phrase, une seule, qu'entendent des piétons : « Communistes, assassins ». Une allumette et le feu part. Alain Escoffier, vingt-sept ans, employé au service de contrôle de la Banque de Paris et des Pays-Bas, se transforme en torche vivante sous le regard de touristes affolés. Il meurt quelques heures plus tard, à l'hôpital Foch de Suresnes. « Le premier suicidé politique sur les Champs-Élysées, » écrit un quotidien parisien. Huit ans plus tôt, à mille kilomètres de là, à Prague, un étudiant tchèque, Jan Palach, s'était lui aussi immolé afin de protester contre l'invasion de son pays par les troupes du pacte de Varsovie en août 1968. En se transformant en boule de feu, Alain Escoffier a voulu témoigner sa solidarité avec le désespéré de Prague.

Quand ils apprennent la nouvelle, les deux anciens du GAJ sont estomaqués. Laurent Maréchaux décide de rendre hommage à Escoffier. Il se rend au siège d'Aeroflot, une gerbe à la main. Il entre dans les locaux et dépose sa gerbe sans un mot. Les agents de sécurité soviétiques coincent le conspirateur et appellent la police. Les CRS débarquent en nombre. L'arrestation ne se fait pas sans heurts : au passage, des vitrines sont brisées, le mobilier endommagé. Les coups de matraque pleuvent, le visage de Laurent Maréchaux est en sang. Emmené à Fresnes et à la Santé, il est condamné, selon la loi anticasseurs, à plusieurs mois de prison.

Sous le matricule 187130, le détenu Maréchaux purge rue de la Santé une peine qu'il estime somme toute salutaire, malgré l'injustice qu'il ressent. Derrière ses barreaux, il rêve d'un monde meilleur. Il se rappelle la chute de Saigon, deux ans plus tôt. Il avait longuement pleuré, prostré devant son poste de télévision.

Après son séjour à la Santé, il s'est assagi : il a bourlingué, s'est installé à Gênes dans une entreprise d'import-export, puis s'est envolé pour les forêts de l'Indiana et de Pennsylvanie comme métreur d'une société d'exploitation forestière. Quand il apprend l'entrée des troupes soviétiques dans Kaboul, il frémit. L'heure est à l'action. Il consulte son atlas. Certes, la contrée est aux antipodes, ou presque. Qu'à cela ne tienne, on cinglera vers les mers d'Orient s'il le faut. Le 31 décembre 1979, à l'heure où se préparent les plats du réveillon, il téléphone à Boinet.

– Tu as vu les journaux? On ne peut pas rester inactifs, il faut faire quelque chose.

Boinet en convient. On prend date, on se prépare mentalement. L'invasion soviétique, l'indifférence du monde occidental pour cette guerre lointaine, une résistance féodale mais fière et sûre de sa victoire, autant d'éléments qui convainquent Laurent Maréchaux du bien-fondé d'une nouvelle croisade. Quand Patrice Franceschi et Patrick Edel, de la Guilde du raid, lui proposent, au cours d'un dîner, d'organiser une opération humanitaire, il accepte immédiatement. Franceschi vient de rentrer des maquis. Il parle des résistants avec conviction et émotion.

– La tâche est immense, dit-il, ils n'ont rien et lorsque surgissent les hélicoptères, c'est le massacre.

Boinet, qui est présent, se porte également volontaire.

– Montez une caravane humanitaire, on vous sert de caution, explique Patrick Edel.

Alain Boinet part avec la première mission, en décembre 1980. Il rejoint Philippe Truze et Patrice Franceschi. L'opération est un demi-échec : la caravane s'enlise dans la neige, lors du passage du col de Pakhari, à quatre mille mètres d'altitude. Les ânes et les mules ne peuvent passer. Les caisses d'aide sont alors confiées aux hommes d'Amin Wardak, et les convoyeurs français battent en retraite, de la neige jusqu'à la ceinture. On se contentera de fêter le nouvel an sur une crête, en surveillant à la jumelle les combats dans la vallée voisine. Les hélicoptères survolent sans cesse les pistes de la contrebande et de l'insurrection. L'aventure humanitaire en Afghanistan balbutie. Elle se nourrit aussi de chemins hasardeux, de risques insensés.

Lorsque Laurent part à son tour, en juillet 1981, Alain a rempilé. On n'échappe pas facilement à la beauté du pays, ni à la noblesse de ses fils.

Sur leur promontoire, les moudjahidin mettent au point un plan audacieux. Il s'agit de s'infiltrer à cinquante dans la ville de Ghazni, de se glisser entre les postes de contrôle et d'attaquer la citadelle, ainsi que le centre de presse des Soviétiques. Maréchaux et Boinet en ont froid dans le dos, mais ils décident de suivre la troupe. Après tout, où commence et où finit la solidarité avec le peuple afghan? Quelle est la frontière entre action humanitaire et participation à la résistance? Doit-on rester un simple spectateur, aussi engagé soit-il, ou s'immiscer dans la destinée des hommes en guerre? Aron contre Malraux. Tout bien considéré, autant choisir le feu de l'action. « Un homme est la somme de ses actes, de ce qu'il a fait, de ce qu'il peut faire », disait l'un des héros de *La Condition humaine*. A Ghazni, pour les deux apprentis baroudeurs, l'heure du choix a sonné.

Dans une indescriptible confusion, les hommes d'Amin Wardak se préparent au combat. On dévale la colline dans la poussière. Pour s'approcher de la ville, les moudjahidin empruntent un minibus d'Afghan Air, la compagnie aérienne, réquisitionné par la résistance. Les combattants se hissent jusque sur le toit du véhicule. L'un d'entre eux a des allures de soldat communiste : malgré la température d'été, sa tête s'engonce dans un casque de tankiste. On arrête au passage un camion de fruits et légumes dont on kidnappe le chauffeur, afin de disposer d'un engin de repli dans un endroit sûr. Le maraîcher, qui est un peu bousculé, a peur. Tout bien pesé, les hommes de Wardak ne semblent pas faire le poids. Des Soviétiques et des soldats gouvernementaux sont retranchés par centaines, peut-être par milliers, dans les casernes et la citadelle.

Il n'empêche : les commandos entrent dans la ville à la lueur de la lune. La troupe se scinde en deux. Un groupe est chargé d'attaquer la citadelle. C'est la mission la plus risquée. L'autre, sous la férule d'Amin Wardak, emmène quelques combattants à l'assaut du centre de presse, qui jouxte une mosquée. Alain Boinet et Laurent Maréchaux se joignent au détachement, dont les armes cliquettent dans la nuit. Ils s'installent avec les combattants, parés pour le grand baroud. Mortiers, grenades, fusils... Les habitants, eux, gardent le silence. La résistance est en marche.

Elle s'arrête bien vite. Quelques coups de mortiers et il faut décrocher. Alain Boinet et Laurent Maréchaux, accroupis sur le toit de la mosquée, ont le temps d'apercevoir le début du feu d'artifice. L'ennemi réplique et se défend bien. Pas étonnant, puisqu'il s'agit de l'une des deux plus grandes armées au monde.

Chargé d'un sac à dos bourré de grenades, Laurent Maréchaux se replie, accompagné par le chef lui-même, Amin Wardak. Déséquilibré par son fardeau, le Français tombe dans une grande fosse septique. Il en sort couvert d'excréments. L'héroïsme se mérite.

Dans la débâcle, les deux compagnons, émissaires de l'Occident altruiste qui devisent sur les maigres frontières séparant l'humanitaire de l'engagement militaire, perdent leurs illusions. En arpentant la plaine, ils croisent des Hazara, des combattants chiites, lointains descendants des Mongols. L'un arbore une triple cartouchière en bandoulière, un autre, sanglé dans une veste écossaise, peine sous le poids des roquettes qu'il porte sur son dos, un troisième, à peine pubère, rit de la puissance de son fusil, qu'il rêve d'étrenner dans quelques heures.

Les deux groupes se toisent. Les chefs de guerre s'invectivent violemment. Les Hazara reprochent aux Pachtouns d'Amin Wardak de leur avoir volé la victoire. Ils désiraient, eux aussi, se livrer à un coup de main dans la ville, mais trop tard. L'altercation manque plusieurs fois de dégénérer en bataille rangée, fusil contre fusil.

Amin Wardak, hautain, laisse partir les nouveaux assaillants vers le champ de bataille. Prévenus, les défenseurs de la ville prennent l'initiative. Dans les rangs des Hazara, c'est le carnage. Les hommes d'Amin Wardak n'ont dit mot, et ce silence-là vaut une trahison. Maréchaux comprend ce soir-là que la résistance n'est pas près de surmonter ses divisions, aussi innombrables que les bras de la divinité trouvée à Ghazni au IXe siècle par un émir et envoyé en présent au calife de Bagdad.

Dans une vallée voisine, Pierre Fyot peine à gravir le col. A l'âge où on songe à la retraite, il a décidé de reprendre du service pour Médecins du monde. Il fait équipe avec le journaliste Jacques Pautrat. Fyot rit de son accoutrement, une tunique et un bonnet afghans. Son visage buriné lui confère des allures de moudjahid.

Soudain, des explosions retentissent. Un combattant crie et désigne la plaine en contrebas : des chars soviétiques ont repéré la colonne et tirent sur le versant de la montagne.

Parmi les moudjahidin, c'est la panique. Trois d'entre eux déchargent un âne et tentent de monter un mortier chinois. Fyot regarde dans la plaine. Il se souvient des maquis de la résistance, lorsqu'il avait vingt ans. Certes, il a connu le baroud depuis, les guerres d'Indochine et d'Algérie, les missions pour Médecins sans frontières au Biafra, au Pérou, au Kurdistan, en Angola. Mais là, dans ces montagnes de l'Hindou Kouch, il se rend compte qu'il est bombardé par des Occidentaux pour la première fois depuis 1945.

Il se retourne : les trois combattants sont toujours affairés à monter le mortier. Ils tournent les tubes d'acier vert dans tous les sens mais ne parviennent pas à les assembler. Fyot brûle d'envie de commander ces hommes : en quelques manœuvres, l'engin serait opérationnel ! L'issue de la bataille dépend de lui. Les chars, exposés dans la plaine, sont très vulnérables.

Fyot tergiverse. Prendre les armes, ce serait renoncer à son engagement humanitaire. Se taire et ne rien faire, c'est risquer la vie de tous ces combattants, et la sienne. Autour de lui, les obus pleuvent. La montagne se grêle d'impacts. Finalement, l'ancien militaire opte pour la passivité. Il n'a pas le droit de mettre en péril la crédibilité de MDM. Ce jour-là, il comprend les limites de l'action humanitaire, les frontières entre baroud et mercenariat. Il regarde la pluie d'acier. Deux heures plus tard, la caravane décroche, avec sur le dos d'un âne un mortier toujours en pièces.

A deux cents kilomètres de là, le docteur Roux, empêtré dans une blouse qui fut blanche, s'époumone dans une maison de pisé :

– Baba, je t'envoie un genou !

Christian Bal, surnommé par les Afghans Baba, papa, parce qu'il a soixante-huit ans, est ainsi prévenu de l'arrivée d'un patient. Roux et lui ont marché vingt jours pour s'échouer dans ce village de montagne, à trois mille mètres d'altitude, dans le Hazarajat, en pays chiite, là où s'établirent les hordes de Gengis Khan. Qu'il est loin, déjà, l'hôtel du départ, à Quetta, où Gérard Kohout avait expliqué la mission, donné les consignes, prévenu des risques innombrables. Pédiatre et chef du bureau Afghanistan à MSF, Kohout connaît parfaitement le pays. Pendant plus d'un an, il s'est aventuré de village en village, son sac à dos rempli de médicaments, afin de prodiguer des soins aux villageois et aux réfugiés. Comme il parle le farsi, la langue locale, il a pu s'entretenir longuement avec les chefs de la résistance, dans les campements ou les *tchaïkhanas*, les maisons de thé. A son retour de mission, il a dressé un tableau surprenant de la situation : quatre-vingt-quinze pour cent du territoire est libéré, et seules les grandes villes sont contrôlées par le régime prosoviétique. Les maquisards transis de froid, armés de simples tromblons, tiennent tête à l'une des plus fortes armées du monde.

Baba n'a pas compris le message, l'arrivée d'un « genou », un blessé à la rotule. Il s'adresse à l'Afghan claudiquant dans un pidgin d'arabe, d'anglais et de persan et comprend « mal de dent ». Aussitôt, le *doctor fransaoui* sort sa tenaille et vise les chicots monstrueux du moudjahid. Deux coups bien ajustés et le patient, après quelques cris, peut repartir avec la mâchoire allégée. Jamais Christian Bal ne se serait imaginé en chirurgien dentiste. Mais l'Afghan édenté s'attarde. Il montre enfin son genou et Baba comprend sa méprise. Va pour une seconde opération, au bistouri cette fois-ci. L'aventure humanitaire tolère, à cette altitude, quelques écarts de conduite, surtout lorsqu'ils sont dus à un lexique défaillant.

A trente-deux ans, Marcel Roux a voulu redessiner sa vie. Interne en psychiatrie à Saint-Céré dans le Lot, divorcé depuis trois ans, il a contacté le bureau MSF de Toulouse. On lui parle des vallées insoumises d'Afghanistan, de ces moudjahidin qui, sous le feu des troupes soviétiques, combattent avec de vieilles pétoires. Ce pays lointain l'attire. Il y pressent une manière de mêler aventure, sacerdoce et don de soi. De plus, la psychiatrie ne l'intéresse guère, la carrière hospitalière encore moins. Il part pour l'Afghanistan, certain de tourner la page.

Christian Bal lui a emboîté le pas. Ancien médecin-chef à l'hôpital d'Abbeville, il a fui l'horizon mélancolique de la retraite pour grimper sur les versants afghans. A soixante-cinq ans, un sérieux entraînement s'impose. Pour prouver à son entourage et aux censeurs éventuels de MSF sa bonne condition physique, il effectue à pied le trajet Abbeville - Saint-Jacques-de-Compostelle. Le départ pour les maquis afghans se précise. Baba entraîne dans l'aventure sa fille, Frédérique, une jeune et belle infirmière aux cheveux ras.

Avant le voyage, dans les locaux du boulevard Lefebvre à Paris, Claude Malhuret avait lancé aux candidats : « Pensez d'abord à votre sécurité. La région est très dangereuse. Essayez d'ouvrir des hôpitaux dans des grottes, des défilés. Si vous sentez que c'est trop dangereux, foutez le camp. »

Dans leur dispensaire, les toubibs Marcel et Baba manquent de tout. Pas de sang, pas d'oxygène. Quelques vallées plus loin, là où opèrent Brigitte Vasset et Pierre Bau-Marion, deux autres médecins de MSF qui traitent jusqu'à soixante-dix malades et blessés par jour, la situation n'est guère meilleure. Non seulement les médicaments se raréfient, mais la sécurité n'est pas assurée. Avec son toit en zinc, l'hôpital constitue une formidable cible pour les avions et les hélicos. Pour éviter les gangrènes et les chocs opératoires, on laisse œuvrer les asticots sur les plaies. Les vers nettoient les moignons, les bras amputés, les jambes ouvertes. Marcel ne peut réprimer un frémissement, mais dans un tel dénuement, la « méthode espagnole », utilisée par les médecins républicains pendant la guerre d'Espagne puis par les toubibs de la Croix-Rouge au Biafra, demeure la meilleure qui soit.

Dans sa masure délabrée, Marcel, que les Afghans surnomment « commandant six *thoroum* » – « six œufs » – depuis qu'il a avalé une demi-douzaine d'œufs un soir de grande faim, recense les plaies d'Afghanistan : tympans emplis de pus, visages déformés par la lèpre, yeux infectés. Ces blessures-là ne sont pas celles de la guerre, mais les maladies ancestrales d'un pays féodal. Les occupants en treillis n'y sont pour rien.

Les loisirs sont rares à cette altitude, et même en contrebas. La radiocassette et sa bande de J.J. Cale ne suffisent pas à rompre la monotonie des jours. Restent les promenades en montagne, les virées au bord de la rivière glacée qui dévale les versants et qui ménage quelques réservoirs propices à la baignade tonique. Frédérique et Marcel s'y rendent, d'abord en baigneurs puis en amants. La solitude des missions humanitaires favorise les idylles.

– *Shouravi, Shouravi !*

Le cri strident traverse la cour. Les Russes. Dans la venelle voisine, les villageois détalent. Marcel comprend aussitôt qu'il ne faut pas moisir ici. Frédérique accourt et hurle :

– Marcel, les hélicos arrivent, magne-toi !

Marcel saisit son appareil photo et se précipite sur les traces de Frédérique, vers la rivière.

Ils plongent sous les arbres. Le village s'est vidé en un clin d'œil. Les hélicoptères vrombissent déjà au-dessus des peupliers. Les pilotes ne font pas de distinction entre combattants et civils. Ils tirent sur tout ce qui bouge. Aux côtés des Français, deux moudjahidin s'affairent à monter un mortier ; une mitrailleuse postée sur les sommets résonne aussitôt. Sous une pluie de balles, Marcel et Frédérique décident de rejoindre avec Ali, un jeune combattant, les grottes qui servent de refuge en cas d'attaque. Il faut escalader une paroi montagneuse à découvert. L'ascension semble interminable. Si les pilotes russes surprenaient le trio, il offrirait une cible facile.

Les moudjahidin embusqués au sommet, à l'entrée des grottes, ont compris le péril et mettent en batterie toutes leurs armes – mitrailleuses lourdes et DCA – tandis que Marcel, Frédérique et Ali parviennent au sommet essoufflés et trempés de sueur. Les combattants – certains n'ont pas douze ans – les accueillent comme des miraculés, les poussent au fond de leurs refuges où s'entassent les sacs de survie : du riz, des fruits secs, du thé, des armes et des couvertures, de quoi tenir un siège. Au-delà de la route, sept hélicoptères s'emploient maintenant à bombarder le village et les maisons alentour. Des nuages de fumée s'élèvent vers le ciel. Lorsque les oiseaux d'acier quittent les cieux de Wasir, on entend des râles. Les armes modernes ont eu raison des fusils ancestraux.

Fred et Marcel rentrent au dispensaire, où les blessés affluent.
– Il y en a d'autres au village! crie Ali. On les amène par la route.
Marcel dévale aussitôt le sentier. En chemin, il croise des blessés qui attendent un hypothétique secours sous une pergola. Dans ce hameau paisible, les hélicoptères soviétiques ont semé la mort. Des vieillards gémissent, une femme agonise. Ali, qui suit Marcel, réquisitionne aussitôt les lits de bois, qui constituent autant de civières. On charge les blessés, et Marcel regarde les hommes valides porter en silence les victimes de la pluie meurtrière.
Sinistre convoi.
Les gueux de la résistance afghane tiennent leurs montagnes, mais à quel prix!

Les hommes qui montent du village de Wasir affichent tous une mine grave. La bataille a dû être terrible en contrebas.
– Docteur Marcel, d'autres blessés vont arriver, dit Ali.
– Que s'est-il passé?
– Les Russes ont bombardé les bazars d'Odella et la *tchaïkhana*. Ils disent qu'il y a une vingtaine de morts et beaucoup plus de blessés.
Sur le chemin de Wasir, Ali résume l'attaque.
– Les bombes n'étaient pas pour nous mais pour la réunion des chefs de parti dans la *tchaïkhana* d'Odella! La rencontre était tenue secrète. A midi, elle a commencé. A midi cinq, les Russes sont arrivés. Tout a été rasé en trente secondes.
Marcel s'étonne que les chefs de parti et leurs gardes n'aient pu se défendre.
– Ils ont une DCA, répond Ali, mais elle appartient au parti Nassr. Ils refusent de la sortir. Ils disent que les autres partis vont la leur voler. La *douchaka* est rangée depuis un an dans un carton et ne sert à rien.
La scène politique afghane demeure terriblement féodale, se dit Marcel. Les querelles de partis semblent parfois l'emporter sur la nécessité de mener la guerre sainte.
– Quelqu'un a trahi, continue Ali, le souffle court. Les Russes étaient bien renseignés. Ils savaient que la *douchaka* était rangée dans un carton. Les espions sont une plaie pour ce pays.
Le médecin français contemple les montagnes. Trahir est tentant dans cette région miséreuse, où la rançon d'une expédition punitive permet de nourrir une famille pendant des mois. Ali lui raconte encore la grande réunion manquée du mois précédent, lorsque les moudjahidin ont bloqué les cols, les routes, les sentiers, afin de protéger l'arrivée des chefs de parti. Tous devaient signer un pacte, faire acte de bonne volonté, mettre à bas leurs querelles ancestrales et dérisoires. On attendait trois mille hommes pour ce sommet historique des frères ennemis. La réunion a été annulée à cause de l'intransigeance du Nassr, empêtré dans son allégeance aux mollahs iraniens.

Lorsque Marcel parvient au dispensaire, Frédérique l'accueille avec une paire de gants. Les blessés geignent dans leur sang et leur plainte monte dans la nuit noire. Le premier qui se présente sur la table d'opération est un gamin de treize ans, un enfant du bazar, attaché à la garde d'un *moutar*, l'un de ces bus qui sillonnent toute la contrée. Il a des trous dans la poitrine, hoquette lentement. Il trouve la force d'implorer l'aide des hommes du bazar et celle de Dieu. Marcel, impuissant, reste prostré. Frédérique ne dit mot. L'enfant pleure et montre ses mains salies par le cambouis comme s'il était honteux de périr malpropre.

Il meurt sur un brancard, à l'entrée du dispensaire.

Baba a rejoint son confrère et sa fille. Ensemble, toute la nuit, ils pansent, nettoient, recousent. Dans la cour, les lits de bois et de cordes tressées sont disposés côte à côte. Le peuple de Wasir ressemble à une armée morte.

Entre deux attaques, Frédérique et Marcel s'offrent des escapades sur les sentiers de montagne ou dans les champs lointains. Ils préfèrent le grand large à la promiscuité du hameau, d'autant que les alertes sont nombreuses. On signale régulièrement des colonnes de chars soviétiques à l'horizon. La première fois, Marcel et Fred ont détalé vers les crêtes et les refuges en laissant tout derrière eux. La seconde fois, ils ont eu le temps d'empaqueter leurs affaires – un baladeur stéréo pour oublier les bruits et un appareil photo pour immortaliser les éventuels faits d'armes. La troisième fois, Marcel a toisé le commandant afghan et lui a lancé :

– D'accord, on fout le camp, mais on boit du thé d'abord et on panique ensuite.

Souvent, les nuages de poussière ne sont que des mirages, ou l'invention de quelque messager. Il n'empêche : les nerfs sont à vif. Pour vérifier les alertes, Marcel Roux apprend à décrypter les communiqués de la radio afghane. Les batailles annoncées sont quelquefois celles que se livrent entre eux les moudjahidin. Les luttes fratricides des faux compagnons d'armes jonchent de cadavres la route en contrebas du hameau. Marcel se demande où se situe la vraie ligne de front.

Le soir, on bouche les lucarnes pour éviter que les maisonnées éclairées ne constituent des cibles. Les gardes du hameau deviennent plus nombreux. Les MSF apprennent que le parti chargé de leur protection, l'Itha-I-Dia, ne règne plus que sur quelques collines.

Lors d'une escapade, Marcel et Fred veulent rejoindre le bazar de Sierak, dans la vallée, afin de rencontrer des villageois, de baigner dans la foule afghane, de plonger dans les odeurs des caravansérails. En compagnie d'Ali et de quelques moudjahidin, ils marchent sur la route, que l'on dit déminée. L'air est frais, les montagnes se découpent sur un fond de ciel bleu. Brusquement, ils entendent des cris derrière eux : un combattant tente de les rattraper en courant. Marcel croit qu'il veut se joindre à l'expédition. Lorsqu'il arrive à leur hauteur, le moudjahid lance, essoufflé :

– Ne marchez surtout pas sur la route, elle est minée!

Marcel et Fred s'arrêtent aussitôt, tétanisés : personne ne les avait avertis... Ils tempêtent contre l'inconscience de leurs hôtes, qui les ont vus partir par là.

– Marchez l'un derrière l'autre en bordure de la piste, sur le côté droit, il n'est pas miné, recommande le moudjahid.

Ils avancent prudemment le long de la route, en tentant de discerner l'endroit où sont enfouis les engins de mort. Les autres moudjahidin rient de cette randonnée qui aurait dû s'avérer mortelle. Marcel rumine intérieurement. Déconcertant pays, vraiment.

Au retour du bazar, l'équipe emprunte un vieux bus brinquebalant. On leur assure que cette fois, la route est sûre. Ce n'est vrai qu'en partie : des moudjahidin ordonnent au chauffeur de stopper le bus et, devant les passagers imperturbables, procèdent au déminage.

– Ils vont enlever les mines au fur et à mesure de notre passage? s'étonne Fred. Il y a quand même des limites!

Lorsqu'il rentre de cette expédition, Marcel constate que leur espace de liberté diminue de plus en plus. Le fief de leur parti protecteur est assiégé par l'Armée rouge et les factions ennemies. De plus, le matériel et les médicaments viennent à manquer.

Son impression se renforce lorsqu'une autre équipe de MSF parvient jusqu'à leur hameau. Serge Manoncourt, Gilles Delmas, Brigitte Vasset et Marie-Charlotte Godard, qui parle le farsi, sont partis de Paris voici un mois mais n'ont toujours pas ouvert leur dispensaire, à quelques vallées de Wasir : un chef de clan nommé Baddani a voulu les prendre en otage afin qu'ils soignent ses hommes.

– Ils nous ont laissé partir à condition que les médicaments restent à Odella, pour être sûrs qu'on reviendra travailler pour eux, explique Brigitte. Ce n'est pas exactement ce qui était prévu, mais je crois qu'on n'a pas le choix.

Lorsque Serge et elle redescendent dans la vallée pour ouvrir un dispensaire chez les Turkmènes, ils se heurtent à l'hostilité du parti chiite, qui vénère l'ayatollah Khomeyni comme un prophète et ne veut pas de ces intrus sur ce qu'il juge être son territoire. Ses sbires lancent une offensive. Turkmènes et chiites s'affrontent, laissant un cortège de morts dans les fossés et sur la route. Le doute taraude les médecins : les missions sont quelquefois dangereuses, y compris pour les peuples que l'on est censé soigner. Les deux compagnons rejoignent alors Gilles et Marie-Charlotte dans le bourg de Panja-Sia, non loin d'Odella.

Toute la contrée, en fait, sent le roussi. Les hommes du parti islamiste Nassr se sont emparés d'Odella. Les vallées alentour craignent une guerre fratricide.

Marcel, qui s'inquiète des coéquipiers de la vallée, décide d'aller aux nouvelles avec Fred et Ali. Ils se dirigent en bus vers le bourg lorsqu'un barrage de moudjahidin les contraint à descendre. Trois heures de palabres ne viendront pas à bout du dogmatisme des combattants : ils sont chiites, affiliés au parti Nassr et reprochent aux médecins français de soigner les clans ennemis.

La tension monte brusquement, les hommes en armes entourent Ali et les deux Français. Un jeune combattant accuse Marcel d'être responsable de la guerre d'Algérie. Le toubib réprime son envie de le gifler et répond calmement que MSF est là pour soigner les Afghans, tous les Afghans. On laisse partir les passagers. Marcel sait que le retour à Wasir sera difficile.

Lorsque Marcel, Fred et Ali atteignent le bourg de Panja-Sia où l'autre équipe de Médecins sans frontières est recluse, ils constatent la précarité des lieux. Mais les MSF sont sains et saufs. Revenir à Wasir s'avère impossible, au regard de la nervosité des troupes du Nassr. Le moindre faux pas au *check-point* et les combattants, trop heureux de pouvoir en découdre avec des infidèles, déclencheront une rafale de kalachnikov.

Plus au sud, dans le village chiite de Jaouri, Antoine Crouan subit les mêmes affres. La guérilla est incertaine, les bombardements, incessants. Lorsque le camion qui transporte les médicaments tombe en panne, Antoine doit adopter le fatalisme ambiant. On démonte les roues, les mécanismes de frein, les essieux et l'on s'en remet à Dieu si d'aventure un avion survolait le convoi stationné en plein désert. En tunique beige et gilet noir, la barbe naissante, Antoine, qui pourrait passer pour un Afghan, compte les heures. Vers cinq heures du soir apparaît un cycliste porteur d'un fusil-mitrailleur. Ce guérillero vient prendre possession de la route, seul, sûr de son heure, comme un fonctionnaire scrupuleux. Il ne doute de rien. Que pourrait-il faire face à une compagnie de paras soviétiques? Mais, la nuit, les maquis s'étendent, les résistants reprennent leurs droits. Juché sur le camion réparé, fourbu, Antoine reprend confiance en ses guides.

Dans son hameau perdu, Marcel s'inquiète, non pour sa survie et celle de Fred, mais de l'ordre lancé par Baba avant le départ :

– Si vous n'êtes pas rentrés samedi à huit heures du matin, j'expédie mes hommes!

Les hommes, en fait, sont les gardes du dispensaire, mais le père de Fred est assez fou pour sonner la charge quand l'ultimatum expirera. Et les heures passent...

Survient un blessé grave, que des gardes débarquent d'une Jeep. C'est un dignitaire chiite, un chef du Nassr. Il est blessé à la poitrine, d'une balle qui est ressortie par le dos. Marcel mesure aussitôt l'opportunité. Il proclame qu'il est impossible de le soigner à Panja-Sia, qu'il faut l'emmener dans la montagne, au-dessus de Wasir, où il dispose du matériel adéquat. Les gardes hésitent puis acceptent. De toute façon, ils n'ont guère le choix : les médecins restent maîtres, au moins, de leurs coups de bistouri. Marcel ordonne alors le départ immédiat et les gardes chargent le blessé dans un minibus. Les médecins sourient : le barrage des islamistes est franchi sans encombres. Il était temps. Deux heures plus tard, Baba aurait lancé sa soldatesque à l'assaut d'Odella.

Vu la combativité des chiites du parti Nassr, les troupes du médecin auraient été déchirées.

Quelques jours plus tard, MSF plie bagage. Marcel craint pour la sécurité de l'équipe. L'atmosphère est devenue trop pesante. Les quatre compagnons restés dans la vallée, en otage du Nassr, prétexteront une marche matinale, un vendredi, jour de congé, pour s'enfuir. Ils ne reviendront jamais dans leur camp de base, laissant derrière eux leurs bagages, du matériel et quelques illusions.

En rangeant ses vêtements, Marcel songe aux limites de l'action humanitaire. Il veut bien prodiguer des soins, même après trois semaines de voyage par des chemins minés, des routes bombardées, des haltes précaires soumises au bon vouloir des espions et des traîtres. Mais là, les limites sont franchies. Il se sent chassé de ces terres par un islam pur et dur, qui confond aide désintéressée et conquête des âmes. On les traite, lui et ses confrères, comme s'ils agissaient en mercenaires, comme s'ils tentaient de s'emparer de l'Afghanistan pour convertir les hommes.

Les médecins se retrouvent à un point de rendez-vous dans un bus réquisitionné par Ali. Une Jeep suit, où s'entassent quatre blessés – des amputés fraîchement opérés et un combattant atteint au genou – que les médecins se proposent de soigner sur la route. Trois gisent à l'arrière, sur de la paille et des sacs. Le quatrième est ficelé sur un lit posé sur le toit. Le voyage promet d'être pénible : il faut une semaine pour rallier le Pakistan.

La route est parsemée de maraudeurs, de paysans âpres au gain qui exigent, fusil en main, un droit de passage sur leurs terres. Le convoi doit franchir des rivières, des cols, dévaler vers les fiefs du Tanzim, un parti maoïste prochinois. Lorsqu'elle parvient à Quetta, l'équipe s'offre quelques jours de repos à l'hôtel Bloom Star, un rendez-vous d'espions et de contrebandiers. Juste avant de s'envoler pour Paris, Fred et Marcel glissent à bord d'un boutre sur la baie de Karachi, sous une nuit étoilée, les voiles gonflées par le vent du large. Des crabes sont ramenés des fonds boueux. Là-bas, au loin, par-delà les montagnes de la frontière, il existe un pays en proie aux luttes de clans, à la guerre d'occupation, au sectarisme des religieux. Marcel y a laissé nombre d'illusions. Mais l'Afghanistan, comme le craignait l'écrivain voyageur Robert Byron dans les années 30, est-il encore un pays? Et les French Doctors peuvent-ils encore se prévaloir de la gratuité de leur geste?

L'altruisme n'est plus un laissez-passer transfrontières.

Les cartes, se dit Marcel, sont de plus en plus brouillées.

Le 29 janvier 1983, il règne une drôle d'atmosphère dans le petit local du 119, rue des Amandiers, qu'occupent une pharmacie et un ancien bar. Au siège de l'AMI, l'Aide médicale internationale, autour de Michel Bonnot et d'Antoine Audouard, discutent des infirmières, des médecins, des bénévoles, des humanitaires de retour de mission ou qui s'apprêtent à partir. On évoque les maquis d'Afghanistan, les jungles de Colombie, les montagnes jaunes du Kurdistan. On lance des propositions comme des courtiers annoncent les demandes à la Bourse, on parle d'émeutes aux antipodes, d'un glissement de terrain meurtrier. Dans ces quelques mètres carrés, une vingtaine de personnes refont le monde. Foin des discours politiques et des rêves de militants. Ici, les concepts sont tangibles, les mesures aussi : on comptabilise les douleurs du monde en kilos de médicaments et en mètres de pansements.

A dix-huit heures, le télex de l'AMI se met à crépiter. Nul n'y prête d'abord attention, dans cette ambiance de ferveur humanitaire. Puis on se retourne : un Français a été capturé en Afghanistan. Les volontaires se précipitent autour de la machine : il s'agit d'un médecin. Les regards inquiets se croisent.

– C'est Philippe, crie quelqu'un.

Quelques secondes plus tard, une dépêche précise que le docteur Philippe Augoyard a été arrêté par les troupes soviétiques lors d'une mission clandestine dans la province du Logar. Que faire ? Les médecins présents savent que le danger est inhérent à toute mission. Il est la condition même de l'action de l'AMI, puisque l'association se propose de soigner dans les « zones à risques ». Certains volontaires ont même pris goût à ce jeu qui donne du piment à leur périple. Mais jamais encore l'un d'entre eux n'avait été enlevé.

Le danger, le voici, bien tangible, matérialisé noir sur blanc par le télex.

A vingt heures, on se précipite devant le poste de télévision. La nouvelle est confirmée. Le médecin est prisonnier de l'Armée rouge. Trahison d'un Afghan ? Légèreté du missionnaire ?

L'« affaire Augoyard » commence.

Philippe Augoyard, vingt-neuf ans, a été capturé treize jours plus tôt au terme d'un long périple dans la neige. Avec son guide Nassir Farouqui, trente-trois ans, ancien étudiant en sciences économiques en Allemagne fédérale, il erre dans la plaine de Sajawand, à une cinquantaine de kilomètres au sud de Kaboul. Les deux hommes ont perdu toute trace de la colonne de l'Aide médicale internationale, emmenée par

Gilles Albanel et Odile de Baillenx. Ils marchent avec peine, fourbus et inquiets. Depuis quelques jours, la rumeur des vallées indique que les Soviétiques se préparent à une grande offensive. A la recherche d'un havre, ils parviennent à se réfugier dans un *markaz*, une base tenue par les moudjahidin.

Brusquement, une escouade d'hélicoptères surgit et bombarde la plaine. Au loin, des colonnes de moudjahidin se replient : ils craignent la manœuvre d'encerclement. Par la lucarne de sa baraque de pisé, Augoyard assiste à la grande attaque. Le temps confirme ses craintes : un ciel bleu très pur recouvre la contrée. La lumière est propice aux assauts de grande envergure.

– Nous ne sommes plus en mesure d'assurer ta sécurité, lance le commandant militaire de la place, Mohammad Ullah, à Philippe. Il faut que tu partes.

Le médecin refuse :

– C'est maintenant que la population a le plus besoin de soins. Je faillirais à mon devoir si je partais.

Augoyard demeure dans le *markaz* et assiste à la grande bataille, qui semble d'ores et déjà perdue pour les moudjahidin. Il regarde, effrayé, les obus atterrir sur les montagnes d'en face, percutant la neige qui se soulève en de lents tourbillons. Pas de doute, c'est bien cette base-ci qui est visée. Saurait-on, du côté de l'ennemi, qu'un *doctor fransaoui* s'y terre ?

Augoyard se réfugie avec son guide et cinq combattants sous un rocher. Au crépuscule, ils apprennent qu'une unité de la résistance a repoussé un assaut de chars. L'heure est grave. Les visages sont crispés. Les Afghans ne lancent plus les plaisanteries habituelles des jours de danger. Il faut décrocher.

A la nuit tombée, le *markaz* est évacué. Les moudjahidin, portant armes et munitions, s'enfoncent dans la montagne. Philippe ne peut suivre. Il fait vingt degrés au-dessous de zéro et les fusées éclairantes baignent la marche dans une atmosphère d'apocalypse.

Philippe a peur. Il s'écroule tous les dix mètres, malgré les cris d'encouragement de Nassir. Au petit matin, il n'est plus qu'une loque. L'approche du village recherché en contrebas ne lui donne même pas un dernier élan d'espoir. Pourtant, il faut faire vite. Il est six heures, et les pilotes d'hélicoptère se lancent dans les airs dès les premières lueurs.

A cinq cents mètres des murets du village, Nassir hurle :

– Couchez-vous !

Six hélicos surgissent, semant des roquettes au passage. L'un d'entre eux s'attarde au-dessus du village et largue des troupes à cinquante mètres de Philippe et Nassir. Le médecin s'élance, un autre hélico s'approche, tire ses balles. Philippe plonge dans un fossé. Pendant près d'une heure, il avance entre les murets et les bas-côtés, les mains gelées. Les troupes d'élite doivent patrouiller maintenant, pense-t-il.

Il entend Nassir lui dire « Adieu ». Il faut se séparer vite car la partie de cache-cache ne va pas être facile. Le médecin français se précipite dans une mosquée. Elle s'est vidée de ses fidèles, et il y fait chaud. Dehors, les rafales se sont tues. Il se frictionne le corps, les jambes, les pieds.

Brusquement, la porte s'ouvre : Philippe craint le pire. En fait, c'est un vieil homme barbu qui pénètre dans les lieux du culte. Le mollah du village vient prier entre deux passages d'hélicos. Après plusieurs heures d'attente, les deux hommes sortent dans la neige. Trop tard : sur un toit, un soldat pointe son fusil sur eux.

– *Chouravi*, un Russe, murmure le mollah.

Le face à face semble durer des siècles. Surtout ne pas courir, se dit Augoyard. Un autre soldat soviétique s'approche et emmène les deux hommes dans une maison, kalachnikov dans les reins. Ils sont fouillés. L'officier présent jubile en découvrant le passeport et la lettre de mission de l'AMI :

– *Fransouz, fransouz.*

On transfère aussitôt le médecin à Kaboul, par hélicoptère. L'un des soldats russes parle espagnol.

– *Donde esta la muchacha?* (où est la fille?) s'inquiète-t-il.

Il sait que les médecins français se déplacent en couple dans la province du Logar.

– *No esta aqui* (elle n'est pas là), répond en riant Augoyard.

Pas d'inquiétude à avoir, pense-t-il. Le plus dur est derrière moi.

On l'emmène dans un camp militaire. L'officier de garde lui donne du « docteur », le traite avec déférence, l'invite à prendre un sauna à cinquante degrés. Il s'endort sereinement, après un échange étonnant avec son geôlier :

– Docteur, voulez-vous encore une couverture?

– Non merci, au contraire, je trouve qu'il fait un peu chaud.

– Bien sûr, on va baisser le chauffage. Vous ne vous demandez pas ce qu'on va faire de vous?

– Non, je suis trop fatigué. On verra ça demain.

– Oui, oui, bien sûr, passez une bonne nuit.

Augoyard croit alors qu'il sera livré au chargé d'affaires français. Il se trompe. Son transfert n'avait rien d'une promenade de santé. Les Soviétiques vont se servir de leur prise de choix pour faire monter les enchères face à un Occident hostile, enclin à entraver la conquête afghane.

Le détenu est emmené le lendemain dans la prison de Zadarat, au centre de Kaboul. Dans sa cellule croupissent déjà deux Afghans. L'un d'eux abreuve de questions le Français, qui répond d'abord naïvement, puis se méfie et se reprend. Les prisons pullulent d'indicateurs. Celui-là n'est pas très discret.

Le soir même, on interroge Philippe. Il est assis dans un vieux fauteuil aux ressorts cassés et fait face à un officier qui le toise de haut. Très vite, les dés sont jetés.

– Vous risquez la peine de mort par pendaison, lui lance l'officier avec une brusquerie calculée. Mais si vous nous racontez tout avec sincérité et confiance, vous pouvez être libéré très rapidement. Dans un mois, peut-être.

Un mois. Une éternité pour Philippe.

Tous les soirs, entre neuf heures et minuit, l'officier interroge son prisonnier. La conclusion est toujours la même :

– Vous ne nous racontez rien d'intéressant. Vous nous cachez des choses. Pourtant, vous savez que ça peut vous coûter la peine de mort.

On accuse le médecin de l'AMI d'appartenir à la CIA, d'avoir été entraîné par des instructeurs américains, etc. Augoyard ne donne pas cher de sa peau. Il sait aussi que la manœuvre est habile et que la torture est d'abord psychologique. Alors, pour tuer le temps, il se joint aux compagnons de cellule, qui meublent l'attente en jouant aux cartes avec de vieux morceaux de carton récupérés et aux échecs avec des pièces de riz malaxé. Dans sa tenue de prisonnier, un vêtement noir et ample, rayé de jaune, Augoyard est en passe de craquer nerveusement.

Il tente de se raccrocher à ces semblants de vie.

Il doute de lui-même, regrette cette mission humanitaire un peu folle, si dangereuse, en plein hiver et à la veille d'une grande offensive soviétique. Comme Luc Devineau deux ans plus tôt dans sa geôle turque, il soigne les autres détenus. Il transmet des conseils médicaux de cellule à cellule. Certains prisonniers reçoivent même des ordonnances dérisoires : des mots griffonnés sur un bout de papier. Ceux qui, demain, seront libérés pourront toujours se rendre à la pharmacie la plus proche...

A Paris, Michel Bonnot et Antoine Audouard mettent rapidement sur pied un comité de libération. Malgré leurs divergences et les querelles de leurs dirigeants, les organisations humanitaires se donnent la main pour la circonstance. L'inquiétude sur le sort d'Augoyard est relancée quelques jours après l'annonce de sa capture par la mort d'un jeune médecin français, coopérant du gouvernement au Nicaragua. Pierre Grosjean, trente et un ans, né dans une famille de commerçants catholiques des Vosges, marié à une Brésilienne rencontrée dans un bidonville de Rio de Janeiro alors qu'il enquêtait pour sa thèse sur « les conditions sanitaires dans les favelas », a été abattu d'une balle dans la tête par les rebelles favorables à l'ancien dictateur Somoza. Grosjean a-t-il été visé délibérément alors qu'il participait à une grande fête dans le village de Rancho Grande? Augoyard, Grosjean...

Les humanitaires se sentent de plus en plus menacés.

Pour mieux défendre la cause des French Doctors, Médecins du monde et Médecins sans frontières adhèrent au comité Augoyard. Kouchner consent à participer à une conférence de presse aux côtés de Malhuret. Les deux frères ennemis de l'humanitaire se saluent courtoisement, mais sans plus, lorsqu'ils prennent place à la tribune pour défendre la cause de leur confrère emprisonné. André Glucksmann apporte son soutien au comité. Il se fend d'un papier pour *Le Nouvel Observateur*. L'article saute. Cette censure déclenche la colère du philosophe, contraint de se rabattre sur les colonnes plus hospitalières du *Figaro*.

Le vendredi 25 mars 1983, plusieurs médecins des trois organisations se rendent devant l'ambassade d'Afghanistan à Paris, face aux jardins du Ranelagh. Provocateurs, ils demandent aux gardes afghans de les emprisonner en signe de solidarité avec leur confrère et brandissent des banderoles. « Coupables comme le docteur Augoyard ». Ils sont prêts, disent-ils, à le rejoindre dans les geôles de Kaboul, veulent se constituer prisonniers, s'enchaîner dans les locaux de l'ambassade, sous les yeux des sbires de l'ambassadeur. Le débat est vif, et les diplomates afghans tentent d'éviter que l'entrevue ne dégénère. Des photographes immortalisent la scène.

Au siège de la rue des Amandiers, les humanitaires s'interrogent : faut-il dénoncer l'arrestation sur la place publique en termes crus ? Ou protéger Philippe, penser à sa détention sûrement très dure, tenter de l'en extirper au plus vite ? On choisit la prudence.

Au branle-bas de combat de la rue des Amandiers succède un formidable élan de solidarité en France et à travers le monde. L'AMI reçoit un million de lettres de soutien.

A Kaboul, la prison enfle de rumeurs de tortures. Puis les rumeurs deviennent certitudes et les chuchotements, des cris. Un officier revient à la charge lors d'un interrogatoire et lance à Augoyard :

– Nous en avons assez de vous écouter ! Vous allez faire vos aveux au cours d'une conférence de presse que nous utiliserons à des fins de propagande. C'est pour vous le seul moyen de sauver votre peau !

A l'idée de rester des mois, voire des années en prison, Augoyard accepte. Le marché est clair. S'il est humiliant, il lui permettra au moins d'accélérer sa libération.

A Paris, le comité a lancé sa machine de guerre. On bloque le train Paris-Moscou en rase campagne, on bombe ses parois et distribue des tracts. Un commando descend à la station de métro Liberté et la rebaptise « Prison de Kaboul ». Pour cent cinquante mille francs, l'AMI se paie des tribunes dans *Le Monde*, le *Herald Tribune* et d'autres quotidiens. Les auditeurs d'Europe 1 et de Radio Monte-Carlo se réveillent un matin avec la voix émue d'Yves Montand :

« Je suis venu vous parler parce que je suis en colère. Le docteur

Augoyard, vous connaissez? » Nicole Garcia, Miou-Miou, Simone Veil et d'autres reprennent le message à la radio. André Glucksmann rédige un éditorial au vitriol qu'il compte envoyer à plusieurs journaux : « Philippe Augoyard est un cas sans précédent. Il est le premier qui subisse officiellement, pour son activité de secouriste, prison, jugement et châtiment. Huis clos exemplaire, agrémenté à la mode des occupants locaux d'accusations d'espionnage. [...] Aux peuples du tiers monde, on demande de souscrire à la condamnation des secouristes bénévoles qu'ils rencontrent dans les périls mortels. Aux démocraties d'Occident, on réclame d'admettre sans broncher que la technique des procès de Moscou s'applique désormais à leurs propres ressortissants. De la France, on exige qu'elle laisse l'un des siens dans l'isolement total, dans les geôles d'un protectorat soviétique. »

Le 17 mars, le parti communiste français déclare que son « Comité de défense des libertés et des droits de l'homme », présidé par Georges Marchais, est intervenu auprès des autorités de Kaboul. Mais Augoyard, ajoute le communiqué du PCF, a participé « à des actions armées contre les autorités de ce pays ». Le mois suivant, un journaliste communiste de TF1 diffuse à l'émission « 7 sur 7 » une interview du docteur Augoyard. Nullement gêné, le journaliste lui fait répéter ses chefs d'inculpation. Hors caméra, le commissaire politique chargé des interrogatoires veille. Les journaux, le lendemain, publient des réactions indignées. TF1 accepte un droit de réponse.

Le matin de la conférence de presse, dimanche 13 mars, on offre de l'eau chaude à Philippe. Il est coiffé par un barbier, habillé d'une tunique blanche. Transféré dans un grand bâtiment officiel, il se retrouve brusquement plongé dans la lumière des projecteurs. Deux cents personnes lui font face, des journalistes soviétiques et des pays de l'Est pour la plupart. Un seul reporter occidental est présent, un Canadien. Il filme le « procès », parodie de ceux de Moscou, qui sera retransmis ensuite sur les télévisions du monde entier.

Aveuglé par les spots, l'accusé tremble. Il tousse nerveusement. Il se triture les doigts. Le drapeau de la République démocratique d'Afghanistan est déployé à ses côtés.

D'emblée, le procureur accuse le médecin d'être entré illégalement en Afghanistan, d'avoir aidé les « contre-révolutionnaires », charges pour lesquelles il encourt cinq ans de prison. Mais ce n'est pas tout : pour avoir envoyé à l'étranger des photos de bases afghanes, Augoyard encourt la peine de mort.

– J'ai succombé à la propagande des pays impérialistes en faveur des contre-révolutionnaires, affirme-t-il piteusement.

L'instructeur a préparé les réponses par avance, que Philippe doit lire. Les journalistes présents dans la salle posent les questions... dans l'ordre dicté par l'officier afghan. Augoyard lit son texte d'une voix chevrotante :

– J'ai été d'accord pour apporter aux contre-révolutionnaires un soutien médical sans savoir qu'ils se livraient à des actes de banditisme, de terrorisme. Ils obligent les gens à adhérer à leur parti contre leur gré.

Les juges se font insistants.

– Pardonnez-moi, lance encore Augoyard.

Les magistrats demandent des précisions sur les agissements d'Aide médicale internationale :

– Est-il possible que cette organisation renseigne des services à l'étranger ?

L'accusé baisse les yeux.

– Il est fort possible que les personnes y travaillant donnent des renseignements à l'étranger et peut-être à la CIA.

Le juge s'enfonce dans son fauteuil. Il semble satisfait. Toute l'aide humanitaire aux « contre-révolutionnaires » est désormais couverte d'opprobres. En outre, le gouvernement afghan a pu entrer en contact avec des pays occidentaux qui l'ignoraient jusqu'à présent et dénonçaient l'occupation soviétique. Désormais, le régime de Kaboul est reconnu et a pu affirmer sa souveraineté. Cette arrestation a été une belle affaire. Rares seront les candidats à oser dorénavant s'aventurer dans les maquis.

La parodie de procès, qui rappelle *L'Aveu* d'Arthur London, débouche sur une peine de huit ans. Augoyard reçoit la sentence, prononcée par des juges qui n'ont même pas pris la peine de délibérer, comme un coup de poing au visage. Humiliation suprême, on lui annonce aussitôt qu'il peut rédiger une demande de recours en grâce auprès du chef de l'État Babrak Karmal, et bien sûr un remerciement aux autorités afghanes. Augoyard sait qu'il sera bientôt libéré. Mais il a la fâcheuse impression de s'être trahi, et d'avoir bu la ciguë. Au-delà de son cas, ce sont les humanitaires du monde entier que l'on a jugés ce jour-là, soupçonnés d'ingérence, coupables d'assistance aux peuples en danger, gêneurs de la planète, passeurs de frontières, témoins privilégiés des barbaries oubliées de cette fin de siècle.

Que cette autocritique sera lourde à porter !

La mascarade n'est pas suffisante. Les organisations font fi de cet avertissement. Des escouades de médecins continuent de gravir les sentiers des montagnes, d'arpenter les pistes minées et bombardées. Au siège de MSF, Claude Malhuret n'en démord pas :

– Depuis le début de l'affaire Augoyard, quinze médecins venus de nombreux pays sont partis en Afghanistan pour la seule organisation MSF.

On n'arrête pas par la menace un tel élan de générosité.

De retour dans sa cellule, Augoyard est traité avec déférence. Il est transféré, on lui octroie une chambre et un poste de télévision en couleurs. Il est libéré le 9 juin et remis au chargé d'affaires français. Il débarque à Paris où ses compagnons de l'AMI sont venus lui apporter leur soutien.

Il n'empêche, la libération est amère. Augoyard est parti pour l'Afghanistan en médecin des hommes. Il en revient en bouc émissaire.

15.

Embuscades

A dix-neuf ans, Geoffroy Linyer n'a jamais fait de grand voyage. Son père, officier du SDECE, les services d'espionnage, lui a raconté assez d'histoires sur l'Algérie, l'Indochine, l'Europe centrale, pour qu'il n'éprouve pas le besoin de barouder aux antipodes.

Pourtant, pendant ses cours à Sciences-Po, rue des Saints-Pères, Geoffroy Linyer est captivé par le récit d'un enseignant, Xavier Strauss, qui rentre d'un lointain pays, occupé par les Soviétiques. Ce jeune conseiller d'État s'est aventuré un été au fin fond des maquis afghans, en compagnie des moudjahidin. Il n'a guère mangé, a beaucoup marché, et les impressions qu'il rapporte sont fascinantes, bouleversantes même.

A la fin des cours, l'étudiant s'approche du conférencier et le questionne sur les conditions techniques du voyage, sur l'espoir qui demeure dans les maquis.

Rentré chez lui, dans l'immeuble en pierre de taille de Neuilly, Geoffroy Linyer ne parvient pas vraiment à travailler. « Il faut y aller », se dit-il. Il n'est pas médecin, encore moins connaisseur du terrain, mais il rêve d'effectuer dans ce pays en guerre une mission humanitaire. Assouvir sa soif d'altruisme et hanter ces latitudes troublées, soit, mais à quelle porte toquer? Il a entendu parler d'une petite organisation, la Guilde du raid, supplétive des French Doctors. Elle envoie des volontaires apporter de l'aide dans les maquis, essentiellement sous forme d'argent liquide. Geoffroy jure qu'il en sera. Clandestinement s'il le faut.

A l'insu de son père, qui redoute que son fils ne hante comme lui les coins chauds de la planète, Geoffroy se rend au local de la Guilde, près du jardin du Luxembourg. Alain Boinet et Patrick Brizay le reçoivent. Ils jugent le candidat intéressant, malgré son jeune âge. Grand, d'allure sportive, il semble très motivé et n'a pas froid aux yeux. On le débarrasse bien vite de ses illusions :

– On ne part pas sur un claquement de doigts! Il faut que tu collectes toi-même l'argent à Paris et que tu le distribues.

On demande ainsi à Linyer de monter toute l'opération. Le candidat ne s'en émeut pas, ce qui séduit plus encore les deux responsables.

Geoffroy court les rues de Paris, quémande à droite et à gauche quelques billets. Rien ne sort des portefeuilles, ou si peu. Qu'à cela ne tienne. Pour sensibiliser les bonnes âmes, l'étudiant organise un concert de musique classique. Il déniche une église hospitalière, Sainte-Clotilde, et s'attire les sympathies de musiciens qui s'engagent à jouer bénévolement. A la fin du concert, le public jette quelques billets dans le panier de la quête. Geoffroy, au fond de la sacristie, fait ses comptes : l'opération lui a rapporté trente mille francs. C'est insuffisant, mais c'est quand même un bon début.

En quelques semaines, ses amis et lui récoltent de quoi faire route jusqu'aux vallées afghanes. Au siège de la Guilde, l'étudiant suscite de la considération. Il est jugé apte au baroud et à la virilité des maquis.

En juin 1985, Geoffroy prépare son barda, dit à ses parents qu'il part quatre mois pour les États-Unis et qu'ils n'ont aucun souci à se faire. Ment-il vraiment lorsqu'il clame qu'il visitera la Vallée de la mort? Il décolle en juillet pour Karachi.

Thierry Niquet l'accompagne. Il a vingt-sept ans et rêve lui aussi de monter dans les maquis afghans, à condition de se rendre utile. Il affiche des allures de baroudeur et avoue un entraînement de parachutiste. Mais il porte également une broche dans une jambe, suite à une mauvaise réception au sol. Qu'importe si Thierry ne peut marcher longtemps, les mules abondent dans les maquis. Les Américains, qui aident désormais la résistance, projettent même d'envoyer plusieurs centaines de baudets du Tennessee pour porter les armes et les munitions jusqu'au front.

A Peshawar, les deux compères partent à la recherche d'un commandant de la résistance, qu'ils trouvent dans sa demeure sévèrement gardée. Abd ul Haq est un gros homme au cheveu rare. Il a moins de trente ans mais en paraît quinze de plus. Devant un bac de sable installé sur une table, le chef de guerre démontre aux Français que ses troupes vont gagner la prochaine bataille : cantonnées dans les montagnes, elles sont maîtresses du terrain. Sur les murs s'étalent des plans volés aux Soviétiques, un panneau représentant les différents uniformes et galons de l'Armée rouge, les cartes des opérations et le schéma d'une centrale électrique qui alimente Kaboul.

– A tout moment, mes hommes peuvent couper le courant dans la capitale, annonce jovialement le commandant.

Il convoque aussitôt le guide qui prendra en charge la caravane humanitaire :

– S'il leur arrive quoi que ce soit, lui déclare-t-il, je te tue.

Le guide, effrayé, s'incline. Les deux Français comprennent que Abd ul Haq ne plaisante pas.

Reste à préparer les détails de l'opération. Geoffroy en profite pour téléphoner à son père dans le vétuste bâtiment des postes locales.

– Je suis à New York, affirme-t-il, en craignant que son père n'entende les voix pakistanaises alentour.

Avec la complicité d'un ami en séjour outre-Atlantique, l'étudiant parisien a monté un système de fausses lettres. Ecrites d'avance, elles retracent, de semaine en semaine, un hypothétique voyage aux États-Unis.

Prudemment, Geoffroy et Thierry changent leur butin humanitaire dans les ruelles du bazar. Ils ont fini par amasser, lors de leurs quêtes parisiennes, plus de trois cent mille francs. Au Pakistan, c'est l'équivalent d'une fortune colossale, apte à éveiller toutes les convoitises. Liasse après liasse, les deux compagnons comptent les afghanis, l'unité monétaire afghane, derrière les tentures et dans les arrière-boutiques.

A peine leur caravane a-t-elle entamé sa marche que les deux volontaires doivent se cacher sous une tente, dans les montagnes de Terri Mangal, près de la frontière afghane. Pas question, même déguisés en Afghans, de mettre le nez dehors : ici rôdent les espions et autres chasseurs de primes des frontières. L'attente dure cinq jours interminables. Les deux Français piaffent d'impatience. En soulevant un pan de toile, Geoffroy aperçoit vaguement les montagnes ocre, les vallées verdoyantes où séjourna Lawrence d'Arabie, redevenu simple soldat. Dans sa garnison isolée de Miranshah, il décrivait, en juin 1928, son purgatoire : « C'est un coin tellement perdu que peu de gens en ont entendu parler. [...] Il pleut des hallebardes, les collines qui nous entourent sont entièrement couronnées de neige, il y a des vents froids et d'autres horreurs. » Pour les deux Français qui rongent leur frein, le trait, un demi-siècle plus tard, demeure pertinent.

Enfin, la caravane reprend sa route. Elle se dirige vers le nord de Kaboul. Elle compte trente chevaux pour les armes et deux pour les subsides. Geoffroy peste : la colonne soulève de grands nuages de poussière, visibles de loin. La discrétion n'est pas le fort des maquisards, qui s'estiment invincibles.

L'attaque ne tarde pas. Une escadrille d'hélicoptères s'annonce dans le ciel. Vite, les caravaniers sautent dans les fossés et cachent leurs montures. A deux cents mètres d'eux, les hélicos suspendent leur vol et détruisent un village à la roquette.

Geoffroy et Thierry sont confrontés sans le savoir à la plus grande offensive depuis le début de la guerre. Tout le Sud est en feu. Les commandos de l'Armée rouge sont héliportés sur les sommets. On parle de massacres dans les villages, de vallées entièrement anéanties. Les Soviétiques, assurément, veulent se débarrasser une fois pour toutes de cette rébellion tenace, qui passionne l'Occident. Les deux humanitaires français ne pensent plus à distribuer l'aide enfouie dans les sacs, mais, plus prosaïquement, à sauver leur peau. Les chefs de la colonne décident de ne marcher que de nuit.

Au terme de cinq jours de trajet, l'équipe pénètre dans la province du Kuasséfi. Il faut traverser la rivière fort tard dans la nuit, lorsque les vannes du barrage en amont se ferment et que le niveau de l'eau descend. Mais les deux Français se sont perdus, ainsi que quelques Afghans et deux chevaux. On se retourne, on tente de retrouver des traces. Un maquisard s'affole et, en proie à une crise de nerfs, hurle dans la nuit. On lui ordonne de se taire, fusil dans les reins.

Les égarés finissent par rejoindre la caravane. Après cinq heures supplémentaires de marche, ils pénètrent dans la contrée choisie pour distribuer l'aide en billets. Dans cette vallée coincée entre deux montagnes, Thierry et Geoffroy ne sont pas au bout de leurs peines. Pour distribuer le contenu des sacs baptisé « *cash for food* » (« de l'argent pour manger »), ils doivent faire vite. Les appétits s'aiguisent rapidement dans ces vallées reculées.

En une semaine, ils courent les villages, les hameaux et les maisons isolées de cinq heures du matin à dix heures du soir. Geoffroy, comme un officier des colonies, tient une comptabilité précise de la population indigène, laquelle s'étonne de tant d'empressement.

Le soir, ils rejoignent le camp d'entraînement des moudjahidin. Une nuit, à quatre heures du matin, un maquisard hurle : « Les avions arrivent ! » Aussitôt, c'est la débandade. Les moudjahidin, suivis par les deux humanitaires, marchent pendant quatre heures puis s'abritent au fond d'un vallon minuscule. On attend impatiemment, on dort sans couverture. Quelques poissons pêchés à la grenade dans le torrent composent le menu, moins monotone au demeurant que celui de tous les jours – pain et soupe grasse, où traînent quelques morceaux de mouton.

Geoffroy, amaigri, le visage émacié, est très inquiet : il a laissé les sacs emplis de billets dans le *markaz*, que les Soviétiques ont dû investir.

Une semaine plus tard, le groupe revient dans le *markaz* débarrassé de ses occupants. Une odeur pestilentielle règne aux alentours, celle des bêtes mortes durant l'attaque. Les cadavres d'hommes ont été retirés. Tous les abords du camp sont minés. A l'intérieur, ce n'est guère mieux.

Les commandos soviétiques ont placé des engins de mort derrière les meubles et ustensiles de tous les jours, portes, coffres, mandolines traditionnelles.

Geoffroy, désespéré, tape du pied sur le sol poussiéreux. Les sacs ne sont plus là. On lui signale alors que deux Afghans viennent de rapporter un chargement. A sa grande surprise, les sacs s'y trouvent, toujours cadenassés. Les convoyeurs, apparemment, ignoraient qu'ils transportaient un fabuleux trésor...

Les deux Français repartent dans la vallée, dûment escortés. Il s'agit désormais de distribuer l'aide en fonction de l'importance des familles et des dégâts causés par la guerre. Au moindre faux pas, à la moindre vexation ressentie par tel ou tel *malik*, chef de village, la vie des missionnaires ne vaudra plus grand-chose.

Dans le premier village, on convoque le *malik*, le mollah et les notables à la mosquée, qui est en fait un petit carré à ciel ouvert cerné par des pierres. Geoffroy annonce la couleur : le village recevra tant de billets.

– On va aider d'abord les plus pauvres, dit-il.

Comptable méticuleux de la générosité occidentale, il se lève, remet une liasse au chef et se retire. L'affaire se déroule dans les normes de village en village, jusqu'à un petit bourg perdu où le *malik* revient sur le recensement :

– Il y a deux cents familles ici, et non pas cinquante.

La manœuvre est grossière, et Geoffroy la récuse. Après deux heures de palabres, le *malik* se fait menaçant. Les villageois armés commencent à reluquer les chevaux, devinant le trésor enfoui dans les sacs.

Énervé, Geoffroy conclut :

– On s'en va, on ne vous donne rien.

Il s'élance aussitôt sur le sentier de montagne, suivi par Thierry et les deux guides. Une demi-douzaine de villageois leur emboîtent le pas. Leurs fusils brillent dans le soleil brûlant. Geoffroy a l'impression que les guerriers affûtent leurs couteaux dans son dos.

Après deux heures de course-poursuite, la petite caravane se réfugie dans une maison le long du sentier. Les poursuivants entourent la demeure, prêts à entamer un siège. Prudents, les deux guides ressortent. La tension monte. Le moindre faux pas peut déclencher une fusillade à bout portant. Mais les guides, qui ont entamé une longue palabre avec les villageois récalcitrants, se montrent convaincants. Les deux Français sortent la tête haute et poursuivent la route.

On sème les poursuivants, mais Geoffroy tempête contre cette forme d'aide. Le *cash for food* est dangereux et peu efficace, puisque les villageois qui en bénéficient doivent se rendre jusqu'au Pakistan pour acheter des denrées.

– Est-ce que c'est vraiment utile, le fric ici? demande-t-il.

Shah Bazgar, l'un des guides, qui fut étudiant en France, lui répond :

– Tu as raison, c'est dérisoire, il n'y a même pas de commerce dans les parages.

Sur la route du retour, Geoffroy s'interroge. Au fond, il est loin d'être mécontent : cette mission lui a permis de dispenser une aide qui, même marginale, permettra à quelques villages de tenir. Cette stratégie rejoint celle de Massoud, qui entend fixer les populations des vallées et les empêcher de fuir. L'humanitaire neutre? Une blague, soupire Linyer. Dans le maquis afghan, tout don est politique.

Distribuer quelques sacs de monnaie relève de l'engagement militant.

D'étape en étape, le jeune Français constate les dégâts causés par la grande offensive : les villages sont rasés, les maisons brûlent encore, les mines menacent quiconque s'écarte du sentier.

Geoffroy l'a compris : l'action humanitaire le hante. Il pense déjà à d'autres missions. Avec Thierry Niquet, il se rend à Kandahar, la grande ville du Sud, encerclée par les résistants. Leur mission, là encore, relève du *cash for food*.

Kandahar est une ville étrange. Les moudjahidin y portent des chaussures à talon haut, fument du haschich et se parfument avant de monter au front. La résistance tient les abords de la ville, cachant ses troupes dans les vergers et les profonds sillons des vignes. L'armée régulière ne tente des sorties que sous grosse escorte.

Les résistants proposent alors aux deux compères de pénétrer dans la ville assiégée. Thierry et Geoffroy acceptent. Refuser serait se déshonorer aux yeux des maquisards. Et puis, à force de courir des risques, ils se sont habitués au danger. Ils y ont même pris goût.

Enturbannés et en tenue afghane, ils montent sur deux motos et, encadrés par huit moudjahidin, franchissent le *check-point* sans s'arrêter. Les gardes ne remarquent pas les yeux bleus de Geoffroy et les laissent passer. La petite troupe effectue un tour rapide, entre dans la maison d'un ami œuvrant pour la résistance et, depuis la lucarne de sa terrasse, admire le degré d'encerclement de la ville. Pas question de rester dans la place plus de trois minutes. Les éclaireurs reprennent les motos et fuient le quartier, en évitant les barrages. Geoffroy a le cœur qui bat la chamade. La promenade est finie.

Demain, il recommencera à distribuer ses billets.

L'humilité devant le danger n'est pas le lot de tous les humanitaires. Un autre envoyé se targue d'être le meilleur connaisseur occidental de Kandahar et affiche clairement ses ambitions :

– Avec mes liasses, affirme-t-il, j'ai le même pouvoir qu'un sous-préfet en France. Ici, je suis le vice-roi.

Ni les Afghans, ni les humanitaires n'apprécient ces prétentions à peine déguisées et pressentent que le carriérisme n'est pas absent de certaines vocations.

En 1986, Thierry Niquet effectue une nouvelle mission. La veille de son départ de France, son père tente encore de l'en dissuader. Mais Thierry boucle son sac. Il emporte quelques vêtements, sa tenue afghane et des pellicules photo. Il doit effectuer une mission de *cash for food*. Il rêve de partir secrètement vers le grand nord de l'antique Bactriane, de franchir cette frontière agaçante entre l'Afghanistan et l'URSS, frontière de guerre mais qui, pour lui, demeure artificielle. Par-delà l'Amou-Daria, l'Oxus de jadis, s'étend l'Asie centrale, ses steppes, ses cavaliers fantastiques.

En chemin, Thierry est arrêté par un commandant peu scrupuleux du parti Hezb Islami. On le dépouille, on dérobe ses appareils photo; dans les sacoches du cheval, les partisans du commandant trouvent une fortune en liquide et mettent en joue le jeune Français. Il est exécuté dans un coin.

On ne retrouvera jamais son corps.

Thierry Niquet est l'une des premières victimes des missions humanitaires privées dans le monde. De fait, l'année 1986 marque un tournant dans l'histoire des spécialistes de l'urgence. En Afghanistan, l'islam radical gronde dans les campagnes.

Les partis intégristes assimilent de plus en plus les Occidentaux à des émissaires de la chrétienté en mal de croisade, à des *kafirs*, des infidèles venant souiller le sol du djihad, la guerre sainte.

Les femmes, infirmières et médecins, sont particulièrement visées.

A Paris, dans les locaux de l'Afrane, l'Amitié franco-afghane, qui occupe un petit local du VIe arrondissement, Gilles Rossignol guette anxieusement les nouvelles. Il ne sait pas que Thierry Niquet a été exécuté. Il est même à cent lieues de l'imaginer, lui, docteur en droit musulman, ancien attaché culturel à l'ambassade de France à Kaboul, passionné par ce pays aux traditions ancestrales. On croit et on espère, des semaines durant, que Thierry s'est perdu, qu'il est victime d'une hépatite, bloqué dans une vallée isolée, qu'il tente de sortir d'une contrée bombardée.

Quelques mois plus tard, Philippe Hamel part sur les traces du disparu. D'autres envoyés de l'Afrane ont tenté de le localiser, sans succès. En Afghanistan règne la loi du silence : nul n'ignore que la peine encourue pour l'avoir enfreinte est la vendetta, ou l'exécution en service commandé. Mais les émissaires confirment ce que craignaient nombre d'humanitaires : Thierry Niquet a bien été assassiné par des Afghans.

Officiellement, Philippe Hamel, un éducateur de vingt-six ans, part pour enquêter sur l'agriculture et plus précisément sur les plantations de pavot dans le nord-est montagneux du pays. Sportif accompli, ex-coureur cycliste semi-professionnel, il aime les grandes randonnées. Il prépare le voyage comme un rituel et intègre une équipe de Médecins sans frontières – sept médecins et infirmières en route pour le Badakhchan. Escortée par une petite troupe de moudjahidin, l'équipe s'enfonce dans les hautes vallées du Badakhchan, le pays de Massoud et de l'opium. Philippe est prudent : il cache sa calvitie sous un turban et enlève fréquemment ses petites lunettes qui lui donnent des airs d'intellectuel européen.

La contrée résonne déjà des cavalcades intégristes. Les guerres de libération généreraient-elles le fanatisme, comme hier le marxisme? La petite troupe apprend bien vite qu'une escouade d'Afghans intégristes, convertis au wahhabisme des Saoudiens, les talonne. Il ne ferait pas bon tomber entre leurs mains!

La caravane – cent porteurs, quinze résistants armés, une centaine d'ânes – force l'allure, franchit les sommets, descend au pas de charge dans les vallons. Les bêtes sont épuisées, les hommes encore plus. Vingt jours de marche déjà! Philippe et ses compagnons se sentent coincés entre les radicaux de l'islam et les troupes communistes de Kaboul. Les vallées leur paraissent bien étroites...

A deux heures du matin, lors d'une halte au sommet du col de Keshem, Philippe entend des hurlements dans la nuit, puis des coups de feu. Les Wahhabites attaquent. On signale quatre cents hommes en armes. Que peuvent faire les membres de l'escorte, certes bien armés et dotés de lance-roquettes RPG 7, mais si faibles numériquement?

Le groupe se sépare dans la débandade. Sous un ciel étoilé, Philippe et Dolorès, une infirmière de MSF, fuient et atterrissent sur un toit d'où ils suivent l'attaque. Mais les assaillants les repèrent et les capturent. Les autres membres de l'équipe sont arrêtés eux aussi. Tous repartent prisonniers, en pleine nuit.

Ils ne donnent pas cher de leur peau.

Philippe est désespéré : il a attrapé une hépatite et ses dernières forces le lâchent.

Les MSF écopent de treize jours de geôle entre Jurm et Qasdeh, dans les vallées de l'opium, cernées par les hautes montagnes de l'Hindou Kouch. Les maquisards de Massoud sont à leur recherche. Ils veulent libérer leurs hôtes. Question d'honneur. La vendetta se profile à l'horizon des champs de pavot.

Les Français craignent plus que jamais pour leur vie. Ils sont isolés entre des montagnes pelées, et la frontière pakistanaise est à des journées de marche. Sait-on au moins qu'ils sont prisonniers, dans les officines de Peshawar?

Heureusement, Kuduz, le commandant de la troupe wahhabite, ne veut pas risquer de perdre tous ses hommes pour de vulgaires otages. Il convoque les infidèles à la tombée de la nuit :

– Vous avez un quart d'heure, faites vos sacs et partez.

Philippe sait très bien que, sans guides ni montures, ils se perdront ou tomberont dans quelque traquenard. Il réclame des chevaux. La tension monte. Les hommes de Kuduz s'approchent des femmes de l'équipe et dans la nuit palpent leurs contours.

– Ils vont nous descendre, ne bougeons pas, souffle l'un des équipiers.

Kuduz avise ses sbires, qui commencent à ruer dans les brancards. L'homme est très ambitieux. Il rêve de devenir l'*amir*, le seigneur de toute la province du Badakhchan, de la ville d'Iskashim à l'entrée de la haute vallée du Wakhan jusqu'à Fayzabad, des mines d'émeraude jusqu'aux grands champs de pavot. Une exécution de prisonniers, fussent-ils infidèles, ne le grandirait pas aux yeux des Afghans. Soucieux de sa renommée, il lance, magnanime :

– Partez tout de suite, vous êtes libres.

La caravane file dans la nuit. A marche forcée, les rescapés rejoignent la vallée de Teshan, sous la houlette du commandant Wakil. A l'entrée du village, ils aperçoivent un visage connu : c'est Sylvie Cusset, infirmière de Médecins sans frontières.

Ce petit bout de femme vit seule dans la région, sous la protection du commandant du cru, qui la présente comme sa fille. Après tant de mésaventures, Philippe Hamel croit rêver : Sylvie, dont le nom afghan est Latifa, a passé tout l'hiver dans la vallée. A vingt ans et des poussières, elle est déjà une légende. Les Afghans la respectent. Les femmes la vénèrent, elle qui sait damer le pion aux seigneurs de la guerre.

Un jour, devant Philippe, on évoque « Monsieur le commandant Saeb ». Il veut rencontrer celui que l'on traite avec tant de déférence. Au bout du village, au milieu d'un capharnaüm invraisemblable, il aperçoit à nouveau la silhouette familière. Le « commandant » n'est autre que Sylvie, qui dirige le déchargement d'ânes et de chevaux. Elle n'hésite pas à tancer les caravaniers, à refouler des maquisards gêneurs. Elle semble appartenir au paysage. Elle n'est plus tout à fait française, pense Philippe, mais déjà afghane.

L'expédition humanitaire l'a transformée, comme tant d'autres avant elle.

La mission de Sylvie n'est pas de tout repos, même si elle bénéficie de la protection du maître des lieux. Un soir, elle raconte ses déboires. Après s'être aventurée dans une vallée voisine, elle assiste à un procès expéditif : pour des broutilles, l'accusé est condamné à mort. L'infirmière s'insurge, veut empêcher l'exécution. Offusqué par tant d'invectives, qui plus est dans la bouche d'une femme, le commandant Najmuddine fait enfermer la récalcitrante. Elle ne se décourage pas, s'évade de sa geôle. Rattrapée dans les mines de lapis-lazuli de Sanglar, elle est mise en résidence surveillée. Elle décide de faire passer un message au professeur Rabbani, le dirigeant du puissant parti Jamiat Islami, réfugié au Pakistan.

Le messager est suivi et il le sait. Il accélère l'allure pendant trois jours, changeant de cheval, brouillant les pistes. Lorsque le cavalier atteint Peshawar, le puissant destinataire du message ordonne la libération de la jeune femme, au risque d'une guerre dans la contrée. L'infirmière de MSF regagne aussitôt son dispensaire de fortune, comme si de rien n'était, fidèle à sa mission qu'elle a voulue solitaire.

Pendant un an, seule Française dans la région, elle soigne. Faute de médecin dans les environs, elle outrepasse ses devoirs d'infirmière. On lui amène des victimes de la guerre. Elle diagnostique, opère des blessés graves, se perfectionne à la lecture des manuels, ampute quand il le faut, à la lueur d'une chandelle. Lorsqu'elle se déplace, à cheval ou à pied, elle doit affronter la roulette russe des sentiers minés. Tant d'efforts et de risques sont récompensés. Elle devient une figure locale, on lui donne du « *doctor* ». Elle apprend le farsi, et en oublie son français. Quand Philippe la rencontre, elle parle un pidgin singulier où se mêlent les mots des deux langues. Malgré les privations, les dangers, l'absence totale de loisirs, Sylvie-Latifa aime la vie qu'elle mène. Elle sait aussi que le retour vers la France et ses hôpitaux anonymes sera difficile. Comment supporter les petitesses et les mesquineries? Comment renouer avec les horaires stricts et les fausses souffrances? Ici, l'humilité de sa mission se confond avec la grandeur de la tâche. Philippe, qui n'est pas novice en matière d'aventure humanitaire, admire la trempe de l'infirmière. Le titre de « commandant » n'est vraiment pas usurpé : médecin autodidacte des maquis, Sylvie a gagné ses galons à la force du bistouri.

Le jeune Français ne peut s'attarder dans la vallée. Il doit poursuivre sa mission. Après avoir franchi quelques cols, il s'installe dans un village où il assiste les paysans dans leurs opérations d'ensemencement et d'irrigation. En chemin, il interroge les chefs, questionne les combattants.

Pour rentrer au Pakistan, il marche un mois encore, sans escorte, alors que le grand rival du commandant Massoud, Gulbuddin Hekmatyar, lance une offensive sur la route. Lorsqu'il aperçoit la frontière, Hamel exulte. Mais il n'est pas au bout de ses peines : dans le bourg de Deral Ismaël Khan, il est arrêté par les gardes-frontière pakistanais, qui l'accusent d'être entré illégalement en Afghanistan. Après les écueils rencontrés, la capture par les Wahhabites, les bombardements et les pluies d'acier – orgues de Staline ou canons de 105 – Philippe considère l'accusation comme une plaisanterie. Mais ce n'en est pas une. Il est à nouveau jeté en prison.

Après une semaine d'incarcération, on le libère. Il contemple les montagnes, les plateaux pakistanais : cette mission a été dure, très dure. Trois mois au total, dont près de deux mois de marche. Quel prix à payer pour amener quelques sacs d'aide humanitaire, prodiguer quelques conseils d'apprenti agronome, aux amis afghans! Deux évidences s'imposent; d'abord, Thierry Niquet a bien été assassiné par des intégristes afghans, et le crime est resté impuni. Ensuite, les missions dans ce pays vont être de plus en plus pénibles.

En 1988, une caravane de Médecins sans frontières transportant plusieurs tonnes d'aide humanitaire est pillée. Ceux qui la convoyaient sont séquestrés pendant quelques jours. Émissaires d'un Occident de plus en plus honni, ils sont accusés de véhiculer l'idéologie chrétienne, de tenir des propos sacrilèges, d'avoir des comportements outranciers. Ils sont relâchés sains et saufs, mais leur détention provisoire tient lieu d'avertissement aux autres infidèles qui tenteraient encore de s'aventurer en terre d'islam.

Le châtiment contre les impies ne tarde pas.

Juliette Fournot achève sa mission à Peshawar. Vêtue d'une tenue traditionnelle, elle rédige, sur sa table de bois, un article pour les journaux français. « Pourquoi quatre hôpitaux bombardés? Pourquoi les accusations calomnieuses de Kaboul? Pourquoi nos têtes mises à prix? Parce qu'on aide la population civile? Qu'on vaccine les enfants? Qu'on soigne les moudjahidin? Non, parce que nous sommes des témoins gênants, des témoins qui parlent. » Elle pense aux longs voyages initiatiques « à l'intérieur », terme codé des initiés pour désigner les maquis, au vent et au soleil des steppes, au froid, la nuit dans les caravansérails misérables, face à un feu qui s'éteint et un thé qui tiédit. Elle pense aussi à ce fabuleux chef de guerre, Bachir Khan, qui tient les hauteurs de la province du Badakhchan. Il lui a légué son cheval pour le long chemin qui mène au Pakistan, en déclarant solennellement :

– C'est dommage que nous ne soyons pas de la même religion car un jour nous aurions pu nous retrouver dans le même paradis...

Juliette pressent aussi la formidable montée du fondamentalisme musulman. Qu'adviendra-t-il alors des femmes médecins et infirmières qu'elle a réussi à imposer aux Afghans? Et du climat de tolérance qui, malgré la guerre ou à cause d'elle, régnait dans les vallées? Le réveil religieux va-t-il mettre à mal ces années de sacerdoce, d'efforts, de palabres? Lorsque la petite ville de Chagasaraï a été prise, un sage de Peshawar, le numéro deux du Jamiat Islami, s'est rendu dans la mosquée et a prononcé un prêche inquiétant :

– Félicitations pour votre combat, mais méfiez-vous désormais de ces infidèles aux yeux bleus qui, sous prétexte de vous aider à reconstruire, vont venir pervertir votre islam.

Prudents, les commandants, les vrais militaires, ceux du terrain et non de l'exil, ont préféré ne rien dire. Mais ils ont répliqué plus tard, lors d'une réunion :

– Tu as été injuste envers les étrangers et, même si c'était juste, pourquoi le Jamiat continue-t-il alors d'envoyer des infidèles aux yeux bleus dans les autres vallées?

Juliette, livrée à ces pensées, sait que sa décision est prise. Elle doit regagner Paris. Depuis quelques semaines, on l'appelle, dans les salons de la « White House », siège des organisations humanitaires, et dans les rues de Peshawar, Mother Teresa ou Jeanne d'Arc. Elle prend peur, craint de s'enraciner dans ce grand campement de l'aide occidentale, cette base arrière du *charity business* qu'est Peshawar.

Elle quitte le Pakistan, consciente que de nouveaux périls menacent « ses » volontaires.

Le 27 avril 1990, Frédéric Galland, logisticien, entend des coups frappés à la porte. Depuis plusieurs mois, il s'occupe d'un hôpital installé en pleine montagne, aux confins de l'Afghanistan, non loin de la frontière soviétique. Il est plus de minuit. Que peut-il se passer en ce jour de l'Aïd, qui marque la fin du ramadan? Yaftal, hameau enneigé au nord de Fayzabad, est réputé pour être un lieu sûr. Les forces afghanes s'aventurent à quelques kilomètres de la route mais guère au-delà, encore moins dans ce fief de la résistance qu'est Yaftal.

Dans la verte vallée où abondent en amont le pavot et l'opium, chacun connaît la cruauté des moudjahidin « d'en haut ».

Appelé Amine par les Afghans, Frédéric, vingt-sept ans, fraîchement émoulu de Bio Force, cette école de volontaires pour les missions humanitaires, ne se méfie pas. Régine Teyssier, l'infirmière de cinquante et un ans qui l'accompagne et dort dans une pièce voisine, ne s'alarme guère plus. Certes, le refus d'engager des *tchokidors*, des gardes payés pour protéger les Français, a créé quelques tensions dans le hameau. Mais personne ici ne s'attaquerait à ceux qui ont traversé la planète pour soigner les cent vingt mille Afghans des vallées environnantes, compagnons d'armes ou paysans, hommes et femmes, seigneurs et serviteurs, mendiants et orgueilleux de la contrée.

« On a réussi à rejeter les fusils en dehors de l'hôpital, a écrit Frédéric dans son rapport. Nous ne serons pas les prisonniers des moudjahidin. »

Depuis six mois, Régine et lui vaccinent, soignent, gèrent les relations pas toujours sereines avec les *nomoyendas*, les notables ou les commandants de l'endroit. Lorsque le chef tribal Bachir Khan leur enjoint de vacciner l'un des villages placés sous sa coupe, ils ne peuvent refuser et entreprennent un long voyage pour assouvir les caprices du cacique. Telles sont les rares servitudes des missionnaires des vallées perdues.

A la porte de l'hôpital, la menace se précise. Brusquement, les panneaux de bois volent en éclats et deux Afghans jaillissent dans l'obscurité. Masqués, armés de sabres et de fusils, ils se précipitent dans la chambre de Régine. Sous la menace d'une kalachnikov, ils la violent à plusieurs reprises. Les coups pleuvent sur l'infirmière. Le visage tuméfié, les dents cassées, elle est laissée pour morte. Les assaillants se ruent ensuite dans la chambre de Frédéric. Des hurlements retentissent. A moitié inconsciente, le corps en sang, l'infirmière parvient à se glisser dehors. Vêtue d'un pantalon et d'un T-shirt, elle rampe dans la neige, emprunte le lit d'une rivière pour ne pas laisser de traces. Les années de parachutisme l'ont initiée au parcours du combattant. Soudain, elle entend des bruits de pas. Les assaillants se sont lancés à ses trousses. Pour les semer, elle grimpe sur une colline et s'enterre dans la neige. Elle tente de rassembler ses esprits. Ces voix, ces visages partiellement masqués, elle les a reconnus. Ce sont ceux du garde et de Zahir, un vaccinateur de la mission.

Après deux heures d'attente, Régine, gelée jusqu'aux os, s'extirpe de sa cache et revient sur ses pas. Tant pis si les assaillants la rencontrent en chemin, elle préfère encore mourir. Lorsqu'elle pénètre dans l'hôpital, il est quatre heures trente du matin et des lueurs apparaissent dans le ciel. La vaste maison est silencieuse. En trébuchant, elle franchit le seuil de la chambre de Frédéric et pousse un cri : le corps du logisticien gît au fond de la pièce, sans vie.

Elle s'affale sur le sol, sans un mot, puis se relève en tremblant et court chercher de l'aide au village le plus proche. Lorsque les villageois parviennent à l'hôpital, elle leur ordonne de confectionner un cercueil. Qui a commandité le crime? Est-ce une vengeance des chefs de la vallée, jaloux des prérogatives d'un rival, Bachir Khan? Ou un attentat fomenté par les services secrets de Kaboul, le Khad?

Déjà, deux ans plus tôt, une équipe de l'association Handicap international, qui travaille auprès des amputés pour leur confectionner des prothèses, est tombée dans une embuscade. Mitraillé à bout portant par une colonne de soldats afghans, Vincent Gernigon mourut sur la piste, tandis que son compagnon, Xavier Lemire, s'en sortait indemne. Leur présence était connue dans toute la région. Sans doute avaient-ils été vendus par un quelconque informateur pour une bouchée de pain.

En février 1989, c'est un infirmier de Médecins du monde, Christophe Cany, vingt-six ans, qui meurt sur le chemin de l'hôpital du Wardak, raflé par une avalanche. A Paris, Michael Barry s'emporte contre ce coup du destin, à quelques jours du départ tant attendu des dernières troupes soviétiques...

En état de choc, Régine Teyssier dit une prière dans la montagne voisine, où elle plante une croix. Elle entreprend ensuite le long voyage vers Peshawar, le cercueil de Frédéric fixé sur un cheval, escorté par quelques moudjahidin. Avec la neige, les cols, les sentiers improbables, deux semaines de marche sont nécessaires pour rentrer au Pakistan. Mais la petite caravane est bloquée en chemin. Un mois d'attente avec le corps de Frédéric que des aides refroidissent dans la neige... Le trajet vire au cauchemar. Régine entre dans une longue dépression. Elle sait que les deux meurtriers ne seront pas jugés. L'un est cousin du juge de la vallée.

Dans les caravansérails qui balisent le sentier, elle tente d'écrire pour ne pas sombrer, rassemble ses souvenirs. La mission afghane ne s'annonçait pourtant pas sous de mauvais auspices, malgré la guerre, l'éloignement, les luttes de clan. Lorsqu'elle quitta six mois plus tôt Peshawar, l'infirmière pesait soixante kilos. Elle n'en pèse plus aujourd'hui que trente-deux.

5 juin. Il fait beau. passage d'un premier col. Thé à huit heures. J'ai les boules. Pour la première fois, j'éclate en sanglots dans ma tasse de thé. Je me sens petite, moche, médiocre, teigneuse, violente. Je gueule en silence. Mon cheval marche, impeccable. Petit galop décompressif.

Arrêt coffee *à dix-sept heures. Vingt-trois heures, les chevaux se battent dans la nuit. J'ai les boules.*

En chemin, Régine Teyssier pense à ses premières missions. L'Algérie de 1961 à 1963, avant l'indépendance puis après. Arrêtée par les fellagha, elle fait preuve d'un tel sang-froid qu'elle sauve sa tête. Israël, puis le Liban. La guerre à nouveau, côté chrétien. Elle apprend à toiser les hommes, à les regarder dans les yeux pour contrer leur désir de mort. Sa maîtrise de l'arabe, son aplomb lui servent de bouclier. Elle pensait qu'en Afghanistan, son âge serait sa meilleure protection.

– On t'écoute, madame, parce que tu as les cheveux blancs, lui a lancé un jour un moudjahid qu'elle tançait pour son goût de la rixe.

Cette fois-ci, ses cheveux blancs ne l'ont guère protégée de la folie sanguinaire.

Le sentier serpente dans la montagne. Régine s'accroche à la selle de son cheval. Il lui faut marcher, retenir la bête qui risque de glisser dans le ravin. Elle peine, elle qui fume depuis trente-cinq ans. Le manque d'oxygène embrouille son cerveau et atténue ses souffrances.

Mercredi 6 juin : départ à six heures. Mon cheval boite de plus en plus. Je remonte Takla, mon premier cheval. Je dois impérativement surveiller mes nerfs. Je commence à décompresser. Nous atteignons le bas du col de Topkhana à onze heures. A quinze heures, nous nous arrêtons. On reçoit un message de Bernard à Peshawar qui nous envoie un éclaireur. Orage. Une pluie battante. On ne sait toujours pas si le col passe avec les chevaux.

Jeudi 7 à minuit : premier col franchi sans difficulté. Au deuxième col, les chevaux ne passent pas. Ils s'enfoncent dans la neige. Je manque d'oxygène. L'escalade à pied commence sur cette immensité blanche. Je regarde en haut et il faut atteindre le sommet. Arrivée au sommet à quatre heures du matin.

Superbe lever de soleil. Commence la descente du col. Je suis complètement biturée par le manque d'oxygène. Biture vraie. Noir complet le soir même et le soir suivant. Mais il y a aussi quelque chose de très beau à dire. Ce soir-là, je bois mon premier whisky, un pour moi, un pour Frédéric. Je vais dormir pour la première fois.

Lundi 10 juin : retour de Chitral à Peshawar en avion. C'est la première détente vraie. J'ai l'impression que je vais rester en vie.

Dimanche 16 juin : rencontre de Wali, le frère du vaccinateur. J'ai toujours les boules.

A Paris, on tente d'examiner les hypothèses. Juliette Fournot, enceinte de sept mois et demi, est désignée pour mener l'enquête à Peshawar, tandis que Gérard Kohout, habitué des missions risquées, atteint Yaftal au terme de trois semaines de voyage. Il penche pour la thèse du complot fomenté par les services secrets. De plus, l'impréparation des missions depuis le départ de Juliette Fournot, la grande spécialiste de l'Afghanistan, explique les risques encourus. Gérard, en chemin, fulmine contre les successeurs de Juliette à la « White House », la maison blanche de Peshawar qui sert de base arrière. Les volontaires qui montent vers les maquis ne sont plus formés comme auparavant

Lorsque Juliette et lui veillaient aux destinées de la mission, ils insistaient pour que les villageois soient partie prenante dans les projets sur le terrain – la construction d'un hôpital, la constitution d'une garde prétorienne. Frédéric n'avait sans doute pas été prévenu des dangers qu'implique le refus d'une escorte.

Du reste, la cause importe peu, et ces montagnes ocre ne livreront sans doute jamais leur secret. En redescendant de Yaftal vers le Pakistan, Gérard, qui a suivi pendant des années les missions en Afghanistan, ressasse sa terrible conclusion. Après onze ans de présence, tant de risques encourus et tant d'abnégation, les humanitaires sont désormais considérés comme des ennemis.

Dans le studio qu'elle occupe rue Oberkampf, dans le XIe arrondissement, Régine Teyssier ne parvient pas à retrouver le sommeil. Elle pense au drame de la vallée de Yaftal, au corps sans vie de Frédéric Galland, à l'indifférence muette qui entoure son retour à Paris. Les quelques entretiens qu'elle a eus au siège de Médecins sans frontières ne l'ont guère réconfortée. Le soir du 14 juillet 1990, à l'heure où s'allument les lampions des bals populaires, elle écrit une lettre amère aux dirigeants de Médecins sans frontières.

Ne laissez pas Yaftal dans l'oubli. Ce serait une insulte à mon intelligence et à mon sexe de croire que je me contenterai du silence. Les mots sont dérisoires mais la parole farouche dira un jour ce que nous sommes. Sachez que lorsque l'un de vos membres « encore vivant » est touché, vous n'êtes plus jamais entier. Il me reste l'espoir de croire que Frédéric valait au moins autant que six pages d'article sur les chiens dans Paris-Match *ou* Aujourd'hui Madame.

Un soir, le comédien Laurent Terzieff l'appelle. Depuis qu'elle l'a soigné dans une clinique du Ve arrondissement, ils sont devenus amis. Le coup de téléphone est salutaire.

– Je sais que tu rentres d'Afghanistan, je sais que ça a été très dur, dit l'acteur. Je t'invite ce soir au théâtre.

Depuis des mois, Régine Teyssier a perdu l'envie de vivre. Elle se rend malgré tout à l'Atelier.

– Demain, je me lève et je vais m'acheter des chaussures, dit l'acteur avant que ne tombe le rideau.

Lorsqu'elle se lève, au milieu des spectateurs qui applaudissent à tout rompre, l'infirmière veut encore espérer. La pièce a eu sur elle l'effet d'une catharsis. Elle réapprend à vivre.

Viols, pillages, détournements de caravanes, arrestations de volontaires, meurtres... Les volontaires ont acquis une valeur marchande, pis, ils sont devenus une monnaie d'échange. Lorsque des armes disparaissent dans le dépôt d'une tribu afghane, le chef, vindicatif, prend en otage Régis Lansade qui chemine tranquillement sur la route désertique du Helmand. Épuisé par son long voyage qui le conduit dans la ville de Herat, à trente jours de marche de la frontière pakistanaise, l'infirmier barbu expose ses intentions. Il veut soigner, seulement soigner. Rien n'y fait.

On le laisse deviser sur le manque d'hospitalité de certains clans et on le libère seulement lorsque les armes sont rendues.

Régis a la piteuse impression de valoir au moins le poids de quelques fusils et cartouches.

L'Afghanistan n'est pas le seul terrain dangereux pour les humanitaires. Partout, les chausse-trapes se multiplient. Au fil des missions, le tribut à payer est de plus en plus lourd.

Le 3 mai 1991, Frédéric Lobstein circule tranquillement sur la piste de latérite qui le ramène des zones rebelles du Sri Lanka, vers Colombo. Sa femme, Colette, une infirmière irlandaise de trente et un ans, est assise à ses côtés, à l'arrière de la Toyota blanche tout terrain. Lui est protestant, elle catholique d'Irlande du Nord. Les hasards des missions humanitaires les ont fait se rencontrer au Sri Lanka, lors d'un séjour précédent.

Sur la banquette avant du pick up ont pris place Paul, le chauffeur, et Catherine Lefebvre, une infirmière lilloise de vingt-cinq ans. Catherine vient de glisser une cassette de Paolo Conte dans l'autoradio et les notes du piano emplissent l'habitacle. Lobstein, trente-neuf ans, médecin alsacien, ancien chef de clinique à Strasbourg, est heureux de rentrer à Colombo puis à Paris au terme de cette mission d'un mois dans la brousse sri-lankaise. Il pense aux lectures, le soir, dans sa case, loin derrière maintenant, aux livres de Proust et de Mishima qu'il a dévorés pour briser la longue monotonie des soirées, précoces sous les tropiques. Cette mission-là, la cinquième, fut épuisante, mais il rentre satisfait. Les déplacements impromptus avec MSF lui ont permis d'assouvir sa soif d'altruisme, et accessoirement d'aventures. Que la vie à l'hôpital lui paraît ennuyeuse lors de ces retours du front!

A Madhu Church, dans une petite maison en dur, au bout d'une piste en terre où nul ne possède de voiture, l'équipe a soigné les réfugiés tamouls qui ont fui les combats entre les soldats de l'armée régulière et les Tigres, combattants du LTTE, le Front de libération tigre tamoul, en lutte pour l'indépendance du nord de l'île. Depuis un an, les combats ont repris. Violents, très violents. Dans Jaffna, la capitale du Nord assiégée, les habitants sont réduits à la pénurie extrême. Les vivres manquent, l'électricité et le pétrole sont absents des masures. Madhu Church d'où revient l'équipe de Frédéric, sur la ligne de front, est un immense camp aménagé dans une vaste clairière où se chevauchent les petites masures de trois mètres sur trois au toit de branchages. Seuls une école, une boutique de thé et un salon de coiffure tenus par des réfugiés brisent la monotonie de cet alignement.

Les perspectives ne sont guère encourageantes, huit ans après le déclenchement du conflit entre les Tamouls hindouistes et les gouvernementaux, bouddhistes. Des dizaines de milliers de personnes déplacées, des paysans privés de terre, des blessés par cohortes, la torture et la cruauté pratiquées par les deux camps... Quelquefois, un guérillero blessé se présentait aux médecins de MSF. Pour éviter les indicateurs, Frédéric les opérait dans la cuisine, entre casseroles et sacs de riz.

Mais la mission française est une affaire qui tourne. Cinq dispensaires sont installés dans le nord de l'île en terre rebelle, depuis que Régis Lansade, un ancien d'Afghanistan qui a lui aussi connu sa femme Constance, une infirmière anesthésiste, dans les maquis tamouls, Antoine Crouan et d'autres ont installé la mission.

Frédéric a signalé par radio son retour vers Colombo. Anne Vincent, coordinatrice dans la capitale sri-lankaise, a pris note, en répétant quelques consignes de sécurité. Un gyrophare est placé sur la voiture, en cas de croisement d'un convoi militaire ou d'une Jeep de Tigres.

La route défile, alternant des paysages de forêt et de brousse. Des palmiers, des eucalyptus, des champs et des rizières permettent aux trois passagers de goûter une dernière fois aux charmes exotiques de l'île, qui fut un paradis pour les touristes avant de devenir un enfer pour ses habitants.

Brusquement, un hélicoptère surgit. Il semble filer vers le nord puis se rapproche de la piste rouge. Le gyrophare est bien visible, mais Catherine devient très nerveuse.

– Paul, ralentis! hurle-t-elle.

Frédéric comprend les raisons de sa nervosité mais ne s'en émeut guère. Le mois précédent, elle a essuyé une attaque aérienne alors qu'elle se déplaçait en ambulance. Trois rafales ont haché la piste sans atteindre le véhicule. La consigne de MSF est stricte : ne pas fuir, descendre de voiture et se faire reconnaître. Sur ces hélicoptères américains Bell qui ont servi durant la guerre du Viêt-nam, le pilote et le mitrailleur disposent de lunettes de visée ultra-précises. A sept cents mètres, impossible de confondre des médecins français, dûment signalés dans le secteur, avec des rebelles du LTTE. En toute confiance, Frédéric Lobstein, qui n'est pas de nature à se laisser impressionner, sort et brandit un drapeau de MSF, une croix blanche sur quelques traits de peinture rouge.

Une rafale claque. Frédéric n'en revient pas. Serait-ce le pick-up que vise le mitrailleur? Il se retourne. Des cris fusent de la Jeep. Catherine est atteinte. Sa cuisse droite a été traversée par une balle de part en part. Des morceaux de chair ont éclaboussé les portières. Frédéric se précipite pour la soigner, constate que l'hélico s'éloigne. Est-ce un avertissement pour dissuader MSF de soigner en zone rebelle? Paul, le chauffeur, déploie l'antenne et Frédéric appelle la mission à Colombo.

– Préviens l'armée, hurle-t-il à l'adresse d'Anne Vincent, Catherine est blessée. Qu'ils arrêtent leurs conneries!

Sa femme Colette applique un pansement sur la cuisse de l'infirmière et injecte un antalgique puissant. A nouveau, Frédéric entend le bourdonnement de l'hélico qui se rapproche. Pourvu qu'Anne puisse entrer en contact avec l'état-major! Il hésite : faut-il fuir? Il se souvient des consignes dictées par les fondateurs de la mission, Lansade et Crouan, et agite encore le drapeau. Le mitrailleur sème aussitôt une nouvelle rafale, puis une autre. Un chapelet de balles atterrit à un mètre du médecin qui sursaute. Il tente de ne pas perdre son sang-froid. Des rafales encore, une vingtaine de balles qui trouent la plate-forme arrière de la Jeep. La caisse en aluminium des médicaments est transpercée, les sacs aussi, les quatre roues crevées. Un fil du poteau téléphonique qui jouxte la piste est sectionné. Catherine, toujours assise sur la banquette avant, perd son sang. Il faut la transporter à l'abri. Mais où est passé le chauffeur?

– Le salaud, marmonne Frédéric entre ses dents, il a fui...

Il porte avec sa femme la blessée, qu'ils déposent dans un bosquet. Au moins mille deux cents balles ont été tirées, juge Frédéric au nombre de rafales. A l'abri des arbres, chacun retient son souffle. Pourquoi cet acharnement? Il est impossible que les assaillants n'aient pas reconnu l'équipe de Médecins sans frontières.

Cette fois-ci, c'est un petit avion de marque italienne, un Marchetti, redoutable dans la chasse antiguérilla, utilisé déjà par les Libyens dans le nord du Tchad, qui approche. Il pique et Frédéric entend le vrombissement de l'hélice. Un chuintement et la bombe explose, imprécise.

Le Français a le temps de courir vers la voiture et de crier dans la radio :

– Ils nous bombardent maintenant. On évacue!

Catherine est portée derrière un mur de propriété, près d'une grille et d'une allée qui mène vers une maison isolée. La poussière de latérite soulevée par la bombe descend lentement, comme un voile d'apocalypse. Frédéric croit un instant que les Sri-Lankais utilisent des gaz et se masque la bouche. L'avion revient, largue encore une bombe, deux, trois, jusqu'à dix. Les engins de mort tombent alentour sans toucher les Français. Frédéric se souvient alors de ce qu'on lui avait dit dans la brousse nordiste : les soldats larguent la bombe d'un coup de pied, comme les Républicains espagnols dans *L'Espoir* de Malraux, et ratent leur cible neuf fois sur dix. Le dernier projectile dément presque le pronostic : tombé à une vingtaine de mètres, il souffle les arbres et détruit la maison voisine.

Derrière leur mur protecteur, les trois Français croient s'en sortir indemnes, mais Frédéric sent une douleur au pied tandis que sa femme se plaint de son bras. Tous deux sont touchés par des éclats. Lobstein tente de panser les plaies. Il regarde le ciel : la nuit va bientôt tomber, et forçera les assaillants à se replier.

Comme par enchantement, un groupe de paysans surgit alors de la brousse et apporte du thé aux Français. Eux ne craignent pas les bombes, ni la mort. Un bruit dans les fourrés et ce sont maintenant des combattants Tigres qui se découvrent. Très jeunes, ils portent un uniforme impeccable qui se confond avec la végétation, et se révèlent très disciplinés. Ils obéissent au doigt et à l'œil au chef qui vient constater les dégâts. Tous portent autour du cou une capsule de cyanure pour se suicider en cas d'arrestation et éviter la torture. Un soldat filme la scène à l'aide d'une caméra vidéo, puis les guérilleros tournent les talons. Les Français croient rêver. La brousse labourée par les bombes n'a pourtant rien d'un décor de cinéma...

Quelques minutes plus tard, un appel retentit sur la route. C'est un membre de la Croix-Rouge, qui crie dans un mégaphone :

– Sortez, vous êtes sauvés, il n'y a plus rien à craindre.

Frédéric, qui peut marcher malgré sa blessure à la cheville, prend des photos de sa Toyota pour les besoins d'une éventuelle enquête. Il constate que ses affaires pliées en huit dans le sac de voyage ont été perforées.

Les trois blessés sont convoyés jusqu'à l'hôpital de Colombo, puis rapatriés sur Paris à l'hôpital Amboise-Paré. Au siège parisien de MSF, Antoine Crouan, devenu directeur de la communication et membre du conseil d'administration, est consterné. Cette mission devient de plus en plus dangereuse. Est-il possible que les pilotes de l'hélico et de l'avion n'aient pas vu le sigle de l'organisation? Il veut encore croire à une méprise. Xavier Emmanuelli, lui, est persuadé que les humanitaires une fois de plus sont visés. L'Afghanistan, le Sri Lanka, mais aussi le Sud-Soudan où, en décembre 1989, un avion de l'Onu a été descendu par l'armée de Khartoum. L'attentat a fait quatre morts, deux membres de MSF, Laurent Fernet, logisticien, et Jean-Paul Bescond, médecin, ainsi que le pilote et un technicien soudanais. Le bimoteur arborait pourtant les couleurs de Médecins sans frontières et les officiers aux ordres de la junte de Khartoum connaissaient parfaitement les déplacements, dûment signalés. A Paris, Brauman et Crouan ont décidé de rapatrier immédiatement les onze équipes qui soignaient les victimes de la famine et de la guerre dans le sud du pays.

Comment éviter l'escalade? Faut-il se retirer de ces maquis semés d'embûches? On décide de poursuivre les missions risquées en multipliant les consignes. Pour conjurer le mauvais sort, un encart est publié dans la revue de l'association : « Les Médecins sans frontières sont au service des victimes, pas des régimes. Soigner n'est pas un acte politique. » Mais l'enthousiasme d'hier est mort. Un ressort s'est cassé. Les humanitaires, témoins gênants, empêcheurs de réprimer en rond, détracteurs des régimes totalitaires et des fanatismes religieux, sont devenu des cibles vivantes. Et un constat s'élève, impitoyable, dans le combat des promoteurs de la charité : la désagrégation des sociétés plongées dans les affres de la guerre, la dissolution des valeurs empêchent l'expression du principe universel de compassion. La solidarité se paie chèrement, injustement, en vies humaines.

Rony Brauman fait un beau tapage autour de l'affaire sri-lankaise, relayé à Colombo par Anne Vincent, tant et si bien que le régime accepte une enquête officielle. Trois semaines après l'incident, quelques notables de Colombo – diplomates, juristes, officiers supérieurs – se rendent à l'ambassade du Sri Lanka à Paris, près des Champs-Élysées, pour livrer leurs augustes conclusions. Pendant quatre heures, Lobstein et Brauman écoutent les enquêteurs, répondent à leurs questions, les interrogent à leur tour. L'armée, bien sûr, ne sera jamais punie pour cette bavure.

Un cocktail réunit à dix-huit heures les médecins français et les dignitaires sri-lankais. Un officier affable et dûment galonné et qui a effectué le voyage de Colombo s'approche de Lobstein et le questionne sur le bombardement, dans un anglais haché et rapide qui roule les *r* :

– Dites-moi, à combien les bombes sont-elles tombées exactement?

Frédéric fouille sa mémoire encore douloureuse et répond avec précision.

– Ah bon, c'est intéressant, dit l'officier. Voyez-vous, j'entraîne les pilotes de l'armée de l'air. J'aimerais quand même qu'ils visent un peu mieux!

Lobstein est sidéré. Pour un peu, l'officier aurait préféré que ses kamikazes de la jungle ne ratent pas leurs cibles. Ce gentleman et son pays sont vraiment déconcertants...

Troisième partie

PUISSANCE

« Pourquoi faut-il que le plus grand crime et la plus grande gloire soient de verser le sang de l'homme? »

François René de CHATEAUBRIAND

« Répondre à la terrible obstination du crime par l'obstination du témoignage. »

Albert CAMUS

16.

Tropiques cancéreux

Atteindre le village de Kelala relève de l'expédition himalayenne. Pour rallier ce bourg éthiopien, Béatrice Léglise doit emprunter un cheval, escalader des versants verdoyants, plonger dans une vallée humide. Après une première mission au Mexique chez les Indiens Chiapas, cette infirmière de vingt-huit ans, originaire de Bourg-en-Bresse, renoue avec l'aventure humanitaire.

Deux guides l'accompagnent dans cette folle équipée. Les chevaux longent les routes détrempées et impraticables en cette saison des pluies, puis grimpent sur un petit sentier. Kelala, aux confins de l'ancienne contrée de la reine de Saba, est un village coupé du monde.

En route, Béatrice Léglise peut contempler l'étendue du désastre. Les hameaux sont désertés, les champs abandonnés. Des cohortes de paysans faméliques hantent les plaines et les hauts plateaux. Ceux-là sont les réfugiés de l'intérieur. En chemin, ils sèment un cortège de morts. L'Éthiopie entière est en proie à la famine.

Béatrice Léglise a débarqué dans le pays un mois plus tôt, en juillet 1985. A Korem, le grand camp de la faim géré par Médecins sans frontières, au nord d'Addis-Abeba, c'est le choc. Dans une immense plaine, cinquante mille personnes s'entassent sous des tentes en plastique. Les enfants n'ont que la peau sur les os. Les adultes se traînent jusqu'au centre de distribution.

En dirigeant son cheval sur les sentiers glissants, l'infirmière pense à ces débuts de mission, à ces visions d'horreur auxquelles elle n'était pas habituée. Que trouvera-t-elle là-haut, entre les murs de Kelala? Pendant son séjour à Korem, des Éthiopiens lui ont expliqué les errements de la politique du maître éthiopien Hailé Mariam Mengistu. Surnommé le négus rouge, il a conquis le pouvoir en 1977, trois ans après la déposition du roi des rois, l'empereur Hailé Sélassié, qui régna plus d'un demi-siècle. A la tête d'un parti marxiste-léniniste, Mengistu entend mener une révolution radicale dans l'ancien empire abyssin. Il lance une réforme foncière, bouleverse les structures agraires, invite les conseillers d'URSS et d'autres pays frères à venir appliquer en terre d'Afrique les préceptes du marxisme.

La réforme s'avère désastreuse. Coïncidant avec un cycle de sécheresse et la guérilla menée par les séparatistes du Nord – Tigréens et Érythréens –, elle entraîne la désertification des campagnes. Les vertes vallées d'Éthiopie se meurent, et avec elles les paysans.

Alors qu'elle médite sur le sort de l'Éthiopie, ancien empire réduit à l'état de mendicité, Béatrice Léglise ne s'aperçoit pas que l'orage menace. Des éclairs zèbrent le ciel, la nuit tombe brutalement. Affolé par la foudre qui frappe alentour, son cheval se cabre et glisse sur le versant du ravin. Béatrice s'en sort indemne, baignée de boue, mais sa monture se relève dans un piteux état. Dans le village voisin, l'infirmière change de monture. Avec son pantalon maculé et sa chemise trempée, elle ressemble à une gardienne de troupeaux en transhumance.

Le village de Kelala s'étend au bout du chemin, sur un vaste plateau qu'entourent des montagnes pelées. Des êtres faméliques hantent les rues, à la recherche de quelques grains. Des mendiants se regroupent à la sortie du village.

Béatrice s'installe dans l'une des trois maisonnettes qu'occupe MSF. Lassé de dormir sous une tente où viennent, la nuit, se frotter les hyènes, José Fernandez, le logisticien, les a bâties quelques semaines auparavant. Il y reçoit les visiteurs et médecins de passage. Kelala n'est pas un camp de la faim mais un centre d'assistance pour les paysans de la région. Un hélicoptère piloté par des Polonais « en mission d'aide à un pays frère » atterrit deux fois par jour à l'entrée du village pour ravitailler le centre en sacs de céréale et de farine. Le reste est acheminé par convois de mules.

Béatrice se met à la tâche, assistée d'une autre infirmière, Christine Negash, et d'un jeune médecin genevois, Benoît Tullen. Elle découvre bien vite l'ampleur de la tragédie. Chaque jour, les habitants des villages voisins viennent quémander une ration de céréales et présentent leurs enfants dénutris à la mission MSF. Le soir, l'équipe a des discussions animées avec José, le « log ». On rapporte les rumeurs du coin. Des camions viendraient de nuit chercher les villageois pour les emmener dans le Sud. Les paysans parlent de rafles immenses. José s'en inquiète auprès de l'administrateur de Kelala, un homme qui émarge au PTE, le parti – unique – des travailleurs éthiopiens.

– Ce ne sont que des volontaires qui partent pour le Sud, assure le fonctionnaire.

Sur la route coupée par la saison des pluies, des femmes accouchent dans la poussière. Elles ont quitté leur lointain village pour grossir le lot des mendiants. La mission de MSF les recueille en sang. Les parturientes en haillons ont tranché elles-mêmes à coups de pierre le cordon ombilical.

Devant la mission, Béatrice découvre un enfant de deux ans, mourant, que ses parents ont abandonné. Il est faible, il tremble, il a froid. On prend sa température. Le thermomètre affiche seulement trente-quatre degrés. Renutri, placé sous perfusion, l'enfant se remet à marcher quelques jours plus tard. Il est adopté par la mission et hérite d'un nom de circonstance, Friot Tefsa, qui signifie, en amharique, « Bourgeon de l'Espérance ». A Kelala, soixante-sept pour cent des enfants souffrent de malnutrition.

La nuit, Béatrice et José entendent des hurlements. Ce sont les hyènes qui rôdent, à la recherche d'êtres trop faibles pour se défendre. Sur la route, les réfugiés deviennent des proies faciles. Un matin, Béatrice se lève avec la sensation que les hyènes ont rôdé tout près de la maisonnette. Devant le grillage qui clôt la mission, elle découvre avec horreur que deux villageois ont été dévorés à sa porte.

Le doute, de jour en jour, devient certitude. Ces déplacements de population, ces transferts dénoncés relèvent davantage de la coercition que du consentement. Il s'agit de satisfaire les requêtes des maîtres d'Addis, soucieux de mettre en œuvre leur gigantesque réforme foncière et, surtout, de vider le Nord sécessionniste de ses bases populaires. Le Sud, nouvelle terre d'accueil, peuplé d'indigènes rebelles aux oukases d'Addis, sera, du même coup, mieux contrôlé.

Par groupes de cinquante à cent, les paysans sont embarqués de force dans des camions dont les chauffeurs n'hésitent plus maintenant à s'aventurer en plein centre du village. Béatrice comprend peu à peu que les Éthiopiens se sont servis de la présence de MSF dans la région pour attirer les paysans et les déporter ensuite. Sinistre manipulation... Les French Doctors, qui se sont installés à Kelala à la demande du gouvernement éthiopien, auraient-ils été piégés?

Bureaucrate redoutable, le chef du parti a interdit aux Médecins sans frontières d'ouvrir un centre pour les orphelins. Condamnés à dormir dans la campagne, les enfants faméliques errent jusqu'au soir, puis se regroupent à plusieurs dans une vieille maison abandonnée, au coin d'un feu. Ils attendent dans la nuit glaciale que le jour se lève pour mendier auprès des Français.

Un matin, Benoît Tullen repère une nuée de vautours qui s'attarde sur un coin de la brousse. Il veut en avoir le cœur net, s'avance sur le haut plateau. A trois cents mètres de sa maison, il est attiré par une odeur fétide. Le Suisse se fraie un chemin dans les hautes herbes, puis s'arrête net : le corps d'un enfant dépecé gît dans les fourrés. Les hyènes encore... Il se penche : le thorax et les entrailles sont vidés, et il ne reste presque rien de la tête. Il identifie Michaël grâce au bracelet qu'il porte.

Si le chef du parti avait consenti à ouvrir un orphelinat pour MSF, le petit garçon serait encore vivant.

Ivre de rage, Tullen rentre en courant au camp. Sa peau picote, des frissons lui parcourent l'échine, un mélange de peur et de dégoût l'irradie de la tête aux pieds, alors que les hautes herbes lui fouettent le visage.

Michaël dépecé...

Dans la maison de MSF, il alerte José et lui demande de prendre un sac en plastique. Tous deux repartent vers les fourrés. Les restes de l'enfant sont empaquetés, placés dans une brouette et emportés jusque dans le bureau du maire.

– Voilà ce que vous faites, tonitrue Benoît Tullen en désignant le sac en plastique. C'est un orphelin que nous connaissions. Si vous n'ouvrez pas le camp, ça continuera.

Le chef du village, interloqué, contemple le paquet. Devant la détermination du médecin et du logisticien, il prend peur :

– Bon, qu'est-ce que vous proposez? demande-t-il.

– Donnez-nous un terrain, ou l'école, et on en fait un orphelinat.

Le maire refuse, mais autorise Tullen à trouver des familles d'accueil pour les orphelins. MSF peut aussi prendre en charge une vingtaine d'enfants errants.

Fort de cette petite victoire, mais écœuré en même temps par la macabre manipulation des Éthiopiens, leurs refus répétés et assassins, le médecin suisse décide de s'aventurer plus loin. Là-bas, par-delà les collines et les falaises de la Rift Valley, dans les basses terres, il est une contrée quasi inconnue où les Blancs ne se risquent guère. Les médecins, dit-on, n'aiment pas fouler cette secrète savane. Or, depuis des semaines, des paysans originaires de cette région tentent d'y envoyer Tullen.

– Allez voir dans les villages, il y a des épidémies, des gens meurent dans tous les coins.

Tullen, qui est interdit de séjour au-delà d'un périmètre restreint autour du camp, réussit à arracher une autorisation au maire, favorable, malgré les consignes d'ostracisme du parti, à l'œuvre des médecins français. Accompagné d'un guide, il part vers le nord et les Lowlands, les basses terres, à dos de mule.

Après deux jours de voyage dans des paysages verdoyants, une falaise abrupte laisse découvrir, en contrebas, la vaste plaine brumeuse. Ballotté au rythme des mules, Tullen oublie quelques heures les journées de détresse à Kelala et les tracasseries du Derg, le parti révolutionnaire. Ces vallées perdues où se succèdent des hameaux de *chica*, de maisons en pisé, n'ont pas dû changer depuis les amours de la reine de Saba et du roi Salomon, chantées par la Bible et les écrits coptes. Pour un peu, le médecin se prendrait pour Henri de Monfreid, qui se perdit sur ces hauts plateaux, ou pour Arthur Rimbaud à la recherche de l'or d'Abyssinie.

La descente est périlleuse. Les mules, chargées de médicaments, dérapent sur les sentiers caillouteux. En bas, dans la plaine, sévit une lourde chaleur. Le long de la falaise, Tullen traverse des villages fantômes. Les habitants ont enterré leurs morts puis déserté la vallée maudite. Ici, lui dit-on au fil des haltes, plus de la moitié des paysans sont morts du choléra en deux mois, depuis la fin de la saison des pluies. Tullen s'émeut, veut briser dans un élan donquichottesque l'isolement de la vallée perdue. Les survivants l'accueillent comme le Messie. Religieusement, tels des fidèles coptes dans les églises enterrées, ils se prosternent sur son passage. Cette vallée maudite n'est plus qu'un vaste cimetière...

Tullen distribue les sacs de médicaments chargés sur les mules et prodigue des soins. La nuit, il se réveille et se gratte : hébergé dans des cases modestes, il est soumis à une dure cohabitation avec les puces. Les villageois remercient leur sauveur épuisé. Tullen sait qu'il ne pourra revenir. Le maire du village ne lui accordera pas une seconde autorisation et l'envoi d'une équipe complète est, pour les idéologues du Derg, hors de question. Porteur de quelques kilos de médicaments dans une plaine grande comme un département français et frappée du sceau des épidémies – choléra, typhus, paludisme –, le Suisse mesure son impuissance.

Qui se soucie de ces villageois perdus, abandonnés de tous ? A plusieurs journées de marche de la plus proche route, ils sont voués à la maladie ou à la mort. Les plus valides partiront vers les camps de réfugiés. Dieu seul sait à quel funeste avenir ils sont promis.

Sur la route de Dessié, dans le camp de Bati, un chiffre inscrit au tableau traduit tout le désespoir de ces îlots où s'entassent les fuyards de la faim : il y a autant de fossoyeurs que de cuisiniers.

Ailleurs, dans les autres centres tenus par MSF, le climat est encore à l'optimisme. Dans le camp de Sekota, plus au nord, à deux mille mètres d'altitude, la misère s'éloigne. La pluie est de retour, annonciatrice de meilleures récoltes. Yves Thibord, un logisticien de trente-trois ans, voit le sourire revenir sur le visage des enfants, alimentés cinq fois par jour. L'un d'eux, Chekolé, enfant perdu des hauts plateaux dont la mère est soignée dans le camp de Korem, est devenu son « filleul ». Dans l'équipe de Thibord, il a retrouvé un semblant de famille. Vif, âgé d'une dizaine d'années, il cire les chaussures des notables du village, économise pour sa mère, investit dans l'achat d'une poule. Son « parrain » l'inscrit à l'école, le dote de vêtements, d'un sac de collégien, de stylos et de cahiers.

Musicien dans un groupe de rock à Troyes, ancien journaliste à Radio-Libération et ex-correspondant de France Inter à Londres, Yves Thibord entend profiter de sa mission en Éthiopie pour trouver une inspiration musicale. A Addis-Abeba, lui avaient dit quelques initiés, on compose une musique moderne incroyable. Plutôt que d'écouter les groupes à la mode dans les *bounabets*, les cafés de la capitale où déambule la jeunesse dorée d'Éthiopie, il s'est plongé dans l'étude des chants traditionnels des hauts plateaux. Cette mission du dénuement sied à l'objectif ascétique qu'il s'est fixé : sauver les corps, réparer quelques plaies ancestrales, loin de la France, loin des luxes de tous les jours.

Perplexe, Thibord assiste aux préparatifs du onzième anniversaire de la révolution. Des écoliers répètent quelques ballets de circonstance et les militaires s'entraînent à la parade. Yves commente les prémices des festivités dans une lettre à ses parents. Elle leur sera transmise par le chanteur Hugues Aufray, venu sur les hauts plateaux en quête d'une bonne action.

« L'Éthiopie, écrit-il, s'apprête à fêter “ la révolution ”, du coup dans le village on repeint les maisons, c'est obligatoire mais c'est beau. »

Avec ses enfants costumés, ses tribunes fragiles, les couacs du petit orchestre local, la parade tient plus de la fête scolaire que de la commémoration officielle. Des militaires viennent saluer les satrapes de la province, assis sous un hangar en tôle ondulée, devant une tenture rouge. Nurtata, le chef du parti, qui arbore un élégant costume trois pièces, n'est pas un grand idéologue et n'a rien d'un tyranneau. Il préfère souvent fermer les yeux sur les ordres d'Addis et laisser faire ces *farandjis*, envahissants mais sympathiques.

A Korem, le grand camp de la faim où s'entassent, à trois mille mètres d'altitude, plus de quarante mille personnes, la situation s'améliore peu à peu. Depuis un an et quatre mois, deux femmes médecins et deux infirmières s'efforcent d'enrayer le drame de la famine qui a causé la mort de cent mille, peut-être deux cent mille personnes. Mais l'aide internationale est entravée par les lenteurs bureaucratiques du gouvernement d'Addis-Abeba.

Dans le port d'Assab s'entassent les sacs des pays donateurs, livrés aux rats et à la corruption des militaires.

Boulevard Saint-Marcel à Paris, au siège de MSF, le docteur Brigitte Vasset suit les événements d'Éthiopie avec attention. Après une mission au Tchad en 1979, deux autres dans les maquis afghans et un séjour dans les camps de réfugiés en Ouganda, elle rentre de Korem. Les quatorze mois qu'elle y a passés furent très durs.

En novembre 1984, à la suite de multiples tracasseries, Brigitte réussit à acheminer des tentes et des couvertures pour les réfugiés qui dorment sur l'herbe gelée des hauts plateaux. Convoquée par le chef du parti des travailleurs de l'endroit, elle est vertement tancée :

– Vous n'avez pas le droit de distribuer des couvertures, vous allez rendre ce camp trop confortable !

– Mais ils crèvent de froid, rétorque Brigitte.

– Peu importe. J'ai des quotas. Il faut que ces paysans partent dans le Sud, les terres d'ici sont épuisées.

Brigitte Vasset tente de parlementer, de faire valoir son point de vue, mais le despote éthiopien entame une litanie d'arguments agronomiques, parle de grande réforme agraire, de nouvel espoir pour l'Éthiopie. Dans un salon d'Addis, la discussion pourrait prêter à sourire. Sur les plateaux de Korem, elle glace le médecin français. Les trente mille couvertures et la centaine de tentes restent bloquées dans un hangar. Les hommes continueront à mourir en masse...

Un soir, à la nuit tombante, Brigitte assiste à une grossière mise en scène. Des centaines de paysans faméliques sont convoqués dans un coin du camp, en plein air, où trône un poste de télévision. Sous les étoiles, la foule assiste alors à un spectacle inouï : les responsables du parti projettent un film sur les chutes du Nil où l'on aperçoit de verts paturages, des récoltes abondantes et des vaches grasses.

– Voici vos nouvelles terres dans le Sud, commente au mégaphone un fonctionnaire du régime, vous pourrez planter tout ce que vous voulez, vous n'aurez plus jamais faim !

Devant cet Éden en trompe l'œil, les paysans rêvent éveillés. Mais Brigitte Vasset s'offusque de cette désinformation. Le parti semble prêt à tout pour chasser les paysans de ces terres séditieuses vers le sud. Lors des réunions obligatoires dans le camp, les réfugiés subissent des leçons de propagande. On leur présente les MSF comme des agents de la CIA. Les rhéteurs du parti déclarent aux auxiliaires médicaux embauchés par l'équipe :

– Vous n'avez pas le droit de les fréquenter en dehors des heures de travail, ce sont des agents de l'impérialisme !

Brigitte Vasset, présente depuis des mois dans les camps de la faim, soumise aux tracasseries administratives et aux diktats du parti, trouve la potion amère. Elle contemple, émue et désemparée, l'étendue du camp, noyé dans la fumée des feux et traversé par de lancinantes quintes de toux.

Peu avant son départ, elle apprend qu'une incroyable évacuation forcée s'est déroulée dans le camp d'Ibnet, à deux cents kilomètres de là, où officient des organisations américaines. Plus de doute : les méthodes des fonctionnaires éthiopiens sont assassines.

Danny Hawley, une infirmière américaine de l'organisation World Vision, l'une des quatre agences présentes dans le camp, a assisté à la scène. Le dimanche 28 avril 1985, après avoir été parqués comme du bétail, des milliers de réfugiés sont conduits de force dans des camions. L'infirmière tente de s'y opposer, alerte les volontaires des autres organisations. Des paysans hurlent dans la fraîcheur du petit matin :

– On préfère mourir plutôt que de partir, là où ils nous emmènent, il n'y a plus rien.

Danny Hawley tente de s'opposer à la déportation mais les soldats deviennent menaçants. La rage au cœur, impuissante, elle assiste à l'évacuation du camp. Des paysans refusent encore d'obtempérer, s'accrochent à leurs cahutes dérisoires. Alors un officier crie un ordre en amharique et la troupe met le feu aux cases. Le camp se transforme en gigantesque brasier. « C'est un crime », murmure Danny. Comme les autres volontaires américains ou irlandais, elle ne peut esquisser un geste.

Les humanitaires sont tenus à distance par les baïonnettes et consignés dans leur campement.

Sur la route, l'infirmière compte dix-sept corps sans vie. Ibnet, camp de cinquante mille personnes, est vidé en deux jours. Les propagandistes révolutionnaires d'Addis-Abeba ne s'encombrent pas de principes.

Scandalisée, Danny retourne dans son QG aux abords du camp et téléphone à Blaine Harden, le correspondant du *Washington Post* dans la capitale éthiopienne, qui prend note. Le lendemain, le journal américain publie un grand article sur l'évacuation du camp. L'information fait le tour du monde.

Lorsqu'il apprend la nouvelle, Rony Brauman bondit. Où cette politique de déportation s'arrêtera-t-elle ? Pour lui, juif né à Jérusalem, fils d'un combattant de la Haganah, évacuer des réfugiés de la faim équivaut à un acte de barbarie, qui lui rappelle la Shoah. Il veut la peau de ce régime marxiste, qui mène à la mort des cohortes d'affamés.

Lors de la réunion des membres du bureau, Brauman condamne la bavure d'Ibnet. Les responsables présents le soutiennent. L'opération est risquée : une phrase de trop à l'encontre des gardiens du dogme à Addis et MSF s'expose à l'expulsion. Mais l'organisation ne peut se taire, sous peine de retomber dans les travers et le silence complice de la Croix-Rouge. Trois cent mille personnes ont déjà été transférées vers le Sud.

Le blâme doit être relayé par la presse. Le président de MSF déclare à Pierre Haski, de *Libération* : « Cette affaire dépasse les limites de l'intolérable. Nous ne pouvons que la condamner avec la dernière fermeté, ce qui nous amènera sûrement des problèmes sur place. »

Évoquée par la presse du monde entier, l'affaire d'Ibnet devient gênante pour le pouvoir éthiopien. Deux jours plus tard, le régime d'Addis est contraint de faire amende honorable. Le président Mengistu reconnaît lui-même le « dérapage ». Le camp aux cases calcinées est rouvert. Les fuyards y retournent, mais ils n'ont guère d'illusions sur leur sort.

L'affaire éthiopienne est un déclic pour Malhuret et Brauman. Depuis des mois, les deux dirigeants élaborent une critique du tiers-mondisme. La parution du livre de Pascal Bruckner, *Le Sanglot de l'homme blanc*, a constitué le premier signal. Bruckner y vilipende les tenants d'un discours normalisateur, accusant l'Occident d'être responsable de tous les maux des pays pauvres. Désormais, le cas éthiopien fournit un cadre idéal à la réflexion anti-tiers-mondiste. La gabegie des autorités, le détournement de l'aide internationale, la volonté du colonel Mengistu d'affamer le Nord en rébellion, donc de pérenniser l'état de famine, le déplacement forcé des populations sont autant de pièces que Malhuret et Brauman versent au dossier.

Les deux chefs de file du mouvement entendent remettre les pendules à l'heure. Ils savent que les tiers-mondistes sont majoritaires à MSF. La marche pour le Cambodge, taxée de droitière par les militants gauchistes de l'association, fut déjà l'objet de débats virulents. Or Brauman est agacé par les remarques perfides qu'il essuie à chacun de ses retours du Honduras et du Salvador. La base, c'est sûr, demeure castriste, pro-révolutionnaire, pro-FMLN, le mouvement de libération salvadorien. Pour elle, soigner dans la capitale du Salvador, c'est aider le régime de droite.

Certaines frontières demeurent, fulmine Brauman à la sortie des réunions houleuses de l'association.

Malhuret et lui découvrent qu'un réseau gauchiste s'est tissé autour d'eux. Vincent Jeannerod, leur précisent quelques indicateurs, en serait le meneur. Brauman décide de l'évincer, ainsi que ses acolytes.

– On en a marre de ces mecs! En Afghanistan, après tout, on a eu raison, lance Malhuret un soir, en réunion du comité directeur.

Fortement impressionné par l'élection de Ronald Reagan, partisan d'un libéralisme mondial, à la présidence américaine en 1980, Claude pense que le KGB utilise le réseau humanitaire pour étendre son influence et développer ses moyens d'action. Il fonde sa théorie sur les passerelles qui existent entre le Conseil œcuménique des Églises et les services secrets soviétiques, via leur direction de la désinformation. Rony, lui, a retiré de la lecture de Raymond Aron une vision critique des théories du développement. Pour les deux compères, le tiers-mondisme n'est plus qu'un « prêt-à-porter idéologique », un « obstacle à la réflexion », accusé d'« alimenter dans nos pays la mauvaise conscience » et de représenter une « arme de guerre contre le modèle de société occidental ». Que reste-t-il de l'idéologie? s'interroge Brauman. L'exode des boat people, puis l'invasion de l'Afghanistan ont apporté un éclairage nouveau à la faillite du communisme. Demeure le tabou tiers-mondiste, la déification de ce dogme encombrant.

Brauman veut établir une structure de réflexion, qui serait indépendante de MSF. Son expérience du terrain, les nuits innombrables passées lors des missions à discuter avec des volontaires, les palabres enfiévrées avec différents responsables de pays africains et asiatiques le confortent dans ses certitudes. Malhuret, lui, concocte un texte qu'il fait circuler dans différents milieux. Il l'expédie aussi à Philippe Laurent, dirigeant de la section belge de MSF. Il y avoue son admiration pour les thèses de Reagan. Il évoque « l'arrivée au pouvoir de l'équipe qui gouverne actuellement les États-Unis et, au-delà de cet événement, le retournement progressif de l'opinion qui l'a précédée. Les *think-tanks* néoconservateurs ont compris, depuis quelques années, l'importance d'une intervention aux différents niveaux de l'opinion à partir d'organismes regroupant des chercheurs, des hommes politiques et des leaders d'opinion ».

Pour Claude Malhuret, c'est clair, il convient d'agir sur les idées, d'appliquer à la production intellectuelle les recettes « qui ont fait le succès de la libre entreprise dans le domaine matériel ».

A la hâte, Brauman, qui garde une sensibilité de gauche, et Malhuret, qui opte de plus en plus pour les idées de la droite modérée – il participe aux réunions du parti républicain pour les questions des droits de l'homme –, décident de convoquer un colloque afin de « rompre avec un mode de pensée figé et dangereux ». On invite les anti-tiers-mondistes des deux bords, les représentants de la droite aronienne et des intellectuels de gauche. On nomme le très kouchnérien Ilios Yannakakis, l'un des organisateurs du bateau pour le Viêt-nam, secrétaire général de la nouvelle fondation baptisée LSF, Liberté sans frontières. Penseur autoproclamé du nouveau libéralisme et censeur des dernières pulsions marxistes, Malhuret veut s'inspirer du modèle de la Heritage Foundation, l'organisation américaine qui a collecté les fonds pour la campagne électorale de Ronald Reagan. Emmanuel Le Roy Ladurie, professeur au Collège de France, Jean-François Revel, philosophe et essayiste, Gilbert Étienne, professeur à l'Institut universitaire d'étude du développement à Genève, le rejoignent au conseil de la Fondation. Intitulé « Le tiers-mondisme en question », le colloque sera l'occasion rêvée d'en découdre avec les factieux. Les pleins feux de l'actualité sur l'Éthiopie permettront aussi d'effectuer habilement le lien entre anti-tiers-mondisme et anti-totalitarisme et d'enterrer les vieux mythes, ceux des révolutions inexorables qui ont fait long feu en Chine, au Viêt-nam, à Cuba, au Nicaragua, en Algérie et en Iran aujourd'hui.

Ce mercredi 23 janvier, dans les sous-sols du Sénat, la salle Médicis est comble. Des journalistes, des diplomates, des universitaires s'y pressent. Les appariteurs de la haute assemblée refoulent des dizaines de curieux venus enquêter sur ces trublions qui osent remettre en question le mythe du tiers-mondisme. Un homme crie dans la foule. Il voulait donner un million de francs à MSF pour récompenser les médecins de leur démarche. Vexé de trouver portes closes, il a tourné les talons. Averti à temps, Brauman réussit à rattraper le mécène anonyme.

Depuis quelques jours, la controverse couve. Ignacy Sachs, professeur à l'École des hautes études en sciences sociales et théoricien du développement, a pris les devants en dénonçant l'insidieux colloque dans les pages du *Monde*. L'illustre économiste critique la façon dont MSF « utilise une partie de son budget pour une action idéologique, de surcroît rétrograde dans ses idées ». Trois organisations non gouvernementales ont senti, elles aussi, le vent de la contestation. Frères des hommes, Terre des hommes et Peuples solidaires, toutes trois de gauche, publient un communiqué déclarant qu' « il n'y a pas qu'un tiers monde, ni qu'un seul tiers-mondisme. Franz Fanon n'est pas mère Térésa »... L'avertissement est clair et net : « Si le présent colloque veut donner le spectacle de confrontations plus polémiques que réellement clarifiantes, la cause des affamés n'aura pas progressé d'un pas. »

En fait, Malhuret et Brauman visent à créer un électrochoc. Pour contrer les doctes théoriciens du développement, pour mettre en accusation la pensée dominante en matière de relations nord-sud, pour critiquer « la vulgate tiers-mondiste », il convient de leur opposer d'autres théoriciens, et pas seulement des spécialistes du terrain.

Après une introduction de Jacques Marseille, professeur d'histoire à Paris-VIII sur « l'héritage colonial français », Ilios Yannakakis ouvre le feu. Ancien universitaire à Prague, exilé au moment de l'invasion soviétique en 1968, il place la barre très haut et livre son intervention sur le thème « le tiers-mondisme est l'enfant du communisme ». Le slogan est limpide. Il s'agit de rejeter cette culpabilisation écrasante qui atteint l'homme blanc, de gommer la vindicte désormais classique du genre : « Ils crèvent là-bas parce que vous mangez trop ici. »

Dans la salle, des invités manifestent un certain agacement tandis que Yannakakis dresse un historique du tiers-mondisme marxiste. L'orateur évoque le triptyque du tiers-mondisme des années 60 – la Chine de Mao, la révolution cubaine et la guerre du Viêt-nam –, fustige les courants gauchistico-tiers-mondistes et celui des chrétiens.

– Est-il outré d'affirmer que la vulgate tiers-mondiste dénature les réalités du tiers monde ? lance-t-il à la tribune. Nombreux sont les lignes et les faits qui indiquent que cette vulgate pervertit dangereusement la connaissance qu'on peut avoir d'un monde aussi diversifié.

René Dumont, ingénieur agronome et tiers-mondiste invétéré, qui porte son inévitable pull à col roulé rouge, se tortille sur son fauteuil. Il ne supporte plus que l'on critique ainsi l'effort altruiste des hommes de bonne volonté. L'auteur de *L'Afrique noire est mal partie* se lève et tance les orateurs, censeurs de la pensée établie :

– Vous ne critiquez que les expériences des pays socialistes, tonne-t-il. Ce colloque est un procès d'intention. Vous faites une intervention contre le tiers monde ! C'est une opération politique d'une nouvelle droite masquée !

– Il ne s'agit pas du tiers monde mais des idées tiers-mondistes, réplique Yannakakis.

Dumont poursuit son offensive. Il lit la plaquette du colloque, et pendant trois minutes en corrige les mots, les phrases.

– Voilà ce qu'ils disent, affirme-t-il.

Ensuite, il s'écrie, en guise de conclusion :

– J'ai enfin trouvé le responsable de la famine, c'est moi !

Malhuret, qui prend des notes comme à son habitude, s'aperçoit bien vite que Dumont a déformé les propos, inventé des mots. S'il ne réagit pas immédiatement, le colloque sera mort-né, faute de combattants.

– Monsieur Dumont, répond-il au micro, ce que vous venez de faire est très grave, vous venez de déformer entièrement le texte.

Calmement, il le lit à son tour. Il a l'impression de revivre l'assemblée générale de la scission six ans plus tôt, où chaque terme, chaque réplique pouvait faire basculer la salle. Quand il finit la lecture de la plaquette, le public s'est calmé. La guerre lancée par Libertés sans frontières aura bien lieu.

Pendant deux jours, les intervenants du colloque tentent de réhabiliter l'Occident rendu responsable de tous les maux. A la tribune, les mythes s'effondrent avec d'autant plus de fracas que la diatribe provient des porte-drapeaux de la générosité, les humanitaires, dont beaucoup furent maoïstes, staliniens, trotskistes. Pour illustrer leurs démonstrations, les orateurs évoquent la réussite des nouveaux pays industrialisés d'Asie, la Corée du Sud, Taiwan, Singapour, dont le développement économique tient à l'application pure et simple des recettes du capitalisme. Les thuriféraires du libéralisme reprennent en chœur les préceptes de Reagan et de Margaret Thatcher, « trade not aid » (du commerce, pas d'aide).

Olivier Roy, qui participa à une mission humanitaire en Afghanistan et qui est désormais chargé de cours à l'École des hautes études en sciences sociales, s'interroge :

– Pourquoi, demande-t-il, n'y a-t-il pas de soutien militant à la lutte du peuple afghan comme il pouvait y en avoir il y a une quinzaine d'années pour d'autres luttes?

Le chercheur décrit la déception que suscitent les régimes issus des différents mouvements de libération nationale. Jean-François Revel prolonge la polémique en fustigeant les dirigeants éthiopiens, en rappelant le désastre des réformes agraires de type collectiviste, dont celle du Pérou, en soulignant la faillite de la Tanzanie, l'une des idoles du tiers-mondisme. Il plaide avec éloquence pour la démocratie comme vecteur de développement.

Lors d'une pause, Brauman et Malhuret se défendent de vouloir contrecarrer l'action de militants tiers-mondistes sur le terrain :

– Notre objectif n'est pas de taper sur les organisations humanitaires, dit Brauman à une journaliste de *Tonus*. Pousser les gens à se prendre en charge, c'est très bien. Là où ça devient sujet à discussion, c'est quand des micro-projets très utiles servent de caution à une théorie du développement et à des concepts purement politiques.

– Le dolorisme enferme les habitants du tiers monde dans un rôle d'éternelles victimes, ajoute Malhuret.

Au lendemain du colloque, le bilan est mitigé. *Libération* parle des « relents idéologiques » qui ont faussé le débat. Jean-Pierre Cot, ancien ministre de la Coopération, évoque une « critique parisienne du tiers-mondisme », René Dumont s'exclame « c'est la nouvelle droite ». Plus grave, la fronde gronde au sein de MSF. Le docteur Desplast de

Marseille envoie une lettre incendiaire : « Un nouveau train ethnocentrique n'est-il pas en train de naître ? » Furieux de ce qu'ils appellent le « viol de la charte », une trentaine de volontaires MSF au Tchad, médecins, infirmières, techniciens de France, des Pays-Bas et de Belgique, expédient une pétition à Malhuret et demandent que MSF prenne ses distances avec Liberté sans frontières.

Malhuret affiche une indifférence altière. Pour lui, le pari est gagné.

A Bruxelles, Philippe Laurent s'agite. Médecin de formation, directeur de la section belge de MSF, il n'a guère apprécié les propos tenus au Sénat. « Gardons-nous de faire de la politique », prône-t-il depuis des lustres. Ce débat de Parisiens est pour lui un acte parjure, une mise en scène suspecte. Les humanitaires deviennent des censeurs, s'érigeant en dénonciateurs du dogme. Il en veut pour preuve l'article publié dans le *Wall Street Journal* par deux participants au colloque, Jean-François Revel et Branko Lazitch, directeur de la revue *Est-Ouest* : « Ce changement idéologique est l'un des points principaux de la révolution politique en cours en Europe. » Point de cela chez les humanitaires, tempête Philippe Laurent.

Il invoque la charte commune consacrant la neutralité, l'indépendance, le rejet de toute inféodation politique. Il considère que ce texte, nouveau serment d'Hippocrate, vient d'être violé. Comment MSF peut-il consacrer cinq pour cent de son budget à une fondation qui n'a rien d'humanitaire, qui plaide pour une vision libérale du monde et rejette les théories tiers-mondistes ? Le 5 avril, Philippe Laurent décide de rompre les ponts avec Paris. Brauman réplique en portant l'affaire devant les tribunaux, afin que la section belge n'ait plus le droit d'utiliser le sigle.

A Bruxelles, c'est un peu la panique. Si le sigle lui est retiré, la section, qui emploie vingt-deux permanents, compte cent vingt-huit volontaires sur le terrain et dispose du soutien de trente mille donateurs, va droit à sa perte. Pour obtenir gain de cause contre les maîtres penseurs parisiens, Jean-Pierre Luxen, l'un des dirigeants de la section belge, fait appel à Kouchner. Celui-ci s'empresse de soutenir les factieux. Il rédige une lettre de soutien avec Max Récamier et Jacques Bérès, cofondateurs de MSF. « En ces temps de racisme et de repli sur soi, combattre le tiers-mondisme est à la mode. Dès lors, avec LSF, on est sûr de plaire au petit monde de la politique parisienne et de se faire remarquer des jeunes Turcs qui, demain, seront au pouvoir. LSF réduit l'aventure de MSF à l'idéologie partisane d'un courant frileux et réducteur. »

En écrivant leur lettre, Kouchner et ses amis du Biafra se régalent : voici un excellent moyen de se venger de ceux qui les ont boutés dehors six ans plus tôt. Ils concluent avec force : « Devant ce manquement à l'idéal, à l'éthique qui animait les fondateurs de MSF, nous soutenons nos amis de MSF-Belgique dans leur querelle contre les “ apparatchiks ” parisiens. Il nous semble normal de les soutenir face à cette escroquerie morale et intellectuelle qu'est la création de LSF. C'est MSF-Belgique qui maintient la pratique et l'idéal dans le droit fil de la charte et des statuts. C'est MSF-France qui les pervertit. »

Brauman reçoit une autre lettre émanant de MSF-Hollande. Son président, Jacques De Milliano, soutient lui aussi les Belges. Il demande à Rony de « faire une séparation claire et nette entre Médecins sans frontières et Liberté sans frontières ».

Lors du jugement, les plaignants sont déboutés. Les factieux belges ont gagné.

Le 13 juillet 1985, soixante-douze mille personnes s'entassent sur les pelouses et sur les gradins du stade de Wembley à Londres. Dans les coulisses, un homme mince à la chevelure épaisse trompe sa nervosité en feignant de régler les derniers détails. Bob Geldof, l'ancien chanteur du groupe Boomtown Rats, a réussi à rassembler sur cette scène et sur celle de Philadelphie, aux États-Unis, les plus grands noms du rock'n'roll. Mick Jagger, Eric Clapton, David Bowie, Phil Collins, Dire Straits, Sting, The Who, Paul McCartney attendent le lever de rideau pour soutenir sur scène, à tour de rôle, les Éthiopiens.

Bob Geldof prépare ce fabuleux plateau, « le plus grand concert rock de tous les temps », depuis neuf mois, depuis ce jour d'octobre où la BBC a diffusé dans son émission « Six O'Clock News » un film bouleversant sur le camp de Korem. Fils d'un commerçant irlandais, ancien critique de rock au Canada, Geldof n'a rien d'un bon Samaritain, hormis les traces d'une éducation chez les frères du Saint-Esprit à Dublin. Pourtant, patiemment, il monte son projet. Il contacte une à une les stars pressenties. Il demande même à Margaret Thatcher de supprimer les taxes sur le disque d'aide aux victimes de la famine.

– Mais monsieur, il y a des centaines d'œuvres de charité! répond le Premier ministre britannique.

– La mort de cent millions de personnes, ce n'est pas une charité, madame, c'est une catastrophe, rétorque le chanteur.

– Ce n'est pas aussi simple que cela, monsieur Geldof.

– Rien n'est plus simple que la mort, madame!

A force d'opiniâtreté, Geldof parvient à réunir le gotha du rock'n'roll. A Wembley, le prince Charles et la princesse Diana inaugurent le concert, retransmis comme celui de Philadelphie sur les écrans de plus d'un milliard et demi de téléspectateurs. Entre deux morceaux, des personnalités transmettent leur message de soutien : Jimmy Carter, le Premier ministre Rajiv Gandhi, l'ancienne vedette du football Pelé, ou encore l'alpiniste Edmund Hillary.

Santana entame son tour de chant. Dans la tribune, aux côtés du prince Charles et de Lady Di, Geldof savoure son coup. Woodstock fut une surprise-partie à côté de ce double concert gigantesque. Le stade de Wembley a des résonances de juke-box mondial.

La kermesse planétaire émeut des centaines de milliers de foyers sur tous les continents. Après le fiasco du concert de George Harrison pour le Bangladesh, dont les recettes s'étaient évaporées dans les méandres de la fiscalité et de la distribution, le rock prouve qu'il peut générer un élan de compassion et des fonds conséquents. Lorsque le gigantesque concert s'achève par le fataliste « Let It Be » chanté par Paul McCartney, Geldof sait qu'il a gagné. La recette totale du show devrait atteindre plus de cinquante millions de dollars. De quoi assurer de grands projets de développement pour l'Éthiopie.

A Paris, MSF n'est pas en reste. A l'initiative de Valérie Lagrange et de Coluche, des Chanteurs sans frontières – Renaud, Julien Clerc, Alain Souchon, Maxime Le Forestier... – se forment pour la circonstance et concoctent un disque « Éthiopie ». Rony Brauman hérite d'un chèque fabuleux de dix millions de francs. Des vedettes de la chanson, Mireille Mathieu, Gérard Lenorman et Dalida, se plaignent de ne pas avoir été contactées. Au siège de MSF, on rit dans les couloirs de la vexation des exclus, qui ne proposent même pas de verser une obole à MSF.

– Ça me fait drôlement marrer cette polémique, s'écrie Coluche. On a un succès, alors forcément, ceux qui ne figurent pas sur la pochette, ils s'en bouffent les doigts jusque-là. Le showbiz français, c'est vraiment de la merde.

Dans le bureau de Rony Brauman à Paris, les rapports sur les transferts de population affluent. Un ethnologue américain, Jason Clay, membre d'une association de défense des minorités, révèle dans une grande enquête que la politique éthiopienne entraîne la destruction du système agricole existant. Elle vise de surcroît à enrôler de force des hordes de paysans pour servir à vil prix dans les fermes d'État, fer de lance de la réforme agraire. Plus grave, les dirigeants éthiopiens dissimulent sous ces transferts massifs leur désir de soumettre les autres ethnies à celles des Amharas, l'ethnie dominante du pays. Depuis Addis-Abeba, l'administrateur Michel Fiszbin transmet des rapports de plus en plus compromettants pour le régime éthiopien. Mengistu et ses sbires savent que le déplacement de population se soldera par des dizaines de milliers de morts, mais malgré cette funeste perspective, les rafles dans les villages et dans les camps continuent. A l'occasion, des pilotes et des chauffeurs de pays frères, cubains, polonais, russes, yéménites, prêtent main-forte à cette gigantesque opération. Et les camions offerts par la communauté internationale pour déplacer les dons alimentaires sont utilisés pour acheminer les paysans... L'aide humanitaire elle-même est détournée aux fins de *resettlement*, la réinstallation des parias du Nord.

Michel Fiszbin est choqué par ces récits de déportations. De jour en jour, les nouvelles se précisent. Sur ces terres asséchées qui furent le berceau du monde, ce sont des villages entiers qu'on assassine. Michel a déjà perdu ses illusions. Communiste dissident, il est venu pour aider un pays frère. Quelques semaines plus tard, il doit déchanter. Les transferts massifs de population rappellent davantage « Nuit et Brouillard » qu'une opération de secours.

Ingénieur chimiste formé à Paris et dans le Colorado, Michel Fiszbin a abandonné la carrière technique lors de l'entrée des troupes soviétiques en Afghanistan. Membre du parti communiste, fils d'un rénovateur réputé, Henri Fiszbin, l'ingénieur ne supporte pas le soutien de Georges Marchais aux soldats de l'Armée rouge. En signe d'expiation, sur un coup de tête, il contacte Médecins sans frontières et part six mois au Pakistan et dans les maquis afghans. Dans la plaine du Pakhtia, lors d'une halte chez le redouté commandant Djalalluddine Haqqani, un journaliste australien l'avertit :

– Fous le camp le plus vite possible, les Afghans savent que ton père est communiste, ils veulent te faire la peau !

Enturbanné, le visage mangé par une barbe, Michel pourrait se fondre dans les maquis et poursuivre son chemin. Mais il ne demande pas son reste et préfère la fuite vers la frontière pakistanaise et Peshawar à une longue explication théoricienne sur le courant rénovateur du PCF, laquelle se solderait inévitablement par une décharge de fusil dans le ventre. Lorsqu'il rentre en France, Fiszbin junior est définitivement lavé de toute allégeance au parti de Georges Marchais.

Fasciné par la guerre afghane, sa promesse de libération et aussi sa potentialité de barbarie, l'ingénieur décide de devenir journaliste. Il effectue quelques piges à *Charlie-Hebdo* et *Hara-Kiri*. Une collaboration à l'émission « Droit de réponse » de Michel Polac le rassure quelque peu sur sa destinée. Mais l'exotisme est tentant. Quand il recontacte MSF quelques années plus tard, on lui propose de partir pour l'Éthiopie. A trente-deux ans, Michel Fiszbin s'envole aussitôt pour Addis-Abeba, terre révolutionnaire, ancien empire féodal transformé en laboratoire socialiste de la réforme agraire africaine et donc du tiers monde.

A Kelala, sur les hauts plateaux entourés de montagnes, les victimes de la sécheresse continuent d'affluer. Sur la route, les hyènes poursuivent leur chasse aux êtres squelettiques.

Béatrice Léglise est désemparée. Depuis des semaines, MSF demande l'ouverture d'un centre de nutrition pour les enfants qui meurent par centaines. Imperturbables, les responsables locaux du parti refusent. Béatrice et ses compagnons de mission, Benoît Tullen, José Fernandez et Christine Negash, ont envie de crier, de dénoncer haut et fort ces injustices d'idéologues. Sur les hauts plateaux de Kelala, les quatre volontaires s'aperçoivent bien vite qu'ils prêchent dans le désert.

Ils doivent se contenter d'expédier quelques missives au bureau d'Addis et au siège parisien.

Benoît Tullen n'en est pas à sa dernière désillusion. Quand l'hélicoptère polonais se présente dans le ciel, il respire. Cinq ambassadeurs de différents pays sont annoncés, ainsi qu'un représentant des Nations unies. Enfin, le cas de Kelala semble intéresser les chancelleries d'Addis. Pavö Pitkannen, le représentant onusien, visite le camp au pas de course, suivi des ambassadeurs du Japon, de Pologne, de Grande-Bretagne, d'Inde et de Tchécoslovaquie. Benoît Tullen compte leur prouver les exactions, leur exposer les regroupements forcés et les départs vers le Sud dans des conditions dramatiques, leur décrire en détail la tragédie qui se joue sur les hauts plateaux. Tout en marchant, il convie discrètement le fonctionnaire de l'Onu et les ambassadeurs à gravir la petite colline voisine, distante de trois cents mètres à peine, d'où ils pourront apercevoir le camp voisin, un centre de regroupement avant le transfert vers le Sud, où croupissent huit cents pauvres bougres.

– Venez voir, si on ne fait rien pour eux ils vont tous mourir dans les deux jours qui viennent.

Peine perdue : les diplomates refusent de le suivre.

– Ils n'ont pas le temps, répond pour eux le responsable éthiopien qui les accompagne. L'hélico doit décoller dans dix minutes.

Tullen s'insurge :

– Mais c'est à quatre cents mètres ! C'est monstrueux, ils vont crever !

Le Britannique semble attentif aux gesticulations du médecin, mais le Polonais et le Tchèque le dissuadent de rester. Les diplomates embarquent en vitesse dans l'appareil et Tullen, abasourdi, regarde l'hélico monter dans le ciel et se diriger vers Addis. Émissaires de tous horizons, pays occidentaux et capitalistes, démocraties populaires ou nation neutre comme la Finlande, les plénipotentiaires représentaient l'espoir. Parce qu'ils ont refusé de faire quelques enjambées supplémentaires, Kelala demeurera un huis clos de la tragédie abyssine.

A Paris, Claude Malhuret étudie attentivement le rapport de Jason Clay. Le chercheur américain a pu se rendre dans le Sud, le « paradis » annoncé par les hommes de Mengistu. En fait, les paysans déplacés sont loin de disposer des deux hectares promis à chacun d'entre eux. Rattachés à des brigades de vingt-cinq personnes, ils travaillent de l'aube jusqu'au soir six jours et demi ou sept jours par semaine, sous la houlette d'un commissaire politique. Le dimanche soir, ils sont contraints d'assister à la réunion réglementaire du parti pour évoquer les objectifs futurs. Les cadres politiques sont armés de pistolets, sans doute pour calmer les velléités libertaires. Épuisés, les paysans sont contraints de se lever tôt pour pouvoir cuire la tambouille du jour : les ustensiles de cuisine sont rarissimes, et jusqu'à cent personnes doivent se partager la casserole du camp. Les témoignages rassemblés par l'ethnologue américain sont ahurissants : « Pendant une nuit, raconte un paysan, l'armée a jeté des produits chimiques dans l'eau. Le lendemain, quand les gens et les animaux ont bu, ils sont morts. De telles choses se répétaient surtout pendant les semailles et les récoltes. » Un réfugié qui a pu s'échapper d'une rafle gigantesque explique : « Le Derg (le parti au pouvoir) bombarde les petits marchés, les marchands n'y viennent plus. Et les prix montent. Dans des conditions normales, même avec la sécheresse, on aurait été capables de faire des échanges et de survivre. »

En refermant le rapport, Malhuret a l'impression d'avoir lu des comptes rendus sur le Cambodge des Khmers rouges, transformé en un vaste camp de travail. Sous la férule du négus rouge et des idéologues révolutionnaires, l'Éthiopie est assurément à la veille d'un immense désastre.

Début octobre 1985, Rony Brauman, Claude Malhuret et Francis Charhon sont invités par le Club de la presse anglo-saxonne à s'exprimer sur l'aide humanitaire, au cours d'un déjeuner prévu de longue date, bien avant la crise éthiopienne. Rony, à la fin du repas, développe l'historique du mouvement, évoque les différentes missions, dont celle de l'Éthiopie. Une journaliste de Reuter se lève et l'apostrophe :

– Quelles sont les difficultés que MSF rencontre sur le terrain?

Rony, dont les propos sont restés vagues jusque-là, commence à parler de l'Afghanistan, du Cambodge, puis il aborde les obstacles mis sur le chemin des infirmières et médecins par les responsables du parti unique. Les questions fusent et Rony enfonce le clou. Il s'emporte, conte les entraves de Kelala :

– Depuis deux mois, on a une équipe qui voit les enfants crever sur place alors qu'on est censé les soigner. On nous interdit de distribuer tentes et couvertures. C'est un marché de dupes.

Tout en parlant, Brauman réalise que MSF est utilisé comme un paravent. Les arguments s'ajustent dans ses propos, le fil de la manipulation est logique. Comme un élève-philosophe questionné par un Socrate, Rony, victime de la maïeutique, accouche de sa pensée :

– On sert d'alibi, de paravent. Si ça continue, on va être obligé de partir.

Sur les nappes blanches, les correspondants de la presse anglo-saxonne notent scrupuleusement les propos de l'humanitaire. En verve, Rony continue. Il ne s'aperçoit pas que Malhuret et Charhon, blêmes, se tortillent sur leur chaise.

– Vous confirmez que vous allez partir? demande la fille de Reuter.

– On ne va pas rester s'il y a un simulacre de notre part, on ne veut pas jouer le jeu du silence.

Les déjeuners de la presse anglo-saxonne ne représentent pas d'habitude des réservoirs de scoops. Mais, cette fois-ci, l'importance de la nouvelle n'échappe pas aux reporters et rédacteurs en chef présents.

– Tu y as été un peu fort, souffle Malhuret dans les couloirs du restaurant, surpris et agacé par l'initiative de Brauman.

Le jour même, la BBC lance l'information : « l'organisation MSF prête à quitter l'Éthiopie ». Les radios relayent la déclaration, puis les journaux télévisés. Le lendemain, la presse écrite publie le coup de cœur de Brauman, lequel, au siège de MSF, a droit à quelques remontrances. Malhuret, qui demeure le vrai patron de MSF, n'a pas digéré un tel écart.

– Je suis d'accord sur le fond, mais tu aurais pu au moins m'en parler. Tu te rends compte de la portée d'une telle déclaration ? Les enjeux sont énormes !

– Bon bon, j'aurais dû t'en parler, mais maintenant, c'est fait. Il faut gérer.

Rony rappelle ses arguments. Il évoque le contexte climatique sur place : les pluies sont revenues et la famine est en passe d'être résorbée. Mais la première cause de mortalité demeure les transferts de population. Brauman évoque aussi la famine en URSS en 1921, la collectivisation de l'Ukraine dans les années 30, la liquidation des koulaks, les riches paysans, mot russe repris par la langue amharique.

Une demi-heure plus tard, les deux hommes sont réconciliés.

Le cri de Brauman a enclenché un vaste débat au sein de MSF. On se réunit chaque jour, et la question éthiopienne fait l'objet d'empoignades enfiévrées. Sur le terrain, les médecins ne veulent plus jouer les bons samaritains silencieux et aveugles, condamnés à rester impassibles devant les drames qui se déroulent sous leurs yeux. Les détournements de l'aide humanitaire, les cent mille morts dus au transfert, les vingt-cinq conseillers soviétiques qui officient dans le bureau gouvernemental chargé des problèmes des nationalités à Addis, tous ces faits ne peuvent plus être tus. On désire simplement planifier la stratégie de MSF. Comment continuer à dénoncer ?

Autour de Rony Brauman, tous savent que MSF est confronté à une grave crise. Continuer à témoigner, c'est provoquer davantage le régime éthiopien, donc risquer l'expulsion et aussi les critiques de tous bords. On pressent les pires réactions, à droite comme à gauche : comment vous, les âmes charitables, osez-vous abandonner un pays en pleine famine ? Vous critiquez un régime qui tente de lancer enfin une réforme agraire viable ! Soignez, au lieu de vilipender !

L'expulsion d'Éthiopie ne s'effectuerait pas sans drame. L'action d'urgence entreprise sur les hauts plateaux et dans les vallées perdues représente la plus grosse opération jamais montée par MSF. Plus de trente tonnes de matériel médical et de médicaments ont été acheminées sur place, ainsi que deux cents tonnes de nourriture à haut pouvoir énergétique, vingt-cinq mille couvertures, des centaines de tentes. L'analyse des chiffres donne le tournis à Raymond Borel, le fidèle trésorier de l'organisation. En un an, quatorze millions de francs ont été dépensés. Un disque, « Tam tam pour l'Éthiopie », concocté par des musiciens africains de renom, Mory Kanté, Touré Kounda, Manu Dibango, Ghetto Blasters, mais aussi des campagnes de souscription dans les journaux, des conférences, des expositions, ont permis de glaner des recettes conséquentes.

Les critiques des censeurs – des associations qui soutiennent le gouvernement éthiopien – commencent à percer. Qu'importe ! Au geste d'Hippocrate, il convient d'ajouter le verbe. Comme au Biafra, les médecins veulent briser un tabou, non plus celui de la Croix-Rouge, mais celui des gouvernements et des associations au silence complice.

Jugé pour ses actes, MSF sera absous par l'Histoire, se dit Brauman.

Les conseillers de Mengistu n'ont pas du tout apprécié d'être vilipendés. La sanction est inévitable. C'est un article du *Sunday Times* qui va mettre le feu aux poudres.

A Addis-Abeba, David Blundy, le reporter de l'hebdomadaire britannique, revient atterré de sa tournée de contacts. Il a vérifié et recoupé toutes ses informations. Plusieurs responsables d'associations lui ont parlé des déportations et de leurs macabres prévisions : déjà cinquante mille morts, peut-être même cent mille selon certaines estimations. Il prépare son papier dans sa chambre d'hôtel, relit ses notes. Ce qu'il concocte sur son carnet de reporter est un brûlot. Puis il se ravise, décroche son téléphone et appelle Michel Fiszbin à la maison de Médecins sans frontières.

– Écoute, Michel, j'ai lu et relu mes notes, je ne peux citer personne, ils ont tous peur. Est-ce que je peux te citer ? Tu es ma seule chance.

Fiszbin réfléchit un instant. Ancien journaliste, il connaît le poids des mots. Il pense à la dernière sortie de Brauman devant la presse anglo-saxonne, prétexte idéal pour l'expulsion tant redoutée. Peut-il, à son niveau, engager la responsabilité de MSF ? Lui pardonnera-t-on, à Paris, une telle incartade ?

– D'accord, vas-y, dit-il.

Le sort en est jeté. Le 3 novembre, dans les kiosques de Londres, l'article s'étale à la une du *Sunday Times* : « Cinquante mille personnes meurent durant le transit éthiopien. » Brauman en reçoit un exemplaire dans son bureau parisien. Il lit les conclusions du reporter, craint le pire et appelle Addis-Abeba.

– Bon, Michel, l'article est paru, je n'étais pas au courant mais c'est fait, on te soutient. On va préparer un dossier.

Tandis que Claude Malhuret rédige un document à usage strictement interne sur la crise éthiopienne, Rony Brauman et Brigitte Vasset décident de se rendre à Addis pour mesurer l'étendue des dégâts. Selon ses calculs, Rony s'attend à la mort de trois cent mille personnes au cours des transferts. Claude Malhuret consigne soigneusement toutes ces observations dans son rapport, dont le seul titre représente déjà une déclaration de guerre au régime du colonel Mengistu, *Les Déportations de masse en Éthiopie*. Il demande un moratoire de trois mois dans la politique de transfert. « En l'absence d'une telle action, les organisations humanitaires et les gouvernements occidentaux doivent savoir qu'ils sont en train d'apporter leur caution, par faiblesse, à une opération qui sera décrite dans quelques années, avec le recul du temps, comme une des grandes hécatombes de l'histoire du XXe siècle. »

Avant de partir sur le terrain, Rony, lui, livre ses états d'âme à Patrick Forestier de *Paris-Match*.

– Pourquoi avoir tant attendu pour dénoncer ces déportations, financées, en fait, par l'aide internationale? demande le journaliste.

– Parce qu'il n'y a que très peu de temps que nous avons compris que ce déplacement concernait la totalité des populations du Nord!

– Êtes-vous prêt à retirer les équipes de Médecins sans frontières si le gouvernement éthiopien ne met pas fin aux transplantations de population?

– Nous ne pouvons pas l'exclure. Notre présence sur le terrain est actuellement remise en question par les autorités, mais nous ferons tout pour continuer, en demeurant toutefois vigilants. C'est ce qu'attendent de nous des milliers de femmes, d'hommes et d'enfants, victimes à la fois de la famine et de l'arbitraire...

Dans l'avion qui les emmène, Brigitte Vasset et lui, vers Addis, Brauman craint d'être refoulé par les autorités éthiopiennes dès son arrivée. Les propos tenus lors du déjeuner de la presse anglo-saxonne à Paris ont profondément irrité les caciques du parti unique et du RRC, Relief and Rehabilitation Committee, l'organisme éthiopien chargé d'acheminer les secours.

A l'aéroport, les policiers, suspicieux, visent le passeport de Rony mais le laissent franchir la sortie sans encombre. Brigitte et lui filent aussitôt au bureau de l'organisation, une grande et belle villa des quartiers résidentiels où Michel Fiszbin leur raconte les derniers dérapages. Les transferts continuent, et tous les paysans qui ont pu s'enfuir déclarent que les morts, au cours des déplacements, sont innombrables. Rony Brauman prend le pouls de l'équipe. Tous les médecins et infirmières présents sont prêts à dénoncer les errements de la politique du camarade Mengistu, quitte à être expulsés. En revanche, les autres organisations présentes en Éthiopie refusent en bloc de témoigner. Même Save The Children Fund, la plus proche de MSF, adresse une glaciale fin de non-recevoir aux émissaires français : pas question de se brouiller avec les caciques éthiopiens et de rater ce partage du gâteau humanitaire.

Rony Brauman est déçu, mais il ne baisse pas les bras pour autant. Il demande dès le lendemain à rencontrer le chef de l'organisation des secours éthiopiens, Dawit Wohid Giorgis. Le haut fonctionnaire, en fait, a pris la poudre d'escampette : il s'est réfugié en Europe... Brauman s'impatiente, exige qu'on lui trouve un interlocuteur. Berhanu Derassa, directeur du RRC, consent finalement à le recevoir quelques jours plus tard.

En fait, la réunion tient davantage du tribunal populaire que de l'entretien. Lorsqu'ils arrivent au RRC, le 16 novembre, Rony Brauman et Brigitte Vasset, accompagnés des deux responsables de la mission, Michel Fiszbin et Bertrand Desmoulins, découvrent un aréopage de technocrates éthiopiens. Des fonctionnaires viennent sans doute discuter de la propagande extérieure en matière d'aide humanitaire, des diplomates discutent avec des représentants du gouvernement. Une 505 s'arrête dans la cour : c'est José Paoli, l'ambassadeur de France. Brauman le salue et constate que Berhanu Derassa traite le diplomate comme un proche, le prend par les épaules et échange avec lui quelques propos de bon aloi. Que vient donc tramer en cet antre le diplomate français ?

Rony Brauman et ses trois coéquipiers de MSF sont invités à s'asseoir dans une vaste salle où sont regroupés quelques journalistes, dont Blaine Harden du *Washington Post* et Isabelle Bayancourt de TF1. Autour de la table figurent Berhanu Derassa, l'ambassadeur José Paoli et le numéro deux de l'Onu à Addis-Abeba, Tom Franklin. Le procédé est flagrant : voués aux gémonies, accusés devant des correspondants de presse, les récalcitrants sont invités à rentrer dans le rang. Plusieurs organisations humanitaires ont déjà fait les frais d'un tel déballage en public.

La convocation, très vite, prend des allures de procès.

Derassa ouvre le feu : il brandit l'interview de Brauman publiée par *Paris-Match*. L'article, traduit en amharique sur plusieurs feuillets, est titré : « En Éthiopie, votre argent finance des déportations massives ! »

Point par point, le responsable éthiopien s'évertue à nier les accusations, clame son indignation devant une telle désinformation. Le fonctionnaire onusien, un Britannique, enchaîne et tance Brigitte Vasset, qu'il connaît depuis des mois :

– Comment vous, Brigitte, pouvez-vous soutenir un menteur pareil ? Nous nous étions bien mis d'accord pour dire que c'était à coups de gourdin et non à la pointe des baïonnettes !

Dans sa maladresse, le représentant des Nations unies ne nie pas les déplacements massifs de population. Il se contente de réfuter les termes employés. Dans la salle, la tension est extrême. Rony serre les poings. Il a envie d'en découdre. Il maintient ses accusations, évoque à nouveau les transferts forcés des paysans de Korem, les déportations effectuées dans les pires conditions, les innombrables morts sur la route...

– Quand les gens sont emmenés contre leur volonté, dit-il, quand la milice vient pour assurer le *resettlement*, bien sûr que ce n'est pas un problème politique, c'est d'abord un problème humain. Nous ne pensons pas que notre rôle, ici en Éthiopie, est de rester calmes. Dites-nous pourquoi tous ces gens fuient dans les montagnes!

– Parce que les membres de Médecins sans frontières les manipulent! lance Derassa sur un ton insolent. Je n'accepterai pas votre insistance à mettre des conditions. Vous serez humanitaires ici si vous faites votre travail. Vous n'êtes pas compétents pour commenter tout autre aspect de notre programme!

Brigitte, très tendue, revoit les scènes de rafles dans le camp et le sourire narquois des responsables du parti. Trois semaines plus tôt, à Korem, six cents paysans ont été enlevés de force par les militaires, sous les yeux de l'équipe de MSF, et conduits vers des camions. Apeurés, quinze mille réfugiés ont fui vers les montagnes.

Derassa va plus loin. Il accuse les French Doctors de profiter de la famine pour s'initier à la médecine :

– Les Français viennent s'entraîner et se faire les mains sur les cadavres éthiopiens!

Désemparée, émue par le souvenir de la tragédie de Korem, Brigitte en pleure de dépit.

– Ce n'est pas possible après tout ce qu'on a fait, soupire-t-elle.

– Vous pouvez partir, enchaîne Berahnu Derassa, on n'a pas besoin de vous, vous faites du mal aux Éthiopiens!

Brauman, n'y tenant plus, s'apprête à s'éclipser avant de provoquer un pugilat. Michel Fiszbin, Bertrand Desmoulins et Brigitte Vasset esquissent eux aussi un geste vers la sortie.

– Une minute, lance encore Derassa qui ne perd rien de sa faconde, je crois que monsieur l'ambassadeur de France a quelque chose à vous dire...

José Paoli s'adresse en anglais aux Médecins sans frontières :

– J'ai honte des mensonges que j'ai entendus. MSF a donné une image dégradante de la France, son président a proféré des calomnies. Je ne veux absolument pas que la France soit impliquée là-dedans.

Les quatre humanitaires sont scandalisés. Que des hiérarques éthiopiens, inféodés au potentat Mengistu, leur donnent une leçon de morale, si cynique soit-elle, passe encore, mais que le représentant de la France lui-même se transforme en procureur au service d'une dictature... Fiszbin, qui connaît l'ambassadeur de longue date, est tétanisé par une telle bassesse.

Brauman a envie de hurler à la trahison. Brigitte Vasset le retient. Tous deux se lèvent, suivis de Fiszbin et Desmoulins, et sortent en claquant la porte.

Au rez-de-chaussée, Brauman, en discussion, avec ses coéquipiers, aperçoit José Paoli qui regagne sa 505. Il s'élance vers le plénipotentiaire. Ses trois compagnons craignent le pire.

– Vous avez été probablement pétainiste en 40, gaulliste en 45 et mitterrandiste en 81 ! Vous êtes ce que je méprise le plus au monde, un collabo !

Puis il tourne les talons, sous l'œil rigolard des Éthiopiens attroupés. L'ambassadeur, outré, n'a pas eu le temps de répliquer.

Tête basse, les quatre Français regagnent la maison de MSF. Une missive les attend, déposée à la porte par une main anonyme. C'est un rapport confidentiel des Nations unies, signé John Joseph Mitchell. Il révèle que dans le camp de Dessié, sur la route d'Asmara, dix mille personnes sont mortes et que les conditions de survie s'apparentent à celles d'un camp de concentration. Brauman lit sur le canapé du salon les quelques pages rédigées en anglais. Pendant toute la soirée, il discute avec Fiszbin, Desmoulins et Vasset de la suite à donner aux événements, sachant que l'éviction ne fait plus de doute.

Dans le camp de Sekota, où le logisticien Yves Thibord officie toujours, on est loin de se douter des conspirations d'Addis. Philippe Labalme, un infirmier de vingt-huit ans, a rejoint cette mission des hauts plateaux au début de l'été. Dans un décor fascinant – des hauts plateaux érodés, plats comme le dos de la main, bordés de montagnes aux crêtes dentelées et survolés par des nuées d'oiseaux –, cette vie frugale et authentique, loin des bruits d'Addis, lui convient : lever aux aurores, *injera*, une galette de sorgho agrémentée de sauces épicées, et petits poulets.

Françoise Le Duc, une infirmière de vingt-cinq ans, a elle aussi rejoint Sekota pour sa première mission. Entre deux vacations au dispensaire, elle se rend sur la terrasse de la maison commune, en pierres et en torchis, au premier étage, et dessine des croquis d'enfants. En bas, dans le bureau, Yves fait les comptes. Homme à tout faire de Sekota, il veille à l'approvisionnement en médicaments, commande par radio les lots à Addis-Abeba, où il n'a pas mis les pieds depuis quatre mois, négocie âprement avec les chefs locaux. Jardinier de la pénurie, il élève des poules, plante des graines maraîchères pour disposer de carottes, de concombres, de tomates, et donne des semis aux paysans ébahis. Il appelle ses cultures « légumes sans frontières ». Bricoleur des tropiques, il a installé des panneaux solaires pour que l'équipe dispose enfin d'un peu d'eau chaude. Bâtisseur improvisé, il a construit des microbarrages, des retenues d'eau et d'alluvions pour la prochaine saison des pluies. Grâce à ces projets, jure-t-il, la famine s'éloignera. D'ailleurs, depuis quelques jours, les paysans apportent des tomates sur les maigres étals du marché. Le cycle des labours se reforme.

La vie repend peu à peu à Sekota, Françoise l'a constaté. A force de panser et distribuer des médicaments, elle a pu vérifier l'amélioration de l'état de ses patients. Malheureusement, à quelques lieues, là où veillent les camions de la déportation, les hommes continuent à mourir.

Philippe ne se laisse pas abattre. Il effectue un jogging quotidien à l'heure où la campagne se couvre de brume, où les montagnes émergent de cette nappe ouatée. Françoise Le Duc l'accompagne pour fouler les pistes désertes dans la fraîcheur du petit matin.

Lorsqu'ils sortent du village à six heures trente, les deux coureurs entreprennent de pousser l'exercice jusqu'à la petite église catholique sur la colline. La pente est raide et, avec l'altitude, le souffle se fait court. En passant devant l'édifice, vestige de l'occupation italienne, Philippe ralentit, haletant, et se livre à quelques exercices de yoga. Soudain, il croit entendre des gémissements. Serait-ce le vent qui s'engouffre dans les flancs de la butte? Françoise prête l'oreille. Les plaintes semblent venir de l'intérieur. Ils s'approchent. De l'église désaffectée monte une étrange mélopée. La porte est fermée par des cordes. Cinq miliciens gardent l'endroit.

Philippe veut en avoir le cœur net. Suivi de Françoise, il défait les cordes et pénètre dans la nef. Les deux MSF restent pétrifiés. Deux cents hommes et femmes entassés, debout faute de place, étouffant même, les regardent craintivement puis se précipitent vers eux. Ils s'approchent ensuite de la sortie et montrent du doigt le centre de nutrition où sont restés leurs enfants. Pas de doute, cette séquestration relève de la politique de déportation. Séparés de leur progéniture, les adultes attendent comme des bêtes le wagon du départ.

– Va vite avertir les autres, lance Philippe à Françoise.

L'infirmière dévale la pente à toute allure. Ce qu'ils ont découvert peut leur coûter cher. C'est aussi une preuve des exactions du gouvernement éthiopien. Il faut agir vite. Les militaires détestent que les *farandjis*, les étrangers, s'occupent de leur pré carré.

Alertés par les bruits, les miliciens s'approchent de l'église et tentent de s'interposer entre l'infirmier et les parias.

– Qui est là-dedans? leur lance Philippe.

– Ça ne te regarde pas, fous le camp.

– Qui avez-vous enfermé? continue-t-il.

Les miliciens se font menaçants. Face aux fusils qui le mettent en joue, le Français recule, tire les portes de l'église italienne et s'enferme avec les séquestrés.

Au village en contrebas, les autres membres de l'équipe entendent des coups de feu. Ils savent que Philippe s'est aventuré sur la colline. Que se passe-t-il là-haut? Quand Françoise apparaît en baskets, essoufflée, ils comprennent que quelque chose d'important se trame sur les hauteurs.

A l'intérieur de l'église, l'infirmier s'efforce de compter les prisonniers. Les femmes crient, s'accrochent à ses vêtements. Une insupportable odeur d'urine et d'excréments empuantit l'atmosphère. Au fond de la nef, une femme gît inconsciente sur le sol, son enfant couché près d'elle. L'infirmier, qui a déjà bourlingué dans les montagnes libanaises, est révulsé. Il sait qu'un destin horrible attend ces paysans en transit. Il reconnaît des hommes qu'il a soignés dans le petit dispensaire à l'orée du village, des enfant munis des bracelets bleus de MSF, la marque des enfants dénutris, en danger de mort. Certains s'accrochent au sein de leur mère.

On déporte même ces morts vivants...

Dehors, les miliciens s'énervent, veulent évincer le visiteur indésirable. L'un d'eux tire en l'air. Au même moment, l'équipe de MSF débouche sur la colline. Françoise Le Duc tente de pénétrer dans l'église. Un milicien moustachu, Wubié, s'interpose, la projette à terre, la frappe sur la nuque, s'acharne sur elle. Il s'arrête de cogner lorsqu'il aperçoit le délégué de la Croix-Rouge, Vincent Bernard, un ancien journaliste de la radio suisse reconverti dans les grandes œuvres de charité. L'écusson rouge et banc semble être le seul repoussoir contre les exactions du sbire, connu dans toute la contrée pour ses séances de torture raffinée.

Tenus en joue par les autres miliciens, Philippe Labalme et Yves Thibord relèvent l'infirmière. Ils s'efforcent de garder leur calme afin de protéger les séquestrés. S'ils sont chassés de l'église, la moitié d'entre eux mourront sur la longue route du Sud.

A force de palabres, Philippe et Yves parviennent à obtenir que les paysans demeurent sur place. Yves prend des photos à la dérobée. Accumuler les preuves des exactions fait aussi partie de sa mission. La grande rafle est entravée. Les MSF regagnent Sekota, où le chef du parti les convoque aussitôt.

– Non seulement vous provoquez des troubles, mais en plus vous frappez nos miliciens!

Yves Thibord ne se démonte pas.

– Ce sont vos policiers qui ont frappé l'une de nos infirmières, réplique-t-il. Nous demanderons justice!

Peu habitué à autant de répartie dans son fief, le chef de parti se replie sur son fauteuil. Il craint le grabuge, l'arrivée des journalistes, les foudres de la Croix-Rouge.

– D'accord, on garde ces paysans à Sekota.

Une heure plus tard, les emprisonnés de l'église sont libérés. Dans leur modeste maison, les volontaires de MSF savourent leur petite victoire, tandis que Françoise Le Duc se remet des coups reçus.

Le soir, attablé devant une galette d'injéra, la céréale locale, le petit Chekolé, enfant perdu des plateaux adopté par la troupe, le réconforte. La prudence est de mise : chacun craint une vengeance du mercenaire du vilage, qui frappe autant qu'il boite. Le milicien continue d'ailleurs à parader dans les rues de Sekota et à pointer une canne vengeresse sur les imprécateurs.

Yves Thibord est soulagé. Deux cents personnes ont été sauvées au hasard d'un jogging matinal. Mais combien d'Éthiopiens reste-t-il dans ces geôles de transit, à l'abri des regards indiscrets?

Il écrit à ses parents à la lumière d'une bougie et leur livre son découragement : « L'impression d'écœurement gagne l'équipe, qu'est-ce qu'on fait là alors, bien sûr il y a les gens, les enfants que nous nourrissons mais ils peuvent mourir après être embarqués. Chekolé, le cireur de chaussures, son père a été pris pour le Sud, il ne sait pas où il est... MSF veut renforcer la dénonciation de tout ça, la Croix-Rouge commence à bouger aussi, le plus grand mouvement d'aide internationale tournant à la plus grande escroquerie au profit de ce régime. En parlant par exemple avec les gens avec qui nous bossons, on apprend tous les jours que c'est vraiment pas reluisant, l'Éthiopie nouvelle. »

Pendant ce temps, le Trésor éthiopien dépense une fortune pour mener la guerre contre les irrédentistes du Nord : cinq cent mille dollars par jour.

A Paris, Brauman et Malhuret prennent connaissance de l'épisode par télex. Ils convoquent d'urgence une réunion, évoquent la finalité de la mission, bafouée jour après jour. Brigitte Vasset est blême :

– Mais qu'est-ce qu'on fout là-bas? demande-t-elle.

La nuit, Brauman se réveille en sueur. « Les Éthiopiens se servent de nous, c'est sûr », ressasse-t-il.

MSF n'est plus qu'un rouage dans l'énorme machine totalitaire.

A Addis-Abeba, Berhanu Derassa prépare activement l'expulsion de MSF. Les humanitaires sont désormais des témoins gênants. On ne plaisante pas avec les desseins du parti du peuple. Les pourfendeurs du nouvel ordre abyssin doivent être châtiés.

Dans la maison de MSF, ce lundi 2 décembre 1985, Michel Fiszbin ne se doute de rien. Avec Bertrand Desmoulins et François Dumaine, il est affairé à négocier une nouvelle fois des permis de voyage en province lorsque le téléphone retentit, vers vingt heures. Un journaliste qui vient d'écouter la BBC lui annonce que MSF est expulsé d'Éthiopie. Les trois responsables de la mission croient d'abord à une plaisanterie puis comprennent. Ils sont effondrés.

Près de deux années de lutte contre la mort au jour le jour s'achèvent par une décision de bureaucrates...

La nouvelle est confirmée quelques heures plus tard par les autorités : les médecins français doivent quitter les lieux au plus vite. La mort dans l'âme, Fiszbin plie bagages. Il pense aux tonnes de matériel dans les camps et les hangars, aux Toyota tout terrain, au matériel de communication.

– Ils vont tout nous piquer! clame-t-il. Dire que ça ne va même pas servir aux paysans...

Au téléphone, Bertrand Desmoulins demande aux quatre équipes sur le terrain, à Korem, Sekota, Kelala et Kobo, de se replier prudemment sur Addis-Abeba, en respectant plusieurs consignes de sécurité. Aux

Éthiopiens, il recommande de prendre de grandes précautions pour le rapatriement du personnel :

– Garantissez-vous la sécurité de nos équipes sur le chemin du retour ?

– Absolument, lui répond-on au siège du comité des secours. Tout le monde sera regroupé ici même avant votre départ.

Desmoulins doute de la bonne foi des fonctionnaires du RRC. En rentrant à la villa, il constate que les liaisons téléphoniques avec les missions ont été coupées. Sekota, Kobo et Korem ne répondent plus. Il faut ruser, utiliser des contacts locaux pour appeler les volontaires des hauts plateaux.

Desmoulins se ronge les ongles. Les sourires affichés par ses interlocuteurs ne présagent rien de bon. Il soupçonne les Éthiopiens de concocter quelque complot contre les Français, coupables d'une générosité trop insidieuse aux yeux du colonel Mengistu. Il donnerait cher pour savoir quels risques courent les compagnons isolés.

A Sekota, au dispensaire de MSF, tout va très vite. Un responsable du parti vient demander à Benoît Tullen les clés du camp et réquisitionne les véhicules.

– Votre compte en banque est bloqué, précise-t-il.

Dans la maison de repos, Béatrice Léglise serre les poings. La mission doit fermer ses portes en quelques heures. Ces auxiliaires qu'il faut quitter, ce village où les amitiés se comptent par dizaines, ces enfants amaigris mais désormais nourris qui vous prennent par la main comme si vous étiez leurs parents... Six mois de travail intense pour en arriver là, être accusés de tous les maux. L'injustice est flagrante.

Le lendemain, les affaires sont prêtes. L'hélicoptère polonais qui assure le ravitaillement est annoncé. Benoît Tullen a rassemblé des sacs de nourriture qu'il lègue aux employés éthiopiens de MSF. Furieux de cette distribution ostentatoire, un milicien, qui pensait sans doute récupérer sa part du butin, s'approche d'un employé et le passe à tabac. Benoît et Béatrice, pendant ce temps-là, sont tenus en joue. Lorsque le milicien s'éloigne, Benoît s'approche : le pauvre homme a la jambe cassée. Une attelle en plastique est aussitôt placée sur le membre brisé. Benoît est consterné. Que deviendront demain ces pauvres bougres livrés à la curée des tortionnaires ?

Les médecins s'approchent de l'hélico polonais. Derrière eux, les employés éthiopiens se sont rassemblés pour les saluer. Le départ est pathétique. Tous ont les larmes aux yeux. Il y a là Gebré, Amdemichaël, Hailé Mariam. Les reverront-ils un jour ? La gorge serrée, Béatrice contemple une dernière fois Sekota. Elle laisse là une partie de sa vie. Les six mois de mission ne s'oublieront pas aisément. La brume s'est levée ce matin. Le soleil inonde la plaine d'une lumière d'hiver et les couleurs s'avivent. Plus loin, des taches blanches balisent les hauts plateaux. Ici, les toges des mendiants sont autant de linceuls. Le village sera désormais une citadelle de la solitude.

A Paris, Brauman apprend la nouvelle avec un air de surprise feinte. Cette expulsion, au fond, il l'attendait. Elle représente une sorte de délivrance. Comment sortir en effet la tête haute de ce bourbier, fuir ce que Pierre Haski, dans *Libération*, appelle « la plus grande catastrophe du siècle en Afrique »? Quelques semaines de plus, et Rony aurait dû prendre lui-même la douloureuse décision de fermer la mission, pour cause de manipulation. Une conférence de presse est improvisée :

– Une fantastique opération de malversation est en cours en Éthiopie, déclare le président de MSF aux journalistes. On est en train de retourner un extraordinaire mouvement de solidarité contre les gens censés être aidés. L'aide ne sert pas à les sauver, mais à opprimer.

MDM, qui a dépêché des équipes en Éthiopie deux ans plus tôt, s'exaspère de cette sortie médiatique de MSF. Devant les caméras, Bernard Kouchner n'hésite pas à tancer Rony Brauman et les siens :

– En intervenant en Éthiopie, déclare-t-il, les organisations volontaires connaissaient déjà la nature du gouvernement, comme nous, Médecins du monde, acceptons les gouvernements du Laos, ou du Nicaragua, même si nous ne les approuvons pas. Nous avions décidé que nous devions répondre à l'appel des Éthiopiens, des hommes qui subissaient l'oppression un à un, non pas à l'appel de l'Éthiopie. Il fallait chanter pour les Éthiopiens, pas pour l'Éthiopie. Il y eut erreur sur la personne en danger. Et les Éthiopiens restent menacés. Au secours!

Pendant ce temps-là, aux abords du camp de Kobo, Colette Ammer boucle elle aussi sa valise. Le matin, au petit déjeuner dans la maison commune, une infirmière, Jessica Musso, a hurlé :

– On n'a plus le droit de travailler. Nous sommes virés!

Aussitôt, c'est le branle-bas de combat. Les infirmières décident de se rendre au camp, à cinq minutes de la maison commune. Les gardes sont déjà prévenus et leur ordonnent de reculer :

– Vous devez partir, quittez le pays!

Colette Ammer, vingt et un ans, ne comprend pas ce mauvais scénario. Les enfants dans le camp de la faim sont encore dénutris, des dizaines de tuberculeux continuent de souffrir. La mort rôde à Kobo et on lui demande instamment de quitter les lieux...

Un hiérarque du parti prend les devants et confisque les clés du dispensaire. Impuissante, Colette assiste alors à une scène incroyable : les miliciens pénètrent dans l'hôpital et en chassent les blessés. Vingt adultes et une centaine d'enfants se retrouvent à la rue. Colette Ammer et ses coéquipiers n'ont pas vraiment le temps de s'insurger. Les baïonnettes sont pointées sur eux.

– Décampez! leur répète-t-on.

Les miliciens ne ménagent pas leurs brutalités. Des menaces fusent :

– Vous n'arriverez pas vivants à Addis!

Danièle Vidal, la coordinatrice, peine à négocier. On lui propose un bus qu'elle refuse. La manœuvre est claire : le proconsul de Kobo veut s'approprier les Toyota tout terrain des médecins.

– On veut récupérer nos voitures! clame la jeune femme médecin.

Elle joue gros. En réclamant les biens de la mission, elle risque de recevoir un coup de fusil. Si elle n'obtient pas gain de cause, elle en est sûre, l'équipe sera précipitée dans un ravin, par accident ou par vengeance. Les routes éthiopiennes sont infestées d'hommes de main à la solde du régime.

Devant tant d'insistance, le chef des centurions consent non pas à rendre les Toyota, mais à prêter deux Jeep usagées. Ultime vexation, les miliciens sont conviés à fouiller tous les effets personnels des Françaises, et examinent jusqu'aux tampons hygiéniques. La rage au cœur, médecins et infirmières embarquent dans les véhicules. Leurs amis n'ont même pas eu le temps de se rassembler pour un dernier adieu.

Sur le pick-up de la Jeep, refroidie par la brise du petit matin, Colette n'est guère rassurée. Le chauffeur semblait ivre tout à l'heure, sans doute un excès d'hydromel, la boisson locale. Vigilante, l'infirmière pense aux écueils de cette mission, aux hyènes qui dévoraient des corps perdus sur la route, aux mandarins du parti qui entravaient sans cesse leur tâche.

Un coup de volant la tire brusquement de ses réflexions. Le chauffeur s'est lancé dans une course-poursuite avec une autre Jeep, sur la piste étroite et incertaine. Au dernier moment, il braque maladroitement, tente d'éviter une voiture qui surgit en face. La Jeep s'engage sur le bas côté, Colette a le temps de hurler puis est éjectée. Le véhicule s'arrête à quelques mètres de la piste. Chocs, douleurs... Colette et Christine Gendron gisent inanimées.

Danièle Vidal bondit de l'autre véhicule et se rue sur le bas-côté. Le chauffeur est mort sur le coup. Le médecin prend le pouls des deux infirmières inconscientes puis rallie le village le plus proche pour demander un avion sanitaire par radio. C'est l'association World Vision qui envoie finalement un appareil. A Addis-Abeba, les blessées sont réceptionnées par Michel Fiszbin, contraint, faute d'autorisation, d'enfoncer le grillage pour pénétrer dans l'aéroport au volant de sa Toyota. Les deux femmes ne souffrent que de contusions mineures, hormis un nez cassé pour Christine Gendron. Elles sont évacuées sur l'hôpital d'Addis puis rapatriées en France. Douloureux départ.

Pour Colette, cet accident sonne comme une vengeance.

François Dumaine et Michel Fiszbin assistent à l'envol des équipes avec un pincement au cœur. Eux ne peuvent quitter l'ex-empire abyssin : ils sont privés de visa de sortie. Les bureaucrates du régime veulent que MSF règle une somme de sept cent vingt mille francs correspondant aux salaires à venir des deux cent cinquante-six employés locaux de l'organisation. Qui plus est, le compte bancaire de l'organisation ne peut servir. Il a été saisi, et les responsables de la Commercial Bank of Ethiopia supputent que les cinquante sept mille dollars dont il était crédité ont disparu.

La curée a commencé. Même la grande maison de MSF, quartier général de l'urgence, est réquisitionnée.

Fizsbin et Dumaine deviennent les otages de Mengistu.

Furieux, les deux logisticiens se replient sur l'hôtel Ethiopian, où Michel passe la nuit en compagnie d'Élena, son amie éthiopienne. La chambre est glauque, le décor propre à conférer le blues au premier voyageur venu. Mais après tant de déboires et de tensions, Michel s'abandonne à la nuit d'Abyssinie.

Le réveil est brusque. Des coups de poing tambourinés à sa porte résonnent dans tout l'hôtel. Nu comme un ver, Fiszbin ouvre et se trouve nez à nez avec une escouade de miliciens.

– Où est la fille? crie l'un d'eux.

Le logisticien de MSF réalise que les policiers sont venus pour arrêter Élena, coupable, sans doute, de fréquenter un paria. Dans le plus simple appareil, il se précipite dans le couloir, hurlant au scandale. Les policiers ébahis reculent. Fiszbin rentre alors dans sa chambre pour inviter sa fiancée éthiopienne à fuir par la fenêtre. Les sbires ont tout prévu, même l'humiliation...

Fiszbin et Dumaine doivent encore subir quelques vexations. Les autres organisations humanitaires présentes à Addis les vouent aux gémonies, eux, les parjures, coupables d'avoir remis en cause l'aide internationale. L'Action internationale contre la faim et MSF-Belgique se joignent aux concert de critiques. Les deux « logs » commencent à se sentir bien seuls.

Comme pour sonner l'hallali, le consul de France, Marie-Chantal Tesan, envoie une lettre peu amène à Michel, lui demandant instamment de rendre le mobilier prêté. L'inventaire suit : deux échelles en bois, une table de chevet, un rayonnage métallique, une poissonnière émaillée, etc. Des diplomates français, Michel espérait une lettre d'adieu un peu plus chaleureuse.

Pour tempérer sa colère, il prend la machine à écrire et envoie une réponse appropriée à Mme le consul, où il rappelle que tous les biens de MSF ont été confisqués, même les quelques meubles prêtés par l'ambassade, et que les dizaines de tonnes de médicaments en stock ont été légués aux autres organisations, « mais, à ma connaissance, pas de poissonnière émaillée ».

« Je vous certifie, ironise Fiszbin, que MSF vous remboursera du préjudice matériel que nous vous avons causé dès que vous nous aurez remis une estimation écrite de la valeur des biens perdus (un panneau d'affichage, deux échelles en bois, des planches, une table de chevet, quelques chaises, fauteuils et, bien sûr, une poissonnière émaillée). Quant au préjudice moral, il est malheureusement irréparable et croyez bien que je partage votre émoi devant la gravité de votre situation. Je me permets toutefois de vous conseiller de ne pas perdre votre sang-froid. »

Avant de quitter Addis, Fiszbin fait mentalement les comptes et dresse un autre inventaire, plus douloureux celui-ci : une maison saisie, cinquante-sept mille dollars volatilisés, neuf camions, dont sept achetés grâce aux ventes du disques des Chanteurs sans frontières, et seize véhicules tout terrain confisqués. Lorsqu'il monte dans l'avion de Nairobi, le logisticien doute encore de la valeur du geste de MSF, qui a pratiqué la politique du risque jusqu'à susciter l'expulsion. Un dernier coup d'œil sur la piste où s'entassent les sacs de l'aide alimentaire le rassure sur le choix régalien. Aux mains des caciques éthiopiens, l'aide internationale est une arme politique. Ces secours-là, cette manne providentielle servent d'abord à nourrir un tyran.

Michel songe aussi, tandis qu'il vole vers le Kenya, à la querelle qui opposa jusqu'à hier encore MSF au pouvoir de Mengistu. Le combat était forcément inégal. Mais l'éviction, même si elle est douloureuse, représente une victoire pour les French Doctors. Pour la première fois, une organisation humanitaire a engagé un bras de fer avec un gouvernement pour dénoncer ses exactions. Et qui plus est, sous les projecteurs du monde entier.

Le 18 mars 1986, la droite vient de remporter les élections législatives et Jacques Chirac est nommé Premier ministre. Malhuret disserte au local de MSF. Soudain la sonnerie du téléphone retentit. C'est Alain Madelin, député du parti républicain et membre de la « bande à Léotard », qui demande le directeur de MSF.

– Voilà, dit-il à Claude, on est en train de former le gouvernement, on pense à toi pour le ministère de la Coopération. Il y aura une dimension droits de l'homme.

– Bon, je dois d'abord en référer aux gens de l'organisation.

– Fais vite, il nous faut ta réponse dans l'heure !

Malhuret n'est pas hostile à la proposition de Madelin, rencontré sur un plateau de télévision, et qui l'a accompagné lors de la marche pour le Cambodge. Un maroquin, pourquoi pas ? Depuis quelques mois, plusieurs années disent ses proches, il envisage une carrière politique, prolongement naturel, selon lui, de l'action humanitaire. Ancien du PSU, il a acquis avec les affaires cambodgiennes une conviction d'homme de droite, formé à l'école de la médecine d'urgence, à l'aune des terres de misère et de refuge, nourri des lectures de Raymond Aron et de

Soljenitsyne. Cinq ans plus tôt, lorsque Madelin lui a proposé de participer à un travail de réflexion sur les droits de l'homme, il n'a pas hésité à rejoindre les rangs du parti républicain.

A la table de réunion, il fait part de la proposition à Francis Charhon et Rony Brauman. Il croit susciter la réprobation, mais ses deux compagnons lui enlèvent tout complexe :

– Ça va, on sait que tu es un politique, n'hésite pas, on assurera, même si on est critiqués !

Malhuret rappelle Madelin. Pour la Coopération, c'est trop tard, Jacques Chirac a imposé Michel Aurillac, un dur susceptible de gérer la cohabitation entre Matignon et l'Élysée à propos du pré carré africain. Restent les Droits de l'homme que François Léotard, nommé ministre de la Culture, considère comme une filiale de son officine. Malhuret accepte et démissionne aussitôt de MSF. Au ministère, il prend comme conseiller personnel Jean-Christophe Rufin, qui fut son plus virulent contestataire au sein du bureau de MSF lors de la marche pour le Cambodge. Sans rancune. Ensemble, ils vont venger l'équipe de MSF qui, à Addis-Abeba, a essuyé les foudres de l'ambassadeur José Paoli. Malhuret demande sa tête à Jean-Bernard Raimond, nommé ministre des Affaires étrangères. Quelques mois plus tard, l'ambassadeur que Rony Brauman avait traité de « collabo » et malmené d'un coup d'épaule est évincé du Quai d'Orsay.

Malhuret n'est pas mécontent de quitter l'orbite humanitaire. Depuis quelque temps, il redoutait l'arrivée d'une ère technicienne, où les carriéristes et les bureaucrates seraient rois. Kouchner, adepte des coups de gueule, dénigreur de la montée en puissance de MSF, avait sans doute raison... C'est la fin de l'épopée artisanale, des grandes aventures, des grandes idées et des interminables débats. « On a fait notre temps », pense Malhuret. Autant passer de l'autre côté de la barrière et œuvrer du côté des puissants.

La tâche n'est guère facile. Kouchner, jaloux d'une telle nomination, multiplie les piques acerbes et les remarques assassines à l'égard de son confrère.

– C'est devant vous que l'on viole les droits de l'homme !

Dans la salle, la jeune femme s'est levée et vise Claude Malhuret, assis à la tribune du colloque. Elle explique, micro en main, que plusieurs grévistes de la faim, dont son mari, protestent depuis plus d'un mois contre l'expulsion de trente-cinq Iraniens, membres de l'organisation des Moudjahidin du peuple, ordonnée par Charles Pasqua, ministre de l'Intérieur. En cet après-midi de janvier 1988, le secrétaire d'État aux Droits de l'homme n'est guère à l'aise. Venu participer à un débat sur « droits de l'homme et relations internationales » organisé à la porte Maillot par l'Institut français des relations internationales, Malhuret se retrouve en position d'accusé. De plus, l'un des invités à la tribune,

Alain Finkielkraut, applaudit les propos de la jeune femme. Le modérateur, Thierry de Montbrial, rappelle la perturbatrice à l'ordre :

– Il ne reste plus qu'un quart d'heure pour en finir avec le vrai sujet, universalisme et relativisme...

Dans son fauteuil de ministre, Malhuret n'est guère épargné. Le matin même, Bernard Kouchner lui a décoché une flèche acérée dans *Libération.* Sous le titre « Le ministère de l'indignation », il lui reproche sa politisation du débat sur les droits de l'homme. « On ne doit cautionner aucune atteinte aux droits de l'homme au nom de la raison d'État ou de la solidarité gouvernementale. Ce sont là deux domaines nécessairement et heureusement différents. On ne peut pas être dehors et dedans. » Selon Kouchner, l'homme qui le chassa de MSF et qui s'arroge maintenant le titre de protecteur officiel des droits de l'homme n'a d'autre choix que de démissionner : « Le secrétariat aux droits de l'homme doit disparaître. Il fait du tort à la cause qu'il prétend servir. La position est intenable. En ces temps de libéralisme, ne nationalisons pas les droits de l'homme. »

Malhuret résiste à la tempête. Un an plus tôt, en décembre 1986, il a songé à démissionner lorsqu'un étudiant, Malik Oussekine, a expiré sous la charge de policiers voltigeurs au cours d'une manifestation à Paris. La victime, malade, soignée par dialyse, n'a pas résisté aux coups de matraque. L'affaire a déclenché un tollé dans la presse et l'opinion, relancée par les déclarations du ministre chargé de la sécurité, Robert Pandraud : « Si j'avais un fils sous dialyse, je l'empêcherais de faire le con la nuit. »

Généralisation des contrôles d'identité, peines de prison prévues pour ceux qui refusent de présenter leurs papiers, rémunération des délateurs, expulsion des étrangers sur simple décision administrative... Avec les nouvelles dispositions du gouvernement Chirac, Malhuret se sent tiraillé entre ses ambitions politiques et son devoir de critique, entre son rôle d'alibi et sa volonté de demeurer un trublion. Oublie-t-on si facilement dix ans de témoignage et d'humanitarisme? Il se rend chez François Léotard, ministre de la Culture, et propose sa démission. Brauman, qui reste président de MSF, approuve le geste. Mais son conseiller Jean-Christophe Rufin l'en dissuade :

– Ne fais surtout pas cette connerie, au contraire, tu n'es pas en première ligne. C'est Pasqua qui va encaisser! Reste et ouvre ta gueule, profites-en.

Malhuret écoute le conseil. Lors d'une émission de radio, il est particulièrement critique à l'égard de Pandraud.

Il s'estime lavé de tout soupçon et garde son titre de défenseur des droits de l'homme.

En 1987, Bernard Kouchner organise un colloque sur le devoir d'ingérence. Il réussit le tour de force de réunir personnalités de droite et de gauche, le président Mitterrand et le Premier ministre Chirac. Ensemble, le chef de l'État et le chef du gouvernement approuvent une résolution transmise aux Nations unies réclamant la création d'un « droit d'intervention humanitaire » fondé sur le devoir d'ingérence, terme inventé en 1979 par Jean-François Revel et repris en 1980 par Bernard-Henri Lévy, au retour de la marche pour le Cambodge.

Kouchner plaide pour la séparation des genres, intérêts de l'État et actions des militants de l'humanitaire. Mais le pouvoir comme condition d'exercice de l'action humanitaire l'attire énormément. Voilà un formidable levier pour défendre les droits de l'homme à l'échelle planétaire, plaider la cause des opprimés, créer un nouvel ordre juridique.

La critique de l'action de Malhuret s'inscrit dans cette logique.

Il s'en sert, veut rattraper le temps perdu.

17.

Une expédition en France

A quarante ans, Alain Deloche a décidé de changer son fusil d'épaule, après avoir réussi la tâche qu'il s'était fixée, une brillante carrière hospitalière. Nommé agrégé à l'hôpital Broussais, cardiologue réputé, il désire désormais se consacrer à l'action humanitaire.

Depuis plusieurs années, il papillonne autour de MSF puis de MDM, dans le sillage de Bernard Kouchner. Déjà, sur les bancs de la faculté, il admirait cet hurluberlu qui venait chambouler les plans des carabins. Deloche ne rêvait que du mandarinat, tandis que l'autre lançait :

– Ça barde à Cuba !

Déconcertant.

Deloche plongeait son nez dans l'étude de l'anatomie alors que Kouchner lui tapait sur l'épaule et lui contait ses projets de baroud. Malgré ces divergences d'intérêt, le carriériste et le dilettante faisaient la paire.

A vrai dire, Deloche a toujours envié l'ami de faculté qui entendait réveiller les consciences endormies, chantre d'une nouvelle morale. Accaparé par l'ambition hospitalière, Deloche, issu d'une grande famille protestante, fervent admirateur de l'œuvre du bon docteur Schweitzer, rêve de partir en mission sous les tropiques, d'emboîter le pas à ce diable de médecin, qui se soucie davantage du sort des enfants des brousses ou des steppes que de carrière médicale. Soigner par une médecine du dénuement les souffreteux de la planète, déambuler dans les maquis et les coins chauds de la planète, la mission est grandiose. Quel panache ! songe Deloche.

L'agrégation en poche, Deloche se rend davantage aux réunions de MDM, cette grand-messe du vendredi soir qui finit généralement vers minuit, parfois arrosée au whisky. Il assiste à l'expansion du mouvement, qui envoie de deux cents à quatre cent cinquante volontaires de par le monde chaque année, sans aucune solde et participe à quelques missions, à bord de l'*Ile de Lumière* où Kouchner l'anoblit au cours d'une cérémonie de ripaille et l'affuble d'un titre de « baron » comme le médecin de Napoléon. Ainsi adoubé, porteur d'une flamme nouvelle, il file en Érythrée et au Cambodge. Deloche a de l'allure, avec son corps longiligne, son regard pénétrant, son faux détachement des choses de ce monde, sur lequel il promène un regard d'homme revenu de tout. Mandarin au royaume des médecins sans le sou, le « baron » joue les grands seigneurs. La générosité commence aussi lorsque l'on aide les généreux : il invite la troupe aux finances défaillantes à célébrer quelques fins de mission dans son duplex de la villa des Charmilles ou au restaurant du coin. Il écoute, s'intéresse aux missions de boat people, plaide pour l'affrètement d'un nouveau navire. Écorché permanent, Kouchner, quant à lui, en rajoute dans le registre de la sensibilité. Il exerce devant ce fidèle auditoire ses talents d'orateur pressé, de comédien-né apte aux contorsions télévisuelles. Qu'il s'emporte, et la troupe lui donne la réplique. Les intrigues de la diplomatie qu'il dénoue, les conflits lointains qu'il expose lui confèrent un aspect romanesque, fantasque même.

De ces réunions tardives, un homme émerge : Antoine Vaccaro. Ingénieur en informatique, ancien responsable du marketing de la Fondation de France, il a été contacté en janvier 1985 par Kouchner pour s'occuper du financement de MDM. Lorsque celui-ci lui demande de rallier la cause humanitaire, Vaccaro n'hésite pas un instant. Pour le salaire, on verra plus tard.

C'est la technique Malhuret qui prend le dessus. Comme le directeur de MSF, Vaccaro veut drainer les âmes charitables vers les caisses de l'urgence. Aux États-Unis, où les collectes pour les associations caritatives sont cent fois plus fructueuses qu'en France, on en vient à débaucher des stratèges en marketing humanitaire, des chasseurs de primes à la générosité, « commissionnés » en fonction des mannes engrangées.

Lors d'une réunion, Vaccaro expose ses théories. Il s'agit de viser une cible, puis de solliciter les individus et les entreprises. Pendant six mois, l'ingénieur concocte bénévolement des listes de donateurs, rédige des demandes types. Jacques Seguela, convié aux grands-messes par Kouchner, conseille les apprentis en marketing, soucieux de se démarquer de l'image concurrente de MSF. « Pas de problème, affirme le publicitaire, c'est aussi simple que de différencier Coca-Cola de Pepsi-Cola... »

Vaccaro est horrifié par les méthodes archaïques de ses ouailles : un fichier de notes bâtardes, un cahier de cuisine sur lequel Monique Donabédian bâcle les comptes. L'informaticien reprend les choses en main. Ses débuts sont prometteurs.

En quelques semaines, il engrange trois millions de francs.

Mais le doute demeure. Le rival, MSF, a crû de manière vertigineuse et ses feuilles de compte, que rapatrient quelques mains espionnes au local de la rue du Fer-à-Moulin, ne laissent guère de doute. Brauman et sa bande ratissent large, très large. La manne, il est vrai, s'avère considérable. Les Français sont généreux et donnent bon an mal an, selon une enquête ministérielle, un milliard de francs. Les soutiers de MDM, qui compte pourtant deux cent soixante-quinze volontaires en mission, craignent de ne récolter que les scories de cette collecte tous azimuts. Michel Gillet s'alarme et rédige un rapport sur les errances de l'association. Il fustige pêle-mêle les missions de pacotille, l'absence de politique générale, l'assimilation de MDM à une agence de voyages. Il évoque aussi le sentiment d'abandon des volontaires sur le terrain, livrés à eux-mêmes, soumis aux caprices des stars parisiennes. « Comment gérer sans perdre son âme ? » s'interroge-t-il. Un soir, au plus fort de la crise éthiopienne, le découragement gagne Kouchner. Depuis deux semaines, les chaînes de télévision focalisent leurs caméras sur les bonnes œuvres de MSF.

– C'est terminé, les boy-scouts, lance-t-il à la cantonade rue du Fer-à-Moulin. La grosse machine MSF est en marche, c'est fini, on met la clé sous la porte. On est des amateurs, on est des cons.

Deloche, qui prend de l'assurance, s'oppose à un tel sabordage et rassure Kouchner sur sa destinée. Le cardiologue a vu juste. MDM, sous la férule financière de Vaccaro, parvient à décoller. Les chèques affluent, les messages d'encouragement aussi. Le local devient trop petit. On emménage dans un ancien entrepôt de l'avenue de la République, hors de prix mais à la hauteur des ambitions avouées de l'organisation. Les projets ne manquent pas. Les fonds recueillis autorisent tous les rêves altruistes, du Salvador aux maquis d'Afrique.

Le sauvetage de boat people en mer de Chine demeure toutefois la spécialité de la maison, tandis que l'Amérique centrale et l'Afghanistan constituent les deux autres axes prioritaires. La mer de Chine rapporte. Bernard Benyamin et Patrice Dutertre repartent pour Antenne 2 couvrir les opérations et, grâce à leur reportage, une nouvelle manne atterrit dans les caisses du mouvement.

La collecte de fonds devient une activité à part entière. Jacques Seguela donne un coup de pouce et lance une campagne sur le thème : « ma vie, c'est sa vie » avec la photographie d'Éric Cheysson portant dans ses bras une petite Africaine. L'indice de notoriété de Médecins du monde augmente et passe de quatre pour cent à huit pour cent, contre vingt-sept pour cent pour MSF, tandis que les artisans du marketing réalisent des prouesses, motivent les donateurs, relancent les retardataires. Pour ne rien laisser au hasard, Antoine Vaccaro prospecte les légataires potentiels, ceux qui coucheront sur leur testament l'ultime acte de solidarité. Trois milliards et demi de francs sont légués chaque année aux associations de charité. Vaccaro saisit l'opportunité, forcément rentable.

La prospection humanitaire ne saurait se contenter d'une structure faible. En 1988, Vaccaro, devenu directeur du développement, prend le large et crée sa propre société, Excel, qui se promet d'œuvrer pour la bonne croissance de Médecins du monde.

On tarifie la collecte, les effectifs passent de trois salariés à une vingtaine, les caisses d'Excel reçoivent deux millions sept cent mille francs pour la seule année 1989.

Vaccaro est intronisé patron du marketing de la charité.

Après l'*Ile de Lumière*, un deuxième bateau est affrété. Au siège de MDM, certains bénévoles sont devenus maîtres dans l'art de contacter armateurs, agents portuaires, capitaines au long cours. Le local ressemble le jour à une capitainerie de port et, le soir, à une auberge de marins. Kouchner, Fyot, Monchicourt passent des heures au téléphone, hurlent dans le combiné lorsqu'ils obtiennent la ligne avec Singapour, Kuala Lumpur ou l'île de Palawan aux Philippines. Odile Fauconnier s'initie aux us et coutumes maritimes.

On souque ferme dans les locaux de MDM.

A cinquante-huit ans, Fyot, qui veut reprendre du service, est chargé de piloter la prochaine mission de sauvetage de boat people, sur le cargo *Akuna II*. Cet ancien dragueur de mines américain, rescapé de la Seconde Guerre mondiale, descendit le premier avion japonais. Singulier navire pour chercher des fuyards vietnamiens, pense Fyot, accoudé au bastingage. L'air est moite, quelques mouettes survolent la coque fatiguée. Seraient-ce déjà les côtes du Viêt-nam? Le pilote ne peut s'en approcher, il doit rester dans les eaux internationales. Fyot se précipite alors dans la cabine de pilotage, effectue un rapide pointage sur la carte et se rend compte qu'ils se trouvent en face du delta du Mékong.

Le Mékong...

Fyot croit revivre l'épopée indochinoise, trente ans plus tôt, lorsqu'il combattait dans les maquis laotiens à la tête d'un commando de montagnards Méos. Le voici, lui, l'ancien colonel, à la recherche des rescapés de la péninsule qui fuient le régime totalitaire. A ses côtés se tient Kouchner, qui scrute comme lui l'horizon houleux. A la barre, un autre colonel, américain celui-là, Jack Bailey, une grande gueule, qui ne s'est jamais remis de ses aventures vietnamiennes et se considère comme un héros de la guerre de Corée, alors qu'il n'y a jamais mis les pieds. Il se prétend décoré deux fois du Purple Heart, la plus haute distinction américaine, revendique deux cent cinquante-six missions aériennes et des records de vitesse et d'altitude. En fait, Bailey n'a obtenu qu'une décoration, n'a séjourné qu'une fois au Viêt-nam et l'association aéronautique américaine n'a jamais enregistré ses prétendus records. Qu'importe! Le colonel américain, à la retraite depuis 1969, est un aventurier qui veut protéger les boat people des pirates et, accessoirement, un escroc.

L'*Akuna II*, qu'il a acheté à des contrebandiers, se montre poussif. Au large du Viêt-nam, signe prémonitoire, sa chaudière explose. Les deux mécaniciens réparent dans des jets de vapeur. « On se croirait sur l'*Africa Queen* », tempête Fyot. Sachant que le temps est compté pour cette coûteuse mission – trente mille francs par jour –, il est pressé de croiser sur sa route des coques de noix bourrées de réfugiés.

L'attente ne dure guère. Des esquifs de bois se jettent sur le gros bateau d'acier. Fyot se remémore l'épopée de l'*Ile de Lumière*, tandis que Kouchner rêve de sa chasse aux pirates et autres maraudeurs du grand large qui violent et pillent les damnés de la mer. Lorsqu'ils interrogent tous deux les rescapés, ils s'aperçoivent qu'un invité de marque vient de monter à bord : Kanh, colonel de l'armée vietnamienne, rescapé d'un camp de rééducation.

Pierre Fyot devise sur cette curieuse rencontre en mer de Chine. Trois colonels, lui, l'Américain et le Viet, sont réunis sur un bateau d'espoir. Entre les trois hommes, le courant passe. Question de grade, d'argot stratégique et de latitude. La guerre les a opposés, le sauvetage en mer les unit.

Deloche s'est emparé à son tour de cet étendard généreux et prometteur : ramener les réfugiés de la mer à bon port. A Broussais, le professeur agrégé qui ose mettre la main à la pâte humanitaire subit les regards ironiques de quelques grands patrons prompts à se gausser des prétendants à la générosité. Peu importe... Devenu gestionnaire de la charité, le baron additionne comme un aide-comptable les dons qui atteignent jusqu'à cinquante mille francs par jour. Estafette du désarroi des Vietnamiens, Deloche devient aussi courtier en visas. Il s'attelle à la tâche, contacte les ministères, tandis que la droite gagne les élections de mars 1986. Avec Kouchner, qui revient d'un périple de deux mois en Afghanistan, il se rend bientôt à Matignon pour rendre visite à son nouvel hôte. Jacques Chirac, qui a nommé Claude Malhuret ministre des Droits de l'homme, les reçoit bien volontiers.

– Nous venons vous demander des visas pour les boat people vietnamiens, explique Kouchner, sûr d'être éconduit.

– Mais bien sûr, docteur, est-ce que je vous ai déjà refusé quelque chose ? Combien en voulez-vous ?

– Trois cents.

Le Premier ministre accède à la requête dans un geste auguste, s'informe de la bonne marche de Médecins du monde, puis prend congé des deux médecins. Dans le couloir, Deloche tempête :

– C'est con, on aurait dû en demander six cents !

En fait, le professeur agrégé se torture l'esprit depuis quelques semaines. Sa pieuse mère, qui l'a invité à dîner, l'a vertement interpellé :

– Soigner les Asiatiques, c'est bien, mais pourquoi vas-tu si loin ? Pourquoi ne t'occupes-tu pas des pauvres d'ici ?

La remarque a fait mouche. Deloche considère que sa mère a raison : les indigents, en France, sont légion.

– Créons un dispensaire en plein cœur de Paris! lance-t-il au cours d'une réunion à MDM.

Les membres du conseil d'administration marquent leur surprise. Un hôpital en Afrique, une infirmerie dans les maquis afghans, un centre de nutrition au fin fond de la brousse, d'accord, mais un dispensaire pour clochards... Un médecin se lève et, avec des effets de manche, manifeste son hostilité à ce projet qui, selon lui, manque de nerf et de noblesse.

– Et les généralistes? Il vont faire faillite! décrète-t-il.

– Les journalistes vont dénoncer ça, renchérit un autre, tu ne vas quand même pas t'attaquer à la sécu!

Les quolibets fusent. Kouchner, vaguement favorable à l'idée, sourit devant l'alliance entre le chirurgien protestant de gauche et l'infirmière Véronique Ponchet, catholique conservatrice. Cela lui rappelle les débuts au Biafra, rencontre de militants de gauche déçus de mai 68, de chrétiens tiers-mondistes et de gens de droite. Malgré les propos acerbes et les ricanements de certains, Deloche tient bon.

– On va bien au Mali, alors pourquoi ne pas soigner les Maliens en France?

Il argumente, évoque l'éviction des sans-abri de la Pitié-Salpêtrière ou de l'Hôtel-Dieu.

– On fait de l'humanitaire, oui ou non? La misère, elle est tangible à Paris. Ouvrez les yeux, bon sang!

Pas facile de convaincre les confrères qu'il est aussi noble de se porter au chevet des Français indigents que de se ruer dans un pays du tiers monde pour endiguer une épidémie de choléra ou panser des blessures de guerre.

D'autant que les missions lointaines s'avèrent de plus en plus dangereuses. Frémissements intégristes en Afghanistan, violences contre deux médecins en Afrique du Sud... Vincent Faucherre, trente et un ans, et Bénédicte Chanut, vingt-neuf ans, tous deux volontaires de Médecins du monde, ont ainsi été fouettés par la police sud-africaine alors qu'ils tentaient d'arrêter une charge brutale de la maréchaussée dans le bantoustan du Bophuthatswana. Vincent Faucherre, lardé comme sa coéquipière de coups de fouet sur le dos et les bras, pensait que la vue d'un médecin blanc suffirait à arrêter le carnage. Erreur! Les policiers ont persisté et ont puni les témoins récalcitrants. Vraiment, le label humanitaire ne protège plus aucun de ses volontaires.

La mission France n'est pas une solution de repli, mais elle permet de resituer l'action de Médecins du monde, à l'heure où montent les tensions internationales et où croît la misère dans les pays riches. Deloche, bille en tête, se lance dans sa nouvelle aventure. A force d'insister, il a réussi à obtenir un local, dans le Ve arrondissement, rue de la Clef.

Avec Véronique Ponchet et Jean-Louis Rouyard, médecin généraliste, Alain assure une permanence dans une salle de consultation aux murs rafraîchis – papier peint à fleurs bleu et rose, parquet et cheminée de marbre. Le premier patient est guetté avec impatience. Véronique Ponchet l'aperçoit qui claudique au coin de la rue. Ils attendaient un Malien et c'est un Français.

Marc Desplace, âgé d'une quarantaine d'années, hante les rues et le métro de Paris depuis des mois. Il souffre à la jambe de plaies et d'infections diverses non traitées.

– J'étais mécanicien à Elbeuf, en Normandie, confie-t-il à Deloche. Puis le garage a fermé et je me suis retrouvé au chômage. Après quelques mois, j'avais toujours pas de travail et plus d'indemnités. Là-dessus, ma femme m'a laissé tomber... J'ai tout plaqué pour monter à Paris, avec quinze cents balles en poche, persuadé que j'allais trouver du boulot. Je créchais chez des amis. J'ai fait des maisons d'intérim, les annonces de *France-Soir*, les garages... Rien pour moi.

– Vous n'avez pas droit à l'aide médicale gratuite? s'enquiert Alain.

– Oh ça, ne m'en parlez pas, je l'ai demandée plusieurs fois. Pour obtenir cette aide, ils me demandent huit papiers : carte d'identité, livret de famille, carte de sécu, avis d'imposition, etc. Mais je ne les ai pas. Je ne suis rien, plus rien.

En interrogeant leur premier patient, Deloche et Rouyard, bientôt surnommé l'« abbé Rouyard », découvrent la condition des indigents de Paris. La seconde patiente émeut le cardiologue, habitué pourtant aux grandes souffrances. Cécile, jeune femme aux longs cheveux blonds, aux lèvres gercées et aux ongles cassés, raconte sa déchéance. Démarcheuse à domicile, elle est licenciée par un patron en faillite. En pointant à l'Agence nationale pour l'emploi, elle découvre qu'elle n'a jamais été déclarée, donc qu'elle ne bénéficie ni du chômage, ni de la sécurité sociale. Elle cherche désespérément un travail, se rabat sur quelques heures de ménage. Elle ne peut plus payer la chambre qu'elle occupe avec son fils Mathieu, quatre ans, et le propriétaire l'en expulse, valise sur le paillasson, avant de changer la serrure. Mathieu et elle échouent dans un squatt, dans une « communauté » qui les protège. La nuit y est froide, l'eau et l'électricité sont absentes de ces murs vétustes, la neige entre l'hiver par les fenêtres sans vitres. Cécile est malade. Elle souffre d'une infection urinaire. Mais ce qu'elle vient chercher rue de la Clef, c'est aussi du réconfort.

La petite équipe voit défiler des chômeurs tombés de Charybde en Scylla, des filles-mères à la rue, des femmes battues et dépossédées de tout, des vieux à la retraite dérisoire, insuffisante pour payer un logis et un médecin, des immigrés sans le sou, clandestins ou non. Ils sont en majorité français, contrairement à toute attente. Pauvres d'entre les pauvres, sans toit, ils sont soumis aux violences et aux détresses d'un monde interlope. Après les maquis, les brousses africaines, les sierras centro-américaines, Deloche et ses coéquipiers deviennent les médecins du quart monde français.

Pour la première fois, le postulat premier de l'action humanitaire, celui de l'altérité, de l'ailleurs, du lointain, est remis en cause.

Le regard n'est plus exotique mais introspectif.

A MDM, Pierre Fyot, Dominique Monchicourt et d'autres piliers du mouvement s'opposent farouchement à l'idée sacrilège. Ils accusent Deloche de pratiquer une médecine gratuite, illégale, de créer une concurrence déloyale aux médecins de famille. L'hérétique se défend et décrit la situation de misère en France en cette fin de siècle. Kouchner vient à la rescousse :

– Les aventuriers des mers du Sud et les médecins installés dans les réalités, c'est la même chose.

L'exposé est éloquent mais ne convainc guère les récalcitrants, qui craignent les réactions du tout-puissant Conseil de l'ordre des médecins et celles des syndicats.

La mission France continue, envers et contre tous, mais Deloche trouve la pilule amère. Resté à l'écart des années durant de l'aventure humanitaire, il propose une révolution au sens plein du terme et le voici mis à l'index, traité comme un pestiféré.

Rue de la Clef, des médecins amis se relaient. Dès qu'un patient nécessite un traitement spécifique, Rouyard et Deloche saisissent leur téléphone et appellent un éminent confrère qui se charge des soins. Le local de la mission France ne désemplit pas. Les copropriétaires de l'immeuble s'inquiètent de cette faune multicolore et odorante qui défile dans leur couloir. Ils tonnent, menacent. Deloche a beau leur montrer ses diplômes, il est contraint de déménager. Une agence lui trouve un local rue du Jura, non loin de l'hôpital Cochin, dans une ancienne boutique de fripes. Sans doute héritera-t-il d'une main-d'œuvre bénévole et généreuse, celle des internes voisins.

Cette mission-là, parisienne, qui renoue avec la tradition des chevaliers hospitaliers de la cour des Miracles, est parjure, révolutionnaire. Deloche tente encore de rallier les opposants, leur prouve le bien-fondé de l'action, et parle d'un renouveau de la médecine d'urgence et du dénuement.

Deux médecins lui emboîtent le pas, Martin Buisson et Jean-Louis Boujenah, frère d'un comédien débutant, Michel. Les deux s'emballent pour cette mission, même s'il faut œuvrer toute la nuit, se transformer en psychologues et devenir des confidents.

Martin, trente-cinq ans, et Jean-Louis, trente-six ans, se sont connus sur les bancs de la faculté de médecine du Kremlin-Bicêtre. Le premier, le visage fin, pondéré, fils d'un marchand de disques, est militant de la Ligue communiste révolutionnaire. Le second, prolixe et enthousiaste, plus corpulent et échevelé, fils d'un médecin de banlieue d'origine juive tunisienne, est un mao repenti. Tous deux, fascinés par Schweitzer, veulent œuvrer pour une médecine de terrain, en France ou à l'étranger.

Jacques Lebas, voisin de Jean-Louis rue Daguerre, l'entraîne aux réunions de MDM. Le mot d'ordre de Lebas pour justifier la mission France est « Ici et là-bas ». Boujenah, partisan d'une médecine au secours des exclus, se laisse conquérir par le projet.

Aeberhard, qui a développé des contacts aux États-Unis, notamment avec un médecin new-yorkais, Ernest Drucker, lui propose de se rendre dans le Bronx et les bas-fonds de New York. Boujenah, candidat depuis des lustres à une mission de MDM, deux fois éconduit alors qu'il s'apprêtait à partir au Tchad et en Pologne, accepte. New York, pourquoi pas? Là-bas, dit-on, le phénomène des *homeless*, des sans-abri, est bien pire qu'en France. Des Noirs, des Hispaniques, des anciens du Viêt-nam croupissent dans d'immenses hangars, des *shelters*. Les sans-abri s'y entassent par centaines, les viols et les crimes y sont fréquents.

– En France, si on ne fait rien, ce sera comme ça dans quelques années, lance Deloche.

Aeberhard pense depuis longtemps à cette mission nouvelle. Dans le Bronx, plaide-t-il en réunion, le cocktail est explosif : délinquance, racisme, toxicomanie, sans-abri.

– C'est là, dans ces ghettos des grandes villes du monde, qu'on ira soigner demain, affirme-t-il.

Jean-Louis Boujenah regarde défiler à travers les vitres du taxi jaune les rues du South Bronx. Il gèle en cet hiver 1987. Des poubelles s'amoncellent aux carrefours, des enfants jouent dans un caniveau, de jeunes Noirs palabrent sur un perron en regardant passer le Blanc dans son taxi. Mines patibulaires, coups d'œil farouches... Le chauffeur n'est guère rassuré, Jean-Louis non plus.

Par précaution, le médecin français enlève sa montre. La mission est risquée, pense-t-il. Il songe à ceux de l'Afghanistan qui reviennent en pérorant dans les locaux de Médecins du monde.

Ici, les balles ne sifflent pas, mais c'est tout comme.

A l'adresse indiquée par les contacts de Patrick Aeberhard, sur Franklin Street, Jean-Louis découvre un immense bâtiment rouge, bordé par un parking où s'amassent des voitures déglinguées. Deux gardes armés sont postés à l'entrée. Quand il pénètre à l'intérieur du *shelter*, une ancienne armurerie au plafond haut de trente mètres, il découvre un spectacle saisissant. Des centaines de petites taches blanches s'étalent sous ses yeux : cinq cents lits accueillent autant de sans-abri. Un prêtre s'avance. Il est sud-américain et vient remercier le French Doctor qui a osé s'aventurer jusque dans ce coupe-gorge.

– Bienvenue, vous allez voir, il y a beaucoup de travail.

L'homme d'Église entreprend la visite des lieux. On dévisage Boujenah comme s'il s'agissait d'un Martien. Les occupants de l'abri sont principalement noirs. Quelques Hispaniques sont également regroupés là, ainsi que des Blancs, rescapés sans doute de la guerre du Viêt-nam.

Le médecin sent une formidable agressivité retenue dans le regard de ces exclus, parias d'une société qui n'a pu les assimiler. Le prêtre désigne les toilettes au fond de l'immense salle. Une forte odeur d'urine et d'ammoniaque s'en dégage.

– Surtout, ne vous aventurez jamais seul ici. Vous vous feriez violer et tuer!

Boujenah observe un Noir à la solide carrure qui ricane près de lui.

Le conseil est entendu...

Très vite, des dizaines de sans-abri viennent voir le French Doctor à la crinière noire et au teint basané, qui ne comprend pas grand-chose à l'argot des bas-fonds. Il n'y a aucun médecin dans les environs, et certains des paumés du *shelter* n'en ont pas vu depuis des années. Jean-Louis consulte, s'informe en même temps. Il rencontre des gens d'une autre planète. Un homme né d'un père sans domicile ne connaît personne sur cette terre ingrate. Il n'a pas de famille, pas d'amis, aucune connaissance, juste des compagnons d'abri qui l'entourent, prêts, pense-t-il, à le dépouiller de ses derniers haillons. Il est analphabète, n'a jamais été à l'école. Il semble condamné à passer le restant de ses jours dans ce hangar de fortune. Un autre *homeless* d'une cinquantaine d'années est sorti de prison deux ans plus tôt, après avoir purgé une peine de vingt ans pour meurtre. Depuis sa libération, il n'a pas mis le nez dehors. Il semble se punir une seconde fois et, dans cette dernière station avant le désespoir, prolonge sa captivité.

Le soir, lorsqu'il revient dans sa chambre prêtée par des amis, dans le quartier du West Side à Manhattan, Jean-Louis songe aux innombrables *shelters* disséminés aux quatre points cardinaux de New York. Crasseux, puant, habité à la fois par la peur des bas-fonds et le courage de ces morts vivants, la vaillance du prêtre et le regard des parias, il se plonge dans un bain moussant.

Pendant deux mois, Martin Buisson et lui se relaient à New York. Quand l'un est en mission, l'autre travaille pour deux dans le cabinet commun de Bagneux, situé dans un quartier sordide où se négocie la drogue et où circulent les seringues. A New York, Jean-Louis note nombre de similitudes : même propension à entrer dans les paradis artificiels, les ravages du sida, le désespoir ambiant.

Deloche avait raison. Le quartier de Bagneux est déjà un petit Bronx.

Le jeune médecin français poursuit sa découverte du New York de la misère. En plein cœur de Manhattan, sur Park Avenue, à quelques pas de Sotheby's et des boutiques de luxe, il pénètre dans un *shelter* où se terrent des femmes apeurées : les gardes les battent. Plus loin, au Martinique Hotel, l'un de ces « hôtels familiaux » qui sont autant de refuges pour sans-abri, il découvre des enfants enchaînés par leurs mères afin qu'ils ne se prostituent plus dans la rue. On parle là encore de violences, de viol, de meurtres pour un paquet de cigarettes, de prostitution pour quelques dollars. Nombre de sans-abri préfèrent dormir dans la rue, sous de dérisoires cartons, plutôt que de subir les mauvais traitements des capos.

Quand ils reviennent en France, Boujenah et Buisson ne suscitent point d'émules. Hormis les mentors, Aeberhard et Deloche, les Médecins du monde ne se révèlent guère passionnés par la recherche sur le terrain, même si les deux émissaires évoquent les maux futurs des banlieues de l'Hexagone. Deloche s'empare des conclusions du tandem pour mieux légitimer le bien-fondé de la mission France. Et Buisson et Boujenah lancent une idée révolutionnaire : « Pour combattre la drogue, utilisons de la méthadone. »

La proposition fait bondir plusieurs praticiens, horrifiés par cette promesse d'illégalité. La méthadone est un produit de substitution à l'héroïne, utilisé par les médecins américains depuis 1968. En France, son usage est rigoureusement contrôlé, quasiment interdit.

– On ira la chercher clandestinement en voiture à Amsterdam ! lance Lebas, un rien provocateur.

Le « centre illégal de la méthadone » reste dans les limbes, mais l'idée fait son chemin. Elle gagne les sphères supérieures du ministère de la Santé, où médecins et experts étudient la proposition. Sept ans plus tard, le docteur Bertrand Lebeau, spécialiste de la toxicomanie, pousse un cri d'alarme : si on n'y prend garde, le sida va proliférer en France dans les prochaines années, à cause de l'absence de produits de substitution. Il existe, estime-t-il, entre cent cinquante mille et trois cent mille toxicomanes dans l'Hexagone, dont quarante pour cent seraient infectés par le virus.

– C'est une bombe à retardement dont les effets sont à attendre d'ici dix ans, plaide-t-il en réunion.

Avec la bénédiction de Bernard Granjon, nouveau président de Médecins du monde, il lance, assisté par le sociologue Mustapha Ben Slimane, un programme « méthadone » afin d'enrayer la propagation du sida. Dans le nouveau rapport de MDM, on ajoute le Bronx sur la liste des missions, entre Brésil et Burkina Faso, comme si le quartier de New York, par sa démesure, les agonies qu'il charrie et sa violence, représentait à part entière le drame d'un pays.

En novembre 1986, Deloche décide de frapper un grand coup. Il recense tous les cas traités par la mission France et les dépouille. Avec Véronique Ponchet, il publie dans les colonnes du *Monde* un « J'accuse » à la Zola, où il vilipende la médecine des nantis, la protection sociale qui exclut les marginaux. Il décrit en détail ses clients d'infortune, chômeurs en fin de droits, jeunes sans le sou, toxicomanes, sans-abri et réfugiés. Cinquante-deux pour cent d'entre eux sont des Français. Les trois quarts ne disposent d'aucune ressource financière ni d'aucun logement.

L'opinion publique, surprise, découvre un tableau horrifiant. Les médias relayent les données, effectuent des reportages rue du Jura, au royaume des indigents. Des hauts fonctionnaires réagissent. Le directeur de la DDASS (Direction départementale des affaires sanitaires et sociales), perplexe, décide de jouer le jeu. Dépenaillé, il se présente à la Pitié-Salpêtrière et implore l'aide des médecins :

– Je n'ai pas de papiers, mais je suis malade. Il faut que je voie un médecin.

– Allez chercher vos papiers, on verra ensuite !

Consterné, le grand commis en haillons comprend le cri du cœur de Deloche.

Un mois après ce coup d'éclat, l'Assistance publique décide d'ouvrir les portes de l'hôpital de l'Hôtel-Dieu, sur l'île de la Cité, aux patients de la rue du Jura. Cent lits leur sont offerts. Deloche savoure cette victoire qu'il juge historique. Pour la première fois, l'État français reconnaît le phénomène de l'exclusion.

Fort de ce succès, le cardiologue décide d'essaimer. Des confrères de Bordeaux, Marseille, Toulouse se rallient à sa cause. Dans ces villes, des centaines de parias se dirigent vers le local de Médecins du monde, où de drôles de praticiens délivrent et soignent sans honoraires ni ordonnances. Selon un rapport officiel, quatre cent mille personnes sont exclues des soins en France. Grâce à l'action de MDM, l'État accepte sur le principe leur prise en charge médicale. Philippe Séguin, ministre des Affaires sociales, publie une circulaire rappelant le principe de non-assistance à personne en danger. Tout doit être mis en œuvre, recommande le ministre, pour que les plus démunis puissent bénéficier des soins hospitaliers. C'est une petite révolution dans la médecine, et un grand pas pour Alain Deloche, soucieux de mener à bien sa mission. Il a soigné et il a témoigné. Deux mille médecins, infirmiers et assistantes sociales se sont succédé en huit ans au chevet des malades privés de protection sociale. Quatre cent mille patients au total. Une immense salle d'attente, comme le proclamait quelques années plus tôt le slogan de MSF.

A MDM, le cardiologue parvient à rallier le dernier carré d'irréductibles, qui préfèrent se rendre plutôt que de sombrer dans le ridicule. La mission marche. Même si elle ne représente pas une fin en soi, Alain Deloche veut que son principe perdure.

– Aux autorités de prendre le relais, lance-t-il en réunion. On n'est pas là pour pallier les défaillances de l'État !

Rue du Jura, les clochards et les sans-abri affluent. Des internes, des infirmières se relaient.

On travaille dans l'odeur du vomi, de l'urine et de la crasse.

Le 8 mars 1988, la porte du dispensaire s'ouvre. Les médecins restent bouche bée : ce visiteur-là, entouré de gardes du corps inquiets, n'est pas un patient. C'est l'hôte de l'Élysée. François Mitterrand entre, hume l'atmosphère aux relents nauséabonds, aperçoit une armée de pauvres bougres affairés à respirer le fumet du repas de midi. Un émigré africain reconnaît l'illustre personnage et crie à la cantonade :

– C'est le président, il faut qu'on se lève!

Mitterrand avance, suivi de Kouchner, qui a préparé cette visite sans en référer aux médias. Trois jeunes sont restés assis. L'un d'eux lance :

– Le président, on n'en a rien à cirer!

Mitterrand, intrigué par ces propos outranciers, s'approche :

– Eh bien, messieurs, vous avez des problèmes?

– J'ai pas des problèmes, je suis dans la merde!

– Je vois, je vois...

– C'est pas vous qui voyez, c'est moi!

Gêné par cette irrévérence, Mitterrand poursuit sa visite dans un monde qu'il n'a guère l'habitude de fréquenter. Deloche craint quelque foudre présidentielle, tandis qu'un autre médecin rit sous cape. Le premier personnage de l'État chahuté par le dernier des parias, la scène ne manque pas de piquant. Un peu mal à l'aise, Mitterrand effectue quelques pas et s'arrête devant une ombre mal rasée. Il reconnaît Marcel, le clochard qui a l'habitude de rôder près de son domicile rue de Bièvre. La rencontre est brève, ponctuée de promesses. Mitterrand ne tient pas à susciter un esclandre.

Le lendemain, il convoque Kouchner dans son bureau de l'Élysée :

– Qu'est-ce qu'on peut faire avec les exclus? Il faudrait une sorte de revenu minimum.

Kouchner réfléchit un temps et répond :

– Plutôt un revenu d'insertion.

Deux mois plus tard, quand Mitterrand est réélu à l'Élysée, Michel Rocard, nouveau Premier ministre, appelle Kouchner et le nomme séance tenante secrétaire d'État chargé des droits de l'homme. L'intéressé, qui n'a cessé deux ans durant de dénoncer la position malaisée d'un Claude Malhuret à ce poste, refuse. Il demande à être en charge des exclus. Rocard acquiesce et nomme Kouchner secrétaire d'État chargé de l'insertion sociale. Cette aventure-là plaît au médecin qui, depuis quelques années, depuis, surtout, la nomination de Malhuret qu'il n'a jamais digérée, s'imagine en grand commis d'État, version humanitaire. Un maroquin sur mesure, quoi de mieux? Le nouveau ministre démissionne aussitôt de Médecins du monde pour désamorcer une fronde éventuelle de la jeune garde, soucieuse de la neutralité politique des French Doctors.

L'idée de la mission France de MDM séduit Brauman. On envoie une doctoresse espionner pendant quelques jours les locaux de la rue du Jura. Méticuleuse, l'émissaire prend note, observe et rapporte un projet au terme de son équipée clandestine. Médecins sans frontières lance à son tour une mission France, sous l'égide de Noëlle Lasne.

Celle de MDM, conçue pour durer un an tout au plus, est reconduite d'année en année. Deloche savoure les chiffres comme un comptable hospitalier : 400 000 consultations en sept ans. Des centres ouvrent en province, une campagne de presse est lancée sur le thème « Nous soignons ceux que personne ne veut soigner ». Des affiches représentant des visages hagards qui émergent d'un carton sont placardées sur les murs de Paris. On peut y lire quelques phrases chocs qui étirent leurs lettres en gros caractères : « Pas de jeunesse, pas d'avenir, pas de soins. Mais dans quel pays est-ce possible ? », ou : « Pour dormir, on peut se contenter de cartons. Pour être soigné, il faut des papiers. » Des toxicomanes, des malades atteints du sida, d'innombrables clochards viennent grossir le lot des patients. Deux sur trois ont moins de quarante ans, un sur trois moins de vingt-cinq ans. A Médecins du monde, on est sidéré par l'ampleur du phénomène.

« Qu'est-ce que je fais là ? » Jean-Marc Fischer contemple la petite rivière qui borde le village indien de Centro Providencia. Le doute le taraude parfois. Centro Providencia est une bourgade colombienne au pied de la cordillère des Andes, coupée du monde, près des frontières brésilienne et péruvienne. Les cases sont dispersées, une maison de bois tient lieu à la fois de centre communautaire et d'église. Les enfants dépenaillés courent sur la rue en terre battue tandis que des jeunes femmes se baignent nues dans la rivière Apaporis.

Voilà une bonne dizaine d'années que Jean-Marc Fischer, médecin alsacien de quarante-trois ans, hante les régions indiennes de la cordillère, à la recherche de peuplades perdues et aussi de lui-même. Mille cinq cents Indiens habitent la contrée, longue de huit cents kilomètres. Ils considèrent « Juan Marco » Fischer comme l'homme de la providence, le chaman, le sorcier venu du grand pays des Blancs.

Pour rejoindre son village, Fischer doit prendre l'avion de Bogota jusqu'à Leticia – deux à trois liaisons par mois –, emprunter une pirogue jusqu'à la Pedrera, frôler les installations clandestines de *cokeros*, les trafiquants de cocaïne. Il lui faut ensuite remonter quelques rapides, puis marcher deux heures à travers les collines et les forêts que l'armée sillonne en tous sens, à la poursuite des révolutionnaires du mouvement FARC.

Au bord de la rivière Apaporis l'attendent les Indiens qui, au milieu de leurs plantations de manioc et de bananes, le vénèrent pour son savoir et son dévouement. Car le *medico* vit dans le plus total dénuement, tel un ermite des Andes : pas de biens, pas de femme, pas d'enfants, pas d'économies. En pagne, amaigri par des années de restrictions alimentaires – manioc, bananes et *borrugo*, un rongeur de la forêt –, Jean-Marc a choisi cette contrée éloignée de tout lieu de civilisation parce que les Indiens du cru exprimaient, depuis longtemps, une lancinante supplique : « Les Blancs nous ont envoyé leurs maladies, envoyez-nous un médecin pour réparer leurs torts. »

Lorsqu'un ami ethnologue colombien lui a transmis la requête, le médecin alsacien a aussitôt fait ses bagages. Sa présence étonne encore ses amis villageois : comment un Blanc a-t-il pu tout abandonner pour venir vivre avec eux et les soigner?

Pour rallier les villages les plus excentrés, Jean-Marc prend sa pirogue équipée d'un moteur de vingt-sept chevaux ou emprunte un cheval. Dans les petites cahutes de bois ajourées, il soigne des fièvres tropicales et le paludisme, qui frappe les paysans depuis que les chercheurs d'or brésiliens ont arpenté la région en 1983. Le maigre budget que lui a alloué Médecins du monde ne lui suffit pas, alors il racle sur ses économies, consacre une partie de ses émoluments – six mille francs par mois – à acheter du matériel destiné aux paysans – des outils, des machettes. Fischer a choisi de vivre comme eux : pas de télévision, pas de meubles, un hamac en guise de lit, une case de huit mètres sur quatre au sol de terre battue, aux planches de bois disjointes.

Peu à peu, le médecin alsacien est devenu le protecteur des Indiens, celui qui plaide leur cause dans les capitales sud-américaines ou en Europe. Il connaît les violences qu'ont subies ces indigènes de la cordillère, dont les arrière-grands-parents ont été enlevés par les Brésiliens. Viols, massacres à la machette, assassinats des enfants, les mémoires des vieux sages sont encore brûlantes. Au début du siècle, un planteur péruvien a fait un compte rendu précis des événements au voyageur français Rebuchon, invité dans sa propriété d'hévéas. Les paysans qui ne pouvaient assurer les quotas de récolte servaient de cible lors d'un concours de tir. Le récit de Rebuchon inspirera Joseph Conrad pour son roman *Au cœur des ténèbres*.

Arrière-petit-fils du docteur Schweitzer, fils de pasteur alsacien, Fischer a renoncé depuis longtemps à la médecine classique. Alors qu'il était en première année de médecine, Louis Schittly, alsacien lui aussi, a évoqué son voyage au Biafra et ses virées en Afghanistan lors d'une discussion à Mulhouse, au café du Moll. Conquis par cette médecine-là, Jean-Marc s'inscrit à Médecins sans frontières. Il se rend à Paris pour l'assemblée générale de 1979, celle qui décide de l'éviction de Kouchner et de sa bande, et trouve ridicule cet étalage d'animosités. Il honnit les factieux, les hommes d'appareil tels que Charhon qu'il avait rencontré lors de l'une de ses tournées à Mulhouse, à la recherche de mandats, ou encore Malhuret. S'il se rallie à la faction de Michel Bonnot, qui met sur pied l'association Aide médicale internationale, il hésite à rejoindre les rangs d'un mouvement, quel qu'il soit, par dégoût des luttes de clans.

Malgré tout, les arguments de Schittly l'ont convaincu. En 1981, il part pour la Colombie, qu'il faut rejoindre par les Andes du Venezuela. Il a vingt-deux ans et n'a pas terminé son année universitaire, mais il préfère rater quelques semaines de cours pour se frotter à la médecine de terrain et à l'ethnologie des sociétés traditionnelles. Dans les villages qu'il atteint après un long périple – en pirogue, à pied, en autobus, à pied à nouveau –, il s'aperçoit que les Indiens sont soignés par les chamans, les sorciers locaux qui prononcent des oraisons tous les soirs, et qu'ils ne croient guère en la médecine occidentale. Plusieurs étés de suite, Fischer revient dans la région, erre entre le Venezuela, la Colombie et le Pérou. Peu à peu, il s'initie aux thérapies traditionnelles, découvre des remèdes et des onguents efficaces. A trente-six ans, il décide de rompre les ponts avec la vieille Europe. La vie est trop courte pour qu'il puisse suporter une existence banale, dénuée d'idéaux et du don de soi. Il se rend à un colloque sur l'humanitaire à la faculté du Panthéon, demande à rencontrer Jacques Lebas de MDM qu'il connaît et lui présente son projet.

– Tu as l'air triste, dit Lebas.

– Oui, il me manque des sous.

– Combien te faut-il?

Lebas s'attend à ce que le descendant de l'illustre Schweitzer demande une somme astronomique.

– Cinquante mille francs... lance l'Alsacien, penaud.

– C'est tout? Bon, on te les donne immédiatement, ne t'inquiète pas, consent Lebas, rassuré.

Pécule en poche, Fischer décolle pour Bogota et s'enfonce dans la forêt colombienne pour devenir le nouveau chaman, à la fois docteur, juge, instituteur et conseiller agronome. Il apprend la langue des Macunas, amasse des centaines de pages de notes, fouille les mémoires des ancêtres. Seul Blanc de la grande forêt, il devient le protecteur des Indiens de l'Apaporis.

En aval des plateaux, de nombreux Colombiens grincent des dents. Cet Européen, sûrement venu pour chercher de l'or, prospecter du pétrole ou expérimenter quelque produit pharmaceutique sur une clientèle docile, les gêne dans leurs efforts d'expansion commerciale. De plus, il apprend aux Indiens à vivre en autosuffisance. Sur une suggestion de Rick Harlow, un ami de Boston, Fischer initie ses amis à la fabrication du papier, afin de vendre des feuilles aux artistes peintres de Paris et d'Amsterdam. Le soir, il leur apprend des rudiments de calcul, leur parle de l'histoire de l'Amérique du Sud, leur lit des livres en espagnol, en français et en portugais.

Le médecin français sourit des efforts timorés de Bogota, la capitale, pour aider les Indiens. Tous les dix ans, la Division des affaires indiennes se fend d'une pitoyable offrande, amenée sur un bateau de bois jusqu'aux confins de la forêt : des sacs de riz achetés à des prix prohibitifs aux commerçants colombiens.

La police ne pénètre guère dans cette région perdue. Quand une rixe éclate entre deux tribus, Jean-Marc, après avoir écouté les discours des vieux sages, rend justice. Au sein même du village, les vrais conflits sont rares. Depuis l'arrivée du médecin français, un seul coup de machette a été porté. Le meurtrier, un jeune Indien ivre de jus d'ananas fermenté, était un amant éconduit soucieux de venger son honneur.

Fischer a appris à connaître la mentalité particulière des Macunas qui, dans une région où la monnaie ne circule pas, ne volent pas, mais empruntent. Il retrouve plusieurs fois la porte de son petit dépôt entrouverte : des machettes, des hameçons, des couteaux disparaissent. Au bout de plusieurs mois, le médecin comprend qu'il s'agit seulement de rétablir le principe de strict égalitarisme, en vigueur depuis des siècles sur ces rivages andins. Les Macunas ne pratiquent pas l'accumulation : la thésaurisation est perçue comme un acte antisocial. Il faut au contraire dépenser, faire bombance, partager, pratiquer un potlatch de circonstance par un jeu complexe de redistributions et d'échanges. Alors, Jean-Marc pratique lui aussi le don, procure outils et livres aux villageois, leur ouvre sa case.

MSF, MDM, AMI... Le médecin, qui a pratiqué les trois organisations, n'a cure de leurs différends. Seule l'intéresse sa mission, à multiples facettes. Il soigne, aide au développement local, participe à l'éducation, témoigne sur ces Indiens démunis et oubliés de la cordillère. Même si les Colombiens de Bogota, qui n'aiment guère les autochtones de la sierra, prennent ce *medico francès* pour un *loco*, un fou. Jean-Marc ignore les quolibets de village, qui cèdent vite la place à l'admiration.

Sur les rives de Centro Providencia, la tâche est immense. Fischer, malgré le souvenir du bon docteur Schweitzer dans son hôpital de Lambaréné au Gabon, se sent parfois bien seul pour faire face à la mission qu'il s'est fixée. Lorsque le spleen le saisit, il se soigne par la lecture de Conrad ou d'un ethnologue colombien, et quelques feuilles de coca. Il ne veut surtout pas lâcher prise. « Travailler ici, c'est comme piloter un avion, pense-t-il, si on perd de la vitesse, on se casse la gueule. » Il consigne ses actions et ses sentiments dans un gros cahier : « Penser les droits de l'homme, s'atteler à la tâche infinie de les fonder ou de les réaliser fait partie du devoir d'humanité, écrit-il. La liberté de pensée sans le devoir de l'exercer n'est qu'une virtualité qui, tôt ou tard, ira agoniser sur les rives nauséabondes du conformisme et servira d'engrais aux malheurs publics qui en découlent. » Dans ses rapports sur la misère des Indiens dont il est devenu l'un des grands spécialistes, il cite allègrement la Bible et l'Évangile selon saint Luc. Qu'importe si à Bogota on le prend pour un illuminé, puisque à Médecins du monde on le considère comme un modèle de dévouement. Fischer ? Un puriste, loin des aventuriers à la petite semaine et des carriéristes de l'humanitaire. Il n'hésite pas d'ailleurs à rappeler les bureaucrates à l'ordre. Surpris par le ton péremptoire d'un fax de José Valente, le comptable de MDM qui lui enjoint d'envoyer sans délai la comptabilité de l'année 1991, l'Alsacien envoie aussitôt une réponse incendiaire : « Vous exigez, donc vous pensez que la fermeté, cousine germaine de la menace, est ce qui me manque pour donner suite avec diligence à votre demande. Vous imaginez sans doute que, pareil à James Bond à la fin de chacun de ses films, je suis du genre à déconnecter mon téléphone pour mieux m'abandonner aux fougueuses caresses de ma dernière conquête. Faites-vous partie de ces " exécutifs " qui vénèrent l'autorité " naturelle " des chefs, le sens des responsabilités, l'esprit triomphant d'entreprise et qui avancent, bardés de leurs prérogatives, bouffis par l'importance de leur tâche et armés de leur virile arrogance, pensant que quand la réalité résiste à leurs désirs c'est, a priori, parce que quelque employé se laisse aller à la paresse et à l'inconscience naturelle des " petites mains " ? »

Sur quatre pages bien serrées, Fischer laisse aller sa colère rentrée. Des années de privations et de frustrations, un budget de misère, un technocrate qui lui demande des comptes... Qu'on lui fiche donc la paix, qu'on le laisse vivre tranquillement dans ses contrées indiennes!

Tous les six mois, il s'octroie une cure de repos à Bogota et, tous les quinze mois, un voyage en Europe. Un jour, un étudiant colombien, qui attend comme lui, dans le champ qui borde l'aéroport de Leticia, l'avion pour Bogota, lui fait remarquer :

– Tu dois être bien si tu restes ici si longtemps!

– Oui, répond Fischer, perclus de fatigue par une nuit sans sommeil et une journée de marche. Et je reste parce que cela est juste.

18.
Philanthropes

Le *Mary* tangue dans les vagues de la mer de Chine. La brise n'amène même plus de fraîcheur en cette torride journée de mai 1988. Tout à coup, le capitaine François Herbelin croit discerner une tache à bâbord. Depuis une semaine, Xavier de La Cochetière et lui scrutent l'horizon à la recherche de boat people. Ancien capitaine de l'*Ile de Lumière*, seul maître à bord après Kouchner, Herbelin a repris du service. L'appel du large a été le plus fort. Cette fois, il a emmené avec lui sa femme, Blanche Neige, une boat people miraculeusement sauvée des eaux.

Le vieux navire rouillé tient encore la mer. Long de cinquante mètres, nanti de douches spécialement installées à l'avant par des ouvriers de Singapour, d'un double pont, de cales assez larges pour accueillir trois cents réfugiés, le *Mary* est un ancien bateau de pêche danois, acheté dans le port de Copenhague puis immatriculé aux Antilles.

Convoyé jusque dans le détroit de Malacca par son capitaine normand à la carrure de docker, il erre entre Singapour et les côtes du Viêtnam, à la recherche de ces frêles esquifs improbables, chargés de réfugiés. Depuis une semaine, le *Mary* a croisé des centaines d'embarcations, vietnamiennes, thaïlandaises ou indonésiennes. Des pêcheurs, la plupart du temps, mais sans doute aussi des pirates, hommes de mer reconvertis dans la flibuste des mers du Sud.

Xavier de La Cochetière maudit ces boucaniers de pacotille, qui sèment la terreur et la mort dans leur sillage. Ce médecin longiligne d'une trentaine d'années s'est lancé dans l'aventure du *Mary* après une longue mission en Afghanistan, où il a essuyé quelques tirs des soldats soviétiques, frôlé la mort sur la route de Kandahar et opéré quelques dizaines de paysans. Depuis plusieurs jours, dans l'ennui du quart de veille, face à l'immensité de la mer, il médite la remarque d'un chef afghan : « Si tu es ici, en Afghanistan, c'est bien pour nous aider, mais c'est aussi pour toi que tu es venu. » Xavier a longtemps ruminé ce précepte. L'humanitaire est, certes, d'abord un acte de renonciation, un engagement désintéressé, mais aussi une manière de recevoir, de s'ouvrir au monde.

Partir pour soi, bien sûr, pense Xavier...

Soudain, Herbelin vire à bâbord. Une embarcation se rapproche. C'est une barcasse de bois, comme celles qu'empruntent les Vietnamiens candidats à l'exil. Herbelin ne la quitte pas des yeux. Son itinéraire est bizarre : après avoir maintenu cap plein sud à petite vitesse, elle change de direction par deux fois. Le pont est vide, une bâche recouvre la cale comme pour cacher une cargaison secrète. Des pirates? Herbelin brûle d'envie d'en découdre avec ces barbares. Le *Mary* colle à l'embarcation, la rattrape. Xavier craint un instant que des mitraillettes et des armes ne soient pointées sur le *Mary*. Brusquement, la bâche se découvre, révélant des corps en guenilles qui se lèvent comme un seul matelot. Les hommes et les femmes à fond de cale sont bien des boat people. Croyant être suivis par un garde-côte vietnamien ou soviétique, ils ont voulu prendre la fuite. Mais l'inscription *phap* (français), accrochée sur la coque du *Mary*, les a rassurés : ce bateau est là pour les sauver, comme l'*Ile de Lumière* dont tous, neuf ans plus tôt, avaient entendu parler.

Des explosions de joie parcourent le frêle esquif qui gîte dangereusement. Herbelin, qui se souvient de sa première mission, est ému. Blanche Neige a les larmes aux yeux. Non, le gigantesque exode des Vietnamiens n'est pas fini. Ils osent encore braver l'enfer de la mer, les naufrages et les sabordages pour fuir leur pays qu'ils comparent à un immense camp de concentration.

Alors que les vagues, déjà, se creusent, le capitaine Barberousse scrute le ciel : un orage se prépare. Il décide d'envoyer le Zodiac pour approcher l'embarcation. Laurent Charpentier, le jeune officier de marine de vingt-trois ans qui coordonne la mission, met le bateau pneumatique à l'eau et se rend avec Xavier au-devant des Vietnamiens.

Prostrés, affamés, ceux-ci baignent dans l'urine et les excréments. Leurs yeux sont exorbités, leurs corps décharnés. Les visages des femmes paraissent d'une saleté repoussante. Elles les ont enduits de cambouis pour dissuader les pirates de les violer. Un enfant gît inanimé dans les bras de sa mère, qui n'a plus la force de pleurer. Depuis combien de jours dérivent-ils ainsi?

A bord du *Mary*, le pilote Chu Dang Huynh, vingt-quatre ans, raconte l'épopée à Herbelin, depuis le départ de Phu Xan, un village sur le Mékong au sud de Saigon, une nuit de lune. La barque file. Au loin brillent déjà les lumières de Vung Tau, le Cap-Saint-Jacques des Français. Les réserves sont maigres – cent cinquante litres d'eau, trois litres d'huile et cent cinquante litres de fioul – mais l'équipage a bon espoir.

En quatre jours, le stock d'eau et de riz est épuisé. Les boat people croisent alors des pêcheurs thaïs qui leur demandent de monter à bord.

Ils croient avoir affaire à des pirates, dont le récit des exactions hante toutes les familles de Saigon. Chu décide alors de se mettre à l'eau et d'approcher les pêcheurs, qui se révèlent courtois et généreux. La cale est pleine à nouveau de riz et de bidons d'eau. Mais l'offrande s'amenuise bien vite. Les exilés de la mer sont condamnés à boire une cuillerée à café de liquide trois fois par jour. Les hommes qui pompent nuit et jour dans la cale l'excédent d'eau sont épuisés. Quelques-uns regardent la mer avec l'envie de se jeter par-dessus bord. Tous sont certains de mourir bientôt.

Une pluie soudaine interrompt ce calvaire fait de sel et de soleil. L'espoir revient. Enfin, le 10 mai 1988, le pilote aperçoit un grand bateau à la coque noire. Il craint encore des pirates, mais au dernier moment lit *phap* sur la coque.

A bord, Xavier a délaissé la radio qui l'informe du bon déroulement des élections en France – la gauche, après une période de cohabitation de deux ans entre Chirac et Mitterrand, redevient majoritaire à l'Assemblée nationale. Il appelle monsieur G., le généreux donateur qui a permis d'armer le *Mary*, pour lui annoncer le sauvetage. Monsieur G. a choisi de garder l'anonymat. Il est en contact direct avec les acteurs de l'humanitaire mais ne fréquente pas les médias.

Architecte autodidacte, monsieur G. est un richissime inventeur de soixante-seize ans qui vit de ses rentes à Monte-Carlo. Ancien vendeur de charbon de bois, il fut tour à tour plongeur, éplucheur de pommes de terre, serveur de restaurant, garçon d'étage, gérant du Palace Hôtel à Paris, exploitant forestier dans le Sud-Ouest, pêcheur au gros en mer des Caraïbes, fabricant de jouets en bois et de patins à roulettes.

En quarante ans, il a fait fortune dans les brevets d'architecture, de matériel médical, des premières bouteilles en plastique en France, de la machine à injecter le curare aux malades. Il place ses avoirs et devient homme d'affaires. Mais à soixante-dix ans, le doute le taraude. Comment vivre cet étalage de luxe sans le partager? Il décide d'aider les Haïtiens et offre douze mille dollars aux pères de l'ordre de Saint-Jacques, missionnaires de Bretagne installés près de Port-au-Prince, la capitale de Haïti.

En fait, les missionnaires détournent l'offrande. Lorsqu'il débarque à l'improviste sur l'île, dans le hameau des Palmes, monsieur G. constate que le dispensaire promis n'est toujours pas construit et que les pères paient leurs ouvriers non pas en espèces sonnantes et trébuchantes, mais en certificats de baptême et en coupons. Deux coupons valent une confession gratuite, soufflent les ouailles au donateur. Pour les curés impénitents, le rachat des âmes a un juste prix.

Monsieur G. poursuit son innocente enquête et découvre que le médecin pressenti pour diriger la petite clinique, le docteur Fritz Lolagne, a empoché neuf mille dollars, une fortune dans l'île. Pis, les médicaments donnés sont revendus dans les pharmacies de la capitale. Furieux, le mécène reprend ses billes, voue aux gémonies les pères bretons et tourne les talons. Pendant deux ans, il cherche à qui pourraient profiter les larges sommes qu'il est disposé à donner aux œuvres de charité.

Un soir de janvier 1987, de passage à Paris, il décide de pousser la promenade jusqu'à l'avenue de la République, dans les locaux de Médecins du monde. Il y a de la lumière, il entre et propose ses services. Convié à la réunion du mercredi suivant, il écoute avec attention les discours des intervenants, Bernard Kouchner, Patrick Aeberhard, Pierre Pradier. Les récits d'aventures, les projets fous de missions tropicales présentés par des médecins éreintés lui plaisent. Sauver des boat people en pleine mer... Monsieur G. n'est pas totalement convaincu, mais il remet néanmoins à l'organisation une somme de cent mille francs. Lorsqu'il rentre à Monte-Carlo, dans le somptueux appartement qu'il occupe sur le port, il repense au projet « boat people ». « Ces jeunes sont sympathiques mais ils n'y connaissent rien », se dit-il.

Quelques semaines plus tard, il dîne à la brasserie alsacienne Chez Jenny près de la place de la République en compagnie de Philippe Béasse et de Dominique Monchicourt, deux habitués des missions en mer de Chine. Devant sa choucroute, il lance :

– Et si j'achetais un bateau?

Les deux compères se regardent. Ils se demandent quel mouche a pu piquer ce grand-père drôle, vif et un peu saugrenu. Se rend-il compte des coûts d'entretien, des frais d'équipage, des charges portuaires? Monsieur G. insiste et expose sa stratégie :

– Ce n'est pas rentable d'envoyer de gros navires en mer de Chine, vous ne sauverez pas plus de gens. Et puis, vos bateaux, il ne faut pas les affréter en Europe mais à Singapour. Ne vous inquiétez pas, je m'en occupe!

Dominique Monchicourt lui explique alors les bonheurs et les malheurs de l'affrètement, les négociations interminables avec les agents maritimes et les chantiers navals, les dettes qui s'accumulent jusqu'à ce qu'une émission de télévision permette, par des flots de lettres, de renflouer les caisses et les cales. Monsieur G. écoute patiemment, puis dévoile son plan. Il dispose de deux cent mille francs de revenus par mois et propose d'en léguer cent quatre-vingt mille à Médecins du monde. A ce prix-là, la stratégie d'un donateur ne se discute pas. D'autant que monsieur G. démontre, calculette en main, que les précédentes missions ont coûté une fortune. Huit millions pour une mission de trois mois! Lui propose de ne pas dépenser plus d'un million et demi par an. La proposition, assurément, est alléchante.

Le lendemain, adoubé par les deux experts ès bateaux de MDM, monsieur G. se rend chez un courtier maritime près des Champs-Élysées. Là, il s'initie au b.a.-ba de l'armateur : les ports où acheter des navires, les pièges à déjouer, les malfrats et autres marlous à éviter.

Convaincu de sa bonne étoile, monsieur G. prend son bâton de pèlerin et, accompagné par le capitaine François Herbelin, recommandé par Médecins du monde, crée pour cinq cents dollars une société fantôme, la Pacific Ocean Trading LTD. Il entame ensuite une grande tournée des ports d'Europe.

C'est sur une île danoise qu'il dégotte un cargo, le *Sea Trader*, long de cinquante mètres. L'affaire est conclue pour trois cent mille dollars. Le cargo est aussitôt rebaptisé le *Mary*, enregistré à Saint-Vincent des Grenadines auprès d'un courtier yougoslave et nanti d'un équipage composite – Philippins, Indonésiens, Sri-Lankais, Indiens. Pour réduire les frais d'acheminement jusqu'à Singapour, point de départ de la chasse aux boat people, monsieur G. accepte de prendre un fret clandestin, chargé à Eilat en Israël et déposé à Colombo au Sri Lanka. Le parfum de mystère qui entoure le chargement laisse supposer qu'il s'agit d'armes. Sans doute cent tonnes de dynamite, murmurent les hommes d'équipage. Curieux débuts pour cette mission humanitaire, bougonne dans sa barbe le capitaine Herbelin, qui en a vu d'autres.

Le petit cargo croise d'immenses paquebots au large de Singapour, des rouliers, des porte-conteneurs, et de minuscules jonques et chalutiers. Sur le radar, l'ancien officier de marine reconverti dans l'humanitaire Laurent Charpentier décèle un écho qui emprunte le « rail » de Hongkong. Un temps, une lumière scintille au loin puis disparaît. Un sous-marin soviétique, conclut-il. C'est courant dans la région. Debout devant sa table de capitaine où traînent toutes les cartes des mers chaudes, Herbelin se contente de noter sur son cahier de bord : « high sea », haute mer.

A bord, outre Charpentier et Herbelin, remplacé plus tard pour congé de paternité par le capitaine Trou Noir, se trouvent un interprète, Duy, informaticien de son état, ancien boat people rescapé dix ans plus tôt de l'enfer de Poulo Bidong, et Vu, un ancien médecin de l'armée du Sud-Viêt-nam installé en Californie. Une infirmière d'Air France, une conseillère en « marketing direct » venue se frotter aux dures réalités des expéditions dans les mers du Sud et Claude Reznik, ancien soixante-huitard plongé dans la mécanique au long cours, complètent l'équipe. Rompus très vite au système des tours de garde, ils cohabitent dans le petit conteneur posé sur le pont. On attend la pêche au boat people. L'ennui des longs quarts est bercé par les voix de Prince, Madonna, Al Jarreau, Patty Smith ou Bashung. La bière et le whisky infâme du Mékong permettent d'oublier le mal de mer, et celui du pays. Au crépuscule, lorsque les jumelles deviennent inutiles, Charpentier hume l'air du large. Il repère de temps à autre des embarcations de boat people.

– Ça sent l'urine, le diesel, l'huile brûlée et le riz cuit, on ne peut pas se tromper, affirme-t-il.

Le soir, des petites fêtes sont improvisées sur le pont, et l'alcool de

Singapour coule à flots. Au crépuscule, on joue au black jack avec des liasses de dôngs, l'unité monétaire sud-viêtnamienne. Au-dessus du gaillard d'avant, le chef mécano a déployé une banderole : « Casino night-club et hôtel flottant de la South China Sea ».

Dans les mers du Sud, le *Mary* est bien vite surnommé le « bateau du bonheur ». Il recueille des centaines de réfugiés par mois, les emmène sur l'île de Palawan où ils attendent un départ pour l'Europe ou l'Amérique du Nord, revient ensuite sur les lieux de l'exode maritime. Pendant trois ans, le *Mary* tourne de port en port, charge des conteneurs, des sacs de riz et de glutamate afin d'amortir le coût de revient – vingt mille dollars par mois. Monsieur G. suit les rotations de son navire depuis son appartement monégasque grâce à une liaison radio deux fois par semaine par l'intermédiaire de Singapour-Radio. A chaque fois, des phrases sibyllines et codées sont échangées afin de ne pas éveiller les soupçons d'éventuelles « grandes oreilles ».

Des milliers de boat people seront ainsi sauvés des eaux et convoyés jusqu'aux Philippines ou au large de Poulo Bidong, là où le capitaine Herbelin conduisit sa première mission humanitaire, au commandement de l'*Ile de Lumière*. L'accostage à Poulo Bidong étant interdit, le *Mary* largue ses passagers clandestins sur un rafiot qu'il tire jusqu'à quelques encablures de l'île.

– N'ayez aucune crainte, dit un jour Laurent Charpentier au capitaine d'un *boat*. Vous avez des fusées de détresse à bord. Nous vous accompagnerons aussi loin que possible avec nos jumelles. Nous ne vous quitterons que lorsque vous aurez touché terre.

Deux faux départs animent le pont du *Mary*. D'abord, le moteur toussote, ensuite, la ficelle de démarrage se rompt. La lumière du jour décline, il faut faire vite sous ces tropiques où la nuit tombe à toute vitesse. Soudain, Herbelin pousse un cri : une vedette malaise s'avance à l'horizon. S'ils sont découverts en train d'aider des boat people à accoster sur l'île, la mission sera entravée. Chacun retient son souffle, mais la vedette change de cap. L'embarcation de bois prend enfin le chemin de l'île. Lorsque la barque sort du champ de vision d'Herbelin, deux fusées de détresse sont tirées par les réfugiés. Le capitaine croit un temps à une nouvelle avarie. Non, les cinquante-cinq réfugiés veulent simplement remercier leurs sauveurs une dernière fois.

Entre deux sauvetages, le *Mary* achemine des marchandises. Son armateur, résolu à rentabiliser les missions, donne des ordres par téléphone, trouve des clients dans les ports d'Extrême-Orient. Du ciment pour Bangkok, de la soude pour Haiphong, du métal de casse pour Phnom Penh en amont du Mékong qu'il convient de remonter à la saison des pluies pour ne pas s'enliser sur les bancs de sable, et c'est une nouvelle tournée humanitaire que peut effectuer le capitaine Barberousse.

A Médecins du monde, on entend renouveler l'exploit médiatique de l'*Ile de Lumière*, qui avait permis d'engranger des sommes fabuleuses grâce aux cameramen de télévision se relayant à bord. Quelques journalistes sont invités, une mission commune est concoctée avec l'armée française, et le *Mary* croise en haute mer avec le porte-hélicoptères *Jeanne d'Arc*, dont la gigantesque carcasse d'acier relègue le cargo au rang de coque de noix. Le député UDF Jean-François Deniau, qui entend rivaliser avec Kouchner en matière de médiatisation humanitaire, s'invite en mer de Chine. Après avoir manqué l'escale de Manille, il doit rallier l'équipée au large du Viêt-nam grâce à un hélicoptère de l'armée française. Pressenti pour monter à bord, Kouchner, après moult tergiversations, a dû céder sa place à Deniau sur l'insistance du ministre de la Défense, André Giraud. A bord du *Mary*, on grogne contre les visées du député.

Le bateau affrété par monsieur G. recueille plus de trois cents rescapés de la haute mer qui, soignés à bord, sont convoyés vers les Philippines ou d'autres pays d'accueil, européens notamment. Mais, brusquement, le généreux donateur interrompt ses largesses. Au siège de Médecins du monde, on lui propose de financer d'autres missions qu'il décline, dissimulant mal son courroux. En fait, il n'a guère apprécié le discours de Kouchner, nommé ministre en 1988, qui déclare, lors d'une réunion à MDM dont il est demeuré le mentor :

– Maintenant, nous n'allons plus prendre de boat people, nous allons leur dire de ne plus partir, nous ferons des conférences au Viêt-nam.

Monsieur G. n'apprécie pas non plus la montée en puissance de MDM, qui, à ses yeux, se bureaucratise. Il claque la porte, vend le bateau pour cent vingt mille dollars au capitaine Herbelin et reprend le chemin de son appartement monégasque qui domine les quais, les immenses yachts de milliardaires et la piscine remplie d'eau de mer et de touristes. La générosité est un port en eau profonde.

On s'y perd facilement.

Dans son cabinet du XIVe arrondissement, Dominique Monchicourt, maître d'œuvre de l'opération boat people, ne veut pas perdre courage. Il sait que les critiques vont grandissant, que Médecins du monde est accusé d'encourager les Vietnamiens à fuir leur pays et donc à risquer leur vie, sempiternel débat depuis l'épopée de l'*Ile de Lumière*. Faut-il renoncer? se demande-t-il entre deux consultations. Depuis neuf ans qu'il se démène pour les équipées en mer de Chine, sa clientèle a diminué. L'un des seuls généralistes à œuvrer pour Médecins du monde, il sait que sa profession ne s'accommode guère des absences répétées. Il prend son stylo et écrit un article pour *Nouvelles*, la revue de l'association : « Nous continuerons parce que aucun d'entre nous, marins, médecins, pilotes, interprètes ou journalistes ayant participé à l'une de ces opérations, n'a le cœur à renoncer, et que cette raison-là suffit à elle seule pour continuer. »

Ils accourent de tous horizons. Les logisticiens, « logs » dans le jargon des humanitaires, frappent à la porte de MSF ou de MDM. Logs? Pas encore. Il faut montrer patte blanche. Log, on le devient, à la force du poignet. Le candidat à cette tâche ardue doit prouver sa compétence. Le profil est multiple et les spécialités bienvenues.

Les amateurs s'avèrent nombreux. Un huissier de justice, un ingénieur commercial à trente mille francs par mois qui prend six mois de disponibilité, un juriste qui a quitté sa firme américaine, un ancien cuisinier, un accordeur de pianos, une éditrice toulousaine, un installateur de pylônes radioélectriques, des ouvriers, employés, instituteurs, un plombier, un agrégé d'histoire, un ancien mercenaire, un ex-légionnaire, un officier de l'armée de terre à la retraite, un ingénieur géophysicien, l'ancien directeur d'une usine de pétrole en Guinée équatoriale, de vieux routards qui ne parviennent plus à poser leur sac à dos... A tous, il est demandé de savoir gérer un stock tampon, de s'occuper de flux tendus. On se forme à la hâte, on improvise au besoin. Fini, le temps du militantisme, le temps de la reconversion gauchiste en humanitaire. Le log est un expert, un seigneur, certes moins noble qu'un médecin mais un seigneur quand même, indispensable sur le terrain. Un log peut sauver dix fois plus de vies que dix médecins. Homme-orchestre de la mission, il est chargé de veiller à la bonne pitance des missionnaires, à l'afflux régulier de médicaments, à la gestion de gros problèmes et de petits riens – une clé à molette introuvable, un traducteur à embaucher, une maison à louer pour une semaine ou deux ans, une voiture à dépanner dans le bush, une vingtaine d'ânes à acheter pour convoyer un chargement clandestin. En fait, on n'est guère regardant sur le pedigree des logs. Qu'importe le diplôme, pourvu que l'on prouve son talent.

Le tout pour quatre mille à cinq mille francs par mois, à partir du troisième mois.

Au deuxième étage de la rue Saint-Sabin, Anne-Marie Gloaguen veille sur cette troupe d'élite. Car les besoins sont énormes, et les non-médecins composent désormais le tiers des équipes de MSF, contre cinq pour cent en 1980. Les bons logs, vite repérés, appartiennent à une sorte de caste supérieure. Ils sont enregistrés comme tels sur l'ordinateur, tout comme les médecins et infirmières, rangés sous les étiquettes « actif » et « endormi ».

Au log, on demande de la débrouillardise et de la souplesse. Il doit savoir foncer quand il le faut, courber l'échine au tournant, encaisser les coups, quelquefois rudes – trahison d'un membre du personnel local qui est parti avec la caisse, vols en série, bombardements dans le lointain. La solitude aussi est pesante lorsqu'il faut assumer seul une base arrière, telle celle de Mazar-i-Sharif en Afghanistan, tenue par Alex, log belge de vingt-six ans. Un stock à gérer, le repli logistique des missions à annuler en cas de pépin, Alex, certes, ne chôme pas. Mais les soirées sont longues à Mazar, terriblement longues. Alex, du coup, a transformé sa maison en auberge pour les quelques Occidentaux de passage dans la région. Il héberge successivement deux cameramen britanniques qui rêvent d'effectuer le premier raid en side-car de Mazar à Londres grâce à l'engin soviétique à trois roues que leur a revendu un Afghan, un routard américain atteint d'une hépatite, qui s'est aventuré en Afghanistan sans visa et sans argent, « simplement pour voir », un photographe français qui, en raison de son teint basané, a frôlé la pendaison sur un champ de bataille à Kaboul quand les chiites crurent intercepter un combattant arabe et donc ennemi. Le log accueille même un ancien de MSF venu humer l'air nouveau des missions, où les avions et les camions ont remplacé les convois d'ânes et de chevaux.

Les capitaines de Médecins sans frontières impriment une nouvelle direction à l'association, de taille désormais internationale. Il s'agit de la doter de moyens, de gérer les hommes, de considérer leur « carrière », même si le mot fait frémir les soixante-huitards de la maison. Des ingénieurs sont embauchés, des anciens de grandes écoles commerciales aussi. Un directeur des ressources humaines est nommé. A chaque candidat au départ on remet une brochure qui contient le b.a.-ba de la mission humanitaire. Bréviaire du missionnaire de base, le fascicule renseigne sur les conduites opportunes (« une tenue vestimentaire décente est de mise »), les droits du volontaire au retour, les dérisoires assurances sociales auxquelles il a droit. Quelques conseils sont prodigués en matière de recherche d'emploi.

Les reconversions, morales et professionnelles, sont difficiles au retour de la brousse ou des maquis, et Anne-Marie Gloaguen est chargée de veiller au grain, de détecter les passerelles entre aventure humanitaire et embauche par les entreprises. Dans les cabinets de recrutement, on commence à considérer les curriculum vitae des secouristes de l'urgence. Une étude commandée à un consultant confirme l'intérêt nouveau des chefs d'entreprise pour le cursus singulier des humanitaires. L'audace, le goût du risque, l'esprit d'équipe ne sont pas les moindres de leurs atouts – à condition, précise le consultant, que l'on détecte davantage, lors du recrutement, les « personnes vulnérables ».

Entrer dans l'équipe MSF implique d'adopter un credo. Les touristes potentiels, les esprits sensibles et fragiles, les candidats au retour sur soi sont priés de s'abstenir. Jouer les Corto Maltese de la détresse n'est pas, en effet, de tout repos, partager la vie de coéquipiers dans la tension et le dénuement non plus. Des médecins trop sensibles ont dû se contenter d'un aller-retour entre Paris et Beyrouth, Ouagadougou, N'Djamena ou Bangkok. Les vocations affichées de bons samaritains suscitent la défiance. L'esprit de sacerdoce cache souvent des motivations plus troubles.

Quelques illuminés parviennent cependant à passer entre les mailles du filet et à prendre le départ. Un croyant prosélyte s'est ainsi rendu au Tchad pour convertir de nouveaux fidèles. Avant de soigner les blessés de la guerre civile à N'Djamena, il leur lisait la Bible, sous les yeux horrifiés de Jean-Raoul Bernardin. La guerre n'entamait en rien sa ferveur. Sous les pluies d'obus et de roquettes, il parcourait jusqu'à dix kilomètres par jour pour se rendre à la messe. Bernardin a maintes fois frôlé la mort en partant à la recherche de l'imprudent coéquipier.

La cause humanitaire est entendue : au vestiaire du départ, on est prié de raccrocher militantisme, prosélytisme et autres chimères, et les dévots sont appelés à ne plus confondre mission d'urgence et sacerdoce.

Le volontaire se doit de manœuvrer entre sainteté et égoïsme. L'altruisme désintéressé est à ce prix.

Mais les bons samaritains rempilent.

Certains MSF naviguent sans escale ou si peu. A peine posé le pied dans les locaux de la rue Saint-Sabin, ils parlent déjà de repartir. Barbiche, un logisticien spécialiste de l'Afrique, ne veut même plus entendre parler de la France et préfère enchaîner les missions comme un perpétuel volontaire. Blessé durant la guerre au Liberia, il a ordonné à ses sauveteurs de le soigner sur place. L'avion est parti sans lui et Barbiche a subi une greffe de la peau à Monrovia, la capitale détruite. Assurer la logistique demande un certain goût du risque, pense l'un de ses coéquipiers. Il en va de la bataille pour l'approvisionnement comme de l'art du commandement : le galonné doit prouver une certaine aptitude au sacrifice.

Quitte à y laisser, comme Barbiche, une partie de sa peau.

Le docteur Liard scrute la frontière. L'Afghanistan s'étend à perte de vue, en plateaux désertiques de roches et de sable clair, au-delà d'une petite colline. Un vent chaud fouette le visage du Français. Il se retourne, sourit à Ahmet. Il a confiance en son escorte, des guérilleros afghans armés jusqu'aux dents. Pourtant, il sait que la partie ne sera pas facile, après-demain à l'aube, quand il lui faudra passer de l'autre côté. Il frémit en sentant le vent d'altitude souffler dans ses côtes. La peur? Le froid? La clandestinité n'est jamais une mission facile, même pour ses pratiquants les plus aguerris.

Il est seul, du moins seul humanitaire dans un groupe de moudjahidin. Les gardes-frontières pakistanais ne plaisantent plus avec les étrangers qui franchissent illégalement la frontière. Et l'entreprise est ardue. Il s'agit de traverser une bonne moitié de l'Afghanistan à cheval et à pied, dans la partie ouest, sans doute la plus exposée à la chasse soviétique. François, barbe abondante, visage volontaire, serre les dents.

Certes, ce n'est pas la première mission de ce médecin trapu, qui approche la quarantaine. Mais, cette fois-ci, il doit passer par le Helmand, le fief du baron de la drogue. Les hommes du redoutable mollah Rassoul n'aiment guère que les étrangers viennent renifler leurs plantations qui s'étendent sur des milliers d'hectares, qu'ils soient parachutistes soviétiques ou médecins français. Le pavot, qui sert à la fabrication de l'opium, est, en Afghanistan, le nerf de la guerre...

François Liard et ses gardes afghans reviennent en ville. L'expédition est fin prête. Reste à fêter dignement le départ, avant les privations du voyage, le froid des plateaux, la chaleur du désert. Liard traverse Quetta, la capitale du pays baloutche au Pakistan, avec ses bazars, ses rues encombrées, ses échoppes où l'on vend des turbans noirs ou colorés, en soie ou en coton, de la pacotille, des outils, du thé. Il se souvient de ses missions précédentes. Il a connu maintes fois le danger en Afghanistan et au Cambodge, mais il était en équipe. Le soir, on riait à gorge déployée sous la tente ou dans le dispensaire, malgré les risques, ou plutôt à cause des risques. Désormais, en plus de la malaria, des mines, des avions soviétiques qui tournoient dans l'air, de la dénonciation toujours possible dès que l'on traverse un village, il compte une difficulté de plus : la solitude.

Tant pis : le sort en est jeté. Il rentre au Serena, splendide hôtel fraîchement inauguré. Dans sa chambre, l'envoyé spécial de Médecins du monde enfile une belle chemise, met un nœud papillon et descend les escaliers tel un ambassadeur recevant le corps diplomatique. Au bar de l'hôtel, les quelques étrangers de passage n'en reviennent pas. Il y a là un journaliste en route pour la ville afghane de Kandahar, un ancien humanitaire, Geoffroy Linyer, et un photographe allemand de renom, Denis Reichle.

Le journaliste, atteint d'une fièvre tropicale, s'éclipse bien vite. Commencent les confidences. François Liard, l'ancien humanitaire et le photographe se racontent leurs souvenirs d'anciens combattants. Le médecin est déjà bien éméché. Il a descendu une bouteille de whisky dans sa chambre.

Geoffroy Linyer connaît la région comme sa poche. Il s'est déjà rendu à Kandahar, ville encerclée par les moudjahidin, et a subi les bombardements soviétiques ainsi qu'un assaut de parachutistes. S'il est encore en vie, cela tient du miracle. Il évoque les assauts des commandos sur les camps afghans, sa visite clandestine de Kandahar, ses longues équipées à pied et à cheval à l'est du pays, dans le Nouristan et la Kunar. Denis Reichle, vieux baroudeur et ami de longue date des humanitaires qu'il a croisés maintes fois en Asie, raconte sa visite d'un camp de la mort au Cambodge, son emprisonnement chez les Khmers rouges avec un mini-appareil-photo caché dans son slip et son évasion dans la jungle qui lui a permis d'envoyer ses photos aux quatre coins du monde.

François Liard écoute attentivement ses compagnons. Leurs récits, aussi extraordinaires soient-ils, il les a déjà entendus, vécus même. Journalistes et humanitaires prennent parfois les mêmes risques, les uns pour informer, les autres pour soigner. Mais, cette fois-ci, François n'a pas son ardeur habituelle. Peut-être est-ce la lassitude. Le danger, même lorsqu'il est excitant, finit par user. Le médecin a trente huit ans et plusieurs années de mission derrière lui. Et puis ce qu'il pressent ce soir-là, ce n'est pas la victoire des résistants mal équipés sur la première armée du monde, qui est déjà assurée, mais plutôt la victoire d'un islam pur et dur.

Déjà, à Kandahar où il se rend, il y a ce *maulawi*, ce juge qui rend la justice dans un village et qui ordonne des exécutions, des amputations. A l'est, des convois humanitaires ont été pillés, des médecins séquestrés. Les moudjahidin du parti fondamentaliste Hezb Islami, dirigé par le sinistre Gulbuddin Hekmatyar, ont déclaré les humanitaires « ennemis de l'islam », « espions de l'Occident ». Pourquoi venir risquer sa vie dans un pays si ingrat ? Ce soir-là, François Liard, en costume et nœud papillon, doute de lui, de sa mission, de l'action humanitaire. Demain, il partira clandestinement pour franchir la frontière, avec la tenue de moudjahid qu'il vient d'acheter sur le marché de Quetta – turban et pantalon bouffant.

Six mois de mission l'attendent.

Quand il revient en France, il ne parvient pas à se réadapter. Il souffre à la fois de troubles cardiaques et d'une peine de cœur. Est-ce l'amour perdu ? Ou la beauté du geste humanitaire, si difficile à communiquer ? A-t-il le sentiment d'être privé de ses actes, de sa mission, de l'aventure et des hommes rencontrés ?

Le 24 avril 1993, François se suicide dans son appartement bordelais.

D'autres humanitaires n'ont pas supporté non plus le retour et les misères qui l'accompagnent. Ancien de l'*Ile de Lumière*, volontaire en Éryhtrée et au Sahara occidental, Jean-Claude Strée, anesthésiste, se suicide à cinquante-trois ans en 1986. Une baisse de la vue, un malade qu'il a mal endormi et qui jamais ne se réveillera, l'âge, autant de raisons qui l'entraînent vers la mort volontaire. Il téléphone à Pierre Pradier, anesthésiste lui aussi, vieil ami de l'UNEF puis de MDM, et lui dit : « Je viens te voir mercredi, je viens m'aérer à Biarritz. »

Le lendemain, dans sa clinique du Havre, il s'injecte du penthotal en perfusion.

L'overdose ne pardonne pas.

Jean-Pierre Maubert, anesthésiste encore, surnommé l'« intoxiqué des missions » par Pradier, éprouve la difficulté d'être dont parlait Cocteau. L'aventure des missions est trop authentique, trop belle pour être diluée dans la banalité du quotidien. Les visions d'horreur mais aussi les gestes anodins qui réconfortent les mendiants et les victimes du monde ont rendu sensible ce médecin juif, fils d'un marchand de vêtements devenu antiquaire. Un vendredi soir, il est alpagué par un confrère lors de la réunion de Médecins du monde rue du Fer-à-Moulin :

– Tu es sur tous les coups, mais tu ne fais rien sur le terrain!

Maubert prend très mal la remarque. Quelque temps plus tard, il téléphone en pleine nuit à Kouchner et lui enjoint de l'emmener dans les montagnes d'Afghanistan. La supplique est entendue, mais la mission remise à des heures plus décentes. Puis, en quête de l'âme sœur pour une nuit tragique, Maubert appelle ses anciennes compagnes et leur annonce sa volonté d'en finir. L'une d'entre elles, en province, parvient à le garder en ligne. Elle sait qu'il va mettre sa menace à exécution. Paniquée, elle suit de minute en minute la préparation du suicide de Jean-Pierre puis parvient à alerter Monique Donabédian. La trésorière de MDM se rue dans l'appartement de Montmartre, mais c'est trop tard. Jean-Pierre est transporté d'urgence dans les sous-sols de l'hôpital de la Pitié-Salpêtrière où Gilles Brucker et Bernard Kouchner assistent, impuissants, aux tentatives de réanimation de leur confrère.

Kouchner se maudit de ne pas avoir su déceler la profonde détresse d'un ami de toujours. La thèse de Jean-Pierre Maubert portait sur « l'aide médicale humanitaire, témoignage et réflexions ». Elle était dédiée à trois disparus, que Kouchner appelait « trois figures de l'humanisme militant » : Ali Osman, médecin palestinien rencontré à Beyrouth et assassiné dans le camp de Sabra en 1982, Maryam Abrahimi, combattante du Kurdistan tuée lors d'une attaque à Mahabad en Iran, et Pierre Grosjean, médecin français « engagé » et tué au Nicaragua lors d'une opération des forces gouvernementales.

– Nous avons construit une légende, aimait à dire Jean-Pierre Maubert, il serait temps de la détruire.

19.

Drames d'Europe

Dans son appartement de deux pièces orné de tapisseries, Anaïte Bakhchian sent le sol remuer. Le lustre bouge, les murs semblent se gondoler. Anaïte, une étudiante de vingt-trois ans, se penche à la fenêtre. Dehors, c'est l'affolement. La secousse se dilue déjà et se prolonge jusque dans le cœur d'Erevan.

Ce mercredi 7 décembre 1988, à onze heures quarante et une, la terre a tremblé en Arménie. Erevan, la capitale, n'a pas été atteinte, mais Anaïte craint pour les habitants du Nord, ceux des montagnes et des vallées situées sur la ligne sismique.

La radio arménienne diffuse très vite des messages de secours. La ville de Leninakan est gravement touchée, celle de Spitak pratiquement détruite. Là-haut, la terre a ouvert ses entrailles, englouti des hommes, avalé des immeubles de mauvais béton. On parle d'abord de milliers de morts, puis le bilan s'alourdit encore : dix mille, vingt mille victimes...

En visite officielle aux États-Unis, le secrétaire général du parti communiste d'URSS Mikhaïl Gorbatchev interrompt sa tournée et rentre à Moscou. La rumeur moscovite se confirme : les secours sont insuffisants. Non loin du Kremlin, dans le vieux gratte-ciel d'architecture stalinienne qui abrite le ministère des Affaires étrangères, Edouard Chevardnadze réunit ses conseillers. Le porte-parole, Vadim Perfiliev, lit ensuite une déclaration à la presse, évoquant une « situation réellement tragique ».

Dans la capitale soviétique, une cellule d'urgence tente d'organiser les secours en Arménie. Sur place, les premiers pompiers, sauveteurs et médecins arrivés sur les lieux ne savent plus où donner de la tête. Les routes qui montent vers la montagne sont encombrées, des ponts sont effondrés, les rues de Leninakan et de Spitak présentent des crevasses. Un reporter de la télévision soviétique parvient à rallier les deux villes. Les images qu'il rapporte et que regardent Anaïte Bakhchian et son frère Ghatchijk, militant de la cause nationaliste, sont terribles. Amas de ciment, masses déformées de béton, bâtiments effondrés, trous dans la chaussée... Le soir même, le frère d'Anaïte tente de monter vers les lieux de la tragédie, comme des milliers de ses concitoyens prêts à porter secours. Mais les routes sont encombrées de voitures. Les habitants de la région et leurs proches veulent constater l'ampleur des dégâts, et des chars soviétiques empêchent tout intrus de pénétrer dans les hautes vallées. Le chauffeur d'une voiture transportant un blessé doit parlementer avec les soldats et négocier avec les autres chauffeurs pour pouvoir se frayer un passage.

Là-haut, des dizaines de milliers de survivants sont contraints de dormir dehors, dans la neige, par moins dix degrés.

A Paris, les dirigeants de MSF et de MDM tentent de monter une expédition de secours. Le bilan n'est pas encore connu, mais l'institut de sismologie confirme les prévisions : ce tremblement de terre sera très meurtrier. Antoine Crouan craint que la partie ne soit difficile. Comme MDM, MSF œuvre depuis huit ans en Afghanistan, du côté de la résistance antisoviétique, et jamais l'URSS n'a accepté sur son territoire des équipes étrangères de secours. Comment braver l'anathème de Moscou? Indésirables, les French Doctors le sont autant dans les républiques de l'Empire rouge qu'en Afghanistan.

– Allons-y au culot! lance un médecin dans la salle des réunions.

– Il nous faut d'abord le feu vert, rétorque un autre.

La thèse du forcing l'emporte.

Il convient d'abord de négocier avec l'ambassade d'URSS. Deux volontaires sont dépêchés à la chancellerie boulevard Lannes, dans le XVIe arrondissement. Ils parlementent des heures durant avec le deuxième secrétaire. D'heure en heure, l'un d'eux descend, appelle depuis la cabine téléphonique de la rue une autre cabine, rue de Prony, près du parc Monceau, occupée en permanence par un troisième larron, lequel relaie l'information à l'un de ses compagnons posté à la porte du consulat soviétique. Au siège, Antoine Crouan suit la progression des discussions, relance les émissaires. Chaque heure qui passe représente là-bas des victimes supplémentaires. Dans les vallées d'Arménie, des survivants, prisonniers des décombres, peuvent encore être sauvés.

A l'ambassade et au consulat, les négociations progressent et les deux compères obtiennent des résultats tangibles. La persuasion, le chantage, le discours musclé, ils utilisent tour à tour tous les instruments de la panoplie verbale de l'humanitaire. Ils menacent de rameuter la presse parisienne si les visas ne sont pas accordés, envisagent une grève de la faim, sous-entendent qu'ils pourraient dénoncer les pratiques bureaucratiques de certains diplomates, mal vues en ces temps de *perestroïka*.

Après être restés fort tard dans l'ambassade, les médecins français reviennent au petit matin et reprennent les négociations. Au bout de quelques heures, un homme pénètre dans le bureau du secrétaire et lui montre un télex : les équipes de secours sont autorisées à s'envoler pour Erevan. Les médecins reçoivent aussitôt leurs visas.

Le bilan est trop lourd pour paralyser pareille générosité.

Tous les hommes de bonne volonté sont invités à joindre leurs efforts pour tenter de sauver les victimes du séisme et soigner les rescapés.

Au siège de MSF, l'équipe d'urgence met au point les derniers préparatifs. Un avion a été loué, les tonnes de médicaments sont prêtes.

Des dizaines de médecins déjà, dont beaucoup d'origine arménienne, se sont portés volontaires.

Lorsqu'il débarque à Erevan, Antoine Crouan constate que les militaires soviétiques consultent à peine les passeports. Les Arméniens eux-mêmes sont étonnés de la promptitude des gabelous soviétiques à laisser entrer les émissaires du camp adverse, messagers de l'ennemi capitaliste. Des journalistes britanniques et allemands se présentent à la frontière enneigée entre la Turquie et l'Arménie, à l'ombre du mont Ararat, et sont accueillis à bras ouverts.

Le séisme a aussi fait trembler le dogme.

Tour de Babel provisoire, le hall de l'aéroport est envahi de volontaires de tous les pays, notamment socialistes : sauveteurs éthiopiens, volontaires cubains, spécialistes polonais accompagnés de chiens des neiges, médecins suisses, Arméniens de la diaspora des États-Unis et française. Alentour, c'est un immense capharnaüm, mélange indescriptible d'ambulances, de camions et de tanks soviétiques, chargés depuis plusieurs mois de mater la révolte indépendantiste menée par les nationalistes arméniens.

Ancien volontaire en Afghanistan, Antoine Crouan n'ose y croire : pour la première fois, une organisation humanitaire est autorisée à pénétrer en URSS.

Il s'installe avec son équipe à l'hôtel Armenia, vieux bâtiment massif qui emprunte à la fois au style stalinien et à l'art byzantin, avec ses arcades et sa façade rose. Cubains, Éthiopiens, Allemands de l'Est et Polonais entr'aperçus à l'aéroport se sont rejoints dans le hall. Les chambres sont complètes, certains se sont installés sur les canapés de l'entrée.

On croirait assister à la réunion de l'Internationale socialiste, qui se porterait au chevet d'un camarade agonisant.

L'équipe de MSF, elle, a débarqué dans le grand hôtel avec des talkies-walkies, des fax, des ordinateurs, une valise de téléphone-satellite, une photocopieuse. Devant ce matériel high tech, les volontaires du bloc socialiste marquent leur étonnement.

Deux mondes de l'urgence se frôlent quelques instants, se dévisagent, se toisent même.

De son côté, Médecins du monde a aussi affrété un avion. Alain Serrie, chirurgien anesthésiste à l'hôpital Lariboisière à Paris, est accompagné de plusieurs médecins d'origine arménienne, dont sa femme. Ensemble, ils montent aussitôt vers la zone sinistrée. En chemin, Serrie mesure combien le pays est quadrillé depuis les prémices de la révolte indépendantiste lancée quelques mois plus tôt. Des tanks, des jeeps, des soldats veillent aux barrages routiers. Le chef du parti en Arménie, murmure-t-on à Erevan, préparerait la répression contre les militants du comité Karabagh, chefs de file de la sécession. Certains seraient déjà entrés dans la clandestinité.

Après un trajet de cinq à six heures pour franchir les cent vingt kilomètres de la route encombrée qui monte depuis Erevan, l'arrivée sur les plateaux est saisissante. Il fait nuit, la neige et la boue se sont mélangées, des êtres emmitouflés dans des couvertures errent dans les rues, à la recherche de leurs proches. Des centaines de corps s'amassent déjà dans les cercueils de bois posés de part et d'autre du bitume.

Alain et son équipe prennent possession d'un dispensaire près d'un immeuble épargné. Des survivants arrivent, portés par des sauveteurs. Ils ont froid, souffrent de contusions et fractures multiples. Sous les décombres dorment déjà des milliers d'Arméniens. Patrick Aeberhard, président de MDM, rejoint ses confrères. Il revient de Spitak, qu'il compare à Dresde bombardé. « Les gens sont là comme des fantômes autour des décombres, explique-t-il, je n'ai jamais vu ça en vingt ans d'humanitaire. » Monique Donabédian, qui l'accompagne, est sous le choc.

Elle a vu cent cinquante enfants écrasés dans une école de village. Tous les survivants ont décrit l'apocalypse, le grondement de la terre, puis le soulèvement des plaques de goudron, les maisons qui s'effondrent, les jets de vapeur. Spitak n'est plus qu'une ville-tombeau, un décor de carton-pâte, hanté par des ombres silencieuses.

A Leninakan, aux alentours du dispensaire, les survivants vont et viennent parmi les ruines. La nuit, ils se réchauffent auprès d'un brasero puis dorment dans la neige en grelottant. Dans les décombres, le maire, Émile Kirakosian, a perdu toute sa famille – sa femme, sa mère, ses enfants et petits-enfants, quinze personnes au total.

Depuis Paris, MSF et MDM s'évertuent à envoyer à Erevan des reins artificiels, indispensables pour soigner les victimes de séisme atteints de compression des membres. Une vingtaine d'appareils parviennent dans la capitale arménienne, mais certaines unités restent bloquées plusieurs jours durant dans un hangar de l'aéroport, en raison de tracasseries administratives et du zèle d'un douanier. Un médecin arménien s'évertue à accélérer la procédure.

L'URSS n'a pas pas changé, pense Alain Serrie.

La mission est courte : au bout d'une dizaine de jours, les Soviétiques décident de raser les villes sinistrées et de les reconstruire. On tente encore de dégager quelques corps bloqués sous les gravats. Confinée dans un espace d'un mètre carré sous des tonnes de décombres, une jeune femme est extirpée au bout de six jours par une équipe de sauveteurs français.

« Merci la France, merci », crie sa mère sur le perron de la maison du peuple, l'un des rares bâtiments encore debout.

Les médicaments sont regroupés au dispensaire MDM. Le tri des boîtes n'est pas simple : il faut enlever les emballages écrits en français, en allemand, en polonais, en anglais, en grec, en serbo-croate, en tchèque, et regrouper perfusions, pilules et sachets dans de gros cartons sur lesquels on inscrit, en russe ou en arménien, un bref mode d'emploi. Anaïte Bakhchian, l'étudiante d'Erevan, s'enrôle dans les rangs de MDM comme interprète.

Dans les rues qui jouxtent le dispensaire, Alain Serrie évalue l'ampleur de la solidarité internationale. Des sauveteurs des quatre coins de la planète sont venus prêter leurs bras pour déblayer les ruines. On en compte soixante mille. Même dans le petit dispensaire tenu par MDM, les vieilles inimitiés s'effacent. Xavier Emmanuelli, président d'honneur de MSF et donc représentant du grand rival, vient saluer ses confrères qui œuvrent jusqu'à une heure tardive de la nuit. On se congratule, on se tape sur l'épaule.

La hache de guerre est enterrée.

Orgueil de nationalistes? Des médecins arméniens font comprendre à Alain Serrie qu'ils disposent désormais de toute la logistique nécessaire pour affronter la suite des événements. Ils veulent, en clair, se passer désormais des urgenciers. En fait, les volontaires de MDM et MSF qui opèrent dans les hôpitaux ne s'avèrent plus d'une grande utilité. Soixante-douze heures après un tremblement de terre, les traumatisés graves sont déjà morts. Il faut se replier la mort dans l'âme... Dans l'attente, un chirurgien français désœuvré aide des manutentionnaires à transporter des couvertures et des cartons de vivres. Après une carence dans les premiers jours, les reins artificiels abondent désormais. Treize appareils viennent d'arriver dans les soutes d'un avion MSF avec Xavier Emmanuelli et quarante des États-Unis, don de la diaspora.

Dans la capitale, on tente de coordonner les compétences, mais la confusion règne. Un médecin a beau clamer qu'il est cardiologue, on l'affecte à une unité de pédiatrie. Des équipes de sauveteurs avec chiens débarquent encore à l'aéroport alors qu'il n'y a plus aucun espoir pour les ensevelis. Mais peu importent les errements.

Le sauvetage de l'Arménie a suscité un formidable élan de solidarité et de générosité.

En six semaines, MDM a pu collecter plus de quatre millions de francs pour la terre meurtrie du Caucase.

Alain Serrie reprend la route. Il laisse au dispensaire quelques volontaires arméniens. En chemin, le chauffeur l'invite à pénétrer chez un responsable de district. La villa, tapie au fond d'une vallée, est épargnée. Papiers peints au mur, mobilier flambant neuf, vaisselle décorée indiquent qu'il s'agit d'une demeure d'apparatchik. Le maître des lieux invite le médecin à s'asseoir et le remercie de son long voyage « afin que l'Arménie ne soit jamais oubliée dans le malheur ». On trinque, on avale une bouteille de cognac local frelaté. En titubant, Alain se dirige vers la voiture. Le chauffeur, lui aussi passablement éméché, glisse sur la neige.

Alain se retourne et contemple une dernière fois la résidence cossue.

Si les maisons tremblent, le système soviétique, lui, perdure.

En parcourant les rues de Erevan, le médecin français aperçoit des drapeaux noirs sur les frontons, les poteaux téléphoniques, les cimaises. Les chars imposent toujours le couvre-feu. Double malheur du séisme et du bâillon, pense Alain avant de se ruer vers l'aéroport et d'y lever le pouce. Le pilote suisse qui consent à embarquer cet avion-stoppeur dans sa carlingue vide le dépose, d'un coup d'aile, sur l'aéroport de Zurich.

Le tremblement de terre aura coûté la vie à vingt mille Arméniens. Dans la semaine qui suit, Mikhaïl Gorbatchev lance le signal de la répression contre les militants nationalistes, qui sont arrêtés.

Alain Serrie a un haut-le-cœur puis reprend espoir : la lutte pour l'indépendance renaît quelques jours plus tard.

Le 10 novembre 1989, des milliers de Berlinois de l'Est se ruent vers le mur. La radio est-allemande vient d'annoncer, après un mois de crise, la liberté de voyager à l'étranger. Les vieux Berlinois n'en croient pas leurs oreilles, d'autres se précipitent vers la ligne frontière, là où les gardes tiraient, hier encore, sur les candidats à l'exil. Dans la liesse, les premiers parviennent à se hisser sur le mur, d'autres entament le béton à coups de marteau.

Les plus hardis s'aventurent à l'Ouest, entre néons et sex-shops.

Cette nuit-là tombe le mur de Berlin.

Alain Serrie se réjouit de l'événement. Ses compagnons de mission et lui pressentaient l'avènement d'un monde meilleur, moins conflictuel, la fin de la guerre froide, conforme aux attentes de l'idéal humanitaire. Mais nul ne se doutait d'un effondrement si rapide des murailles staliniennes.

Les conflits seront peut-être plus humains, à moins que ce réveil des peuples, ce nationalisme qui bout à l'Est n'augurent un pourrissement, un attisement des haines comme celui qu'il a pu observer entre Arméniens et Azéris.

Le même doute taraude Brauman et les siens qui ont acquis une connaissance tactile des conflits, une intuition prospective de la géopolitique.

Ce grand chambardement présage le meilleur et le pire.

Bernard Kouchner a repris du service. Ministre de l'Action humanitaire, il entend porter le fer dans les pays en guerre, combattre les dictatures, dénoncer les imposteurs. Qu'importe si un Xavier Emmanuelli, l'ancien ami devenu Brutus, le taxe de « ministre-gadget »! Face au trublion, le Quai d'Orsay fait corps. Le ministre des Affaires étrangères, Roland Dumas, ne tolère pas que l'on règle la diplomatie dans les bureaux de Kouchner. Celui-ci tonne-t-il contre les dirigeants pékinois, accusés de réprimer le Tibet où couve la révolte des moines et des laïcs? On lui demande de se taire. Compare-t-il le maréchal Mobutu, le chef d'État zaïrois, à un coffre-fort ambulant en peau de léopard? On le rappelle à l'ordre.

Les différends entre les deux ministres s'arbitrent bien souvent dans le bureau de Mitterrand, lequel finit par donner sa bénédiction aux foucades du médecin.

Lorsque Kouchner s'aventure au Liban, en 1989, le ministère des Affaires étrangères suit l'opération de près. Le Levant est de nouveau en feu. La capitale subit des orages meurtriers. Ce sont les Syriens qui, cette fois-ci, assaillent Beyrouth et tentent de mettre au pas le réduit chrétien. Kouchner veut réaliser une opération de charité, accessoirement médiatique. Il s'agit d'emmener des blessés en France, à bord d'un bateau de la marine nationale. Dans Beyrouth en flammes, le ministre, flanqué de Marc Kravetz de *Libération* et de l'inséparable Michel Bonnot, passe de bunker en ambassade, de cache en réduit. Il rencontre musulmans et chrétiens de différentes obédiences. L'opération réussit, les blessés sont transportés à bord du navire-hôpital la *Rance*. Entretemps, l'ambassadeur de France, dont le bâtiment est visé à la fois par les Syriens et les Druzes, craint le pire pour la peau du ministre. Il reçoit un télégramme du Quai d'Orsay : Kouchner doit être exfiltré. Un commando viendra le chercher sur une plage et un sous-marin patientera au large. Kouchner décline l'offre. Il préfère entendre le sifflement des balles, qui lui rappelle les premières missions libanaises. Aux contempteurs de ce nouveau coup d'éclat, il lance, par journaliste interposé : « Se taire est parfois une complicité. »

Tandis que Jean-François Deniau se précipite au Liban pour rameuter l'opinion publique, que l'écrivain Daniel Rondeau ramasse quelques notes éparses pour son prochain récit, *Chronique du Liban rebelle*, Kouchner, comme avant, convoie des blessés.

Depuis quelques jours, les informations en provenance de Roumanie se télescopent. On parle de milliers de morts dans les rues de Timisoara. Bucarest, ville modèle du totalitarisme, est en proie à la rébellion ouverte. Des unités entières de l'armée refusent de mener la répression.

Le jeudi 21 décembre, les nouvelles se précipitent. Une manifestation officielle organisée place de la Victoire à Timisoara tourne à l'émeute. Des gardes tirent puis s'enfuient, débordés par la foule qui rallie les indécis, les passants, les commerçants. Même scénario le lendemain à Bucarest. La foule prend d'assaut la place Gheorghiu et la révolte, comme une traînée de poudre, gagne la ville entière. Le siège de la télévision est pris d'assaut, les soldats tirent puis se rallient. Un homme se précipite dans un studio, passe derrière l'écran et clame la victoire de la révolution. Ceausescu, le dictateur roumain, est en fuite.

L'oreille collée au transistor, le poste de télévision allumé, Jacques Lebas ne perd pas une miette des nouvelles roumaines. La chute d'une dictature stalinienne en direct sur les ondes et les écrans... Lebas assiste, terrifié, au grand chambardement en cours, à la révolte des gueux, celle des patriotes qui, les armes à la main, tentent de renverser la forteresse roumaine.

Dans l'heure qui suit l'annonce de la chute de Ceausescu, Jacques Lebas affrète un Boeing 747 de la compagnie Corsair.

Miracle de la logistique contemporaine, des tonnes de médicaments sont embarquées en quelques heures.

Le charter humanitaire, avec à son bord des médecins, des journalistes et André Glucksmann, philosophe appelé à la rescousse pour relater ce moment historique, veut atterrir à Bucarest, mais l'aéroport vient de fermer ses pistes. La Roumanie s'enfonce dans l'obscurité. Faut-il renoncer ?

Le Boeing survole les Balkans lorsque le pilote annonce que l'appareil se posera à Varna, en Bulgarie, sur les rives de la mer Noire. Lebas jubile sans se départir d'une inquiétude viscérale. Lui qui vient de succéder à Patrick Aeberhard à la tête de Médecins du monde réfléchit à cet atterrissage depuis plusieurs jours. Dans l'attente de la chute du *conducator*, des équipes ont été expédiées d'urgence aux frontières, en Hongrie et en Yougoslavie. « On fera un siège humanitaire », avait lancé une voix à la réunion de crise. Médecins sans frontières a déjà dépêché plusieurs envoyés spéciaux, suivis de dizaines de camions. Le régime roumain, l'un des plus durs des pays de l'Est, succomberait-il au grand tremblement libertaire qui agite depuis quelques mois le bloc de l'Est ? Va-t-on suivre dans les Carpates l'exemple des Allemands de l'Est ou des Tchécoslovaques qui, quelques semaines plus tôt, ont eu raison du totalitarisme ? Trouvera-t-on sur les rives du Danube ou en Transylvanie un patriote intègre qui, tel Vaclav Havel à Prague, conduira les démocrates à la victoire ?

Contre toute attente, les fonctionnaires bulgares saluent l'équipe d'une avalanche de sourires et leur procurent visas, jerricans d'essence, camions. Le communisme doit sûrement vaciller en Roumanie.

Même ses voisins, de frontière et de dogme, parient sur son agonie.

Pendant ce temps à Bucarest, des patriotes tentent de prendre le contrôle des derniers points de résistance tenus par les gardes prétoriens de Ceausescu, les agents de la direction n° 5 de la Securitate. Les combats sont violents. Des tireurs d'élite embusqués sur les toits visent la foule. La vieille bibliothèque centrale est en flammes, la façade de l'hôtel Intercontinental, où sont retranchés les journalistes, est mitraillée. Un reporter voit sa fenêtre voler en éclats et se réfugie sous son lit. En contrebas, aux carrefours, de jeunes gavroches s'improvisent miliciens et contrôlent les rares voitures.

Dans les studios de télévision, un présentateur porte le brassard des révolutionnaires. C'est Bratesh, le directeur du journal télévisé, ancien apparatchik et propagandiste de la pensée du maître Ceausescu qui vient de prêter allégeance aux patriotes. Dehors, dans la nuit, sur la place Gheorghiu, un reporter français disparaît sous les chenilles d'un char qui vient de pivoter. Jean-Louis Calderon, journaliste à La Cinq, meurt à deux heures trente du matin, dans un feu d'artifice d'explosions et de balles traçantes.

A Varna, la télévision bulgare diffuse des éditions spéciales sur la révolution roumaine. Lebas jette un coup d'œil rapide sur les quelques séquences en provenance de Bucarest. Il est grand temps de gagner la ville insurgée. Un bus poussif est chargé de convoyer l'équipe médicale vers la Roumanie. En chemin, les envoyés spéciaux de Médecins du monde tentent de glaner quelques nouvelles. Une insondable rumeur hante les abords de la frontière. Les faubourgs de Bucarest seraient en feu, les sbires du régime tireraient sur la foule, les hôpitaux seraient peuplés d'innombrables blessés, des morgues supplémentaires auraient été ouvertes pour accueillir les victimes de la répression.

Le nouveau président de MDM s'attend à pénétrer dans une ville insurgée, semblable à Budapest lors de l'insurrection hongroise de 1956 contre les tanks soviétiques.

A la frontière, près du grand pont qui enjambe le Danube, il remarque un homme à la belle prestance qui se détache d'un groupe. Emmitouflé dans un manteau, il se présente. Il dirige la douane, tenue par un nouveau comité insurrectionnel placé sous sa coupe. Quelques jours plus tôt, il siégeait encore dans son bureau de procureur.

Lebas demeure perplexe.

Lorsqu'il pénètre, avec Glucksmann, dans la capitale, au bout de la route enneigée, des centaines de Roumains viennent saluer l'autobus de Médecins du monde. Les passagers leur répondent poliment mais demeurent prudents, guettant d'éventuelles balles perdues. Où sont les terribles combats libérateurs annoncés à Paris ? Où se terrent les défenseurs de la cause démocratique ? La révolution, ici, ne se fait pas dans le sang, mais ressemble à une grande kermesse. Seuls quelques irréductibles tirent des salves sur la place du palais, place Gheorghiu, face à une foule surexcitée. Des enfants bravent les balles, des hommes s'improvisent miliciens de la révolution, donnent des ordres, organisent une hypothétique résistance.

L'émotion est grande au sein de l'équipe. L'autobus de Médecins du monde a valeur de symbole. C'est le premier convoi humanitaire à pénétrer dans les rues de Bucarest depuis la Seconde Guerre mondiale.

Lebas n'en revient pas. Cette révolution-là, une vraie, loin de tous les dogmes, a été si rapide. L'annonce de l'arrestation d'un pasteur à Timisoara, une manifestation à Bucarest ont suffi pour mettre le feu aux poudres. Lebas observe les hommes et les femmes qui se battent à mains nues. Il se remémore la mission clandestine qu'il a effectuée huit mois plus tôt avec Patrick Laburthe en Roumanie, afin de contacter la dissidente Doïna Cornea, cloîtrée dans son appartement de Cluj-Napoca. Ce voyage dans les Carpates relevait de l'audace folle : les miliciens bouclaient la maison de la dissidente. A l'heure de la relève, les deux médecins avaient réussi à se faufiler dans l'appartement et à s'entretenir trente minutes avec Doïna Cornea. A la sortie, ils avaient été cueillis par les sbires du régime puis expulsés *manu militari* de Roumanie. On ne plaisante pas avec les oukases du *conducator*.

Mais cet hiver-là est un printemps pour les Roumains. Seuls, dit-on, quelques bataillons de la Securitate résistent encore. Une affaire de quelques heures, pense Lebas en visitant le grand hôpital des urgences avec Jacques Bérès.

Erreur ! Le directeur de l'hôpital, un professeur affable d'une soixantaine d'années, les avertit du risque qu'ils courent. On annonce une attaque du bâtiment par les troupes des services secrets.

– Ça va se passer ce soir, j'ai de bonnes informations, lâche-t-il effondré. Nous n'avons plus que quelques heures à vivre.

Le professeur entend braver les derniers fidèles de Ceausescu et périr dans les flammes s'il le faut pour défendre ses malades. Lebas doit prendre une décision. Quinze membres de Médecins du monde l'entourent, attendant sa sentence. Bérès, le docteur Trompe-la-Mort du Kurdistan, du Liban, du Viêt-nam, prend alors la parole et déclare avec panache :

– Monsieur le directeur, nous avons justement créé Médecins du monde pour être aux côtés des perdants et des laissés-pour-compte. Vous nous dites que les malades et vos équipes sont condamnés. Merci de nous permettre d'arriver juste à l'heure pour le combat final. Notre rôle est de rester ici, à vos côtés, pour soigner avec vous et mourir s'il le faut. La Securitate, on l'attend de pied ferme.

Bérès rit intérieurement. Ce discours, il l'a tenu des dizaines de fois à quelques propagandistes de circonstance et à des volontaires apeurés. Il chuchote au président de MDM : « C'est bidon, ça ne sent pas une attaque de la Securitate. » Tandis que le directeur reste bouchée bée, Lebas se doit de répondre au discours de Trompe-la-Mort.

– A Médecins du monde, déclare-t-il, chacun doit s'engager individuellement. Pas de décision collective sans prendre l'avis des uns et des autres.

Il interroge successivement tous les membres de la mission. A sa grande surprise, nul ne manifeste le désir de s'éclipser vers la sortie. Le danger semble galvaniser les urgenciers.

La décision rassure les médecins roumains. On guette les coups de feu. Qui tirera le premier, des sbires de la Securitate ou des soldats de la révolution? En attendant, la petite équipe est invitée à témoigner devant les caméras de la télévision, aux mains des insurgés. La colonne sort dans la rue, et rase les murs. Un rebelle l'accompagne, fier de son arme, un fusil kalachnikov dont il ne sait pas se servir.

Jacques Lebas, habitué à l'ustensile favori des guérilleros de par le monde, lui fait un petit cours sur son maniement.

La foule est dense et salue les Français. Des vivats, des applaudissements ponctuent leur parcours. Des mains se tendent et arrachent au passage quelques poignées de cheveux de Glucksmann et de Lebas. Fétichisme de la « libération »... Bérès, habitué des guerres et des maquis, se demande s'il s'agit vraiment là d'une révolution. Certes, on se bat sur la place qui jouxte l'ancien palais royal, mais la propension roumaine à l'exagération, le goût des autochtones pour la mise en scène l'incitent à en douter.

Brusquement, Glucksmann reçoit un coup de poing en plein visage. Lebas comprend aussitôt que, en fait d'idolâtrie, il s'agit d'une volonté de lynchage. Les médecins français sont assimilés à des « Palestiniens », ces hypothétiques hommes de main du régime qui hanteraient les rues pour en découdre avec les insurgés.

Des soldats ralliés à la bonne cause sauvent in extremis les Français que la foule commence à conspuer.

Dans la tour de la télévision, les compères sont précipités au cœur d'un studio. Lorsqu'il découvre le visage du présentateur, Lebas ne cache pas sa surprise. L'homme est le même que celui qui présentait les nouvelles officielles, dans le plus pur style stalinien, huit mois auparavant.

Futile révolution où les masques ne tombent pas, tandis que les fidèles de l'ancien régime et de son dictateur déchu tirent sur la foule amassée dans les rues.

Deux jours plus tard, Ceausescu est exécuté avec sa femme dans la ville de Tirgoviste, alors que parviennent peu à peu dans la capitale les nouvelles de la province. Non, il n'y pas eu de charnier à Timisoara, ni de grands massacres dans les villes. Lebas, qui a couru d'hôpital en hôpital, s'aperçoit que l'exagération, l'inflation des nombres sont devenues la règle.

Vingt mille morts, clamait un médecin, bombardé ministre de la Santé!

Le président de MDM ne voit nulle part de traces de cette barbarie.

Ont-ils été floués, les grenadiers-voltigeurs de l'Occident compatissant? Ils consultent quelques blessés et tournent les talons. Force est de reconnaître que la présence de Médecins du monde est peu justifiée. Tandis que Bernard Kouchner débarque à Bucarest, Lebas tempête, dans l'avion qui le ramène à Paris, contre cette révolution d'opérette, propice à la manipulation *ad nauseam* et aux faux règlements de comptes. Elle a feint d'expédier en enfer quelques bourreaux, alors que les thuriféraires du régime s'accaparaient les oripeaux de l'insurrection.

Pendant ce temps, dans les hôpitaux de Bucarest, Kouchner, fidèle aux leçons du mentor de la revue *L'Événement*, d'Astier de La Vigerie, mène l'enquête. Il compte les corps dans les morgues, interroge des médecins et des témoins, recoupe ses informations. Le tout nouveau ministre de la Santé lui assure que le nombre de morts s'élève à sept cent soixante-six, dont trois cent soixante-quatre à Bucarest. Où sont les soixante mille victimes des combats, martyrs invisibles de la révolution? s'interroge à son tour Kouchner. La Roumanie, pense le secrétaire d'État, montre une certaine propension à l'enflure des bilans.

Lorsque Jean-Gabriel Barbin, le chirurgien qui a choisi de demeurer sur place, l'appelle au mois de janvier, Lebas fait la sourde oreille. Barbin, qui a installé son dispensaire dans trois chambres de l'hôtel Intercontinental, prétend que des petits Roumains, enfants de filles-mères ou orphelins, sont victimes du sida et qu'on les abandonne à leur triste sort dans des orphelinats infects et sales.

– Qui croirait de pareilles balivernes, après les faux charniers de Timisoara? lance Lebas à son confrère.

Selon lui, les chiffres avancés, ce taux de séropositivité qui s'étalerait entre cinq et cinquante pour cent, ne sont guère plausibles. Professeur à Saint-Antoine à Paris, consultant auprès de l'Organisation mondiale de la santé, Lebas sait de quoi il parle. Barbin reconnaît au téléphone que les pourcentages sont certainement exagérés, mais n'en démord pas. La Roumanie subit de plein fouet les affres de la pandémie.

L'insistance du chirurgien finit par vaincre les réticences. MDM concède l'envoi d'une mission dans le plus grand des secrets. Pas question de susciter des vagues dans la presse et de se retrouver, quelques jours plus tard, acteurs d'une nouvelle manipulation.

Au fond, Lebas craint que Barbin n'ait raison. Lorsque le médecin délégué sur place l'appelle le lendemain pour confirmer les soupçons, il mesure toute la tragédie : des milliers d'enfants ont été contaminés par transfusion. Le président de Médecins du monde abandonne aussitôt ses consultations à Saint-Antoine et repart pour Bucarest.

Le professeur qui le guide dans les couloirs de l'hôpital est l'ancien médecin-chef de la Securitate. Il règne en maître, donne des ordres, semble terroriser les infirmières. Lorsqu'ils pénètrent dans le quartier des enfants malades du sida, Lebas découvre l'horreur. Des petits corps décharnés, des yeux qui trahissent la peur, la mort qui rôde entre les lits. Personne pour parler à ces pestiférés que l'on craint de toucher, que les médecins et les aides-soignantes évitent, masque sur le visage, les pieds dans une mare d'eau de Javel. Pas de jouets, pas de couches, peu de médicaments. La microtransfusion de sang a servi d'ersatz, pendant des années, au manque de nourriture et de vitamines. Le personnel, par crainte de la contamination, préfère piquer les membres décharnés des enfants avec les intraveineuses que de les nourrir à la cuillère. Sinistre thérapie. Lebas compte les petits malades, découvre quatre nourrissons allongés dans le même lit, remarque les draps sales, les linges souillés, non lavés.

– Vous savez, ils ont le sida, il n'y a rien à faire, ils sont dangereux, commente le professeur.

Lebas est choqué par tant d'appréhension, lui qui soigne les malades du sida à Saint-Antoine sans masque et sans gants. Il est surtout dégoûté par les apparatchiks de la médecine roumaine, anciens de la Securitate et de l'appareil communiste que la révolution n'a même pas fait trembler. Il convoque les journalistes en poste à Bucarest.

– Oui, il y a une épidémie de sida infantile en Roumanie, lance-t-il aux reporters. Ils ont été contaminés par la réutilisation d'aiguilles non stérilisées. Dans les orphelinats roumains, certains enfants sont piqués jusqu'à dix fois par jour.

Le médecin français estime que des centaines d'enfants sont concernés. Qui va les prendre en charge, eux qui meurent dans le dénuement le plus total, sans assistance, sans soutien affectif?

Lebas toise les reporters et attend les questions.

– Quelle est la responsabilité du système Ceausescu? demande-t-on dans la salle.

– Ne parlons pas du système. Là, le coupable, c'est l'être humain, du médecin aux parents, en passant par les infirmières.

Une autre voix s'élève.

– Et ces enfants adoptés dans les orphelinats roumains? Ne craignez-vous pas que les familles adoptives ne les rejettent?

Lebas connaît la portée des mots. Il sait que son cri de révolte va effrayer les dizaines de familles qui ont recueilli des orphelins en ignorant leur séropositivité. Mais il ne peut se taire. Le silence entraînerait la mort d'autres enfants.

– Oui, je crains tout cela. Mais je sais qu'ici, chaque jour, des enfants sont contaminés à coups de microtransfusions et de réinjections. Si rien n'est fait de toute urgence, si le scandale n'éclate pas, cette mise à mort se poursuivra. A partir de cet instant, avec notre complicité. La mienne si je me tais, la vôtre si vous restez silencieux.

Jean-Gabriel Barbin abrège la conférence de presse. L'avion pour Paris attend Lebas. Il doit retrouver ses malades de Saint-Antoine le lendemain matin. Dans l'avion, il songe à cette nouvelle guerre inattendue, ce conflit des âmes. Oui, l'irresponsabilité médicale tue. Est-il possible que des confrères aient pu fermer les yeux sur un tel scandale? En considérant ces manquements au code de conduite de la médecine, Lebas réalise que le combat des associations humanitaires, c'est aussi celui de l'éthique. Il faut soigner, certes, mais aussi prévenir les graves entorses à la déontologie.

Au siège de Médecins du monde, on décide d'envoyer une équipe pour soulager les maux des enfants abandonnés. Des médecins s'y relaient, tentent d'apporter du réconfort et, surtout, d'enrayer l'épidémie. Des journalistes s'émeuvent, les Roumains prennent conscience du drame inavoué, des familles se portent volontaires pour accueillir les enfants.

Mais la mission de Jean-Gabriel Barbin est floue. En dehors des orphelinats, MDM travaille dans le doute et la suspicion. Des apparatchiks décident de l'attribution de l'aide humanitaire. Des camions entiers passent ainsi dans les casernes et les cours des ministères. Les caciques se servent en premier. La population peut attendre.

Elle n'obtiendra que les miettes.

« Comme avant », note le journaliste-écrivain Bertrand Poirot-Delpech dans *Le Monde*. Les milliers de cadres de l'ancien régime subitement convertis au culte démocratique laissent perplexes les volontaires français. Faute d'assurer une relève, les serviteurs de l'appareil roumain ont été reconduits dans leurs baronnies. Et ces enfants morts vivants qui traînent leur ombre dans les couloirs d'hôpitaux décatis... Qui est responsable de leur terrible agonie, feu le *conducator* ou les mandarins de la médecine roumaine, parés désormais de l'habit révolutionnaire ?

Jean-Gabriel Barbin s'accommode peu à peu des contingences. Après tout, dans les maquis d'Érythrée, sur les hauts plateaux d'Éthiopie ou les montagnes du Kurdistan, la vérité première de la philanthropie s'imposait avec encore plus d'évidence : la générosité doit composer avec la cupidité de ceux à qui elle s'adresse.

20.

Ingérences et grands secours

L'hôtel est minable. Les portes claquent, d'étranges individus effectuent des allées et venues dans les couloirs. A l'entresol, où est installé le comptoir de la réception, le concierge présente un air faussement affable. Marcel Roux avance, lui montre son passeport. Il est fourbu, tout comme son compagnon Nicolas de Metz qui a effectué le voyage de Damas jusqu'à cette bourgade du fin fond de la Syrie, Kameshli, près de la frontière irakienne. Certes, l'entrée dans la ville fut plaisante, au bout de cette longue route dans les plaines du Croissant fertile où alternent les cultures vertes et les villages. Mais dans Kameshli, ville presque frontalière où les deux frères ennemis du monde arabe, Syrie et Irak, animés par la même idéologie nationaliste et laïque de type nassérien, se font face, rôdent les Moukhabarat, les services secrets du président syrien Hafez el-Assad.

Marcel Roux, mandaté par MSF pour une mission clandestine chez les Kurdes d'Irak, se méfie. Les oreilles traînent à la réception. Quand un journaliste français, fatigué d'attendre un hypothétique passage en barque sur le Tigre en crue avec les peshmergas kurdes, tente d'engager la conversation, Roux évite les questions, invente un prétexte, part en catimini. Le journaliste, qui a repéré le passeport français sur le comptoir, croit qu'il s'agit de faux documents et d'une vraie barbouze en partance pour les maquis kurdes.

Là-bas, la guerre du Golfe vient de s'achever. Au terme de six semaines de campagne dans le sud de l'Irak, les soldats de la coalition alliée, sous le commandement du général américain Norman Schwarzkopf, ont vaincu l'armée irakienne, que le Pentagone avait présentée des mois durant, depuis l'invasion du Koweït en août 1990, comme la quatrième armée du monde, dotée de l'arme chimique. La guerre éclair de Schwarzkopf a eu raison des troupes de Saddam Hussein, contraintes de signer l'armistice sans conditions. La puissance du maître de Bagdad est ébranlée. Sa capitale a été maintes fois bombardée par l'aviation alliée, les principales industries du pays ont été réduites à l'état de poussière, les fleurons de son armée, la cavalerie blindée, les missiles Scud, les régiments de la garde présidentielle neutralisés, voire liquidés. Le raïs ambitieux est vaincu sous le regard des chaînes américaines. Le monde entier assiste à une guerre en direct, avec du sang et des larmes dans les foyers de l'oncle Sam, des gros plans sur les tranchées conquises, des images de *boys* victorieux.

L'Amérique, une fois de plus, est triomphante. George Bush, son président, annonce dans la foulée l'apparition d'un nouvel ordre mondial. « Maintenant nous pouvons voir un monde nouveau surgir sous nos yeux », lance-t-il à la tribune du Congrès avec l'accent qui sied aux vainqueurs...

La paix à peine signée, Saddam Hussein s'attelle à rétablir l'ordre dans ses provinces insoumises, celle du Sud, avec ces chiites qui combattent la mainmise des sunnites de Bagdad, et celle du Nord, domaine des Kurdes, insurgés ancestraux des montagnes. Les reliquats de l'armée irakienne se lancent à l'assaut. Personne ne semble s'intéresser au sort de ces minorités. Les caméras ne sont plus là pour indigner la conscience du monde.

A la mi-mars, les rebelles chiites, réfugiés dans les marais entre Tigre et Euphrate et dans quelques villes, sont massacrés. Dans le Nord, dans les cités kurdes reconquises par les peshmergas, on craint le pire. Les forces de la rébellion sont dérisoires. Mal armées, mal entraînées malgré la défection de nombreux officiers irakiens qui ont rejoint leurs rangs, elles peuvent tenir les montagnes mais en aucun cas les villes des plaines, exposées aux chars ennemis. Les chefs des peshmergas, Jalal Talabani – présent à Kameshli, à quelques centaines de mètres de l'hôtel où viennent de débarquer Marcel Roux et Nicolas de Metz – et Massoud Barzani, croient encore à un soulèvement des officiers à Bagdad, mais le cœur n'y est pas. Comment contenir cette immense euphorie qui s'est emparée du pays? Sceptique, Talabani confie à deux journalistes qu'il a réunis dans la maison de la jeunesse du parti Bath à Kameshli : « Nous nous attendons à une grande contre-attaque de la part de Saddam Hussein. »

A Paris, François Jean s'intéresse depuis quelques semaines aux velléités de ces Kurdes qui forment un peuple de vingt millions d'habitants à cheval sur cinq pays – Turquie, Irak, Iran, Syrie, URSS. Diplômé de Sciences-Po, arabisant, François Jean, trente-quatre ans, a rencontré Antoine Crouan au Pakistan huit ans plus tôt. Depuis, il a suivi MSF, est devenu le premier salarié de Liberté sans frontières, a écrit un essai remarqué sur l'humanitaire, *Du bon usage de la famine en Éthiopie*. Fin connaisseur du monde arabe, il a traîné plusieurs années dans les pays du Moyen-Orient, exerçant son arabe au Caire, dans les villages perdus d'Égypte ou en Syrie. Il sent que les revendications des Kurdes vont exploser avec la guerre du Golfe, prétexte idéal pour lancer une insurrection à grande échelle dans les montagnes et en aval.

En janvier 1991, François Jean quitte son bureau au siège de Médecins sans frontières et se rend à Damas. Installé à l'hôtel Méridien, il rencontre les chefs kurdes et l'opposition irakienne en exil. Lorsqu'il revient à Paris, il plaide en réunion pour une action dans les maquis :

– On ne peut pas intervenir au centre de ce genre de conflit, il faut agir à la périphérie. C'est chez les Kurdes qu'il faut aller.

Plusieurs caciques de MSF manifestent leurs réticences. Comment pénétrer dans ces lieux piégés ? Il suffit d'envoyer clandestinement une équipe légère, deux personnes au maximum, soutient François Jean. Le projet obtient *in fine* l'imprimatur.

L'émissaire obstiné retourne à Damas et prend racine dans une maison de Mezdé, dans la banlieue. Là, fignolant ses contacts avec les chefs kurdes, il prépare la mission clandestine de Marcel Roux, vieux routier de l'humanitaire, et du logisticien Nicolas de Metz. A Paris, on commence à apprécier le bien-fondé de l'initiative. Les Kurdes s'agitent, et l'on imagine mal le régime irakien demeurer bras croisés face à ces gesticulations sécessionnistes. En outre, il s'agit de contrer MSF-Belgique et MSF-Hollande qui veulent envoyer une mission au Koweït afin de participer à la reconstruction du pays. Cette fois-ci, il n'est pas question de rivalité, mais de déontologie : le Koweït est un pays qui, même en ruine, ne manquera pas de moyens pour rebâtir sa médecine hospitalière.

Non, les besoins sont ailleurs, là-haut, dans les montagnes qui brûlent d'envie de s'affranchir de la tutelle meurtrière de Bagdad.

Dans le bourg perdu de Kameshli, suivis à la trace par les services secrets syriens, Marcel Roux et Nicolas de Metz préparent leur sac. Ils partent dans quelques heures avec les hommes de Jalal Talabani, le chef de l'UPK, l'Union patriotique du Kurdistan. Le passage de frontière est difficile : il faut franchir le Tigre en crue sur un canot à moteur, lutter contre le courant pour parvenir à la rive opposée sans trop dériver en aval, au risque de pénétrer sur les terres contrôlées par les Irakiens.

L'arrivée au débarcadère est épique : la piste de terre est détrempée, le camion conduit par les Kurdes s'enlise, dérape, s'enlise à nouveau. En contrebas, un ponton et un cabanon marquent la frontière sur le Tigre.

Roux et de Metz descendent et constatent une agitation frénétique sur la rive. Des dizaines de Kurdes armés jusqu'aux dents contrôlent le côté syrien et adressent des signes aux peshmergas, les combattants postés sur la berge opposée, à Peshkabur. Le flot est bouillonnant, le niveau des eaux impressionnant. Le Tigre déborde de toutes parts et deux canots kurdes ont déjà été emportés.

Une guérite de bois et de tôle sert de poste frontalier. Les pieds dans la boue, Marcel Roux scrute la rive irakienne. Là commence le territoire des Kurdes en insurrection, qui s'attachent à présenter les symboles de leur autonomie. Un bout de plaine borde une colline broisée. C'est la zone des trois frontières, Syrie, Irak et Turquie, à quelques centaines de mètres à gauche. Les Kurdes disposent d'un mince corridor pour acheminer armement et combattants. Combien de temps ce réduit va-t-il tenir? Le matin, la BBC annonçait que des signes de reconquête s'amorçaient côté irakien.

Marcel distingue un fort. Est-il tenu par les soldats de Saddam Hussein? Oui, répondent les combattants alentour, mais il est bombardé régulièrement par les peshmergas. « Les combats ont été difficiles », confie un rebelle, tandis qu'au loin tonne le canon.

L'embarcation tangue sur les flots. Des vaguelettes arrosent les passagers du canot surchargé. Marcel pense pêle-mêle à ces lieux chargés d'histoire, à la Bible, aux conquérants d'antan, à ses missions passées, aux risques encourus, au frisson parcourant l'échine de ceux qui franchissent les frontières dangereuses, les lignes de maquis, les no man's lands incertains. Le Tigre, énorme, a encore grossi en quelques heures avec les pluies de printemps. Les peshmergas racontent que certaines routes sont impraticables dans les montagnes, que des villages kurdes sont bloqués. Ils annoncent aussi que, selon la radio iranienne, la ville de Kirkouk a été bombardée par les hélicoptères et les avions de Saddam Hussein.

La répression commence.

Un peu étourdis par le tangage de la barque, les deux envoyés de MSF accostent. Un tracteur, quelques bus servent de navette aux peshmergas. On charge des armes, des médicaments, une radio achetée en Allemagne qui servira à transmettre les communications avec Damas. « Bienvenue au Kurdistan libre », leur lance-t-on.

La ville voisine de Zakho vit dans l'euphorie. Mamjalal, le surnom affectueux donné à l'« oncle » Talabani par les combattants, est de retour! Des milliers de Kurdes se sont rassemblés sur les toits, aux fenêtres, sur les terrasses pour saluer l'entrée triomphale de leur chef en tenue de combat, jumelles en bandoulière, bedonnant dans son large pantalon. Des Jeeps, drapeaux jaunes sur le capot en signe de reconnaissance, sillonnent la ville à toute allure tandis que des batteries antiaériennes récupérées sur l'armée irakienne surveillent le ciel. Aux mains des rebelles, la ville veut être la vitrine du nouveau Kurdistan. Les stations-service sont aux mains des peshmergas, qui réservent le carburant à leurs Jeeps et aux quelques tanks capturés. Les épiceries offrent vaille que vaille de maigres étals et les écoles fonctionnent.

Zakho, ville de soixante mille habitants, est tombée en trois heures de combat. Seuls la maison du maire, le siège des Moukhabarat, les services secrets, et celle de la police accusent quelques signes de rudes batailles – façades mitraillées, vitres cassées. Depuis, les portraits omniprésents de Saddam Hussein ont été remplacés par des banderoles à l'effigie des Kurdes. Les rebelles plaisantent face aux quelques journalistes qui ont pu franchir la frontière : « Vous, les Occidentaux, donnez-nous de la nourriture, on vous donnera Saddam Hussein ! » Malgré les fanfaronnades d'usage, les insurgés craignent par-dessus tout la vengeance du dictateur. Déjà, la Voix libre du Kurdistan, la radio clandestine qui émet depuis la ville de Soulemanieh, évoque des bombardements au napalm. La reconquête sera terrible.

Marcel et Nicolas décident de filer le plus vite possible au cœur des territoires kurdes, au-delà de la plaine de Zakho, dans les montagnes jaunies dont les dômes pelés pointent à l'horizon. Ils veulent découvrir cette croisade menée par des maquisards en turban, cette révolte de longue haleine qui, depuis des lustres, perdure sur les crêtes. Le paysage, une succession de vallées et de versants, rappelle à Marcel son exploration de l'Afghanistan, dans les régions chiites insoumises. Fascinés par le décor et le spectacle insurrectionnel, les deux Français croisent des convois de camions transportant des munitions, des voitures emplies de combattants, des chars, des Jeeps remorquant quelque pièce d'artillerie. Pas d'avion dans le ciel, pas encore. Ils traversent les villes insurgées, rencontrent des médecins, évaluent les besoins en médicaments.

La tâche sera ardue. De toutes parts affluent les blessés. Les deux émissaires ont le temps de rallier Soulemanieh, à l'est, où ils rencontrent trois journalistes, vieux routiers du Proche-Orient, Marc Kravetz de *Libération*, Yves Harté de *Sud-Ouest* et Jonathan Randall du *Washington Post*. Les reporters expliquent ce qu'ils ont vu – des morts sur la route, des hélicoptères bombardant Kirkouk, des agents irakiens pendus à des crochets, vengeance barbare des insurgés.

En chemin, le médecin et le logisticien croisent des dizaines de voitures aux vitres maquillées de boue : elles transportent des blessés qui reviennent du front. Les médicaments manquent. Dans les dispensaires de fortune, on ampute à la hâte.

Sur la grande route de Kirkouk, les blindés ont commencé la contre-attaque. Des hélicoptères tournent dans le ciel et bombardent au napalm. Marcel, qui veut en avoir le cœur net, se rue dans les hôpitaux et ausculte les blessés. Il constate que les plaies suppurantes trahissent un usage d'armes semi-chimiques. Il filme avec la petite caméra vidéo qu'il a emportée dans ses bagages. Déjà, les Irakiens reprennent possession de Kirkouk, puis d'Arbil dans la plaine.

Il faut faire vite. Les hélicoptères bombardent tout sur leur passage, quartiers de civils, hôpitaux, longues colonnes de réfugiés.

En voiture, Nicolas et Marcel parviennent à regagner la frontière turque, dans la montagne. Dans tout le Kurdistan, c'est la panique. Des centaines de milliers de Kurdes empruntent le chemin de l'exode, des villes entières se vident pour fuir vers la Turquie. La peur des gaz...

Tous ont encore en tête les images du massacre de Halabja, où cinq mille Kurdes ont péri quelques années plus tôt, enveloppés d'un nuage jaune par la chasse irakienne.

Sur la route, Marcel continue à filmer. Il veut témoigner de cet immense exode, l'un des plus massifs depuis la Seconde Guerre mondiale, conséquence de la guerre du Golfe et des appels à la révolte lancés par George Bush. Aucune image de ce gigantesque défilé d'hommes, de femmes et d'enfants n'a encore été diffusée. Il y a bien une équipe de la chaîne de télévision américaine CNN, mais elle est bloquée au cœur du Kurdistan et ne peut envoyer ses cassettes en Europe. Dans quelques jours, se dit Marcel, ce sera le désastre : ces Kurdes fuient en masse vers les sommets, vers la frontière turque. Or rien ne les protège du froid, ou si peu – haillons, couvertures, bâches en plastique –, leurs sacs de provision sont dérisoires et, la nuit, il gèle.

Le lendemain, un journaliste parvient à franchir la frontière sur un radeau, malgré les tirs des soldats turcs. Il appelle Antoine Crouan à Médecins sans frontières :

– Dépêchez-vous d'intervenir, il y a des centaines de milliers de réfugiés sur les crêtes !

Crouan note et demande :

– Tu as vu Nicolas et Marcel ?

Le journaliste répond par la négative. Cela fait dix jours que les deux compagnons de MSF ont disparu dans les maquis.

A Paris, c'est le branle-bas de combat.

On prépare une opération de soutien aux réfugiés, on ébauche des plans de bataille – envoi d'un hôpital mobile, de kits anticholéra, etc. Mais le silence de Marcel et de Nicolas inquiète tous les responsables. Sont-ils bloqués à la frontière ? Aux mains des Irakiens ? Perdus dans l'immense exode, incapables de fuir vers la Turquie, l'Iran ou la Syrie ? Chacun souligne les compétences de Marcel, ses missions en Afghanistan, au Zaïre, au Sri Lanka, au Liban. Devenu une sorte de spécialiste des opérations commando, le docteur Roux représente le baroudeur tous azimuts de MSF – un caractère trempé, de l'expérience, un goût pour le risque et l'aventure. Ses pairs pensent qu'il saura sûrement se tirer de ce mauvais pas. En même temps, ils ne sous-estiment pas le danger de sa mission. Dans leur fureur de reconquête, les Irakiens sont capables du pire. Dix ans plus tôt, Luc Devineau et Manaïck Lanternier, en mission dans le Kurdistan turc, ont passé douze mois dans une geôle turque.

En fait, Marcel et Nicolas parviennent à franchir la frontière de Turquie le 6 avril, par un vallon enneigé où rôdent des loups. Les deux voyageurs sont exténués, choqués surtout par les images de détresse qu'ils ont enregistrées tout au long de leur périple. Images d'exode, de blessés, d'enfants agonisants, de civils bombardés par les avions et les hélicoptères irakiens, d'hommes et de femmes marchant pieds nus dans la boue, sans eau, sans rien. Deux cent mille Kurdes convergent vers les frontières...

Pour Marcel et Nicolas, le voyage n'est pas terminé. Ils doivent filer vers la ville la plus proche pour joindre MSF et prévenir du désastre en cours. Au téléphone, Marcel évalue grossièrement les besoins – des couvertures, des tentes, des médicaments, des vivres surtout.

– Il faut créer un pont aérien, vite ! lance-t-il.

Au siège de l'organisation, on a branché le haut-parleur et toute l'équipe entoure religieusement le combiné, soulagée d'entendre la voix des compères.

Quarante-huit heures plus tard, les deux Médecins sans frontières débarquent à Paris. Ils sont accueillis comme des héros par Rony Brauman et la bande du siège.

Épuisé par un tel périple, Marcel n'a même pas le temps de récupérer. Il file aussitôt à New York pour une conférence de presse. Il s'agit de convaincre, et vite, les États-Unis et l'Onu de l'urgence de la situation, de les inciter à envoyer une force logistique sur le terrain. Devant le Congrès américain, le médecin, qui manie aisément l'argument et l'émotion, montre les images vidéo tournées dans les villes et les montagnes du Kurdistan. Impressionnés par les images crues et les accents sincères de l'orateur, les sénateurs découvrent le drame du Kurdistan, grand oublié de la guerre du Golfe.

Les discussions au siège de MSF sont orageuses. Le drame kurde entraîne des positions tranchées, provoque des éclats de voix, suscite des états d'âme. Lorsqu'il revient rue Saint-Sabin, bouleversé par les souvenirs qui l'assaillent, Roux parle de génocide contre les Kurdes.

Brauman s'insurge. Lui, juif, ne veut pas que ce terme se galvaude. Son confrère s'incline, mais n'en pense pas moins. Déjà, les équipes de télévision ont rallié les montagnes kurdes où croupissent des centaines de milliers de réfugiés. En direct, Européens et Américains assistent devant leurs écrans au drame de cet exode : des hommes meurent de soif et de faim, bloqués aux frontières de la Turquie, qui ne veut pas supporter ce fardeau. Des réfugiés se battent entre eux pour récupérer un quignon de pain ou un bout de plastique susceptible de servir d'abri. L'épilogue de la guerre du Golfe n'est guère glorieux pour les troupes de l'oncle Sam et de ses alliés, victorieuses des soldats de Saddam Hussein.

Quelques jours plus tard, le 5 avril 1991, le Conseil de sécurité des Nations unies vote, sur une initiative française, la résolution 688, qui condamne l'agression de Bagdad contre les civils et entérine un droit d'ingérence dans les affaires irakiennes. A la fin du mois, George Bush signe l'ordre d'expédition de six mille soldats américains dans le nord de l'Irak afin de protéger les Kurdes, dans une opération baptisée Provide Comfort (Procurer du réconfort). En quelques semaines, les Kurdes regagnent les villes évacuées par les troupes de Bagdad. Les États-Unis ont fait coup double. D'une part, le régime irakien, soudé autour du raïs pour contrer la menace d'implosion du pays, est sauvé, et, d'autre part, l'opinion publique est rassérénée par ce *happy end*.

L'équipe dirigeante de MSF – Rony Brauman, Brigitte Vasset et Marcel Roux – décide de lancer un appel aux volontaires sur les ondes des radios.

Deux cents hommes et femmes de bonne volonté sont requis pour partir d'urgence au secours des oubliés du Moyen-Orient.

Les émissaires de Médecins sans frontières sont les premiers humanitaires à débarquer sur les hauteurs de la frontière turque. Toute la logistique d'urgence est déployée : des tonnes de matériel sont acheminées par avion jusqu'à la ville de Van, puis convoyées par camions. Brauman n'a pas attendu l'autorisation d'Ankara. Il a forcé la décision. Mises devant le fait accompli, les autorités turques ont donné leur aval au débarquement des French Doctors. L'audace, une fois encore, a payé. A Çukurça, Uzumlu, Semdinli, des hôpitaux mobiles sont installés et des dizaines de médecins, d'infirmières et de logisticiens viennent prêter main-forte à MSF.

Dans sa clinique parisienne, Christian Commençais suit d'heure en heure l'exode du peuple kurde. Ce chirurgien sexagénaire en a assez du train-train des consultations et des opérations. Il appelle MSF et se porte volontaire. Ancien de Médecins du monde, il se moque des querelles de chapelle et ne demande qu'à servir, quelle que soit l'étiquette.

– Le Kurdistan, ça me changera du Fouquet's, de la Mercedes et de Deauville, lance-t-il à ses collègues avant de partir.

Il ne croit pas si bien dire : arrivé le premier à Çukurça, il travaille dix-huit heures par jour sous la tente de MSF. Il accueille et soigne des enfants déshydratés, à l'article de la mort, des femmes enceintes sur le point d'accoucher, des hommes exténués ou atteints de pneumonie. Le premier jour, le chirurgien Commençais éprouve une sensation de honte. Comment a-t-on pu empêcher ces pauvre Kurdes de franchir la frontière ? Spectateur engagé d'un déferlement interminable, il repense sans cesse à une phrase de Haroun Tazieff, banale mais terriblement vraie en ces lieux de détresse, « le monde est infesté d'hommes », et poursuit ses consultations – plusieurs centaines par jour. Un soir, il fête ses soixante et un ans, dans l'ancienne école qui sert d'abri aux médecins de MSF, à deux mille mètres d'altitude. Jamais, dans sa clinique, il n'a éprouvé une telle émotion et une telle lassitude.

A Paris, Nicolas Coudet, juriste dans une entreprise américaine en congé de disponibilité depuis plusieurs mois, entend lui aussi l'appel de MSF sur les ondes. Il téléphone au siège et part dans la matinée. Lorsqu'il débarque à Çukurça, un spectacle effroyable s'offre à ses yeux. L'endroit est beau, un cirque de montagnes encore enneigées, des plateaux qui s'étalent en aval, côté irakien, des flancs de couleur ocre et, côté turc, des vallées vertes où coulent des torrents en crue. Mais lorsque le regard se porte sur la ligne de crête, il découvre des milliers de corps pressés les uns contre les autres. Entassés sous des bâches en plastique ou allongés dans la boue, grelottant de froid, ils attendent. A proximité, des soldats au béret bleu ont pris position. Les Turcs interdisent l'accès à la crête et bâtissent en toute hâte une ligne frontalière, avec des barbelés et des poteaux.

Il suffirait aux réfugiés de parcourir quelques centaines de mètres pour trouver un accueil chez leurs cousins du côté turc, mais Ankara ne veut pas abriter ces Kurdes enclins à propager sur son territoire le rêve indépendantiste.

– Ça ressemble aux grands faubourgs de Calcutta, murmure Nicolas, qui revient d'un séjour en Inde.

Un convoi de ravitaillement arrive à la nuit tombante et la foule se jette sur les camions, aussitôt dévalisés à la lueur des feux de camp.

– Nous sommes désolés, s'excuse un vieillard, attristé par tant d'anarchie.

Nicolas, promu au poste de logisticien, est déjà au travail. Le juriste, qui s'est initié en quelques heures au secours de grande envergure, se rend compte que le vrai fléau qui menace ce camp est le choléra. A la va-vite, on installe des latrines, des canalisations, des bacs emplis d'eau de Javel afin que les visiteurs entrant sous les tentes de l'hôpital mobile ne contaminent point les patients.

A Paris, mille sept cents volontaires ont répondu à l'appel lancé sur les ondes. Cent cinquante-cinq permanents de l'association débarquent sur place. En une seule journée, celle du 18 avril, trente et un avions de secours sont affrétés. Le soir, dans leur abri, les volontaires discutent de cette formidable opération, Provide Comfort, qui impose d'une manière nouvelle le droit d'ingérence.

Ce point de vue fait l'objet de débats au siège de MSF. Françoise Bouchet-Saulnier, sur le point d'accoucher, participe aux discussions par téléphone. Juriste, spécialiste du droit humanitaire, auteur d'une thèse de doctorat sur les conventions de Genève, elle a rejoint l'équipe de MSF trois ans plus tôt pour créer une cellule juridique. Brauman a tout de suite compris l'importance d'une telle cellule, afin d'étudier les avancées du droit international en matière d'humanitaire, mais aussi pour dénoncer ses carences.

Droit d'ingérence? Brauman et Bouchet-Saulnier s'attachent à réfuter le concept, cher à Bernard Kouchner. A la maternité, Françoise lit attentivement la résolution 688 des Nations unies et envoie sa conclusion à Rony : « On ne peut pas parler de droit d'ingérence. Ce n'est qu'une opération de police internationale. Ce n'est pas pour défendre les droits de l'homme qu'une telle résolution a été votée, mais parce que des réfugiés ont tenté de franchir une frontière internationale. » La réflexion, limpide, fait tache d'huile à MSF. On dénonce bien vite cette alliance bancale de la morale et de la politique, la tentation des États de s'approprier l'acte humanitaire pour sauver l'image d'une juste guerre, de gommer le massacre des populations kurdes, impliquées dans l'hypothétique démantèlement de l'Irak, par l'envoi de couvertures et de caisses de médicaments. François Jean prend sa plume pour expédier un article à *La Croix* : « Cet acte humanitaire, écrit-il, est d'un faible secours pour ceux qu'il prétend aider. Au pis, il jettera le discrédit sur les principes d'universalité, d'impartialité et de neutralité sans lesquels le mouvement humanitaire serait impuissant face aux logiques d'État. Au mieux, il apportera un supplément d'âme à des politiques en trompe l'œil, ce qui nous fait bien rire. »

Kouchner, lui, joue à fond la carte de l'ingérence. Il voit dans l'adoption de la résolution onusienne une sorte de blanc-seing pour gérer le sort des peuples. Enfin, les États démocratiques auront leur mot à dire. Enfin, la croisade des droits de l'homme trouve, sous cette bannière, un terrain honorable de conquête. Le rétablissement du droit, tout le droit, rien que le droit...

Dans son bureau qui ouvre sur le Champ-de-Mars, à l'ombre de la tour Eiffel, le ministre est exalté. Il suit d'heure en heure l'évolution de la situation, téléphone à Ankara à l'ambassadeur de France, Éric Rouleau, ancien journaliste au *Monde* et ami de Mitterrand, appelle quelques diplomates onusiens et déclare à la presse : « Nous entrons maintenant dans le XXIe siècle où il ne sera plus possible d'assassiner massivement à l'ombre des frontières. » Il convoque son état-major pour une réunion de crise. Anne Secret, énarque, ancien numéro deux de la mission française auprès des Nations unies, Michel Bonnot, l'ami de toujours, le fondateur de l'Aide médicale internationale, Frédéric Tissot, médecin, chargé de mission auprès de l'association France-Libertés, qu'anime Danielle Mitterrand, se retrouvent dans le bureau ministériel.

– L'idée majeure, c'est l'ingérence, entame Kouchner. Il faut protéger les Kurdes chez eux, c'est le retour des droits de l'homme.

Il expose son plan, qui consiste à pénétrer clandestinement au Kurdistan, sacraliser ce droit de protection des victimes, et créer ce qu'il appelle des « relais humanitaires », des points de ravitaillement pour aider les Kurdes à regagner, sous protection internationale, leurs villes et leurs villages. En quelques heures, l'opération est montée, malgré l'anathème lancé par Pierre Joxe, ministre de la Défense, contre l'impétueux secrétaire d'État qui ose marcher sur les plates-bandes des grands.

A Ankara, Kouchner, flanqué d'Anne Secret, Frédéric Tissot et Marc Kravetz de *Libération*, contacte l'ambassadeur Éric Rouleau, qui réside dans une impressionnante chancellerie des années 30.

– On veut aller dans les camps kurdes via la Turquie, explique le ministre. Venez avec nous !

Rouleau, prudent, décline l'invitation. Il connaît la bureaucratie turque, son ostracisme à l'égard des Kurdes, fussent-ils protégés par le drapeau onusien. Kouchner persévère, parvient à joindre le préfet de Diyarbakir et le convainc de lui prêter un hélicoptère. Secoué par les vents, l'engin dépose la petite équipe sur la ligne de crête, côté turc, et Kouchner, qui aperçoit des milliers de têtes par-delà la frontière, tente de franchir la borne symbolique. De l'autre côté, entre les montagnes pelées et les vallées encaissées où perdurent les névés, s'étend un immense cloaque de boue, pigmenté par de petites taches de couleur – des bâches, des sacs de plastique en guise de tentes.

– Halte, crient les miliciens turcs. Vous n'irez pas plus loin.

Les soldats sont menaçants, la main sur leur fusil.

– J'irai à pied, clame Kouchner, qui retrouve l'âme des grands jours, l'excitation des défis et des missions clandestines.

Il regarde alentour. Son pari est quand même bien audacieux. Plutôt convaincre le pilote de l'hélico. Kouchner s'approche de l'appareil :

– Vous vous en repentirez toute votre vie, c'est l'image de la Turquie qui sera ternie si on ne parvient pas à entrer en Irak.

Au même moment, des journalistes des chaînes de télévision CNN et Skynews, avertis du remue-ménage sur les crêtes, débarquent. Le ministre-médecin, qui n'est jamais aussi persuasif que devant une caméra, poursuit son plaidoyer et pointe un doigt vers les reporters qui s'approchent :

– Décollez, on va se faire écharper.

Il joue sa dernière carte, bluffe :

– Le super-préfet m'a dit d'y aller, le Premier ministre aussi...

Le pilote ne comprend pas ce caprice de grand commis en goguette, mais accepte finalement de décoller et de déposer les quatre acolytes côté irakien. Le camp dans lequel ils atterrissent est impressionnant : dans un capharnaüm de misère, les quatre envoyés spéciaux se fraient un chemin, les pieds dans la boue, au milieu d'une cohue indescriptible. Des milliers de Kurdes viennent saluer ceux qui s'aventurent dans cette enclave où agonise l'espoir indépendantiste, no man's land de famine et de crasse, réduit précaire, dernier fief peu glorieux des sécessionnistes. Un homme s'avance et prend Kouchner par le bras :

– Docteur Kouchner, je savais que vous viendriez !

Bernard, surpris, marque un temps d'arrêt. Il reconnaît l'homme, qu'il a rencontré lors d'une précédente mission au Kurdistan irakien. C'est un ingénieur, membre du comité central de l'UPK, l'Union patriotique du Kurdistan dirigée par Talabani. Les retrouvailles sont émouvantes. Des rires et des pleurs fusent de la foule.

– Ne nous abandonnez pas ! crie une voix sur le chemin.

– Je vous jure que je reviendrai, répond Kouchner, les larmes aux yeux.

Le lendemain, l'équipe rentre à Paris. Le soir, le ministre retrouve son ami Bonnot.

Après quelques verres de whisky, les deux compères inventent un concept nouveau, celui de « corridor humanitaire ».

– C'est génial, s'enthousiasme Kouchner, on va protéger les victimes.

Le lendemain, il téléphone à Mitterrand, qui le reçoit peu de temps après. Le président écoute le turbulent médecin, lit la note destinée au Quai d'Orsay et paraphe le texte, à l'intention du ministre des Affaires étrangères Roland Dumas : « Arriver à ce résultat. F.M. »

– Merci, dit simplement Kouchner, vous venez de faire un grand pas.

Reste à convaincre les Nations unies. Kouchner, qui ne craint pas le « machin » bureaucratique, entreprend de rendre visite à Perez de Cuellar, le secrétaire général de l'Onu, en visite à Genève. La rencontre a lieu sur les rives du lac Léman, dans le château de Bellerive, propriété de Saddrudin Aga Khan, ancien haut-commissaire des Nations unies pour les Réfugiés. Le Suédois Stefan de Mistura, chargé de la question irakienne à l'Onu, assiste aux entretiens. A l'heure de l'apéritif, dans la salle lambrissée de la bibliothèque, Kouchner explique son vaste projet, qui consiste à protéger les Kurdes par des relais humanitaires.

– Il ne faut pas que la conséquence de la guerre du Golfe soit la mort des Kurdes. On doit aller dans les montagnes, les inciter à descendre.

Mistura analyse la situation et donne son accord. Sadruddin Aga Khan, d'abord sceptique, approuve le projet et Perez de Cuellar suit le mouvement. Avant même de passer à table, les dignitaires onusiens ont avalisé le plan. Kouchner, un peu sonné par la rapidité des événements, pense à l'ingénieur kurde qu'il a rencontré quelques jours plus tôt sur la crête d'Ishikveren. Entre le fromage et le dessert, le ministre appelle Mitterrand et Dumas et les informe de l'avancée du jour.

Dumas est réticent, mais Kouchner tient à son idée, envers et contre tous : se servir du droit et des appareils d'État pour défendre la cause humanitaire.

Tandis que les soldats américains se déploient dans le nord de l'Irak pour protéger les Kurdes, le général français Maurice Lepage s'adresse à quelques journalistes le dimanche 21 avril dans la base militaire turque d'Incirlik. Il détaille les ordres de sa mission : créer des sanctuaires, inciter les Kurdes à quitter leurs montagnes d'exil insalubres. Le général, petit et rondouillard, s'enthousiasme lui aussi pour cette grande opération de secours :

– L'action de ravitaillement est une action merveilleuse. Elle s'effectue dans des conditions difficiles et c'est une vraie performance.

Le lendemain, le général effectue une reconnaissance aérienne avec le commando de choc de Kouchner, l'ambassadeur Marcel Laugel, un ancien de la Coloniale, spécialiste du Sahara et parfait arabisant, et Michel Bonnot. Tous deux sont chargés de superviser l'action humanitaire des soldats français dans les montagnes kurdes.

Depuis l'appareil, ils repèrent les camps improvisés de réfugiés, les pistes boueuses qu'il leur faudra emprunter, les villages en aval qu'il s'agit de repeupler. Les avions américains et français ont déjà commencé, depuis quelques jours, le parachutage de vivres. Quelques caisses ont écrasé des Kurdes, pressés de ramasser les victuailles tombées du ciel.

En tenue militaire, Marcel Laugel, qui a quitté pour quelques semaines son ambassade de Khartoum au Soudan, recense les chefs kurdes dans les camps. Il les questionne sur le nombre de véhicules dont ils disposent dans les vallées, leur propose des jerricans d'essence pour redescendre dans les plaines. Comme un officier indigène, il palabre, tape sur les épaules des caciques et les rassure, sous l'œil étonné de parachutistes galonnés.

Il faut faire vite. Selon la BBC, cinq cents Kurdes meurent chaque jour à la frontière.

Ivres de désespoir, la faim au ventre, des centaines de réfugiés pillent un camp de vivres à Uludere, sous l'œil des MSF hollandais. On éventre les caisses, on met à sac les tentes blanches, on bouscule les volontaires qui tentent de s'interposer. Pleuvent les horions, dégringolent les sacs de vivres, alpagués au petit bonheur la chance par des bras épuisés. La générosité est peu encourageante à cette altitude.

– Je n'ai jamais vu ça, ni au Soudan ni en Éthiopie, murmure Jacques de Milliano, président de la section hollandaise. Ils sont devenus des animaux.

Lentement, le cortège des exilés des montagnes s'ébranle. Des dizaines de milliers de Kurdes, horde boueuse et silencieuse, regagnent leur foyer.

Michel Bonnot, lui, s'affaire à diriger les opérations depuis le camp français sous toile de Silopi, côté turc. Il donne des ordres, convoque les officiers qui, bien vite, trouvent le médecin exaspérant. Comme lors de l'expédition en mer de Chine ou les missions clandestines pour l'Aide médicale internationale, Bonnot a retrouvé ses grands accents, son exaltation, sa fougue. Il manie une baguette de cartographe comme un chef d'orchestre et désigne sur la carte la grande opération qui se prépare : la descente des gueux vers les plaines. Un médecin volontaire d'Action Nord Sud, qui regroupe les organisations Handicap international, Pharmaciens sans frontières et Vétérinaires sans frontières, débarque sous la tente de Bonnot, exténué par les trente heures de voyage depuis Paris. Les yeux cernés, il s'enquiert des conditions de passage au Kurdistan, demande si les Irakiens bombardent toujours la frontière. Bonnot pointe un doigt auguste sur la carte d'état-major, présente l'état du front humanitaire et, en stratège averti, indique la bonne route. Puis il prend le volontaire à témoin, lui parle de la révolution humanitaire en cours.

– Cela fait quinze ans qu'on se bat pour un mouvement transfrontières, quinze ans qu'on est traités comme des boy-scouts et voilà qu'on voit enfin les largages par parachute, le droit d'ingérence voté à l'Onu, les militaires français, américains et britanniques qui travaillent ensemble pour l'humanitaire. C'est émouvant...

Devant ce témoin impromptu, Bonnot manie avec aisance le concept d'« humanitaire d'État ». La situation, en termes de stratégie, se prête à l'expérience : une résolution onusienne ouvre une frontière, les gouvernements occidentaux, culpabilisés par le déferlement d'images sur le drame kurde, mettent en œuvre une gigantesque opération de salubrité, des armées alliées, qui viennent de remporter une guerre éclair, volent au secours des faibles. Médecins sans frontières et Médecins du monde peuvent enfin se donner la main. L'ambassadeur du ministre Kouchner entend transcender les clivages partisans, abolir les différends d'hier, réconcilier les frères ennemis de la charité privée qui, depuis des années, se rencontrent en terrain neutre, dans les maquis afghans ou kurdes, loin des états-majors parisiens.

Intéressé par l'envolée lyrique mais abruti par son voyage, le volontaire fait remarquer à l'orateur qu'il lui reste du chemin à parcourir. Bonnot se ressaisit.

– Je comprends, dit-il. Bon, il y a un truc à faire que personne n'a encore fait, un dispensaire roulant. Vas-y, fonce, occupe le créneau.

Ébahi, le volontaire d'Action Nord Sud sort de la tente.

– Il y a des amputations à Çukurça. Prévoyez des prothèses, lui lance encore Bonnot.

Éreinté par ce discours de théoricien, le volontaire remonte dans son camion et reprend la route kurde, un peu désorienté par tant d'enthousiasme.

Dans son bureau parisien, Rony Brauman se gausse des gesticulations ministérielles de Kouchner aux frontières, de cette revendication outrancière d'un hypothétique droit d'ingérence.

« Nul doute en effet qu'à l'avenir, écrit-il pour un article qu'il concocte, un état-major ne convoque le Samu avant de gazer des villages rebelles ou qu'une coalition d'États épris de droit ne fasse appel à la Sécurité civile avant de larguer ses chapelets de bombes. »

Jacques Lebas a repris un train de professeur. Dans la salle de cours de l'hôpital Saint-Antoine, il toise les étudiants venus assister au premier enseignement de médecine humanitaire, cycle unique en Europe.

– Bon, commence-t-il, je suis médecin et je me retrouve brutalement au milieu du Sahel, avec trente mille réfugiés en face de moi complètement démunis, que dois-je faire?

L'assistance réfléchit stoïquement.

En six séances de deux jours, assisté de plusieurs professeurs de médecine, Lebas répond aux multiples questions que se posent les étudiants. Comment recenser les maladies dans un camp de réfugiés? Quels sont les stress vécus par les enfants pris au piège de la guerre civile? Comment prodiguer les soins aux marginaux dans les pays occidentaux?

Les carabins, infirmières, pharmaciens présents écoutent d'un air dubitatif l'ancien président de Médecins du monde prêcher les rudiments de la médecine de campagne tropicale. Lebas leur parle d'urgence, de catastrophe, de calamités, prend l'exemple du drame des Kurdes, du tremblement de terre en Arménie, de la guérilla qui sévit encore au Salvador. Les étudiants attentifs apprennent davantage sur l'art de se procurer trois tonnes d'eau et de négocier des laissez-passer auprès d'autorités sectaires que sur les trachéotomies ou les pansements. Lebas leur enseigne aussi la technique de base pour créer une mission humanitaire.

Les questions fusent.

– Et les Touaregs?

Pourquoi pas? Au diable l'avarice! Il s'agit, avant de débarquer dans le désert, de contacter les médias, de sensibiliser l'opinion publique au drame de la population autochtone, d'approcher quelques responsables d'institutions susceptibles de financer le projet. Ou de s'inscrire dans une association et de la convaincre de lancer une expédition dans les sables sahariens, puis de fabriquer une pharmacie d'urgence et de contacter une ambassade. Comme au jeu de l'oie, Lebas décrit les cases à franchir, esquisse les pièges, évoque les joies et les peines, les grandeurs et les servitudes de la longue route de l'apprenti humanitaire, qu'il soit médecin ou non, et qui tient à la fois du chemin de croix et du parcours du combattant. Si l'étudiant parvient à franchir sans encombre les premières cases, celles de la logistique, du transport, de l'éthique médicale, il peut se frotter aux contingences de la gestion – tenir les cordons de la bourse, surveiller les dépenses, employer du personnel local.

Pour empêcher les écarts de conduite, Lebas, prévoyant, adjoint au programme un enseignement sur la corruption. Il explique enfin que le retour en France n'est guère facile. Il faut prévoir les dépressions, les longues nostalgies, les envies soudaines de nouveau départ, les réinsertions impossibles.

Dans l'assistance, peu d'étudiants s'avouent vaincus. Tous désirent grossir les rangs du corps des humanitaires, forts déjà de sept mille inscrits sur les listes de Médecins du monde et de quinze mille sur celles de Médecins sans frontières. En 1990, deux mille volontaires sont partis dans les missions de MSF. D'une moyenne d'âge de trente et un ans, ils se révèlent, à quatre-vingts pour cent, des professionnels nantis de diplômes et de qualifications en médecine tropicale, en nutrition, en santé publique. Dispenser la manne de la générosité exige d'abord des nerfs solides, et une aptitude certaine au système D, professe Lebas qui trouve là un auditoire nouveau attentif à ses récits d'aventurier des drames planétaires.

A Saint-Antoine, les candidats au départ aspirent tous à la professionnalisation. Le diplôme délivré à la fin du cycle les conforte dans ce désir.

Lebas, éreinté par ces cours et les gesticulations qu'ils exigent, en est convaincu : les nouveaux humanitaires n'ont plus grand-chose à voir avec leurs ancêtres des années 60 et 70. L'altruisme et le tiers-mondisme ont fait place au réalisme.

Au siège de Médecins sans frontières, le débat sur le droit d'ingérence est loin d'être clos. Qu'ont fait les thuriféraires de ce droit, instruments des États complices, lorsque les mêmes populations kurdes ont été massacrées dans le silence? Que vaut le concept d'ingérence à l'aune d'une défaite, celle du raïs irakien? Facile, la rhétorique nouvelle des sauveteurs de peuples en danger! L'appel à l'ingérence, caduc en ces montagnes dévastées du Kurdistan, laisse de marbre les compagnons de Brauman, qui entendent développer une logique autonome de la générosité. D'autant que l'émergence d'un appareil humanitaire manipulé par les États ouvre la porte à toutes les engeances.

L'argument est simple : l'association de l'humanitaire et du politique affaiblit les principes fondamentaux de neutralité et d'indépendance, concepts de base pour une efficacité des missions sur le terrain. C'est l'inversion des rôles, plaide-t-on à MSF. L'aide humanitaire a été créée pour assister les victimes d'un conflit. Désormais, ce sont les militaires qui vont escorter les humanitaires, sous l'œil des journalistes de télévision dont la rapidité d'intervention participe de cet engouement a priori généreux.

L'enjeu est patent. Depuis la chute du mur de Berlin, qui sonna deux ans plus tôt la fin de la guerre froide, les grandes puissances tentent de négocier la fin des conflits. Les Nations unies retrouvent le rôle qui leur était dévolu, veiller à la paix dans le monde. Dès lors, grande est la tentation pour les États occidentaux de se poser en gendarmes du monde, d'instaurer un nouvel ordre mondial comme le proclamait George Bush à Washington à la fin de la guerre du Golfe. Quitte à jouer du droit d'ingérence, stipulé dans la charte de l'Onu. En même temps, les guerres qui perdurent deviennent plus complexes, les mouvements politiques éclatent, les appareils d'État disparaissent. C'est déjà le cas au Liberia, en Somalie, en Afghanistan, au Soudan, au Tadjikistan, et Brauman tonne contre cette indifférence mondiale face aux drames de la planète, occultés par les aventures des boys américains sur les terres de Saddam Hussein.

Dans cette anarchie grandissante, les États veulent se tailler la part du lion et déployer une stratégie humanitaire, tandis que les dirigeants de MSF hurlent au loup et entendent jouer le rôle de garde-fou. Le nouvel interventionnisme ne les satisfait guère, car rien n'a prouvé l'impartialité des États.

En Somalie, les États-Unis déploient leurs forces deux ans après les premiers appels au secours lancés par MSF. Il est déjà trop tard. Au moins cinq cent mille personnes sont mortes de faim.

– Les États ne procèdent pas d'un mouvement de solidarité universelle mais de leurs intérêts particuliers, plaide François Jean auprès des journalistes et dans les colloques.

Pour MSF, l'alibi humanitaire peut devenir un piège, qu'il faut savoir éviter.

Sur la frontière turco-irakienne, à quelques encablures de la tente de Bonnot, plantée au Kurdistan d'Irak, une équipe d'Aide médicale internationale se fraie un chemin dans la brousse. Depuis une semaine, Jean-Denis Bonamour, barbe de cinq jours, amaigri et les traits tirés, sillonne les maquis sac au dos, repère des groupes de Kurdes isolés, trop faibles pour poursuivre leur longue marche, soigne les blessés. Comme les deux autres médecins qui l'accompagnent, il veut perpétuer la vocation initiale de l'AMI : des missions longues, dans des conditions difficiles, avec une motivation proche du sacerdoce.

« Ancien » du Kurdistan, Bonamour a voulu y effectuer une sixième mission pour secourir ceux qu'il a soignés hier. Il a pris sa décision en une demi-heure, face à son poste de télévision dans sa fermette de la Beauce. Le lendemain, il a donné son congé à l'hôpital de Nemours, embrassé sa femme Olivia, qui est infirmière, et pris le chemin du Kurdistan. Jean-Luc Delain, trente-sept ans, médecin pneumologue à l'hôpital de Dieulefit dans la Drôme, le rejoint. Il devait partir pour le Cambodge et le Sud-Soudan mais, au dernier moment, a changé de destination. Alain Marty, trente ans, généraliste, leur emboîte le pas. Delain et Marty ont déjà servi en Afghanistan et connaissent les risques de ces voyages militants.

Au fur et à mesure que les soldats américains et leurs alliés avancent dans le nord de l'Irak, Bonamour et ses compagnons s'enfoncent dans les maquis. A pied, en tracteur, en camion, ils frôlent des positions irakiennes, mangent une poignée de riz ou les rations de l'armée américaine qui, déjà, se négocient au marché noir. Ils dorment dans un bunker abandonné quelques jours auparavant, plantent leur tente blanche dans un pré et attendent les patients. Ils sont rattrapés par des commandos parachutistes britanniques qui, le visage noirci et en tenue kaki, s'avancent vers eux en tremblant :

– Où sont les Irakiens?

Bonamour leur montre le chemin :

– Là, derrière la colline.

Les commandos se replient aussitôt vers des lieux jugés plus sûrs. Les trois médecins rient de ces hésitations. Eux opèrent sur la ligne de front!

A Paris, Françoise Brier, infirmière, négocie depuis le siège de l'AMI une aide de la CEE. En trois jours, elle obtient cinq cent mille francs et fonce vers le Kurdistan qu'elle connaît comme sa poche. Depuis des années, elle s'évertue à organiser des missions dans cette contrée oubliée du Moyen-Orient, à aider ce peuple à qui les Alliés, au lendemain de la Première Guerre mondiale, avaient promis, par le traité de Sèvres, un État indépendant. En chemin, Françoise, que les peshmergas appellent *doctor Kurdistan*, pense aux années de galère, aux risques insensés pris sur le terrain, à Frédéric Tissot qui portait constamment dans son pantalon bouffant un pistolet pour tirer non pas sur l'ennemi irakien, mais sur les loups et les chiens errants, aux deux infirmières de l'AMI qui se sont mariées avec des Kurdes, tandis que deux autres filles de Médecins du monde ont épousé des Afghans.

Quand Françoise Brier débarque à la frontière, l'équipe de Jean-Denis Bonamour est déjà loin à l'intérieur.

A l'orée de Sida, un petit village dans les collines dont le nom provoque le sourire de l'équipe, les trois médecins de l'AMI tombent nez à nez avec une patrouille irakienne. Les soldats les interrogent, fouillent le camion. Savent-ils que ces Français soignent les ennemis kurdes? Jean-Denis joue au bluff et annonce que l'équipe appartient à la Croix-Rouge. La tension est à son comble, et l'un des trois volontaires sort un ballon de football pour décontracter l'ambiance. L'officier moustachu saisit son poste radio et tente d'avertir ses supérieurs. Jean-Denis craint que sa supercherie ne soit découverte. Au mieux, son équipe risque l'incarcération dans une geôle de Bagdad ou de Mossoul, au pis l'exécution sommaire, d'une balle dans la tête. L'officier s'énerve sur son poste radio, regarde un temps le camion et ses passagers, puis, las d'attendre la communication, laisse filer les imprudents explorateurs, fidèles aux principes historiques de l'AMI : une médecine clandestine et commando comme lors des débuts épiques des French Doctors.

L'opération Provide Comfort a réussi. Les centaines de milliers de Kurdes massés aux frontières parviennent à regagner leur gîte sous la surveillance des soldats des forces coalisées. Les tentes de misère disparaissent peu à peu, les camps sauvages s'effacent du paysage, au grand soulagement des Turcs et des Américains, heureux que la guerre du Golfe n'ait pas connu un épilogue malheureux qu'auraient retransmis toutes les chaînes de télévision du monde.

Rony Brauman passe le week-end au téléphone. Des journalistes l'appellent de partout. Au premier coup de fil, le président de Médecins sans frontières n'y croit pas. Puis un deuxième reporter confirme la rumeur : on parle de l'association comme prochaine lauréate du prix Nobel de la paix. Les jurés se réunissent dans quelque jours. On demande à Rony des interviews, une biographie détaillée, des articles de presse sur l'histoire du mouvement.

Las ! Les jurés décident *in fine* de récompenser Aung Sang Suu Kyi, la dissidente birmane. Dommage, s'exclame-t-on au siège de MSF. Le trophée d'Oslo aurait été un beau cadeau d'anniversaire. Il y a vingt ans, à la veille de Noël, dans un obscur bureau de Clichy et dans l'indifférence la plus totale, un groupe de médecins et de journalistes farfelus donnaient naissance à leur utopie et déposaient un sigle curieux aux trois lettres. Vingt ans, déjà !

21.
Escarmouches

Le petit avion se pose en bout de piste. L'aéroport de Mogadiscio paraît calme en cette journée de juillet 1991. Lorsqu'il descend de la carlingue, une chaleur étouffante assaille Patrick Vial. Il prend son sac, regarde autour de lui. Le médecin venu l'accueillir est là, entouré de gardes qui patrouillent l'arme au poing. Brusquement, des coups de feu claquent. Trois gardes sont fauchés. Patrick, plaqué au sol, sa chemise raclant le goudron constellé d'éclats d'obus, distingue les assaillants. Ce sont des pillards, qui tentent de voler les quelques malles de médicaments et la caisse, les liasses de dollars destinées à payer les employés locaux et surtout les escortes. En quelques rafales, les bandits sont repoussés. Patrick Vial, nouveau coordinateur de la mission MSF en Somalie, lève le nez du tarmac et compte les victimes. Trois morts parmi les membres de l'escorte. Vial tente de se rassurer, mais cette entrée en matière est pour le moins singulière, annonciatrice sans doute d'orages futurs.

Depuis janvier 1991 et le départ du dictateur Siad Barré, la Somalie sombre dans l'anarchie. Les chefs de clan se livrent bataille dans les rues mêmes de la capitale – trente obus pour le contrôle d'une maison, un millier de balles pour faire taire quelque tireur récalcitrant. L'embuscade est devenue un art de vivre, le pillage une condition de survie, le chaos une réalité de tous les jours.

Vial, qui a tout juste trente ans, découvre l'horreur en pénétrant dans les rues dévastées de la capitale. Il ne reste rien, ou si peu, de la belle ville des Italiens, de ses rues fleuries de bougainvillées, de ses avenues du bord de mer, de ses villas et palais coloniaux. Six mois de combats ont livré le pays à la famine. Des dizaines de milliers de Somaliens meurent alentour, tandis que les clans poursuivent la mise à mort de l'ennemi.

Le siège de la mission, ouverte par Marc Gastellu en janvier 1991, en pleine bataille, est installé dans une villa solidement gardée. Le nouveau coordinateur s'y installe. Ce n'est pas un débutant de l'humanitaire, loin de là. Kinésithérapeute bordelais, il a roulé sa bosse un peu partout. En Thaïlande, il lit une annonce dans un journal médical, « cherche kiné pour Soudan », et part pour Khartoum. Là, il officie sous le sigle de Médecins sans frontières dans les camps de réfugiés éthiopiens. Il retourne en Thaïlande, puis se rend successivement à la frontière cambodgienne, chez les nomades Touaregs du Niger où il négocie des missions avec les chefs rebelles, puis au Sri Lanka. Habitué des séjours difficiles, Patrick Vial pressent cependant que l'atterrissage sur l'aéroport de Mogadiscio, point géométrique de la folie somalienne, sera particulièrement dur. La fusillade sur le tarmac a donné le ton.

Depuis que Siad Barré, le vieux dictateur qui régna par la terreur et la division clanique, est en exil au Kenya, les directeurs de conscience de MSF crient dans le désert. Ils ont tenté d'alerter l'opinion publique, invité des journalistes, multiplié les témoignages. Ils n'ont obtenu que des réponses évasives. Le monde est bien trop occupé avec la guerre du Golfe qui, sous haute surveillance des caméras, occulte les combats fratricides au Liberia et en Somalie. Brauman et ses pairs découvrent une nouvelle règle de la compassion planétaire et médiatique, soulignée par le sociologue Edgar Morin : une horreur chasse l'autre.

Après la sécheresse, la famine, la guerre, l'Afrique semble souffrir d'une nouvelle plaie, l'oubli chronique. Le conflit des frères somaliens, à dire vrai, est complexe. Sur ces terres arides, on s'entre-tue pour l'appartenance à un clan, un sous-clan, ou une division tribale plus infime encore. En traversant les rues de Mogadiscio sous le feu des tireurs embusqués, Patrick Vial s'efforce de comprendre la situation et d'apprendre les données de la guerre, abécédaire fondamental du volontaire humanitaire. Les deux chefs qui tentent de se partager la capitale, Ali Mahdi et le général Aïdid, appartiennent au même clan les Hawiyé, mais pas au même sous-clan. Médecins sans frontières a confié sa protection au clan du général Mohammed Farek Aïdid, auquel il verse cent cinquante dollars par mois.

Pour traverser la ville, apprend l'impétrant Vial, il faut négocier des heures durant avec les sbires des deux sous-factions. Patrick soupire : que ce conflit semble compliqué...

Médecins sans frontières a déjà fait, quatre ans plus tôt, les frais de la guerre des clans. Dans le nord de la Somalie, durant la nuit du 23 au 24 janvier 1987, dix volontaires avaient été enlevés par une soixantaine de combattants du MNS, le Mouvement national somalien, une organisation hostile au pouvoir central.

– Nous n'avons pas l'intention de vous tuer, nous voulons simplement montrer ce que nous sommes capables de faire, avait crié le chef des rebelles à l'entrée du camp de Tug Wajalé où opérait l'équipe.

Pendant deux semaines, les otages avaient été soumis aux oukases des guérilleros. Marche de nuit, attaque de l'armée somalienne, campement dans des abris souterrains... Rudes conditions pour les Français, pourtant habitués des missions. Ils avaient été libérés après intervention du gouvernement français, avec l'appui de Claude Malhuret, secrétaire d'État aux Droits de l'homme, et de Fernand Wibaux, émissaire de Paris en Éthiopie. Brauman et ses pairs, dont les compagnons de Liberté sans frontières, Sylvie Brunel, Alain Destexhe et François Jean, s'étaient mis à redouter le pire. Et si les French Doctors devenaient une cible, une monnaie d'échange dans les conflits tribaux ou séparatistes?

Dans les rues de Mogadiscio, Patrick Vial contemple l'étendue du désastre. La ville entière semble avoir été pillée. Les fils électriques ont disparu, ainsi que les fenêtres des maisons, les portes, les grilles... Une gigantesque cleptomanie s'est emparée des survivants, qui revendent la ferraille et les matériaux à des négociants somaliens ou kenyans. Sur le marché, les denrées sont absentes. Les seuls biens qui trouvent leur place sur les étals sont des engins de mort, des fusils-mitrailleurs à quarante dollars pièce, des grenades, des lance-grenades. Les voitures Toyota, dont raffolent les « Mad Max », les bandes armées qui terrorisent la ville, sont négociées au prix dérisoire de quatre mille dollars.

Patrick s'aperçoit que les gardes surveillent chaque embrasure de porte, chaque terrasse. Une semaine avant son débarquement mouvementé à Mogadiscio, une Jeep de MSF dans laquelle avaient pris place une infirmière et son escorte a été arrêtée en pleine ville.

– Donne tes clés! a crié l'assaillant au chauffeur, en pointant un fusil sur sa tempe.

Un garde a fait mine de saisir son arme. Il a reçu une balle en pleine tête, sous les yeux de l'infirmière tétanisée et éclaboussée de sang. Depuis, les gardes de la mission se sont eux aussi transformés en Mad Max, mitrailleuse de 12,7 et lance-roquettes RPG 7 installés sur la plate-forme des véhicules. L'équipe de MSF pense à décrocher, à se replier sur Nairobi. Que deviendra l'éthique de la mission s'il faut, pour soigner les hommes, payer des gardes dont certains avouent un passé de bourreau ou de tortionnaire? Quarante hommes en armes pour protéger une mission humanitaire! Jamais une équipe de MSF n'avait dû auparavant se résoudre à prendre pareille escorte.

A l'hôpital Medina règne la paranoïa. Tous les malades dorment avec une kalachnikov ou un pistolet Beretta glissé sous leur matelas. Comme au Liban dans les années 70, les clans se fraient un chemin à coups de crosse pour déposer leurs blessés. Devant le chirurgien Rias Soudan, recruté par Médecins sans frontières, les reîtres d'une tribu n'ont pas hésité à investir le bloc opératoire, fusil sous le bras, pour que l'on panse en priorité leur chef qui perdait son sang.

– Bon, bon, on va s'arranger, a conclu le chirurgien, qui a dû interrompre l'opération en cours.

Dans la ville, les combats ne faiblissent pas. On dénombre déjà de vingt mille à trente mille morts. Dans la quartier sud, celui tenu par le général Mohammed Farak Aïdid, la mission MSF traite jusqu'à huit cents blessés par jour.

Patrick Vial veut inspecter le quartier nord, laissé à son triste sort, et rétablir l'équilibre – MSF ne soigne pour l'heure que d'un côté de la guerre. Pendant une semaine, avec des médecins somaliens, il tente de franchir la ligne de front. Impossible, les bombardements s'avèrent trop violents. Il profite d'une accalmie pour franchir la frontière, bien tangible, balisée par les éclats d'obus et les trous de roquettes. Mogadiscio-Nord ressemble à une boucherie. Les ruelles en pente ruissellent de sang. Les maisons sont transformées en hôpitaux. Les aides-soignants, peu nombreux, stérilisent leurs ustensiles dans des Cocottes-Minute, les blessés sont opérés sans anesthésiant.

On ampute à la scie de charpentier.

Ça hurle, ça gémit dans tous les coins.

En évitant les francs-tireurs, Patrick parvient au quartier général de Ali Mahdi, chef du sous-clan Abgal. C'est un pacha, jeune encore, vautré sur des coussins, qui accueille en sa villa l'important visiteur. Chef de guerre entouré par une garde pléthorique et aidé par les services secrets italiens, il toise le Français de haut, l'invite d'un geste condescendant à s'asseoir devant une tasse de thé et se lance dans une litanie agressive :

– Vous, vous avez intérêt à travailler avec nous, vous êtes des dictateurs, vous soutenez mon ennemi !

En guise de bienvenue, Patrick aurait souhaité des paroles plus amènes.

– Si vous ne venez pas nous soigner, on va vous descendre ! clame encore le seigneur de guerre.

Patrick garde son sang-froid. S'il perd la face, c'en est fini de l'aura des humanitaires. Et puis l'altruisme déployé par ses pairs suppose un peu d'élégance de la part des récipiendaires. Pas d'ordre, surtout.

– Je n'ai pas pris tous ces risques pour venir écouter vos stupidités, répond le Français.

Le climat se tend.

Les gardes, prévenus de l'outrecuidance du Français, font irruption dans le salon. Le représentant de MSF se lève, prend congé de son hôte et ne perd pas une seconde pour quitter le quartier. Au barrage du no man's land, un tireur embusqué le vise et le rate de peu. L'un des Somaliens qui l'accompagnent lui lance :

– Tu as de la chance, ils voulaient te tuer chez Ali Mahdi. L'un des officiers a dit : « Attention, il ne faut pas le descendre dans la maison du chef ! »

Vial en a des sueurs froides, mais l'incident ne l'empêche pas d'envoyer quelques caisses de médicaments au jeune pacha. Ce présent signifie qu'il ne craint pas les menaces, mais représente aussi un gage de l'impartialité de l'organisation. Il n'empêche, le constat est lancinant.

L'aide humanitaire, une fois de plus, est soumise au caprice des guerriers et au chantage de leurs séides.

Alors que Mogadiscio est coupée du monde, MSF demeure quasiment la seule organisation occidentale présente dans la capitale. Malgré les obus, les balles, les menaces, les équipiers décident de rester coûte que coûte. Ils risquent leur vie à chaque heure qui passe. A Paris, Dominique Martin, le responsable du programme, n'ignore pas la responsabilité qui pèse sur ses épaules, mais il laisse toute liberté de décision aux « autochtones », à ceux du terrain.

Les combats empirent. Les belligérants dialoguent à coups de canon de 106. Un obus traverse l'aile de l'hôpital où officient les aides de MSF, une roquette tombe à deux pas de la villa qu'occupe Patrick, un volontaire belge de la Croix-Rouge, Wim, reçoit une balle dans le ventre, tirée par un Somalien qui quémandait de la nourriture. Il se traîne jusqu'à la villa de MSF.

– Opérez-moi, j'ai une balle dans les tripes!

Transporté à l'hôpital, il survit quelques jours grâce au sang que donnent les humanitaires de toute obédience – Britanniques, Français, Américains, Suisses. Rapatrié vers l'Europe, il agonise dans l'avion.

Mourir à trente ans en Somalie, quelle fin absurde, peste Patrick, soumis de plus en plus au déluge de feu et de fer.

Honte aux Nations unies, qui affichent leur réticence à intervenir dans ce bourbier.

Le coordinateur de MSF découvre l'ampleur de la famine lors d'un déplacement dans le sud du pays, en mars 1992. C'est la première expédition qu'effectue une organisation humanitaire en dehors de Mogadiscio. Patrick compte les tombes, les réfugiés sur les routes et dans les camps improvisés. La détresse étale ses comptoirs infâmes. Merca, ancienne garnison portugaise conquise par le sultan esclavagiste de Zanzibar, la rivière Chebeil, à sec, où s'entassent des réfugiés misérables, Bulo Marerto aux rescapés à la peau décharnée, qui n'ont même plus la force de mendier.

Lorsqu'il rentre au quartier général à Mogadiscio, nanti de sa macabre comptabilité, Patrick appelle le siège de MSF.

– Envoyez du renfort, c'est un désastre en province.

Aussitôt débarquent le docteur Serge Manoncourt, spécialiste des épidémies, et l'infirmière Brigitte Doppler. En trois semaines, ils dressent un bilan précis de la famine. Dix pour cent des adultes sont morts de faim en un an. L'insécurité, la terreur imposées par les bandes rivales et les pillards empêchent les organisations humanitaires d'œuvrer efficacement sur le terrain. Si rien n'est entrepris dans les semaines qui viennent pour remédier à l'anarchie, avertissent Serge et Brigitte au terme de leur inventaire, le pays entier succombera à la famine.

Le rapport, publié dans la prestigieuse revue médicale américaine *The Lancet*, alerte les médias du monde entier. Comme huit ans plus tôt en Éthiopie, les journalistes commencent à débarquer en masse à Mogadiscio. Leurs articles, les reportages des chaînes américaines sur le « désastre humanitaire », la tragédie somalienne et le mouroir de Baidoa ainsi que les appels à l'aide lancés par le représentant en Somalie de l'Onu, Mohammed Sahnoun, émeuvent l'opinion internationale.

Dans le palais de verre des Nations unies à New York, les hauts fonctionnaires réagissent. Le 24 avril 1992, le Conseil de sécurité vote le déploiement de cinq cents casques bleus à Mogadiscio. Censés protéger les humanitaires, les soldats de la paix demandent eux-mêmes la protection des gardes somaliens.

Le cirque de l'intervention onusienne, s'offusque Vial, est pitoyable.

Les casques bleus ne débarquent pas seuls. Des dizaines d'organisations humanitaires s'emploient elles aussi à rallier la côte somalienne. Les volontaires qui déboulent à Mogadiscio semblent attirés par une énorme manne à partager, comme s'il s'agissait d'un gâteau. Et Kouchner affrète un « bateau pour la Somalie » empli de sacs de nourriture. Il s'arrange pour débarquer en temps utile sur les plages somaliennes. Patrick se demande s'il faut se réjouir de cette précipitation soudaine et spectaculaire, alors que MSF œuvre seule depuis des mois sur ce terrain de famine oublié. Les Nations unies et les pays européens font, c'est vrai, preuve d'une impressionnante générosité. Mais, du coup, les salaires des Mad Max s'envolent et le racket prend un tour nouveau. Pillards et seigneurs de la guerre veulent eux aussi leur part du butin. L'envoyé spécial de *Libération*, Stephen Smith, établit un lien dans ses papiers entre le paiement des gardes armés par les humanitaires et le financement de la guerre. Les Médecins sans frontières, à leur insu, entrent dans un jeu vénal. Leur mission est placée sous le double sceau de la rétribution et de la protection d'un clan, lequel impose sa loi, filtre les blessés à l'entrée de l'hôpital. Dès lors, la neutralité de l'organisation est remise en cause.

On « embauche » chez MSF ! La nouvelle fait le tour de Mogadiscio et rameute des Somaliens désœuvrés. Vial négocie avec Osman Ato, le bras droit du général Aïdid, par lequel transitent toutes les demandes de protection. Les enchères montent. Osman Ato est une agence à lui tout seul. Il se charge de fournir une maison, de l'eau potable, des gardes, des voitures. La Jeep est à cent soixante-dix dollars par jour, le générateur à cent vingt dollars et il faut verser deux cents dollars pour le camion à eau. Osman Ato affiche les tarifs.

Vial fait la moue mais ne peut passer outre.

En trois mois, il est contraint de débourser soixante mille dollars. Dans son coffre, les liasses de billets verts s'amenuisent de jour en jour. Les prix flambent à mesure que la compassion enfle. Une villa pour expatriés se loue d'ores et déjà trente mille francs mensuellement. Pour les seules locations de maisons, le général Aïdid avoue empocher plus de trois cent mille francs par mois.

A l'hôtel Sahafi, fréquenté par les journalistes, Stephen Smith note amèrement sur son carnet : « L'humanitaire est au service des milices armées, nourrit ceux qui tuent. »

Dans le contexte de guerre, on ne cherche pas à négocier ou à remettre en cause le principe de cette rétribution. L'homme de confiance du général Aïdid est en passe de se constituer un fabuleux trésor de guerre, de quatre cent mille dollars, sans doute par le seul biais de MSF, considéré comme la poule aux œufs d'or.

Lorsque Pierre-Marie Chanareille débarque à Mogadiscio, le pays subit de plein fouet la famine. Les victimes tombent par grappes entières, les villages privés de grains se dépeuplent, la Somalie se meurt. Comme pour Patrick Vial, le premier contact est rude. Pierre-Marie, chirurgien anesthésiste-réanimateur de quarante ans, est pourtant, lui aussi, un habitué des missions dures. Il est parti pour l'Afghanistan et le Pakistan avec Aide médicale internationale, il s'est rendu en Thaïlande avec la Croix-Rouge. Mais l'équipée en terre somalienne n'a rien à voir avec le romantisme des longues expéditions dans les maquis afghans ou à la frontière cambodgienne. Ici point de fraternité affichée, point de rationalité dans la douleur. On meurt seul et en silence.

A peine arrivé, Pierre-Marie découvre que la barbarie, la folie se sont érigées en règles quotidiennes à Mogadiscio. Un petit voleur de cuivre suspendu aux fils téléphoniques d'un quartier est abattu par un garde de mauvaise humeur. Le chirurgien mesure aussi le racket incessant auquel sont soumises les organisations humanitaires. Vingt, trente, peut-être quarante pour cent des cargaisons disparaissent dans les soutes des chefs de clan. Luc, le logisticien médical, est sermonné, pistolet sur la tempe, par l'un de ses employés somaliens qu'il veut licencier. Sous la menace de la vendetta, il réintègre dans l'équipe l'employé éconduit. Un autre jour, la valise du téléphone-satellite, qui vaut six cent mille francs, disparaît. On appréhende les coupables, des employés de la mission que l'on congédie aussi sec, mais un cacique somali préconise fortement aux médecins de ne pas punir les voleurs. En termes à peine voilés, il leur explique la manière d'éviter des ennuis – le versement de plusieurs mois de salaire aux brigands.

Vincent, l'un des logisticiens, serre les poings. Ancien des maquis afghans, spécialisé dans l'envoi de caravanes clandestines, devenu animateur d'un centre de voile pour handicapés, puis à nouveau homme à tout faire de l'humanitaire, il est sidéré par cette propension à extorquer les fonds de la médecine d'urgence. Il enrage face à l'impuissance des humanitaires :

– C'est ce qui s'appelle baisser la culotte, conclut Vincent.

A Mogadiscio, la tension s'accroît malgré l'arrivée des premiers soldats de l'Onu. La famine, en cet été 1992, est à son paroxysme. La communauté internationale a enfin daigné répondre aux cris lancinants des quelques organisations présentes sur le terrain depuis un an et demi, dont Médecins sans frontières. Mais, pour des milliers d'hommes, de femmes et d'enfants, il est déjà trop tard.

Dans le bloc opératoire de l'hôpital Medina, Pierre-Marie tente d'oublier la folie ambiante qui, par deux fois, a forcé l'équipe de MSF à se replier en lieu sûr, loin de la capitale. Il écoute Pavarotti. Les explosions qui résonnent au loin et le son des balles, les *Youssouf Bullets* comme les appellent les Somaliens, sont atténués par la voix du ténor.

Le chirurgien regarde défiler les volontaires. Ce petit condensé de société est attachant. Les vrais caractères se révèlent, les faiblesses aussi. Des idylles se nouent, entre humanitaires ou avec des autochtones. En Afghanistan, en Éthiopie, des volontaires ont bien épousé quelque compagnon ou compagne indigène.

Contourner les zones dangereuses, éviter les *check-points* jugés dangereux, négocier chaque jour l'ampleur du racket... Servir la cause humanitaire exige des nerfs solides. Autour de lui, Pierre-Marie assiste à quelques scènes grandiloquentes.

Charles, chirurgien rouennais, sexagénaire dynamique, a délaissé sa clinique pour se frotter à la misère locale. Il n'en est pas mécontent, après des semaines de labeur, mais ne peut s'empêcher de sombrer dans la crise de nerfs lorsque l'un de ses patients conteste son traitement.

– C'est insupportable, on ne peut pas continuer à travailler ainsi, hurle-t-il alors dans les couloirs de l'hôpital. Je préfère m'occuper de cent Cambodgiens que d'un Somalien!

La tension, la peur, le surmenage dus aux journées épuisantes dans le bloc opératoire rendent parfois l'atmosphère irrespirable. On s'en remet au lendemain ou au whisky du soir, siroté face au magnétoscope de la villa. Dans un reportage de la RAI italienne, Pierre-Marie revoit le drame de décembre, lorsque Wim, l'employé de la Croix-Rouge, a reçu une balle dans le ventre. Des amis somaliens lui ont écrit un poème à titre posthume. « J'ai lu quelque part, note Pierre-Marie dans son journal de bord, que dans ce pays vit “ un peuple de pasteurs nomades et de poètes ”. C'est sans doute parfois vrai. »

Pourquoi Pierre-Marie est-il allé chercher l'enfer, lui qui, après avoir goûté aux missions et aux sortilèges des tropiques, a pris la direction d'une clinique à Aubenas, dans l'Ardèche? C'est la question que lui pose, un soir, sur le canapé de la villa, un journaliste de la télévision espagnole pour lequel l'équipe s'est prise d'affection.

– Qu'est-ce qui vous pousse à quitter votre pays, votre famille pour venir ici, à Mogadiscio?

Le reporter s'attend à une réponse grandiloquente, à des évocations de grandes destinées réelles ou fictives, Don Quichotte, Lawrence d'Arabie, Malraux, Monfreid, Kessel... Mais Pierre-Marie, embarrassé, répond en quelques mots.

– Pourquoi suis-je en Somalie? Tout d'abord, pour savoir si j'en étais capable...

L'Espagnol est dérouté.

Oui, pourquoi partir? Les intentions sont multiples, charitables ou non. Pierre-Marie, le soir, s'interroge et considère les motivations de ses coéquipiers, Pascal, Marie-laure, Bernard, Nathalie. Certains éprouvent le besoin de bouger, de changer d'air, de se coltiner la dure réalité, de colporter quelques vieilles chimères. Les intentions sont multiples : partir pour aider, fuir, se retrouver, vivre des émotions, des instants palpitants, pour tout, pour rien, se faire plaisir ou endurer la souffrance.

Pour Pierre-Marie, il est d'abord question de transmettre un savoir-faire, d'apporter une technique médicale et, accessoirement, d'aider autrui. Les raisons exprimées autour de lui, certes, se recoupent. Mais de par la vie commune et la tension du moment, nul ne peut tricher. La mission sert aussi de révélateur aux vérités intérieures. Filtre des désirs au fond de soi. Désabusé par la compassion ostentatoire affichée par certains, il note dans son carnet : « Nous aurons donné notre savoir-faire, notre technique, c'est la partie la plus facile à partager. Pour le reste que l'on appelle patience, écoute, compassion, don de soi? Nous aurons été moins brillants, inégaux, certains jours franchement déficients. Plus je connais des peuples – ou plutôt plus je rencontre des peuples – et plus je doute du sens de l'échange. Je donne un peu sans rien perdre, je reçois beaucoup de mes amis et de certains que je soigne. Je reçois beaucoup, j'avais déjà tant. »

Qu'est-il venu faire en cette galère? Pierre-Marie n'est pas sûr de le savoir. Il se gausse des étiquettes simplistes que l'on colle aux MSF, chevaliers de l'humanitaire, ambassadeurs des catastrophes, missionnaires des conflits impossibles. Il se remémore le surnom affectueux que leur a donné un Américain, les DLD, *Doctors for Love and Disaster*, les Médecins de l'amour et du désastre.

Pour oublier l'univers macabre qui les entoure, les membres de la mission inventent un nouveau jeu, le Mogapoly, version somalienne du Monopoly. Pour quelques schillings, on se paie la villa Somalia ou on attaque la *fuel station*, la station-service du coin. Autour de la table, les French Doctors refont la Somalie, avec ses jeux d'alliance et ses luttes de clan féodales. Le racket y est banalisé – un contrôle de camion, un vol dans un entrepôt, un détournement d'aide alimentaire. Retourner à la case départ? C'est le sort des condamnés à mort. Pierre-Marie tente d'oublier avec ce jeu de carabins la vraie guerre, celle qui s'ajoute à la famine et rend chaque jour l'aide humanitaire un peu plus difficile.

Attaquer la *fuel station*... Ce n'est pas seulement une étape du

Mogapoly. Lorsque le chirurgien entend les explosions, il se précipite à la fenêtre. Le ciel entier s'est obscurci. Des dizaines de bidons de carburant s'envolent en fumée. Des Mad Max ont attaqué la station-service, des sentinelles tirent sur les derniers fûts et des passants se précipitent pour recueillir le précieux contenu à l'aide de seaux.

Ils tombent sous les balles et le regard hilare des combattants.

Pierre-Marie se raccroche aux Somaliens qui gravitent autour de la mission comme à une bouée de sauvetage. Il y a là Nour, quinze ans, qui travaille dans le bloc opératoire, ou Abdullai, qui, au même âge, a tout compris du fonctionnement des appareils, des alarmes, du respirateur médical. Avec l'habileté des aides-soignants d'expérience, il prépare les perfusions, nettoie les plaies, rendort les malades. Ces deux adolescents, mascottes de l'équipe, regardent leurs compatriotes mourir avec le détachement des vieux sages. Enfin, il y a Liban, jeune médecin somalien protestant. Sur le toit de la villa, il livre une étonnante confession à Pierre-Marie, en désignant la ville meurtrie :

– Tout cela, c'est déjà mon passé et bientôt un souvenir. Dans quelques semaines, je ne serai plus là.

– Où veux tu aller vivre?

– En Israël...

Et le médecin somalien de se lancer dans une comparaison entre la Somalie et l'État juif :

– Oui, ce pays sera mon futur, regarde ce qu'ils ont fait du désert, ce qu'ils ont fait depuis cinquante ans...

Le sifflement d'une balle interrompt la conversation. Plié en deux, Pierre-Marie regagne l'escalier. Émigrer en Israël alors que grondent les tambours de l'islam, la perspective ne manque pas de sel. Surtout avec un nom pareil, Liban...

La ville que regarde Chanareille depuis la terrasse ne connaît guère la paix. Les clans et les factions se la disputent toujours.

Trois cent mille réfugiés se massent aux frontières, dans des camps d'infortune. Médecins sans frontières y dépêche des logisticiens, des médecins, des infirmières. Au total, cent cinquante-six volontaires œuvrent en Somalie ou à la périphérie, au Kenya, en Éthiopie, dans des villes provisoires de tentes et de huttes.

Lorsqu'il débarque dans le camp de Liboy, au Kenya, René Caravielhe a un mouvement de recul. Les réfugiés somaliens qui s'y entassent sont dans un état de dénuement extrême, des hordes d'enfants orphelins errent entre les adultes cadavériques, et mille cinq cents nouveaux arrivants débarquent chaque jour... Caravielhe, quarante-six ans, s'installe avec ses compagnons dans des maisons de pisé, des *toucous*, à l'extérieur du camp, qui regroupe déjà près de soixante mille personnes.

Nourrir et soigner chaque jour une ville grande comme Châlons-sur-

Marne en effraie plus d'un. Une infirmière ne supporte pas le choc et le décalage culturel. Par mimétisme ou solidarité avec les affamés, elle refuse de s'alimenter et devient anorexique. On décide de la rapatrier de toute urgence sur Paris.

Caravielhe se souvient d'autres signes d'inadaptation déclenchés par la peur, la découverte de la misère, la crainte de vivre dans des conditions déplorables pendant des mois. En Guinée, c'est un médecin alcoolique rejeté par l'équipe qui a dû reprendre l'avion au bout de quelques jours, à peine dessaoulé. En Thaïlande, une doctoresse d'une quarantaine d'années n'a pas supporté la liste des tâches. Trois heures plus tard, elle a fui le camp de réfugiés.

Caravielhe approuve les directives de la « maison mère » : il faut avoir les nerfs solides, il n'en doute pas, pour demeurer dans ce désert kenyan, soumis au spectacle des gueux, au voisinage de la mort.

A Paris, du reste, Brauman et les dirigeants de l'association veillent au grain. Depuis trois ans, depuis la chute du mur de Berlin, les missions s'avèrent de plus en plus difficiles. Les guerres idéologiques sont en perte de vitesse, les conflits ethniques, voire tribaux, prennent le dessus. Dans le Caucase, la Corne de l'Afrique, les Balkans, l'Asie centrale, tonnent les canons de la guerre civile, celle des clans, des querelles de clocher ou de minaret. L' « espace humanitaire », comme se plaît à le répéter Brauman, se rétrécit comme une peau de chagrin. Les volontaires de l'urgence sont de plus en plus traités en indésirables. Sur le fichier informatique de MSF, on effectue un tri sévère. Un entretien psychologique confirme ou infirme les certitudes. On teste le candidat, on le jauge, on le coince, on le piège, on le sonde sur ses états d'âme, ses motivations, ses conceptions de l'altruisme et de l'aventure. Les hésitations, les frémissements à l'évocation des dangers ou des responsabilités attendues sont sujets à investigation. Quelquefois, le candidat se rebiffe, avoue ses carences, ses faiblesses. Ainsi la mission peut-elle s'avérer dure, très dure. Trop de solitude ou pas assez, promiscuité, tension, vie d'équipe en permanence, inconfort, jours sans pain. Aux volontaires non médicaux, de plus en plus nombreux, on recommande du doigté, de la souplesse, un sens certain de l'initiative. Ceux qui sont nommés coordinateurs ou administrateurs seront peut-être amenés à gérer un conflit, ou même une grève en pleine brousse, comme celle d'Omburman au Soudan en 1985, lorsque les soixante employés locaux refusèrent de reprendre leur poste après qu'une infirmière auteur de massifs détournements de nourriture eut été renvoyée. Négociations, fermeté... L'infirmière ne fut pas réintégrée et les locaux finirent par reprendre leur tâche. De l'audace aussi...

En mission en Thaïlande, l'infirmière Marie-France Botte découvre l'enfer de la prostitution enfantine et hante les bordels de Bangkok pour en extirper quelques adolescents. Ruses, palabres, paiement de sommes conséquentes : Marie-France poursuit inlassablement la mission qu'elle a elle-même définie. Au risque de sa vie : la mafia de Bangkok l'a repérée et l'a menacée de mort. Un chat crucifié a été cloué sur sa porte...

En vingt ans, Médecins sans frontières est devenu une entreprise comme les autres. On recrute, on épluche les curriculum vitae, on parle de reconversion. Après la structure « ressources humaines » chapeautée par Jean-Marc Chardon, on a créé une filière « recrutement », que gère Anne-Marie Gloaguen, infirmière de formation, psychologue par nécessité. Maternelle et impérieuse à la fois, elle toise les candidats, épluche les dossiers.

Le flair et le bon sens permettent de faire le tri entre les âmes sûres et les âmes en peine, sources d'ennuis sur le terrain.

Les médecins suscitent davantage la méfiance que les autres, et les hiérarques de MSF sont bien placés pour savoir que sept ou onze ans d'études peuvent stériliser tout esprit d'initiative. La compétence, certes, est nécessaire, mais on lui préfère l'esprit de décision.

Dans les locaux de la rue Saint-Sabin défilent les candidats. Rémy, cadre en marketing, abandonne les promesses carriéristes de Schweppes pour partir en Somalie. Marcela Vasconcellos, une Américaine d'origine grecque spécialiste de cinéma devenue agent de la Twentieth Century Fox, fuit Hollywood pour une mission au Malawi. Stéphane Potier, un ingénieur des Ponts et Chaussées, se rend également au Malawi, puis s'exile en Mauritanie. Aymeric Peguillan, hôtelier établi en Californie puis au Liberia, devient coordinateur pour MSF en Afrique du Sud. René Lataste, ancien journaliste de FR 3 Toulouse, s'envole pour les zones à haut risque du Caucase. Yves Gatel, ex-éducateur, le rejoint en Arménie. Catherine Freibuaghaus, une comédienne suisse, s'enterre au Yémen. Paul Charitat, architecte de son métier, relègue dans les tiroirs les plans et les dossiers longuement concoctés pour courir les missions africaines – huit mois en Ouganda, huit mois en Namibie, quinze mois en Angola.

René Caravielhe, lui, n'a pas rechigné devant les émoluments proposés, maigre récompense pour le sacerdoce à venir dans les camps somaliens. Le cuisinier se déclare apte à la décision et obtient un tablier de logisticien en Somalie. A défaut de petits plats, il doit élaborer des menus en série, veiller à l'entretien des estomacs, garnir l'intendance en pâtes, en couvertures, en essence, pièces détachées pour voitures, voire en préservatifs, essentiels pour protéger le moral des troupes et se protéger tout court – un volontaire spécialiste de l'Afrique vient d'apprendre qu'il est atteint du sida.

La vie dans le camp de Liboy est austère, mais elle plaît au cuistot reconverti. A douze ans, il était éplucheur de pommes de terre chez Roger la frite, aux Halles de Paris. Élevé loin de l'école dans l'odeur de la friture et les accents gouailleurs, il acquiert un sens certain du contact, plaide pour le rapprochement des peuples, devient animateur de théâtre et spécialiste de la réinsertion. Il fréquente les maisons des jeunes et de la culture, puis gagne le Languedoc où il ouvre, entre Nîmes et Montpellier, un premier restaurant. Dans l'arrière-salle du Bon Bœuf d'où s'échappent des concerts de flamenco, il loge des anciens drogués, leur fournit le gîte et le couvert – à eux d'éplucher les patates. La générosité ne nourrit pas son homme et René, au bout de deux ans, se voit contraint de s'exiler vers les brumes écossaises puis l'Amérique du Nord. Là, il tient successivement le restaurant La Bastille au Québec, le French Connection à Miami, L'Os en gelée à Los Angeles. A La Nouvelle-Orléans où il vient de poser ses guêtres, il fait la connaissance, au cours du défilé du Mardi gras, de médecins français venus se frotter aux exigences de l'université américaine.

Serge Manoncourt et Bernard Pécoul viennent goûter chez leur compatriote aux délices de la *french cuisine*. Ils se prennent d'amitié pour le cuisinier sympathique, jovial, à la fine moustache et à la carrure de rugbyman qui leur concocte quelques recettes du Vieux Monde et reçoit comme gratification l'évocation de lointaines expéditions. Les récits de ces Médecins sans frontières enchantent René. On parle de maquis afghans, de forêt thaïlandaise, de camps emplis de Cambodgiens, du délire des Khmers rouges. Dans sa grande maison en bois de la Louisiane qui s'ouvre sur un jardin ombragé, René les écoute encore et encore. Il a près de quarante ans, en a assez de sentir la friture, même pour sept à huit mille dollars par mois, et rêve de ranger sa toque au placard. Si on le lui proposait, il partirait bien sur les traces des deux toubibs. Et on le lui propose, un peu plus tard, lorsqu'il rentre en vacances à Paris.

Il est nommé pour une mission au Kenya, dans les camps somaliens.

Loin des restaurants d'Amérique, René apprécie le désintéressement qu'exige une telle expédition. Il apprend la peur lorsqu'il est braqué par une bande de Somaliens armés qui lui volent deux Toyota quasiment neuves. La nuit, les abords du camp, pourtant soumis au couvre-feu, sont l'objet d'âpres combats. Même en exil, les frères ennemis de Somalie continuent à se haïr, et les clans de Mogadiscio veulent en découdre avec ceux de Kismayo. La nuit toujours rôdent les soldats kenyans qui règnent en maîtres absolus. Ils s'arrêtent devant une case dûment repérée, s'emparent d'une ou de deux filles dont ils abusent à tour de rôle avant de les abandonner à la poussière. En juillet 1992, c'est une infirmière belge de MSF qui est violée par plusieurs Kenyans. Les agresseurs, des militaires, s'enfuient et les plaintes déposées par l'association demeurent vaines.

On redoute cette soldatesque sans foi ni loi. Tous les volontaires se replient sur Nairobi sauf René, une femme médecin et une infirmière. Le soir, le dernier carré humanitaire se calfeutre dans la maison de pisé qui jouxte le camp. René écoute les bruits, tente de discerner les pas. La nuit appartient aux hyènes et aux hommes sans scrupules qui écument ces hauts lieux du désespoir.

A Mogadiscio, le représentant des Nations unies commence à ruer dans les brancards. Mohammed Sahnoun ne supporte plus ce cautionnement du racket, cette approbation tacite du banditisme. Échaudé par les errements de la communauté internationale, peu encline à soulager la détresse de la Corne de l'Afrique, il s'en ouvre à Rony Brauman, de passage à Mogadiscio.

– Si l'action des Nations unies ne décolle pas, c'est que la machine est trop lourde, et les motivations de ses membres trop légères, lui dit-il en substance.

Dans les colonnes du *Monde*, le 9 août, le représentant de l'Onu reconnaît implicitement que trente à quarante pour cent de l'aide est détournée. C'en est trop. Au siège de Manhattan, dans le bâtiment qui surplombe l'East River, Boutros Boutros-Ghali, le secrétaire général de l'organisation, laisse deviner son énervement. Ce n'est pas le chiffre divulgué par Sahnoun qui irrite l'entourage de Boutros-Ghali, au contraire. Les Nations unies s'apprêtent à divulguer à la presse des estimations supérieures – jusqu'à quatre-vingts pour cent de détournement – afin de justifier une intervention. Ce qui choque l'Onu, ce sont les critiques à peine voilées qui émanent des propos de son émissaire. Les Nations unies, à l'en croire, véhiculeraient l'indifférence internationale, joueraient l'attentisme au lieu du volontarisme. Sahnoun, qui apprend par la BBC le projet de déploiement d'une force internationale de trois mille hommes, est évincé quelques semaines plus tard, coupable d'avoir dénoncé la montée en puissance du conflit.

Pendant ce temps, les seigneurs de la guerre s'en donnent à cœur joie. Les caravanes qui tentent de rallier Baidoa sont pillées, des camionneurs détroussés, des volontaires sommairement exécutés.

Le 9 décembre 1992, dans la nuit noire, la barge de débarquement s'approche du rivage. Les commandos de Marines se glissent dans l'eau, d'autres sautent sur la plage depuis leur dinghy gonflable. Sur le sable encore chaud, des dizaines de journalistes américains et européens les accueillent. Sous les lumières des caméras, on se bouscule, on grommelle. Le débarquement américain sur les plages de Mogadiscio n'est guère discret.

Il survient à temps, non pour les Somaliens mais pour les Américains. Tout a été méticuleusement calculé. L'heure de sortie des sous-marins, l'arrivée des Zodiac, les deux hydroglisseurs, le ballet des hélicoptères coïncident avec les journaux télévisés du soir.

Le face à face des journalistes et des Marines est ubuesque. Les remarques fusent, un reporter américain rappelle les batailles du Viêtnam sous l'œil agacé d'un sergent. Un autre, pince-sans-rire, crie : « Faites gaffe, nous, on n'est pas des Somaliens ! » Des officiers réagissent sans humour. Certains, qui estiment que la guerre du Viêtnam a été perdue à cause de la presse, n'apprécient pas la présence de ces indésirables. « Tirez-vous d'ici », hurle un lieutenant sous les quolibets des reporters.

Patrice Franceschi a pris place sur les dunes comme l'on s'installe dans les fauteuils d'orchestre d'une salle de théâtre. Depuis quatre jours, tout Mogadiscio est prévenue du « débarquement secret », de l'imminence d'un gigantesque spectacle son et lumière.

« C'est une pantalonnade, c'est grotesque », n'arrête pas de répéter l'émissaire de Kouchner en Somalie.

L'objectif, qui prévoit l'arrivée de plus de trente mille soldats dans le cadre de la résolution 794 votée quelques jours plus tôt au Conseil de sécurité des Nations Unies, est ambitieux. Concoctée par un George Bush finissant – il vient d'être battu lors des élections présidentielles par Bill Clinton –, l'opération *Restore Hope* (« Rendre l'espoir ») est censée assurer la protection des convois humanitaires. Première anicroche : l'Onu envisage le désarmement des combattants afin de rétablir la sécurité, tandis que les officiers américains n'évoquent qu'une mission strictement humanitaire. En fait, l'expédition somalienne sert à la fois de terrain d'expérience au « nouvel ordre mondial » de Bush et de laboratoire au droit d'ingérence humanitaire. Les boys américains ont pour ordre de mission de rectifier l'image désastreuse de l'armée de l'oncle Sam à l'étranger et de convoyer des sacs de riz pour effacer le souvenir des années noires vietnamiennes.

Dans la villa qui leur sert de quartier général, les Médecins sans frontières observent avec un détachement narquois ce bruyant débarquement, qui survient tardivement. Mais qu'importe, en concluent certains, s'il s'agit d'acheminer l'aide qui a fait si longtemps défaut! Cette guerre, d'ailleurs, est anachronique et autorise toutes les entorses. Jamais les organisations humanitaires n'avaient dû payer jusque-là des milices armées pour assurer leur sécurité. A Mogadiscio, elles n'ont guère le choix, même si ces prébendes martiales contribuent à renforcer l'économie de guerre. Ce chaos, ce conflit nouveau dans un pays en proie à l'anarchie totale justifient aisément la plus grande opération de police humanitaire de cette fin de siècle.

A Paris, Patrick Vial, qui, menacé de mort par les sbires du général Aïdid, a dû évacuer la place, suit les boys dans leur progression. Même s'ils cafouillent, les grenadiers-voltigeurs de la compassion internationale marquent des points. Les routes sont déminées, le port rouvert, les convois protégés. Mais la mission onusienne dérape rapidement. La sécurité n'est pas améliorée, les milices courent toujours, aucune solution politique n'est étudiée. En plein cœur de Mogadiscio, les bandes armées poursuivent en toute impunité leur action destructrice. Patrick Vial, comme ses compères, crie à la catastrophe. L'action internationale est partielle, donc ratée. En outre, à se parer du titre d'humanitaire, ces militaires qui débarquent avec leurs rations de survie et leurs fusils M 16 vont contribuer à accroître encore la confusion.

Tandis que, dans la capitale somalienne, Patrice Franceschi ouvre une « maison de l'humanitaire », où se concoctent les projets kouchnériens pour le pays en ruine, à Paris, le ministre s'active pour cette nouvelle cause. L'opération « Un sac de riz pour la Somalie », destinée à sensibiliser les écoliers de France et de Navarre au drame de la Corne de l'Afrique, est considérée comme une fourberie supplémentaire par les volontaires de Médecins sans frontières. Kouchner lui-même débarque en terre somalienne cinq jours avant l'arrivée des soldats américains, avec la bénédiction de François Mitterrand. Il court les réunions des chefs de guerre, s'invite chez Ali Mahdi qui accepte, après deux heures de palabres, l'idée d'un dialogue au sommet avec son rival, le général Aïdid.

A Paris, le ministre de la Défense Pierre Joxe fulmine. Du fait des pressions de Kouchner lors du dernier Conseil des ministres, et contre l'avis de son état-major, il est contraint d'expédier des troupes dans les sables de Somalie. A croire que, depuis les opérations au Kurdistan, c'est son collègue de la Santé qui se voit investi du pouvoir d'envoyer les soldats de la République de par le monde, au gré de ses fantaisies médiatiques.

Prévoyant, Kouchner avait savamment devancé le débarquement des Marines transformés, pour les besoins de la politique américaine, en bons samaritains de l'Afrique. Le 4 décembre, un cargo pointe son étrave à l'horizon de Mogadiscio. Chargé de six mille tonnes de riz, le *Tadorne* s'apprête à décharger sa manne nourricière. Le ministre a orchestré une opération hautement médiatique. Outre le déchargement des sacs de riz dans le port de la capitale, les cameramen présents à bord sont chargés de filmer l'arrivée de deux éminents invités, les frères ennemis Aïdid et Ali Mahdi. En les attendant, Kouchner emprunte la vedette qui effectue la navette avec la plage, se jette à la mer, peu profonde en cet endroit, et sous un mitraillage photographique, en saharienne beige, de l'eau jusqu'aux cuisses, entreprend de porter lui-même quelques sacs de la manne occidentale.

A quelques encablures de là, dans la villa de l'Action humanitaire France, Patrice Franceschi envoie par fax, grâce à son satellite, une pléthore de communiqués au siège des Nations unies. Il a pour délicate mission d'expliquer la position française. Entre les foudres de guerre somaliens et les redresseurs de torts américains, la France, plaide-t-il, a un rôle à jouer. Les pages envoyées distillent les secrets de la nouvelle phraséologie humanitaire. Négocier au lieu de foudroyer, amener les belligérants à dialoguer, « même avant de mourir », tel est le vieil élément de la rhétorique kouchnérienne.

Sur le terrain, Kouchner, qui a posé son sac de riz, tente de répandre la sémantique de son ministère. On prépare dans la fougue le sommet sur l'eau. Enthousiaste, Franceschi a prévu un appontage des deux chefs de clan en vedette. Un conseiller de Ali Mahdi vient aux nouvelles et insiste pour que son chef puisse arriver en hélicoptère. Caprice princier, pense Franceschi, qui refuse un tel protocole, soucieux d'éviter les diatribes de l'autre belligérant. Le conseiller s'explique alors, *mezza voce* :

– Ali Mahdi a le mal de mer. S'il vomit en chemin, il ne sera pas en forme pour le sommet !

Devant le visage penaud du conseiller, Patrice consent à un atterrissage sur le pont du *Tadorne*. Mais, hélas, le sommet est sabordé avant même d'avoir commencé. Le grand pardon n'aura pas lieu, du moins pas sous le drapeau français ni sous l'aile de Kouchner. Les Américains récupèrent l'idée, par l'intermédiaire de Robert Oakley, l'envoyé spécial de Washington à Mogadiscio. Les deux rivaux, soucieux de ne pas déplaire à la Maison-Blanche alors que débarquent les troupes américaines, obtempèrent. Ils rencontrent l'ambassadeur sur le court de tennis de la compagnie américaine pétrolière Conoco, investie par les gardes du corps et autres conseillers prétoriens.

Kouchner est furieux. Le yankee lui a soufflé la vedette. On se rabat sur l'action caritative. Les soldats français sont invités à faire preuve de générosité. Il faut construire des dispensaires de brousse, des écoles, des puits. La troupe creuse, bâtit, implante quelques îlots paisibles dans le chaos somalien. Quelques officiers grommellent, hostiles à la tutelle de Kouchner. Le projet louable d'amener les belligérants à dialoguer est remis aux calendes. On se contente de transférer de la nourriture et de protéger les convois.

Le général Aïdid est devenu une bête traquée. Des avis de recherche sont placardés. Sa tête est mise a prix pour cinquante mille dollars. Les militaires américains n'hésitent pas à tirer sur une foule affairée à plaider la cause du chef de guerre. Alors qu'ils devaient appliquer le nouvel ordre mondial prôné par la Maison-Blanche, et entériner dans les faits le droit d'ingérence, leur mission s'enlise, et le plan onusien dérape. « Mogadisneyland », écrit, un rien désabusé, Stephen Smith.

A Kismayo, ville de la désolation plantée au bord de l'océan Indien, la situation est encore pire. Les soldats américains, censés protéger les humanitaires, commettent une erreur fondamentale, sous les yeux stupéfiés des volontaires de MSF. Leurs officiers demandent au colonel Omar Jess, qui règne en maître sur la contrée, d'évacuer les lieux. Tandis que le chef de clan obtempère sous la contrainte, ses adversaires, les hommes du général Morgan, en profitent pour investir la ville. Les médecins de MSF connaissent les visées conquérantes de Morgan, mais les Américains font la sourde oreille et le laissent pénétrer dans la cité et son port. Les organisations humanitaires sont rackettées de plus belle, les convois pillés, les réfugiés menacés des pires représailles. A la mission MSF, on assiste, consterné, à la lente mise à mort de la mission de paix.

Sur les toits de la maison, les soldats, au lieu de protéger l'endroit, se saoulent, sifflent les femmes, urinent depuis la terrasse.

Pour Rony Brauman, la situation est intenable. Comment continuer à prôner la neutralité des humanitaires si leurs protecteurs patentés s'évertuent à tirer dans le tas? Va-t-on réitérer les errements de la générosité en Éthiopie, où l'aide servit à engraisser les bourreaux et leurs reîtres? Doit-on subir l'aveuglement généralisé? Au siège et sur le terrain, on renâcle de plus en plus. L'âme coupable, les spécialistes de la Somalie, Patrick Vial, Marc Gastellu et Dominique Martin, sentent que le terrain est miné. Les centaines de milliers de dollars déversés dans les caisses des sbires du général Aïdid en guise de protection servent aussi à alimenter l'effort de guerre. Vial, en semi-retraite à l'hôtel Boulevard à Nairobi depuis les menaces proférées par les séides d'Aïdid, est de plus en plus perplexe. Il y a décidément, professe-t-il, quelque chose de pourri au royaume de l'humanitaire.

Il livre ses impressions un soir de mars 1993, sur la terrasse de l'hôtel. Autour de lui, dans la fraîcheur vespérale des hauts plateaux kenyans, Nicolas de Metz, son successeur à Mogadiscio et ancien envoyé clandestin au Kurdistan d'Irak, Dominique Martin et Brigitte Doppler discutent des tambours de guerre qui tonnent dans les villes de Somalie. L'état-major somalien de MSF s'est réuni en conclave toute la journée pour statuer sur l'avenir de la mission. L'heure est grave.

Stephen Smith assiste aux conclusions. Il n'en revient pas. Devant quelques bières, sous une nuée de moustiques réveillés par la tombée de la nuit, Vial penche pour le retrait que ses compagnons viennent d'avaliser. Tous sont conscients des travers de la générosité en Somalie. Y pratiquer l'aide, c'est s'engager aux côtés de certains combattants, rechercher leur protection, les payer, donc favoriser la guerre. « Ce n'est pas incompatible », avait plaidé Rony Brauman quelques jours plus tôt à Paris. « En intervenant, on ouvre un espace d'humanité. Il faut quelquefois en payer le prix. » La mort dans l'âme, les « Somaliens » de MSF s'apprêtent à décrocher. Amer, un brin coupable, Patrick, partisan hier encore du recrutement de sbires en armes, demande qu'un document soit concocté afin d'expliquer la stratégie poursuivie par MSF dans ce conflit, ses errements, ses doutes, ses contradictions.

Quelques jours après la réunion de l'hôtel Boulevard, les équipes se replient. Médecins sans frontières ferme la mission ouverte deux ans plus tôt dans l'indifférence la plus totale. Les excès des Marines qui, à peine revenus des défilés victorieux de la guerre du Golfe, viennent rouler des mécaniques dans Mogadiscio, les errements de la politique américaine, incapable d'ébaucher un dialogue de réconciliation, les morts tombés au nom de l'humanitaire fournissent une occasion rêvée aux French Doctors pour se replier.

A Paris, Rony Brauman sait que la partie est perdue depuis longtemps. Entre deux réunions, il note dans son carnet : « Pour la première fois en Somalie, on a tué sous la bannière de l'humanitaire. Non par accident, mais au cours d'opérations réalisées par des armées professionnelles. Non sous le couvert de la légitime défense, mais dans des raids menés au nom du droit de vengeance. La Bosnie nous a montré à quoi se trouve réduit le droit lorsqu'on prétend l'appliquer sans la force : à une redoutable illusion. La Somalie illustre, s'il en était besoin, ce qu'est la force lorsqu'elle oublie le droit : une criminelle injustice. »

Dominique Martin, lui, envoie un article à *Libération* où il fustige l'inaction de l'Onu : « Les Nations unies, écrit-il, ne paraissent pas plus aptes, aujourd'hui qu'hier, à gérer cette crise. Leur action est étouffée par une armée de bureaucrates grassement payés, ne connaissant de la Somalie que l'aéroport et la route qui les mène à leurs bureaux. »

Contre la sentence de MSF, d'autres organisations s'insurgent. En termes à peine voilés, Sylvie Brunel, de l'Action internationale contre la faim, dénonce, comme pour l'Éthiopie, l'irresponsabilité de la mesure. Médecins du monde, à la présence symbolique et dans des zones plus sûres, prône un maintien des troupes humanitaires, coûte que coûte, fût-ce au prix de quelques entorses à la déontologie.

Au siège de MSF, on ignore superbement les critiques et les quolibets. Les événements qui s'ensuivent dans Mogadiscio, alors que l'équipe de Médecins sans frontières n'a pas fini son rapatriement, finissent par convaincre les plus récalcitrants.

Le matin du 17 juin 1993, après trois heures d'averse, Stephen Smith tente de joindre la rédaction de *Libération* grâce au téléphone satellite de la mission de l'AICF, installée dans une villa qui jouxte le rond-point « Kilomètre 4 ». Soudain, une explosion retentit. Les vitres sont brisées. Des Somaliens abasourdis tentent de trouver refuge entre les murs de la villa tandis que l'envoyé spécial du *Monde*, Jean Hélène, assis sur la terrasse, s'efforce de s'abriter. Un missile TOW vient de pulvériser la voiture des deux reporters français. Une seconde explosion suit la première. Neuf Somaliens sont fauchés par les éclats, l'un d'entre eux agonise. Puis surgit un hélicoptère américain qui mitraille les alentours de la villa.

– Ils sont complètement fous, crie Jean Hélène.

Les blessés sont évacués par deux infirmières de MSF tandis que Stephen Smith et Jean Hélène trébuchent sur des fils de cuivre, les cordons de guidage des missiles. Pierre Gelas, le logisticien de Médecins sans frontières, barbouille un bout de drap au mercurochrome pour représenter une croix rouge. Joëlle Tanguy, l'une des coéquipières, essaie de joindre les officiers des Nations unies pour les supplier d'arrêter les tirs meurtriers. Bavure ? Acte délibéré ? Veut-on venger la mort de vingt-quatre casques bleus pakistanais quelques jours auparavant en visant une cible facile ? Cet acharnement sur une villa occupée par des humanitaires, en plein centre-ville, bien connue des agents onusiens, est suspect, d'autant que l'emblème de la Croix-Rouge et le sigle de Médecins sans frontières sont visibles de loin.

L'attaque semble interminable. Une heure de survol, ponctuée de rafales épisodiques. Smith, écœuré, constate que les « soldats de la paix » se livrent aux mêmes exactions que les chefs de clan qu'ils étaient censés neutraliser. Le dérapage est flagrant. L'opération onusienne révèle toutes ses contradictions. Ce serait donc cela, l'ingérence ? Le journaliste de *Libération*, furieux contre les fauteurs de troubles, envisage d'écrire un livre sur « la guerre perdue de l'humanitaire ». Brauman, lui, concocte un pamphlet sur « le crime humanitaire » en Somalie.

Est-ce un crime que d'envoyer des casques bleus dans les sables de la Corne de l'Afrique ? La formule fait mouche et provoque quelques émois dans le Landerneau humanitaire. Mais le cri du cœur de Rony est entendu. La Somalie fournissait un formidable terrain d'expérience pour la nouvelle compassion occidentale, un laboratoire pour le droit d'ingérence ou, pour ses détracteurs, une opération de police internationale. L'expédition onusienne s'est transformée en intervention militaire, néo-coloniale, pour le meilleur et le pire, puis en chasse à l'homme, avec ses rafales lâchées sur la foule. Certes, le pays revit. La province ne subit plus les affres des roitelets et chefs de clan, et certains bataillons onusiens, italien et français en particulier, ont su amorcer un dialogue politique avec les clans. Mais quel fiasco à Mogadiscio, dénonce Brauman.

Il redoute, en fait, l'alliance du médecin et du soldat. L'un est porteur du bréviaire humaniste, d'un idéal altruiste, d'un code de moralité qui se veut neutre, l'autre représente la force, inhérente en temps de crise à l'application du droit, et aussi les intérêts d'État. Beaucoup considèrent que le mariage entre humanitaire et politique est inévitable. Pas au prix de perdre son âme, rétorquent Rony et les thuriféraires du « neutralisme ».

A Médecins du monde, Bernard Granjon et ses coéquipiers choisissent de demeurer en Somalie. Dans le camp de Galkayo, Patrick Hirtz apprend la nouvelle du retrait de MSF. Il plaide lui aussi pour un maintien de la mission. Il envoie une missive au siège. « Nous sommes intervenus quand il y avait urgence, écrit-il. Nous devons aujourd'hui demeurer en place pour accompagner la convalescence d'un pays qui s'écroulera si on laisse libre cours aux forces de déchirement et si on l'abandonne. »

Lui et ses pairs saluent néanmoins les convictions des rivaux, arrivés les premiers sur ces terres meurtrières. Ils savent que leur indignation est légitime. Sans solution politique, point de cautérisation efficace des plaies de ce monde. A quoi cela sert-il de panser les blessures de la planète s'il faut cent fois se remettre à la tâche ? Telle est l'éthique nouvelle de l'humanitaire dont MSF veut porter l'étendard.

Hors les calamités et catastrophes naturelles, toute situation d'urgence appelle un projet politique, un espoir de paix. Lorsque l'espoir est brisé, lorsque les puissances s'en mêlent, lorsque dérive l'esprit neutraliste des Nations unies, Brauman et les siens entendent raviver les mémoires, par la menace d'un départ s'il le faut.

22.

Doutes

Le convoi avance lentement à l'orée de la plaine de Vukovar. Dans les quatorze camions qui se dirigent en ce samedi 19 octobre 1991 vers la ville croate assiégée par les Serbes, des médecins et infirmières français, belges et hollandais ont pris place. Alain Destexhe, trente-trois ans, qui dirige l'opération, sait que la partie ne sera guère facile.

Depuis deux mois, la cité croate, posée sur les bords du Danube, subit l'offensive de l'armée serbe. Un véritable déluge de feu s'abat quotidiennement sur la ville – jusqu'à cinq mille obus par jour. Artilleurs et francs-tireurs semblent s'en donner à cœur joie. Ils mitraillent et bombardent inlassablement. A l'intérieur de la ville, privés d'électricité, de nourriture et de médicaments, dix mille survivants agonisent loin des journalistes qui ne peuvent pénétrer en ces lieux dévastés.

Dans l'hôpital lui aussi bombardé s'entassent plus de deux cents blessés graves. Les médecins, choqués, épuisés par des opérations en continu, ne parviennent plus à assurer les soins. Vukovar est livré à son triste sort. Même la Croix-Rouge n'est pas parvenue à percer les lignes des attaquants serbes.

A l'hôpital de Zagreb, le quartier général des humanitaires et des experts européens, Alain Destexhe concocte un plan d'intervention avec Marianne Fleury, infirmière anesthésiste.

– Évacuons les blessés avant qu'il ne soit trop tard, plaide-t-il auprès des experts européens. Dans quelques jours, ce sera un vrai massacre.

Marianne et lui rédigent une lettre pour le siège parisien de MSF : « Il y a, écrivent-ils, cinquante pour cent de chances que le convoi passe. »

Le pari est risqué. D'innombrables barrages croates et serbes parsèment la route de Vukovar. Les Serbes ne cachent pas qu'ils sont prêts à tout pour conquérir cette portion de la Croatie, par le massacre de civils s'il le faut. Si elle réussissait, la mission serait une première dans l'histoire de Médecins sans frontières, qui jamais n'a procédé à l'évacuation de blessés à travers différentes lignes de front.

Pendant trois jours, Destexhe négocie le trajet avec les Croates et le colonel Raceta, de l'ex-armée fédérale. Il y a des mines, un no man's land dangereux à franchir, avertissent les belligérants. Mais la décision est prise. MSF se portera seule au secours des blessés de la ville assiégée.

Destexhe monte dans la voiture de tête, une Volkswagen Golf chargée d'ouvrir la route. Un premier barrage serbe est dépassé sans encombre. Au deuxième, on craint que les soldats n'aient rajouté quelques mines sur la piste. Une enclave croate est atteinte, Bogdanovci, qui résiste avec deux ou trois cents hommes postés au sommet d'une colline. Les assaillants, un temps incrédules, déposent les armes quelques minutes et invitent les ambulanciers venus de nulle part à trinquer avec eux. Mais les émissaires ne s'attardent pas. Lorsqu'ils repartent, les Croates ont changé l'itinéraire du convoi, de peur que les assaillants ne profitent de cette entrée dans Vukovar pour effectuer une percée.

En pénétrant dans la cité, Destexhe subit un choc. Ce siège est digne du bombardement de Dresde. Tous les quartiers sont détruits, pas une maison n'est épargnée par les impacts de balles ou d'obus. Des cadavres à la peau noircie jonchent les rues. Les habitants terrorisés, au regard vide, sortent peu à peu des ruines. Brusquement, ils se mettent à applaudir ce convoi de la dernière chance.

A l'hôpital, un spectacle d'horreur attend médecins et infirmières. Quatre cents blessés sont entassés, serrés les uns contre les autres. Très vite, les victimes les plus gravement atteintes sont chargées dans les camions. Les Serbes n'ont accordé qu'une heure de cessez-le-feu pour l'évacuation. On trie à la hâte, avec l'insupportable responsabilité du choix arbitraire. Un grand brûlé, une femme paralysée, un enfant aux deux mains amputées... Ceux qui restent sont ceux qui vont mourir.

Lorsque les vingt envoyés de MSF repartent avec cent dix blessés sous les bâches des camions, la directrice de l'hôpital, Vesna Bosanac, les larmes aux yeux, salue les émissaires.

C'est le premier et le dernier convoi humanitaire pour Vukovar.

– Dites-le, crie la directrice, racontez au monde comment on vit. Est-ce que l'Europe pense toujours à nous?

L'émotion est à son comble. Destexhe sait que les survivants ne seront pas épargnés si les Serbes venaient à prendre la ville. Le convoi s'ébranle et la ville martyre s'enfonce déjà dans l'oubli.

Les combats reprennent dès que la cohorte de véhicules quitte les faubourgs de la ville. Guidés par des Croates, les Médecins sans frontières s'enfoncent dans un chemin de terre entre deux champs de maïs puis tombent nez à nez avec un char serbe, tourelle pointée sur eux. La voiture des guides croates disparaît dans les épis tandis que Destexhe s'avance mains en l'air vers les tankistes. Ceux-ci remettent les convoyeurs sur la route. Quelques minutes plus tard, un bruit sourd retentit : l'un des camions qui suivaient la Golf de tête a sauté sur une mine.

Destexhe bondit.

– C'est foutu, tout est gâché, crie-t-il.

Il arrive en courant au septième camion : la cabine a explosé, et deux infirmières, la Suissesse Ghislaine Jacquier et la Belge Fabienne Schmidt, gravement blessées aux jambes, gisent à terre. Un médecin, Dominique Martin, est lui aussi atteint, touché à la tête, et sa barbe s'inonde de sang. Comment les évacuer ? Doit-on continuer par la même route, minée sans doute sur plusieurs tronçons ? Tandis que deux médecins s'activent à panser les blessés, Destexhe arrête sa décision : demi-tour vers les lignes serbes, jugées plus sûres.

Lentement, le convoi longe le front, une véritable ligne Maginot, dotée de chars enterrés tous les cinquante mètres. L'autoroute de Zagreb est atteinte dans la soirée. Les quatre derniers kilomètres sont effectués en six heures. Un cauchemar.

Les blessés, souffrant de fractures aux pieds et de tympans éclatés, sont finalement évacués sur Belgrade tandis que Destexhe culpabilise dans sa chambre d'hôtel. Fallait-il entrer dans Vukovar ? Devait-il secourir ces blessés au risque de mettre en péril la vie de collègues de mission ? Pendant des semaines, il ressasse ce dilemme et n'en dort pas.

Un mois plus tard, Vukovar tombe aux mains des Serbes. Les hommes sont massacrés, les femmes déportées. Les trois quarts des blessés de l'hôpital ont été achevés dans leur lit par les assaillants puis enterrés dans des fosses communes.

L'heure est grave. Rue Saint-Sabin, on se concerte avec des mines attristées et des tremblements dans la voix. Oui, on le sait, les mines ont été placées par quelque milicien serbe de service. Oui, les humanitaires ont été pris pour cible, un fois de plus. Non, les belligérants ne respectent plus rien. Serbes ou Croates, l'intention est la même : à ces porteurs d'espoir, les guerriers opposent une fin de non-recevoir. Pis, ils tentent de les manipuler, de s'en servir à des fins partisanes. Le message est clair. L'humanitaire en ces terres de guerre civile est une utopie.

Brauman affiche la mine des sales jours. L'attentat de Vukovar, puisqu'il s'agit de nommer ainsi l'affaire, équivaut à un avertissement. Envoyer des volontaires dans ces conditions relève de l'inconscience.

– De toute façon, il n'y a pas de place pour l'humanitaire dans ces pays, il est devenu l'alibi de l'inaction politique. Si on agit, on est complices.

Dans la salle des réunions, Brigitte Vasset approuve. En face, Françoise Bouchet riposte. Elle revient de Zagreb où elle se trouvait au moment de l'attentat. Elle a compris l'enjeu, le formidable instrument de manipulation que représente l'action des humanitaires, et en même temps le faire-valoir que peuvent brandir les nations européennes, impuissantes ou indifférentes au drame qui se joue. Épaulée par Dominique Martin, le médecin blessé à Vukovar, et Marcel Roux, rompu aux missions les plus difficiles, elle tente de déclencher une nouvelle opération. Sans succès : Brauman s'y oppose. On abandonne le terrain aux amis des sections européennes : aux Belges, la côte dalmate, Split et Dubrovnik où les intellectuels se précipitent, davantage, semble-t-il, pour sauver les pierres que pour sauver les hommes. Aux Hollandais, Sarajevo.

Pour entrer dans Dubrovnik, il faut avoir le pied marin. Sur le bateau qui effectue la navette depuis Split, Bernard Jacquemart se frotte aux aléas du tangage. La mer n'est guère forte en cette journée d'octobre 1991, mais l'embarcation gîte. La tension surtout mobilise toute l'attention de l'équipe de Médecins du monde. Bernard, le docteur Gérard Kopf et le logisticien Michel Grohens, un guide de haute montagne qui se tuera quelques mois plus tard lors d'une expédition dans le Vercors, scrutent la côte qui se rapproche. Le capitaine doit accoster en zone serbe, au sud de la ville. Il sait qu'un passager clandestin se cache à bord, le journaliste John Swiney, planqué dans les toilettes pour femmes. Jacquemart court le risque. Peu d'informations sortent encore de Dubrovnik, l'antique Raguse aux palais médiévaux, aux ruelles ancestrales, aux maisons de pierres blanches fortifiées, assiégée par les troupes serbes.

Son départ a été laborieux. A Paris, les responsables de Médecins du monde demeuraient sceptiques. Quelques jours auparavant, le journaliste Pierre Blanchet du *Nouvel Observateur*, marié à Claire Brière, l'une des permanentes de MDM, sautait sur une mine à la sortie d'une caserne. Sa disparition a suscité un véritable traumatisme au sein de l'association. Pierre, on le connaissait depuis des lustres. Les volontaires de MDM avaient croisé sa longue carcasse sur tous les continents, en Amérique latine surtout, au Chili, au Salvador, au Nicaragua. On appréciait sa largesse de vue, son esprit critique, sa générosité, sa propension à remettre en cause les moindres certitudes. Ancien maoïste invité par les camarades à devenir militant en usine pour mieux observer la classe ouvrière puis apprenti garde rouge, il avait perdu ses illusions et traversé les révolutions, les guerres, les maquis, saisi par le scepticisme pascalien, le doute chronique.

S'il fallait une preuve, une seule, de l'absurdité de cette guerre aux portes de l'Europe... Mais Jacquemart s'oppose au constat d'impuissance.

– Il faut y aller, faisons du témoignage !

Face à cette insistance, Gilles Brucker, Pierre Pradier et Patrick Aeberhard consentent à laisser partir le candidat.

A quarante et un ans, Jacquemart, ex-reporter indépendant, ancien animateur de Radio-K, une radio libre de San Remo, a décidé de se lancer dans l'action humanitaire. Il rejoint les rangs de Médecins du monde où l'on cherchait un « organisateur ». Son profil d'aventurier, son expérience du baroud, son flair politique, son sens de la débrouillardise charment les chefs. Spécialiste de l'étranger, il prend le grade de « chargé de mission ». En fait, il devient grenadier-voltigeur, apte au baroud, à la négociation retorse, aux coups fourrés. Dubrovnik? Pour Jacquemart, cette mission sous les bombes serbes est taillée sur mesure.

Le paysage dut être fabuleux. Les vignes sur les collines, les versants ensoleillés qui surplombent la mer accrochent le regard. Jacquemart, sur la route, note les marques de la guerre, les villages brûlés, les maisons pillées, les églises saccagées, les saints de pierre à la tête coupée. Dubrovnik, l'ancienne colonie grecque puis romaine, classée patrimoine mondial de l'humanité, ne se porte pas mieux. Sans eau courante ni électricité, les assiégés, en attendant l'assaut final, se réfugient dans la ferveur. En fin d'après-midi, l'église des Franciscains est bondée.

Au cours de son séjour dans la ville croate, Bernard Jacquemart amasse les témoignages, s'entretient avec maints civils. Il n'est guère question de mission médicale, même si les blessés affluent, victimes des roquettes, de la pluie d'obus qui s'abat sur la cité. Les médecins locaux sont suffisants en nombre. Il s'agit bien plutôt de dénoncer l'agression des Serbes et de recueillir le bilan des exactions. Pour Bernard, ce travail d'investigation n'est guère différent de ses enquêtes de journaliste. Il se rend sur la ligne de front, voyage dans un minibus la nuit, livre accessoirement quelques citernes dans le quartier septentrional de Mokosica, où les habitants subissent un déluge de feu. Au cours de l'une de ces pérégrinations nocturnes, il rencontre un médecin italien originaire du Tyrol, Paolo Klaus, qui, au retour d'un séjour au Kenya, a décidé de s'enfermer dans Dubrovnik. Humanitaire solitaire, il veut par sa présence somme toute symbolique attester du soutien que l'Europe peut apporter aux civils bombardés. On boit de la slivovitz, la liqueur de prune, alors que le canon tonne alentour. Jacquemart réalise alors combien la rupture est grande entre cette mission-là et toutes les précédentes. Avant, il s'agissait de panser les plaies de l'autre, de voyager vers l'ailleurs, loin de l'Europe rationnelle, généreuse, altruiste. La mission humanitaire s'inscrivait aussi dans une logique de culpabilité de l'homme blanc, souffrant de ses richesses et de ses excès. Aujourd'hui, le constat est terrible. C'est l'Europe elle-même qui subit les affres de la guerre comme près d'un demi-siècle auparavant. L'horreur, la barbarie sévissent à Vukovar, à Osijek, à Dubrovnik. Les Serbes poursuivent, de par leur agression, une logique raciste, un but de purification ethnique, les Croates répondent par des actes aussi odieux, les civils deviennent les otages de cette confrontation meurtrière, et les capitales occidentales laissent faire.

Il ne s'agit plus d'aller soigner l'autre mais de protéger le voisin, de pénétrer dans sa propre demeure et d'y constater des exactions que l'on croyait reléguées à une autre époque.

Le 6 avril 1992, des tirs secouent les habitants de Sarajevo. Ils craignent le pire. Les Serbes ont déclenché les hostilités pour décourager les énergies sécessionnistes. La Bosnie, indépendante depuis quelques semaines à peine, devient le théâtre d'un sanglant conflit. Des cohortes de Bosniaques musulmans prennent bientôt la route de l'exode.

Alors que l'Europe demeure impuissante, des cris s'élèvent sur le terrain pour dénoncer le paradoxe de l'aide humanitaire. Aide-t-on seulement les victimes à mieux mourir ? S'agit-il de leur donner une couverture un jour pour qu'elles soient tuées le lendemain ? Au sein du Haut-Commissariat des Nations unies pour les réfugiés, des responsables font part de leurs états d'âme. José-Maria Mendiluce, son représentant en Bosnie, réclame haut et fort une solution politique. Même au sein du « machin » onusien, le doute s'installe. Et si l'humanitaire ne servait *in fine* qu'à légitimer l'agression serbe ? Les casques bleus déployés sur le terrain ne peuvent même pas protéger les populations.

Brauman s'obstine dans son refus d'entrer dans ce jeu dangereux. Attristé par l'affligeante passivité de sa vénérable institution, Malhuret, désormais député du Parlement européen, soutient son ancien protégé et se fend d'un article sulfureux dans *Le Monde* intitulé « L'action humanitaire, alibi de l'inaction politique ? ». « Au lieu d'envoyer les tanks, on envoie des médicaments », écrit-il en substance. Il lance par la même occasion une violente diatribe contre Kouchner, accusé de se livrer à des gesticulations sans résultat tangible, de brasser le vent sans voir la tempête qui s'annonce. « Quel est le résultat de ses déplacements ? demande-t-il. Au Kurdistan, la situation est inchangée. Au Soudan, sa visite n'a pas été suivie d'effets. En Somalie non plus. »

Au sein de MSF, Marcel Roux et Françoise Bouchet n'en démordent pas. Il faut agir, intervenir, marquer sa présence. Puisque les missions sur le terrain sont laissées aux sections européennes de MSF et aux autres organisations humanitaires, on privilégiera le témoignage.

A Médecins du monde, on s'attelle à la même tâche, avec toutefois plus de pragmatisme. Des stars sont pressenties pour convoyer quelques chargements symboliques, pilotés par des chauffeurs routiers français, polonais ou espagnols, hantés par le souvenir de la guerre d'Espagne. Richard Bohringer, Jane Birkin, Jean-François Deniau, Bertrand Poirot-Delpech, le réalisateur Alain Corneau participent à ces opérations. Mais il monte de ces cortèges, remèdes éphémères aux afflictions balkaniques, une lancinante supplique. L'aide sans la force n'est qu'un cautère sur une jambe de bois.

Dans les décombres d'Osijek, ville croate assiégée à laquelle les Serbes réservent le même sort qu'à Vukovar, Bernard Kouchner se déclare écœuré. A André Glucksmann qui l'accompagne dans la Croatie en feu, il confie :

– Je n'ai jamais vu ça, une telle sauvagerie, même au Liban...

Le soir, à la lueur d'une lanterne, Glucksmann écrit sur ses genoux : « Au son du canon, pas de panique visible. Le calme règne. Au point que les visiteurs se retrouvent honteux de troubler le travail silencieux et attentif du corps médical. Bernard Kouchner, depuis quelques semaines, tente d'installer des " corridors humanitaires ", sitôt ouverts, sitôt refermés. Kouchner n'en peut plus. En vingt-cinq ans, de guerre en guerre, il a fait le tour de la planète en flammes. Jamais il n'a détecté un tel acharnement contre des centres médicaux et des malades cloués sur leur lit. La réserve du ministre cède devant la passion d'un homme de cœur et la déontologie du médecin. »

Dans la salle voûtée de la vieille mairie de Dubrovnik, l'adjoint au maire s'adresse à l'envoyé du gouvernement français et au directeur exécutif adjoint de l'Unicef, Stefan de Mistura, qui craignent un déferlement des forces serbes sur la ville antique.

– Je regrette de vous contredire, lance avec éloquence l'élu municipal. Je sais le nombre des morts à venir et les dégâts que Dubrovnik subira. Ma femme et ma belle-mère sont serbes et le général Damianovitch, qui commande en face, est un vague cousin. Je déteste la mort et je la crains, mais je vais prendre les armes. Je serai demain en première ligne, et ma femme et la mère de ma femme seront avec moi.

Le maire de la ville vient à la rescousse :

– Oui, ils peuvent détruire les maisons, mais ils ne pourront pas prendre la ville. Et nous nous battrons maison par maison. Les fusils contre les tanks !

Que peuvent les corridors humanitaires dans ce féodalisme barbare ? Malgré les pourparlers qu'il mène entre les belligérants dans le quartier de Mokovitza, au nord-ouest de Dubrovnik, malgré les risques pris, Kouchner comprend que toute tentative de paix ne peut être que temporaire, soumise aux caprices guerriers de l'heure suivante. « Dubrovnik : le seul lieu où les combattants se parlent directement, note le secrétaire d'État. Qu'en sera-t-il à notre retour dans la citadelle ? »

Pour tenter de prévenir de nouveaux massacres, il a demandé à une brochette de personnalités de l'accompagner en Croatie. Giscard d'Estaing et l'ancien président américain Jimmy Carter sont invités mais déclinent poliment et prudemment la proposition. Enthousiaste, l'écrivain et éditorialiste du *Figaro* Jean d'Ormesson, qui désire à la fois partager le malheur des autres et promener son regard pour en tirer quelques éditoriaux, répond favorablement.

Dans les rues de Dubrovnik, d'Ormesson, Kouchner et Glucksmann sont contraints de raser les murs, de détaler lors des mitraillages. Se promener sur la vieille place nécessite une audace dont Jean d'Ormesson, sportif accompli, entend faire preuve malgré ses soixante-sept printemps. Pas une maison qui ne soit touchée, relève-t-il. L'académicien suit Kouchner, admire son courage, sa volonté de négocier ce qui semble ne plus être négociable, salue son côté Sisyphe de l'humanitaire. A quoi cela sert-il de dialoguer lorsque la folie l'a emporté sur toute démarche rationnelle?

Kouchner craint de devoir se retrancher dans l'utopie, selon le mot de Jean d'Ormesson. Il songe à rendre son tablier, à lancer quelque violente protestation lors du prochain Conseil des ministres. Le gouvernement ne fait rien, ou si peu. Sur le terrain, il s'évertue à créer d'illusoires corridors humanitaires. Ils sont ouverts un jour ou deux, refermés aussi vite, et les massacres reprennent de plus belle.

Pour la première fois en un quart de siècle de baroud, Bernard est choqué par l'acharnement des belligérants à exécuter les civils, à s'acharner sur les hôpitaux, à achever les blessés rivés à leurs lits.

A ses côtés, Glucksmann continue de prendre des notes, chroniqueur averti de la déchéance de la ville. Lecteur de Clausewitz, le philosophe analyse les tactiques de l'armée fédérale, qui déploie une stratégie de la terreur. Il est conscient des limites de l'action de charité qui, au-delà d'une certaine limite, contribue à renforcer les bourreaux, comme en Éthiopie. Osijek? « Un Pearl Harbor moral », s'exclame-t-il, tandis que Kouchner s'évertue toujours à négocier ou à renouer les liens distendus la veille. Entre deux bombardements sur la ville, le ministre impuissant s'exclame en guise de contrition :

– Si nous laissons se perpétrer le massacre, nous ne sommes que des salauds...

L'équipée du binôme, le philosophe et le médecin-ministre, est largement couverte par les médias. De retour à Paris, Kouchner revêt les habits d'un ambassadeur des catastrophes. Mais l'emphase de ses propos cache l'amertume du grand commis d'un État indifférent. Le 6 décembre, devant les caméras de La Cinq, il franchit le Rubicon et demande une intervention militaire. Malgré les effets de manche, ses augures dramatiques, l'imploration de Kouchner demeure sans effet. Au Quai d'Orsay, on se plaint de ce trublion qui gêne les efforts de la diplomatie. Hésitant à démissionner, maniant allègrement le chantage au départ, lui, le joker de l'Élysée, l'apôtre de la société civile, rentre dans le rang. Il reprend son bâton de pèlerin pour de nouvelles négociations et la réouverture d'un couloir humanitaire très provisoire. Il tente d'apporter un peu d'humanité là où les États se refusent à intervenir.

Le camion avance lentement. De la cabine sur laquelle sont apposés les autocollants de Médecins du monde, Bernard Jacquemart surveille les abords de la route. On dit l'endroit miné. De quel côté peuvent venir les coups, nul ne le sait. Serbes, Croates, musulmans... Cette guerre n'a pas de repères. Plus de manichéisme, de bien, de mal. Les blessures sont trop vives pour autoriser la raison, pense Jacquemart en scrutant les bas-côtés. Ce conflit-là est passionnel. Raison de plus pour ouvrir l'œil.

La route dévale un flanc de montagne, plonge dans la verte vallée, traverse un bourg détruit. Des centaines de miliciens s'activent alentour. Sarajevo n'est plus très loin. Quel sera l'accueil là-bas? Jacquemart, qu'accompagnent Jean-Louis Machuron et Isabelle Achour de Pharmaciens sans frontières, surveille dans le rétroviseur les trois camions qui suivent, porteurs de trois tonnes et demie de vivres et de médicaments. C'est le premier convoi humanitaire qui tente de pénétrer dans Sarajevo depuis le début de la guerre, deux mois auparavant, et les risque-tout qui ont pris place au volant ne peuvent même pas compter sur la protection des casques bleus, affairés à respecter de strictes consignes de légitime défense.

Quel parcours pour arriver jusqu'à ces faubourgs en ruine! C'est un marathon, bureaucratique s'entend. A Zagreb, Jacquemart a été convoqué dans les locaux du HCR, le Haut-Commissariat des Nations unies pour les réfugiés, sis dans une ancienne caserne. Les représentants de l'agence onusienne et de la Communauté européenne, Jean-Claude Concolato et Fulvio Paolini, l'ont sommé de se plier à la consigne officielle, c'est-à-dire à l'inaction la plus totale.

– On vous prévient, a dit l'un, si vous allez en Bosnie, vous n'aurez plus accès au financement communautaire!

Bernard Jacquemart a tenté de parlementer, évoquant le blocus de Sarajevo, les stocks qui s'amenuisent, la disette qui se profile à l'horizon. Les deux fonctionnaires se sont drapés dans une dignité toute bureaucratique et ont tancé l'imprudent aventurier. Les ordres sont les ordres, lui a-t-on signifié.

– Eh bien, on montera l'opération quand même, et avec nos sous! a répliqué Bernard en claquant la porte.

Même le consulat de France a recommandé à l'émissaire de Médecins du monde de ne pas s'aventurer sur la route de Sarajevo. Frilosité de fonctionnaire? Politique proserbe de l'Élysée? Jacquemart n'en sait rien, mais ces atermoiements, ces pressions retorses ne le détournent pas de son objectif, entrer dans Sarajevo assiégée. Seul un Portugais, Antonio Dos Santos, représentant européen en Croatie, lui apporte son soutien, confie son téléphone satellite et ouvre son carnet d'adresses – une foison de contacts à Sarajevo, qu'il connaît bien.

– Allez-y, n'hésitez pas, ils ont besoin de vous là-bas, souffle Dos Santos avec des airs de conspirateur.

Apparaissent les premières maisons d'Ilidza, banlieue de Sarajevo tenue par les Serbes. Les miliciens sont réticents à laisser passer ce convoi, précurseur sans doute d'une armada de camions au chargement suspect destiné à l'ennemi. Tandis que des soldats arrogants inspectent ses papiers, Jacquemart, épuisé par les négociations incessantes de barrage en barrage, de milice en milice, fait signe à Isabelle:

– Il faut qu'ils fouillent les camions!

Un interprète traduit la demande. Surpris, les Serbes s'exécutent. Jacquemart entend éviter les manipulations, les accusations futures de transport d'armes. Du coup, il crée la confiance dans le poste de garde. Après l'inspection menée *manu militari*, on le salue. Le convoi est autorisé à pénétrer dans la ville encerclée. Le chauffeur accélère. Sur l'« allée des *snipers* », les balles sifflent et les francs-tireurs prennent un malin plaisir à viser les civils, proies faciles sur cette avenue offerte à toutes les lunettes de précision.

Au loin, le canon tonne.

Bernard Jacquemart, qui avait séjourné à Sarajevo avant le conflit, ne reconnaît plus la ville. Deux mois de combats ont suffi à défigurer la vieille cité de Bosnie-Herzégovine, dont les habitants ont proclamé l'indépendance en avril. Les façades sont constellées d'éclats d'obus, des cratères parsèment la chaussée, des ruines se dessinent sur les collines. Dans les cabines des camions, les trois Français scrutent les passants apeurés et jaugent le désastre ambiant. Des explosions ponctuent leur reconnaissance.

Bernard compte un obus toutes les vingt secondes...

Les camions sont prestement déchargés, et les tonnes de nourriture et de médicaments convoyées vers l'hôpital. Puis l'on repart en sens inverse, vers Kiseljak que Jacquemart désigne comme base arrière. Le quatrième convoi, auquel participent huit Français, volontaires de Médecins du monde et de Pharmaciens sans frontières, est sciemment visé par des artilleurs serbes. Tandis que l'équipe s'attelle à vider les camions stationnés sur une petite place, une pluie d'obus s'abat. Un mur s'enfonce à quelques dizaines de mètres et le policier bosniaque chargé de surveiller les humanitaires est tué sur le coup.

Le message est clair : les Français sont des gêneurs.

Jacquemart, qui a emprunté le téléphone satellite de Kouchner coincé à un barrage de Visoko, appelle immédiatement le siège parisien. Gilles Brucker, le président de Médecins du monde, lui répond. Il ordonne le repli immédiat. Jacquemart n'en demandait pas tant. Il refuse d'obtempérer et crie dans le combiné :

– Si tu me demandes d'évacuer, je démissionne!

Brucker cède : on consent en haut lieu à laisser agir le chef d'équipe, qui commence à connaître les méandres de l'action humanitaire. Jacquemart se replie sur Kiseljak, en zone croate, et attend l'accalmie avant de relancer sa horde de camions sur la capitale bosniaque.

Le 27 juin 1992, à la fin du sommet européen de Lisbonne, Mitterrand annonce à Kouchner sa décision de se rendre à Sarajevo. L'opération, concoctée par le ministre des Affaires étrangères Roland Dumas, a été préparée dans le plus grand des secrets. Un tel coup d'éclat a de quoi redorer le blason du président. D'autant que la situation s'avère dramatique pour les habitants. Les bombardements incessants, les tirs de *snipers* embusqués ont fait d'innombrables victimes. A la suite de longs débats, Brauman et ses pairs décident de retirer leur équipe basée à Sarajevo. C'est la première fois en vingt ans d'existence que MSF essuie une telle défaite sur le terrain.

Écœuré par la démission de l'Europe, Brauman va plus loin, sort de son rôle humanitaire et plaide pour la levée de l'embargo sur les armes. « Il existe une géographie, ou une géopolitique, de la responsabilité. Ce qui se passe à notre porte nous engage davantage que ce qui se déroule de l'autre côté de la planète. Si nous ne faisons rien pour l'ex-Yougoslavie, plaide-t-il face à René Backmann du *Nouvel Observateur*, nous sommes encore plus coupables de non-assistance à personnes en danger que lorsqu'il s'agit de la Birmanie, de la Somalie ou du Cachemire. »

En dénonçant le « Munich des droits de l'homme et de la solidarité », Brauman appelle au renforcement des liens entre humanitaire et politique. Les volontaires de l'urgence jouent un rôle de têtes chercheuses, d'avant-garde des catastrophes humaines. Aux États de suivre, avec leur intendance et leurs soldats, de la paix ou de la guerre.

A Kiseljak, Bernard Jacquemart surveille la préparation d'un nouveau convoi de camions, le sixième, lorsqu'il reçoit un appel du vice-consul de France à Zagreb, Gilles Courrègelongue.

– Une personnalité importante va débarquer à Sarajevo, je préfère vous avertir.

– Qui ça ?

– Je ne sais pas encore, mais je crois que c'est Roland Dumas.

Quelques heures plus tard, le vice-consul rappelle :

– C'est Mitterrand !

Jacquemart craint le pire. Que vient faire en ces terres troublées le président français, sinon entériner le fait accompli ? Bernard connaît les attentes des musulmans bosniaques. Des armes, pas de reconnaissance sentimentale ou d'aventure médiatique sur leur territoire. En vieux routier, déjà, de l'action humanitaire, il commence à se méfier des tentatives d'associer Médecins du monde à l'action de l'État français. Que diable, tonitrue Jacquemart, un État sert ses intérêts. Il ne peut prétendre à l'impartialité et à l'indépendance que requiert le geste humanitaire. Pas de confusion des genres. Que Kouchner, malgré toute l'amitié qu'il lui porte, demeure dans son ministère !

A bord du Falcon 900 qui l'emmène vers l'ex-Yougoslavie, Mitterrand annonce aux deux journalistes présents à bord, Véronique Decoudu de l'Agence France-Presse et Claude Azoulay de *Paris-Match*, les raisons de son voyage-surprise.

– Nous allons dîner à Sarajevo, déclare-t-il. Oubliez tout : Paris,

Lisbonne, New York. Nous allons vivre ensemble un événement fort. Mon but n'est pas diplomatique mais humanitaire. Je veux réveiller le monde sur le drame bosniaque.

Entre la sole et la compote servies en vol, il s'entretient avec Kouchner, passe en revue les dernières nouvelles apportées par un contact radio avec Roland Dumas. Kouchner appelle alors le général Mac Kenzie, le Canadien qui commande les casques bleus à Sarajevo. L'atterrissage semble pour l'heure impossible. Des camions serbes bloquent la piste, les instruments de la tour de contrôle ne fonctionnent plus et le plafond météo est trop bas. Kouchner insiste alors pour que l'avion présidentiel se pose à Split. Le pilote du Falcon transmet la requête.

– Mais qui est *number one* à bord? lui demande un officier onusien.

– Le président Mitterrand, répète inlassablement le pilote.

Trop tard pour se rendre à Sarajevo, même en hélico. Mitterrand et Kouchner passent la nuit à Split, tandis que deux hélicoptères sont acheminés de France.

Au petit matin, Kouchner s'évertue à entrer en contact avec Dumas à Paris, Mac Kenzie et les Serbes à Sarajevo. Va-t-on laisser passer l'auguste caravane aérienne? Les derniers obstacles vont-ils se lever? Le but du périple demeure incertain, mais les hélicos décollent quand même. En vol, Kouchner montre à Mitterrand, non sans fierté, la piste des humanitaires qui serpente dans les collines croates, celle que les journalistes ont baptisée la « piste Kouchner ». Puis Mac Kenzie annonce que les Serbes ont accepté d'évacuer l'aéroport.

Kouchner en a les larmes aux yeux. Il a réussi l'un de ses plus beaux coups médiatiques depuis l'*Ile de Lumière.*

Lorsqu'il débarque le lendemain à l'aéroport de Sarajevo en gilet pare-balles, Mitterrand est suivi de son ministre de la Santé et d'une escouade de conseillers. Le général canadien est au bas de l'échelle et salue l'audace du président. On visite au pas de course la ville assiégée. Avec Alija Izetbegovic, le président bosniaque, Mitterrand pénètre dans les hauts lieux de la souffrance locale, la boulangerie devant laquelle une vingtaine de civils ont été fauchés par un obus, l'hôpital central où Kouchner s'improvise guide et redevient un médecin parmi les hommes, les rues de Sarajevo où s'égrènent les façades hachurées par les impacts. « Il faut voir soi-même pour pouvoir témoigner », commente le président de la République.

Jacquemart gare son camion marqué Médecins du monde et Pharmaciens sans frontières devant la présidence bosniaque et a juste le temps de gravir les marches pour écouter les dernières bribes de la conférence de presse. Mitterrand semble fatigué, les gardes du corps sont très tendus. Seul Kouchner virevolte. Lorsqu'il aperçoit, en descendant l'escalier, la flotte de camions arborant les sigles des organisations françaises et de son ministère, il ne cache pas son émotion. Oui, la France est présente ce jour-là. Mitterrand partage un instant la jubilation orgueilleuse de son chevau-léger.

De retour à l'aéroport s'engage une conversation ubuesque avec un général serbe, alors que retentit une fusillade nourrie.

– Mais qui nous tire dessus? Qui tire sur qui? demande Mitterrand en tentant de garder son calme.

Un interprète est requis et Kouchner achève la traduction, d'anglais en français. Au bout de la piste, des camions et des blindés serbes semblent reprendre leurs positions. Le général accuse les forces bosniaques de vouloir s'emparer de l'aéroport. Mitterrand élève le ton :

– Mais qu'est-ce que vous faites là? Vous n'avez pas besoin d'être là. Si vous ne voulez pas qu'on vous tire dessus, allez-vous-en. C'est vrai ça, partez!

La situation est tendue, des rafales de mitrailleuse lourde se font entendre. Kouchner devient nerveux, craint que la situation ne dégénère. Et pour cause : quatre soldats sont blessés à quelques dizaines de mètres du baraquement où se terre Mitterrand. Là-dessus, l'aide de camp du président, affolé, annonce :

– J'ai le devoir de vous informer, monsieur le Président, de l'état de la situation. Le Super-Puma, atteint par une balle, est cloué au sol, il ne peut plus redécoller. Le Falcon a une double déchirure de l'aile gauche. On lui a fait un pansement de fortune et le pilote estime qu'il peut voler jusqu'à Split, mais sans doute pas plus loin. Seul le Dauphin est intact.

– Mais c'est un bilan catastrophique, ça! réplique Mitterrand sur un ton paisible.

La remarque déclenche des rires alentour, mais l'heure est grave. Faut-il décoller maintenant ou attendre l'accalmie, improbable en ces lieux de désolation croissante? Le général Mac Kenzie préfère un départ impromptu. Kouchner revêt alors un gilet pare-balles, intime l'ordre à Mitterrand d'en faire autant et emmène l'équipe vers les hélicos, tandis que résonne une fanfare aussi solennelle qu'incongrue. La visite, mouvementée, fut de courte durée. Six heures seulement, mais une éternité pour Kouchner, pas peu fier d'avoir emmené l'auguste personnage jusque dans les ruines de Bosnie. Et un 28 juin de surcroît, date anniversaire de l'assassinat à Sarajevo, soixante-dix-huit ans plus tôt, de l'archiduc François-Ferdinand de Habsbourg, qui provoqua le déclenchement de la Première Guerre mondiale. A Paris, à droite comme à gauche, on salue le « panache » du chef de l'État.

Jacquemart, lui, est sceptique. Les Bosniaques ne vont guère apprécier cette visite, dont la seule conséquence tangible est la promesse de réouverture de l'aéroport, fermé en raison des bombardements. Kouchner, qu'il connaît bien, a été piégé par Mitterrand. Le premier a voulu se servir de l'humanitaire pour précipiter l'intervention militaire de l'Europe en Bosnie, le second pour la neutraliser. Les intentions du bouillant ministre sont charitables, certes, et ses initiatives souvent couronnées de succès. Grâce à son corridor humanitaire sur Dubrovnik, six mille femmes et enfants ont été secourus, dix mille tonnes de nourriture ont été amenées par terre et par mer dans une ville assiégée depuis des mois. Un îlot de paix, un exemple supplémentaire, après le Kurdistan, du droit d'ingérence émergent. Mais Kouchner n'en demeure pas moins le représentant d'un gouvernement impuissant, indifférent, voire cynique face au drame balkanique. Triste constat, pense Jacquemart. L'altruisme peut-il servir le pharisaïsme des nations? Et puis peut-on encore marier morale et raison d'État?

Malgré la bonne volonté du ministre de la Santé, ses louables intentions, sa propension à mélanger l'appareil d'État et le cortège des volontaires, les humanitaires sont devenus les otages de la politique. En outre, la précipitation des organisations humanitaires – deux cent treize selon le recensement du HCR – à se ruer sur la Bosnie ne présage rien de bon. Recherche-t-on une part du butin? Les pays en guerre seraient-ils devenus un enjeu? Ce *charity business* agace Jacquemart. Depuis plusieurs semaines, il croise sur les routes de l'ex-Yougoslavie des convoyeurs, des chauffeurs, des logisticiens d'organisations inconnues, qui pèchent par défaut d'expérience.

Ici, pense-t-il, la naïveté tue autant que les balles perdues.

Le lendemain, Jacquemart traverse piteusement les lignes bosniaques au volant de son camion. Il encaisse les quolibets. « Chiens de petits Français », « Amis des Serbes », « Vous avez sauvé les Serbes », entend-il autour de lui.

Déjà éprouvé par six mois de mission, il aurait préféré que quelque commis de l'Élysée essuie les plâtres à sa place.

Brauman, rendu furieux comme ses camarades de MSF par la visite éclair de Mitterrand à Sarajevo, se fend d'un article incendiaire dans *Libération*. Sous le titre « L'humanitaire, nom moderne de la lâcheté », il fustige l'inaction de la France qui se contente d'envoyer un illustre émissaire, arrivé en chef d'État et piteusement reparti en responsable d'association. Désabusé, il livre ses réflexions sur la morale de l'urgence qui « a été un temps du tout-politique, lorsqu'un blessé n'avait d'intérêt qu'en fonction de sa signification idéologique. Transformée par les États en une politique de l'ambulance, elle devient le paravent derrière lequel on cache pudiquement l'impuissance ou le renoncement ». Brauman compare le statu quo qui prévaut à propos de la Bosnie au modus vivendi de Munich en 1938, lorsque l'Europe capitula face aux ambitions hitlériennes. « Pendant ce temps, derrière nos médicaments et nos convois humanitaires, est en train de se constituer le premier État racial en Europe depuis la chute du IIIe Reich, maintenant que se trouve quasiment achevé un “ nettoyage ethnique ” programmé, annoncé puis réalisé. »

Lorsqu'un journaliste britannique du *Guardian*, accompagné par une équipe de la chaîne de télévision ITN, découvre le mercredi 5 août 1992 un camp de détention serbe à Omarska en Bosnie, son récit effectue rapidement le tour du monde. Ed Vulliamy traîne dans le camp, une ancienne mine de fer bordée d'une usine de traitement du minerai, s'attarde devant des prisonniers décharnés, découvre un centre d'interrogatoire. Il note scrupuleusement les faits qui viennent alimenter les craintes que nourrissait depuis des semaines la communauté internationale. Visages émaciés, corps squelettiques, mauvais traitements réservés aux prisonniers, Omarska a de toute évidence des allures de camp de concentration. Oui, affirme Ed Vulliamy, il existe des camps d'internement et des centres de torture réservés aux prisonniers croates et musulmans. Quelques semaines plus tôt, dans un rapport confidentiel envoyé à des fonctionnaires des Nations unies stationnés à Zagreb et Belgrade, des casques bleus s'inquiétaient de l'existence de camps de concentration.

Rompant avec le sacro-saint principe de neutralité, la Croix-Rouge réussit à pénétrer dans le camp d'Omarska et dans d'autres centres de détention. Elle relève les traitements inhumains exercés sur les civils tandis que la commission des droits de l'homme de l'Onu à Genève condamne les exactions et la politique d'épuration ethnique pratiquées par les Serbes. Les auteurs du rapport secret détaillent le nom des camps, dont certains sont réservés aux femmes, enfants et vieillards. Ils parlent d'une action concertée des autorités serbes de Bosnie « en vue d'établir une république serbe dépourvue de musulmans ». Au même moment, l'ambassadeur américain à Belgrade envoie un câble au Département d'État confirmant l'existence de camps en Bosnie. Mais le silence demeure. Ni le Département d'État ni les Nations unies ne mentionnent de tels faits jusqu'à la visite des journalistes britanniques à Omarska et Ternopolje.

Au Conseil de sécurité à New York, une résolution condamne les violations du droit international. Au sein des organisations humanitaires, le trouble se répand peu à peu. L'aide internationale en Bosnie ne sert qu'à renforcer le pouvoir des bourreaux, à légitimer leurs exactions. L'envoi de casques bleus a pour conséquence de figer le statu quo militaire et donc d'entériner le fait accompli. Le doute taraude les confréries de l'urgence, Médecins sans frontières, Médecins du monde, mais aussi les autres associations présentes sur le terrain. Des voix s'élèvent dans la presse pour demander l'intervention militaire. En vain. L'option militaire reste exclue.

Les purificateurs purifient. Les partisans de la Grande Serbie poursuivent leur stratégie de la terreur – exécutions sommaires, traitements barbares, viols organisés, tortures répétées. Aux humanitaires de prendre en charge les réfugiés, les victimes de l'exode – deux millions et demi de personnes déplacées sur une population initiale de neuf millions. Aider, pensent les volontaires, c'est fermer les yeux sur les causes du mal. C'est offrir une bonne conscience aux gouvernements indifférents et aux opinions impuissantes. Pour un pactole légué par Paris, Bonn, Rome ou la Communauté européenne, les associations d'âmes charitables sont priées de panser les plaies que l'on n'a pas su refermer.

Entre Noël et nouvel an, les dirigeants de Médecins du monde décident de passer à l'action. A l'heure de la trêve des confiseurs, ils convoquent les journalistes dans les locaux de la rue de la République et révèlent leur stratégie. Des affiches sont dévoilées. On aperçoit, sur l'une d'entre elles, un camp de prisonniers en Bosnie et un camp de concentration nazi, sur une autre affiche, le portrait de Milosevic, le président de la République serbe, et celui de Hitler. Des messages radio, lus par Jane Birkin et Michel Piccoli, sont diffusés. Plusieurs journalistes demeurent incrédules, trouvent la campagne de presse violente, déplacée. Est-ce le devoir de Médecins du monde d'assimiler les dirigeants serbes aux nazis? Est-ce la tâche d'une organisation humanitaire de prendre de tels risques politiques, de dénoncer en provoquant le choc de l'opinion publique? Jean Porrini, l'un des dirigeants de l'association, élève la voix pour justifier la campagne :

– Nous sommes sur place depuis deux ans. Si on ne dénonce pas ce qui s'y passe, c'est de la complicité. Des rapports existent sur ces crimes contre l'humanité, des journalistes continuent de rendre compte, mais les hommes politiques restent discrets. Le processus de purification ethnique est un crime contre l'humanité. La seule référence, c'est le crime nazi.

Pierre Pradier, le détective, prend la relève, clame bien haut le malaise environnant, le doute qui saisit les humanitaires depuis qu'ils ont foulé le sol de la Bosnie.

– L'aide humanitaire n'est pas le meilleur service à rendre à nos amis bosniaques. Un appui ferme de la Communauté européenne, voire de la Communauté internationale, pourrait être ralenti par l'action humanitaire sur place. Le témoignage est un volet essentiel de notre action.

Les questions fusent dans la salle. A-t-on pensé aux risques que courent les équipes? A partir de quand l'aide humanitaire devient-elle gênante sur place? Pour avertir les volontaires de MDM des dangers encourus, Gilles Brucker a été dépêché sur le terrain.

Toute l'équipe est rapatriée en Bosnie centrale, en lieu sûr.

– Quand on continue à apporter des couvertures, des médicaments et du sucre, poursuit Pradier, c'est parfois encourager les agresseurs. Guérir, oui, mais fusiller le lendemain un homme guéri est une chose à considérer aussi. Aujourd'hui, nous sommes à un tournant historique. L'aide humanitaire a atteint ses limites. Elle ne doit pas servir de caution aux politiques défaillantes!

Le débat, en fait, a été vif au sein de l'association. Faut-il rester en Bosnie où le budget d'aide, gigantesque, atteint déjà cent cinquante lions de francs, où deux mille malades sont soignés grâce à MDM?

Doit-on dénoncer les exactions serbes, et comment? Convient-il de s'associer aux expéditions de Kouchner qui tente de rassembler, depuis l'ouverture d'un corridor humanitaire et l'organisation d'un symbolique et émouvant concert à Dubrovnik le 31 décembre avec Barbara Hendricks, organisations caritatives et action étatique? Douloureux états d'âme. Les dirigeants de MDM ont l'impression de prolonger par leur présence et leurs soins l'agonie des Bosniaques agressés.

Au lendemain de la conférence de presse, des centaines d'affiches sont apposées sur les murs de Paris et des villes de province. Milosevic égale Hitler... La campagne publicitaire, dont le but est de secouer les dirigeants politiques, choque une partie de l'opinion. Les Serbes de Paris, eux, ripostent, peinturlurent les affiches blasphématrices à l'égard de leur chef et menacent au téléphone les permanents de l'avenue de la République. « On va vous faire la peau, bande de salopes », crie une voix balkanique dans le combiné. Des inspecteurs des renseignements généraux sont dépêchés sur place, des policiers fouillent les poubelles du siège de MDM à la recherche d'objets suspects et de bombes à retardement. A Belgrade, les volontaires de l'organisation font les frais de la campagne et doivent changer de maison pour éviter les représailles. Les envoyés des deux associations sur le terrain craignent un peu plus pour leur sécurité. Ils savent que l'insigne arboré au revers de la chemise et sur la portière de leur voiture ne les protège plus depuis longtemps, au contraire.

Présentée à des Croates au cours d'une halte sur la route, Claire Boulanger, de MDM, saisit avec le peu de serbo-croate qu'elle connaît les propos de son guide :

– Elle travaille, explique-t-il, pour Médecins sans monde...

La confusion est de mauvais augure, se dit Claire. Que MSF et MDM ne fassent qu'un, peut-être. Mais le lapsus lui rappelle qu'en ces terres brûlées, ravagées par la haine et l'horreur, il n'y a point d'humanité, et sans doute plus de place pour les humanitaires.

Un nouveau débat, non moins vif que le précédent, s'instaure à Médecins du monde. Doit-on porter assistance aux populations occupantes de la Krajina, le territoire croate aux mains des Serbes? « Les Serbes bafouent l'État de droit », « il est hors de question d'aider les bourreaux », lancent les uns. « On ne peut pas priver des civils, des femmes et des enfants de l'assistance médicale », clament les autres. Ces derniers l'emportent. Médecins du monde n'a pas le choix. Retirer ses quelques volontaires de la région, « le dernier honneur qui nous reste », reviendrait à perdre la face.

Dans l'avion qui la ramène de Berlin où elle a assisté à une conférence sur les réfugiés en Europe, Françoise Bouchet-Saulnier lit *Le Monde*. En page Europe, le quotidien annonce que la libération de prisonniers des camps de Bosnie est entravée par l'absence de pays d'accueil.

Françoise est furieuse : il ne s'agit que de deux cents visas à octroyer. La France, patrie des droits de l'homme, pratiquerait-elle l'égoïsme à outrance? Lorsqu'elle revient au siège de MSF, elle évoque ce blocage ubuesque, demande la convocation séance tenante du conseil d'administration. Le soir, on débat encore de la stratégie à adopter. On décide le tapage. Un communiqué est concocté à la hâte : la France est invitée à distribuer quelques visas. Cent cinquante rescapés du camp serbe de Kozarac sont accueillis dans l'Hexagone.

Françoise décide de rendre visite à ces survivants. A Saint-Étienne, dans le centre de la Direction départementale des affaires sociales où sont accueillis les réfugiés, elle prétexte un entretien psychologique pour voir les Bosniaques. Accompagnée de Pierre Saligon, elle interroge les anciens détenus, croise les questions, recoupe les réponses. Lorsque les deux envoyés dépouillent les questionnaires, le doute n'est plus permis. Là-bas, en Bosnie, les élites – maires, médecins, instituteurs – sont éliminées, les femmes et les enfants laissés dans les villages puis livrés aux exactions et aux intimidations avant d'être déportés. Au bout de la chaîne, les organisations humanitaires et les agences de l'Onu prennent en charge les victimes, sous l'œil narquois des assaillants. C'est bien un processus de purification ethnique qui se déroule aux portes de l'Europe. Ne cautionne-t-on pas cette barbarie? L'aide humanitaire, en facilitant l'évacuation des réfugiés, ne poursuit-elle pas l'œuvre entreprise par les assaillants? Les réponses paraissent évidentes aux deux enquêteurs. La médecine humanitaire s'est fondée sur le silence d'Auschwitz et voilà qu'elle nuit aux victimes.

Rentrée à Paris, Françoise s'empresse de rassembler ses notes, de consulter les missives des volontaires sur le terrain. Un rapport est hâtivement concocté.

– On a les preuves qu'il s'agit de crimes industrialisés, expose la juriste de MSF en réunion, face à un Rony Brauman tout ouïe. Ce ne sont pas des bavures, c'est planifié, il y a un schéma de purification de masse.

Le rapport, publié le 7 décembre 1992, fait grand bruit. Les agences de presse et les quotidiens relaient ses conclusions dramatiques. Les Serbes sont accusés de se livrer à des exactions à grande échelle, à la violence tactique pour vider la Bosnie de ses populations gênantes. Les puissances occidentales ne sont guère épargnées. Par leur indifférence, elles sont accusées de cautionner la barbarie.

Françoise est invitée par le Congrès américain pour étayer son témoignage. Agrippée à la barre de bois à laquelle se raccrochent les témoins, elle charge les agresseurs, renouvelle ses accusations. Le plaidoyer, vibrant, est retransmis sur la chaîne CNN et provoque un vif émoi aux États-Unis. En France, des conseillers du ministre de la Défense Pierre Joxe félicitent l'enquêtrice de MSF : « Très bon boulot, mais on ne peut rien faire. Tout est bloqué par l'Élysée. » Les diplomates, eux, sont plus circonspects : « De toute façon, la France est à la pointe du combat humanitaire. »

Inquiétante démonstration, pense Françoise. S'il fallait une preuve aux têtes pensantes de MSF, la voilà. Les chancelleries se cachent derrière le paravent de l'humanitaire. Aider les victimes permet de se laver des accusations de lâcheté. Au lieu d'agir, on fait don de quelques boîtes de conserve et de bistouris. La compassion est érigée en valeur universelle, sous l'œil attentif des caméras, pour consoler les âmes en peine des opinions occidentales. La tâche caritative devient une fin en soi et présente l'avantage de se soustraire aux questions gênantes. En proclamant le droit au secours des victimes, les États oublient les responsabilités qui leur incombent. Les stratèges de MSF le crient sur les toits. Rien n'est entrepris pour séparer les belligérants. Plus grave, lance Destexhe qui reprend les idées de Malhuret et de Brauman, c'est la logique humanitaire qui dicte sa loi à la logique politique et militaire. Des frappes aériennes ? La menace tarde durant des mois pour la paradoxale raison qu'au sol languissent des casques bleus. Censés annoncer la paix, ils prolongent la guerre en gênant toute pression.

Le cercle est vicieux.

Et l'engagement humanitaire miné, biaisé.

Les dernières années ont révélé que l'on pouvait tuer sciemment les humanitaires. Désormais, on découvre que l'humanitaire peut également tuer, ou contribuer à tuer. Les bons samaritains voient se ternir leur auréole. Paradoxe des grands mouvements, en cette fin de siècle des droits de l'homme, l'humanitarisme, érigé en nouvelle utopie, proclamé dogme universel, prête le flanc à toutes les manipulations, aux acte de basse engeance, aux jeux obscurs des influences étatiques. Alors que se bâtit un droit nouveau dit d'ingérence, l'humanitaire, devenu instrument de la politique internationale, n'a jamais été autant bafoué sur le terrain.

Dans cette guerre des mots, Médecins sans frontières fourbit ses armes. De l'autre côté, au ministère de la Santé, on rétorque que MSF est absent du terrain, représenté seulement par ses satellites hollandais ou belges.

Kouchner ressort sa formule passe-partout :

– A-t-on demandé leur avis aux victimes ?

Pour contrer l'empiétement des États sur le terrain de l'action caritative, Françoise Bouchet-Saulnier rédige un manuel, un bréviaire du droit humanitaire. Elle fouille dans ses archives, puise dans sa thèse d'État consacrée au même sujet les textes adéquats, consulte les conventions de Genève.

Oui, il existe un ensemble de textes codifiant l'action humanitaire, rappelle la juriste, droit coutumier fondé dans le lit des calamités et des guerres. Mais les dispositions nouvelles que prévoient les résolutions de l'Onu présentent de nombreuses limites. Le droit d'ingérence balbutiant a sans doute stimulé la stratégie et la pratique des organisations humanitaires, mais au prix d'une confusion entre le politique et l'humanitaire, d'une perte d'impartialité, de la soumission de ce droit aux intérêts des États.

Françoise Bouchet-Saulnier va plus loin dans son analyse. Elle s'appuie sur les conventions de Genève pour rappeler la responsabilité pénale des auteurs d'exactions graves. Les officiers et militaires qui violent les dispositions des conventions encourent cette responsabilité, notamment en matière de crimes de guerre et de crimes contre l'humanité. Cette base juridique va alimenter toute la stratégie future de Médecins sans frontières qui, sous la houlette de Rony Brauman, Françoise Bouchet-Saulnier et François Jean, s'attellera à dénoncer sur la place publique les exactions commises en Bosnie. « La souffrance des hommes n'appartient pas aux États, conclut Françoise dans son rapport. La défense de ces mêmes hommes n'appartient pas aux institutions qui s'en prévalent mais à celles qui en témoignent. » Elle reprend ses conclusions dans son manuel de droit humanitaire qui devient une bible pour certains volontaires. En quatre parties, les lecteurs sont invités à se frotter aux contingences juridiques des missions. Grâce à cette vulgate, l'émissaire est paré pour affronter les périls de sa mission.

Mais le droit ne suffit pas! De plus en plus, les humanitaires sont considérés par les belligérants comme des personnes indésirables. Un membre d'une organisation britannique est abattu lors d'une embuscade à Zenica en janvier 1994. Onze volontaires de l'association Première Urgence sont retenus en otage un mois durant par les Serbes aux abords de Sarajevo. Des convois sont régulièrement attaqués sur la dangereuse route du ravitaillement. Témoins gênants des massacres, enquêteurs à la recherche des exactions et des charniers, ils sont vilipendés par les auteurs de crimes contre l'humanité. Éclaireurs involontaires d'une diplomatie européenne impuissante, ils sont voués aux gémonies par les victimes.

Coincés entre bourreaux et martyrs...

Dans la salle à manger de la maison qui abrite les volontaires de Médecins du monde à Zenica, un logisticien a placardé une consigne de sécurité, une de plus : « Mieux vaut une aide qui arrive en retard que pas du tout. Les contrevenants seront immédiatement rapatriés en France. »

Pour Médecins du monde, c'est Claire Boulanger, fraîchement émoulue de Sciences-Po, qui est chargée d'enquêter sur les crimes de guerre. Stylo et cahier en main, elle parcourt la Bosnie, note les récits des victimes d'exactions qu'elle écoute longuement. Dans le volumineux rapport qu'elle rédige le soir dans les auberges, sur la route, elle consigne les noms des agresseurs, serbes ou croates. Le chemin de la purification ethnique est long, peuplé de scènes innommables auxquelles Claire, parfois, se refuse à croire. En chemin, elle croise des cortèges de réfugiés, voit des maisons incendiées, des lieux de culte rasés. La ville de Kozarac est ainsi défigurée. La mosquée? Il en reste un terrain vague, parking improvisé. La demeure des dignitaires musulmans? Un talus herbeux. Les maisons des Bosniaques musulmans? Elles ont sauté une à une, marquées par les incendiaires à la peinture bleue. Les récits sont épouvantables, les rescapés peinent à rassembler leurs souvenirs. Lorsque Elmir, le réfugié musulman qu'elle interroge dans le camp de transit de Karlovac, raconte les tortures, ses deux filles, devenues autistes, se tapent la tête contre le mur. En cinq heures d'entretien, comme pour les dizaines d'autres interviews, c'est toute l'histoire de la Bosnie qui défile sous les yeux de Claire, avec son cortège d'assassinats et d'exactions.

Quand elle sort du camp, Claire claque des dents. Il fait pourtant trente degrés à l'ombre.

A Paris, on compte autant sur elle que sur les médecins présents dans les camps. Il lui faut enregistrer ces plaintes pour que demeure le souvenir des atrocités – femmes violées, civils assassinés, hommes torturés au fer rouge.

Toutes les plaintes recueillies par la jeune fille sont transmises au Tribunal international de La Haye, chargé de juger les crimes commis dans l'ex-Yougoslavie.

Tandis que s'amassent les preuves des exactions, Gorazde agonise. Cette ville de Bosnie peuplée en majorité de musulmans subit les assauts des soldats serbes. Bombardements nourris, siège en règle, massacre de civils à la périphérie, la troupe poursuit son avancée, à huis clos. Les journalistes sont absents de la scène.

En avril 1994, les combats s'intensifient brusquement. Malgré la vindicte internationale, les Serbes de Bosnie veulent conquérir Gorazdé, cette enclave rebelle à ses frontières. Les chars se mettent de la partie, les armes lourdes bombardent depuis les collines alentour. Tapie au fond d'une vallée, Gorazde n'est plus qu'un amas de ruines, une ville presque fantôme, promise à un avenir de cimetière.

Dans les caves de l'immeuble qu'ils occupent, Olivier Van Bunnen, logisticien de Médecins sans frontières, et Pablo Nuozzi, médecin argentin, assistent impuissants à la tragédie. Seuls témoins étrangers, ils tentent d'envoyer des télex au siège de MSF à Paris. Autour d'eux, c'est un capharnaüm invraisemblable. Les soixante-cinq mille habitants qui n'ont pu fuir la ville à temps sont certains de mourir. A chaque explosion, Olivier sursaute. Au cinquième jour, il est rodé, ne cherche même plus à se protéger. L'enfer...

Des blessés s'entassent dans les sous-sols. En raison des tirs, les infirmières ne peuvent même plus les rejoindre. Un homme à la jambe déchiquetée attend sept jours allongé à même le sol qu'on vienne le panser. Gémissements, cris des enfants, les survivants ne songent plus à dormir. Les transfusions sont rares : le sang manque depuis longtemps. Des mères de famille dépensent leurs derniers deniers pour acheter quelques paquets de cigarettes, au prix de cinquante à cent deutsche Mark. Les combattants savent qu'ils vont périr et entendent fumer la cigarette du condamné.

Dans leur réduit, Olivier et Pablo attendent d'hypothétiques secours. Le chirurgien argentin opère sans relâche. Il ampute à la scie, sans anesthésiant. Dans le ciel, pas un signe de la réplique occidentale. Les Serbes continuent à avancer. Est-il possible que l'Europe laisse agoniser une ville entière? Au-delà de la peur qui s'empare d'eux, c'est l'idée d'impuissance qui les blesse profondément. Eux sont les seuls messagers d'une Europe bafouée par le diktat serbe. Ils partagent les souffrances des vaincus, les dernières pour beaucoup.

Triste fin, enrage Olivier.

Reclus dans sa cache, il envoie les messages par radio ou par « capsat », une liaison télex par satellite, comme autant de bouteilles à la mer. Il n'a que vingt-six ans et, malgré quelques missions pour MSF au Kenya et en Europe, il subit là son baptême du feu. Mais la balistique, il connaît : il est ingénieur civil mécanicien, diplômé de l'École polytechnique belge. Au siège de MSF, chacun retient son souffle. A travers le journal apocalyptique qu'Olivier envoie aux permanents et à sa famille, c'est la mise à mort de toute la Bosnie que vivent les volontaires à Paris.

Vendredi 1er avril

Bonjour à tous. Je voudrais vous donner les dernières nouvelles de Gorazde avant le long week-end de Pâques, parce que ce n'est pas la presse qui risque de vous informer. A chaque heure, la situation se détériore. [...]

Pour la première fois, j'ai peur. Pas pour moi, j'ai l'avantage d'être belge et de savoir me réfugier sous le drapeau MSF quand viendra le pire. J'ai peur pour ces femmes et enfants que le monde a oubliés, qui n'ont nulle part où fuir, pris comme des rats dans une trappe qui se rétrécit chaque jour.

C'est tellement frustrant d'être un témoin impuissant. J'écris bien des dépêches tous les jours aux bureaux MSF de Paris et Bruxelles. Là-bas, ils font ce qu'ils peuvent pour en informer la presse. Mais sans image, que peut-on prouver, sans la télé qui peut-on sensibiliser? Et puis c'est le week-end de Pâques.

Ne vous inquiétez pas trop pour moi, et même si je n'ai pas de nouvelles de vous, je sais que vous pensez beaucoup à moi. Je vis ici une expérience passionnante que je ne regrette pas. Bonnes fêtes de Pâques à tous.

Lundi 4 avril

J'espère que vous avez passé un très bon week-end de Pâques. Le mien était assez mouvementé.

Samedi, la ville a de nouveau reçu des obus. L'un d'eux vraiment près de notre maison. On a entendu un sifflement quand il est passé juste au-dessus de notre tête, et on s'est tous mis à plat ventre. Il a finalement explosé à cent mètres de la maison. C'est à vrai dire assez impressionnant. D'autres obus sont tombés dans la ville, faisant de nouvelles victimes. Dans la salle d'urgence de l'hôpital, un petit corps remue. Me voyant arriver, le médecin me montre le visage en sang d'un petit garçon de six ans, dont la jeune âme est déjà ailleurs. Un éclat d'obus a traversé son visage de part en part, laissant un trou béant d'où le sang coule... Un de mes rôles est de voir ce que je rapporte à Belgrade, Bruxelles et Paris, mais parfois, c'est trop pour moi... Et c'est dur de dormir après ça.

Suite à cela, on a décidé de déménager pour se réfugier dans le bâtiment du CICR qui a au moins une cave. On a été super bien accueillis et on reste là jusqu'à ce que ça se calme.

Ce matin, les combats se sont de nouveau amplifiés, donnant la possibilité aux Serbes de prendre le territoire. Ils ne se trouvent plus qu'à quatre kilomètres de la ville. [...]

Parfois j'hésite à vous écrire toutes ces mauvaises nouvelles, mais d'un autre côté, je sens le besoin de crier ce que le monde refuse d'entendre. Je sais qu'au moins vous, vous écoutez, et en parlez autour de vous. C'est déjà bien..

La résistance des habitants de Gorazde est dérisoire, constate Olivier. Les défenseurs de la ville assiégée ne disposent que de mitraillettes, de fusils et de quelques armes antichars. En face, c'est une armée conventionnelle qui avance, méthodiquement, écrasant les poches de résistance sur son passage, sans opérer de distinguo entre combattants et civils.

Vendredi 15 avril

Cette semaine fut en fait très mouvementée. Dimanche passé, lorsque les Serbes sont arrivés à la porte de la ville, ce fut la panique générale. Les gens fuyaient la partie de la ville se trouvant sur la rive droite de la Drina, avec des charrettes à chevaux, des brouettes remplies de tout ce qu'ils avaient pu rassembler. Des centaines de personnes ont ainsi passé la rivière ce jour-là. [...]

Les organisations humanitaires ont aussi suivi ce vent de panique. On était tous prêts à fuir, les voitures chargées à ras bord. Mais pour aller où? On est ici dans une prison comme toute la population. Dans cette situation, notre statut d'expatrié ne nous donne pas plus le droit de sortir. On est tous dans la même galère: nos stocks de nourriture s'épuisent, plus de shampooing, presque plus de savon, plus d'argent... Mais on se soutient mutuellement pour garder le moral. [...]

Depuis lundi, les obus continuent à tomber sur la ville. Hier, des enfants allaient chercher de l'eau à la source quand un obus est tombé au milieu d'eux. Deux sont morts sur le coup, un troisième est mort à l'hôpital un peu plus tard, et trois autres enfants ont été blessés. Les pleurs et les cris ont envahi de nouveau l'hôpital devant ce massacre ignoré. Une nouvelle image d'horreur se grave dans ma mémoire, j'aurais tant voulu m'en passer. L'offensive continuera dans les jours qui viennent, laissant un avenir de plus en plus incertain aux soixante mille habitants de Gorazde.

Comment accepter l'existence de ces gens du mensonge au pouvoir? Comment accepter que ces sauvages assoiffés de sang gouvernent un pays d'Europe à la fin du XXᵉ siècle? Comment peut-on encore accepter de négocier avec les Serbes pendant qu'ils tuent chaque jour, et depuis près de trois ans, des dizaines de femmes et enfants innocents?

Quant à moi, ça va, je garde le moral. Mais je ne sais toujours pas quand ni comment je pourrais sortir de cette prison qui se rétrécit de jour en jour...

Dimanche 17 avril

Toute la matinée, le bruit et l'intensité des combats n'ont cessé de s'accroître. Cet après-midi, les agresseurs se sont encore approchés. Ils sont là sur les collines, contemplant l'agonie d'un peuple, jouissant de ce moment tant attendu. [...]

Pablo a quitté l'hôpital, laissant derrière lui des dizaines de blessés en sang. Les gens ont compris ce que cela veut dire pour eux, mais lui resteront à jamais reconnaissants.

Ici, à l'hôpital, on se prépare pour demain. Soldats et médecins prendront les armes ensemble pour défendre l'hôpital et ses patients. Le bâtiment se transforme en bunker, mais aussi et hélas en cible pour l'agresseur. Quelques tirs de canon engloutiront déjà demain peut-être médecins et malades, laissant soixante mille personnes sans possibilité de soins.

Les tanks sont entrés en ville, semant une fois de plus la panique au sein d'une population déjà tant éprouvée. [...] Ce soir, des femmes et des enfants dormiront dans les couloirs et les cages d'escalier des immeubles, c'est tout ce qui reste. [...]

La pluie commence à tomber. Olivier espère un temps que les combats vont marquer une pause, mais en vain. Au loin, on entend des bruits de chenilles. Les chars... Ils commencent à se déplacer lentement vers le centre de Gorazde.

15 h 46. Les chars serbes pénètrent dans la ville. La population se rue au centre pour s'y abriter. Il semble que ce soit la fin. Des balles ont touché l'hôpital, il y a une demi-heure. Les tanks sont très près de l'hôpital.

Olivier s'inquiète pour son compagnon Pablo, resté coincé à l'hôpital, sous le feu direct des Serbes. Comment faire pour l'en extirper? Et se sauver de cet enfer a-t-il encore un sens? Olivier a un goût de mort dans la bouche, la gorge sèche, la langue râpeuse. Les vivres ne manquent pas, l'eau, bien que saumâtre, non plus. Non, la première carence, c'est celle de l'espoir.

C'est maintenant la panique générale dans la ville. Il n'est pas possible de sortir Pablo de l'hôpital. Les Serbes contrôlent tous les ponts depuis les collines. J'ai parlé à Pablo, il garde son sang-froid. Il n'y a plus rien à faire maintenant. [...] Qui a dit qu'un accord avait été conclu à Pale? J'espère que c'est une blague! Merci de votre présence. J'espère que ça va finir bientôt. Allumez un cierge pour Pablo.

Le courage des gens d'ici me surprend de plus en plus chaque jour. La ville est perdue, tout le monde le sait maintenant. Le monde les a abandonnés, c'est clair. Le choix est simple : mourir ou refaire sa vie ailleurs, Dieu sait où! Mais malgré tout cela, on essaie de garder la tête haute. On survit dans l'espoir de pouvoir vivre bientôt. Que répondre à notre personnel qui en pleurs nous demande : que va-t-il se passer? Où nous amènera-t-on? Où nous laissera-t-on vivre après en paix?

On m'a dit de rester neutre, mais on ne peut m'obliger à fermer les yeux devant le massacre de femmes et d'enfants, et ces femmes et enfants sont tous musulmans, devant cette souffrance et ces pleurs. [...]

Dites au chirurgien et à l'anesthésiste à Sarajevo de rentrer chez eux, il n'y a plus rien à faire ici, plus rien à voir sinon l'agonie d'un peuple qui ne demandait que de vivre.

17 h 37. La panique a gagné l'hôpital. [...] Si le monde demeure sceptique, je n'y peux rien. Je peux juste dire que Pablo est en danger, et que les combats continuent. S'il y a des gens qui ne le croient pas, qu'ils viennent ici.

19 h 16. Pablo est toujours à l'hôpital. Il veut rentrer. On voulait prendre la voiture, mais finalement c'est trop risqué. Je me sens si désolé pour Pablo, qui semble apeuré dans l'hôpital avec les combats qui se déroulent aux alentours, mais malheureusement nous ne pouvons rien faire pour lui.

Dans la soirée, à la nuit tombante, Pablo parvient à quitter l'hôpital dévasté. Il est pâle, choqué par le degré de barbarie des nationalistes serbes. Les blessés meurent. Plus personne n'espère le salut. A quoi cela sert-il de soulager quelques souffrances dans cet océan de désespoir? Olivier et Pablo veulent encore croire à la dignité. Ils n'attendent même plus le renfort d'une équipe médicale de Sarajevo, un chirurgien et un anesthésiste, forcément bloqués sur la route.

Les combats se poursuivent malgré les appels au cessez-le-feu de la communauté internationale. Olivier est de plus en plus écœuré. Il assiste impuissant au drame, compte les obus, voit les enfants et les femmes tomber comme des mouches, aperçoit des combattants laminés par les chars et l'artillerie lourde. Ne pas se rendre, tenir, tenir... Mais jusqu'à quand? A minuit cinq, il annonce par télex aux amis de MSF que lui, Pablo, et les deux derniers représentants du CICR sur place, Daniel et Klaus, cessent désormais d'émettre pendant vingt-quatre heures.

Absurde grève de la communication, mais c'est la seule arme qui demeure entre leurs mains.

« Puisse cette protestation silencieuse rendre hommage à toutes les victimes innocentes de cette guerre », signent Olivier et Pablo.

Les heures qui suivent ressemblent à une litanie de cauchemars. L'hôpital est à nouveau bombardé, le cuisinier perd ses deux bras. Tout l'équipement de stérilisation est détruit par une roquette.

Pablo balbutie : « C'est fini la chirurgie. »

Au cours des dernières vingt-quatre heures, sur cent sept patients admis à l'hôpital, trente-huit sont morts. Le personnel de l'hôpital est sous le choc, incapable de continuer à travailler, les patients sont livrés à leur sort.

Lundi 18 avril

Aujourd'hui est à nouveau un enfer. Les Serbes entourent la ville. [...] Il n'y a presque plus personne dans les rues. Les rares personnes qui prennent ce risque courent le long des murs. C'est la vraie terreur ici.

Mercredi 20 avril

Juste ce petit mot pour vous dire que je suis vivant. La folie humaine a transformé Gorazde en enfer. Le calvaire quotidien de tous ses habitants est sans nom. Hier, les Serbes ont bombardé la rive gauche de la Drina, là où nous nous trouvons, visant particulièrement les habitations logeant des centaines de réfugiés. [...]

Hier, c'était un cauchemar. Les blessés arrivaient par dizaines, tous civils (femmes, enfants et vieillards), touchés dans leur appartement par ces éclats d'obus assassins. Nous avons dû en catastrophe agrandir le dispensaire. Nous avons transformé notre salon en chambre d'hôpital (huit lits faits de matelas et de couvertures), la chambre à côté de la mienne est devenue la morgue. Deux adolescents (une fille et un garçon) y reposent.

Hier, je n'en pouvais plus d'entendre sans arrêt ces obus tomber autour de notre maison, avec toujours l'angoisse que l'un d'eux nous écrase. A bout de voir ces femmes et enfants arriver chez nous défigurés, désarticulés ou déjà morts.

Mais je n'ai pas le choix, je dois vivre ce calvaire avec la population, jusqu'au bout peut-être, leur donner l'espoir qu'ils n'ont pas été complètement oubliés. Mais le désespoir est profond ici, et les pleurs sans répit. Après le massacre d'hier (cent trente-sept personnes sont mortes dont quinze enfants et vingt et une femmes), le personnel local me disait, les larmes plein les yeux : « Ne demande plus au monde de nous aider, demande-leur juste de jeter une bombe atomique sur Gorazde pour mettre fin à cet enfer. »

En espérant vous revoir bientôt et en espérant ne pas laisser trop de cadavres derrière moi lorsque je quitterai cet enfer.

Jeudi 21 avril

Total des victimes à ce jour : 1467 blessés dont 193 hommes et 519 femmes et enfants; 436 morts. Pour le reste, toujours beaucoup de bombardements et de combats en ville, et plus de blessés arrivant dans notre dispensaire.

Dans la nuit, Olivier apprend enfin la nouvelle qu'il n'espérait plus. Cent trente-cinq casques bleus ukrainiens parviennent à pénétrer dans les ruines de Gorazde après l'ultimatum posé par la communauté internationale. Le lendemain, les bombardements cessent. Lorsque le représentant de MSF s'aventure dans la rue, une odeur de charogne flotte dans l'air. Les cadavres gisent sur le trottoir. La sépulture, en temps de siège, est un luxe. Une détonation claque, Olivier sursaute. Les *snipers*, eux, n'ont pas encore achevé leur lâche besogne. Des corps tombent, une fillette meurt sur le trajet de l'hôpital, comme en épilogue à la tragédie de Gorazde. Plus loin, sur une hauteur, flotte le drapeau bleu des Nations unies. Que veut dire cet étendard de la paix sur un champ de ruines, sur des décombres élevés bientôt au rang de musée de la barbarie? Olivier, hagard, marche longuement dans les rues. L'aventure humanitaire a montré ici ses limites. Sans la force, la compassion est inutile, la morale bafouée. Même les casques bleus qui stationnent sur la colline, bloqués sur leur route par une foule de Serbes à la botte de Karadzic, le chef des Serbes de Bosnie, ont été humiliés. Olivier médite sur la portée de la charité. Fondée sur le lit de mort des idéologies, l'action caritative privée permettait d'espérer un avenir meilleur.

A Gorazde, il n'est plus question de bien et de mal. Seul règne l'absurde dans une indifférence mesurée ou, pis, une indignation feinte du monde extérieur.

Crise de l'humanitaire? Après vingt-cinq ans d'exercice, le mouvement caritatif plie sous le poids du doute. Renoncer? Jamais, clament les commandos de la médecine, même si leur action sert aussi d'alibi. Dans son bureau de l'École des hautes études en sciences sociales, le sociologue Luc Boltanski, dont le fils Christophe, journaliste à *Libération*, couvre les drames de la planète, consigne ses réflexions sur la morale humanitaire et sur l'obligation d'assistance qu'implique le spectacle de la souffrance à distance, via les écrans de la télévision. « Ce qui justifie, en fin de compte, le mouvement humanitaire, écrit Boltanski, c'est que ses membres vont sur place. La présence sur le terrain est la seule garantie d'efficacité et même de vérité. »

23.

Tournants

Aux abords de Pigalle, entre les sex-shops et les cars de touristes, les Médecins sans frontières se réunissent en conclave au théâtre du Trianon. L'heure est historique : Rony Brauman, vieux briscard de l'humanitaire, quarante-quatre ans, dont douze à la tête de MSF, passe la main. Un symbole : l'ancien cogneur maoïste fait ses adieux un 1er mai.

Le théâtre aux rideaux rouges et aux lambris dorés accueille trois cents adhérents, tous réunis pour entériner la succession. Deux jours durant, les médecins, infirmières, coordonnateurs de mission débattent des états d'âme qui traversent l'organisation. Somalie, Bosnie, bureaucratisation... Sous les spots, dans une salle enfumée, Rony présente son dernier rapport moral. En une heure vingt, c'est son propre bilan qu'il dresse face aux vieux compagnons de route, volontaires de terrain revenus à Paris pour la circonstance, ancêtres de l'organisation tels que Francis Charhon et Xavier Emmanuelli. Il souligne les points forts, la lutte pour les droits de l'homme, les actes d'urgence en Bosnie, en Somalie, en Afghanistan, le million de donateurs, les trois cent cinquante millions de francs de budget. Depuis sa création en 1971, l'organisation a envoyé ou embauché sur place plus de dix mille volontaires dans quatre-vingts pays. Il évoque aussi les points faibles, la logique financière qui devient omniprésente, l'insuffisance du témoignage, le manque d'harmonisation des bureaux de MSF en Europe. Sur sa lancée, Rony Brauman retrace les débuts de MSF, que d'aucuns considèrent comme l'âge d'or de l'humanitaire.

– C'est au Biafra, dit-il, que l'idée de Médecins sans frontières est née. Or, au Biafra, c'est l'instrumentalisation de l'aide humanitaire par la Croix-Rouge qui commence. Il fallait passer par la Croix-Rouge à Paris puis par l'attaché militaire de l'ambassade de France à Libreville. Qu'on pense au Cambodge, où le gouvernement s'est servi de l'aide humanitaire pour obtenir une reconnaissance internationale ! L'humanitaire n'était pas plus clair qu'aujourd'hui.

Rony termine son exposé en évoquant l'imbroglio humanitaire en ex-Yougoslavie. Comment agir sans être manipulé par les Serbes et utilisé comme alibi par les nations occidentales impuissantes ou passives? Il marque une pause et tente de mesurer l'importance de la foule au-delà de la rangée de spots qui l'éblouit. Il explique alors les raisons de son départ :

– Je ne veux pas devenir un rentier de l'humanitaire. Ce que j'ai fait est trop important pour être gaspillé.

Ému, Brauman reçoit des gerbes de fleurs offertes par une fillette. Sous une salve d'applaudissements, il sort de la scène. Le rideau tombe sur douze ans de présidence.

Le soir, dans les travées du théâtre, on convoque l'assemblée pour un clin d'œil au président sortant. Sur scène déboule Antoine Gérard, permanent au siège, déguisé en prêtre. Dans sa soutane noire à collerette blanche, il lance un sermon à la gloire de saint René, né à Jérusalem, mais pas dans une étable.

– Que celui qui n'est jamais né dans une maternité lui jette la première pierre, lance-t-il.

La salle rit aux éclats. Rony, enfoncé dans son fauteuil, noie son spleen dans un nuage de fumée.

– Et la bonne nouvelle de sa naissance, poursuit l'ecclésiastique improvisé, s'est propagée comme une traînée de poudre Unimix dans tous les camps de réfugiés, chez tous les peuples en danger : il est enfin venu, celui que l'on attendait tous. Ils n'ont qu'à bien se tenir, les tyrans, les despotes et les planqués des Nations unies. Et tous les marchands du temple humanitaire, ils n'ont qu'à bien se tenir, eux aussi, car il est né, notre sauveur. Quand il fut adolescent, la tentation prit le jeune René d'en finir avec le capitalisme par la violence et il rejoignit le service des désordres des zélotes de la Gauche prolétarienne.

Toute la saga récente de MSF, écrite par Michel Fiszbin, est ainsi débitée sur la scène aux planches noires.

– Et quand il revint au siège parisien de la secte des Emesséfiens, poursuit l'homme en soutane, ses collègues burent ses paroles tant elles étaient fortes. Ils burent aussi pas mal d'alcool, et ses paroles se transformèrent peu à peu en conneries, mais ils se fendirent bien la gueule.

Au fil de cette parabole burlesque, les noms des grands apôtres sont déclinés, Emmanuelli dit Xavier le Papy, Malhuret dit Claude le Malheureux, Charhon dit Francis la Charrue et bien d'autres, médecins, infirmiers et logisticiens, « tous de simples gens, des gens même un peu simplets ».

Une franche rigolade s'empare de l'assemblée. On enchaîne avec un autre sketch, non moins acerbe. Frédéric Laffont, réalisateur de documentaires pour la télévision et membre du conseil d'administration depuis le tournage de son film sur MSF, *A corps, à cœur et à cris*, avec Christophe de Ponfilly, bondit sur scène. En tenue mao, casquette et veste bleues, il s'assoit devant une petite table, encadré par deux filles qui agitent un drapeau rouge.

– Salut, camarades, la situation est excellente ici, jamais un mouvement de masse n'a mobilisé aussi longtemps qu'aujourd'hui. Avec nos catastrophes, nos diplomates, nos soldats, l'avenir sera radieux.

Derrière l'officiant maoïste, les deux amazones déploient leur drapeau rouge. Laffont saisit alors un petit livre vert, le pamphlet que Rony a publié quelques mois auparavant, *Le Crime humanitaire, Somalie*, et scande : « Pensée Rony Brauman, pensée Rony Brauman. » La parodie de l'ancien garde rouge a du succès : dans la salle et les balcons, c'est le délire.

– Rumeurs, rumeurs, poursuit Laffont. Rony Brauman écrit un livre, *Ma médecine humanitaire par les plantes*, avec un chapitre spécial sur le cannabis. Le président Rony a compris le sens de la dialectique et nous ne l'avons toujours pas compris. Il sera toujours notre rebelle suprême. Vive le président Rony Brauman, le soleil rouge, plus rouge que nos cœurs.

Dans les effluves du punch servi au bar, on oublie la gravité de l'instant. Demain, il faudra choisir un nouveau président, alors que l'action humanitaire est plongée dans les affres du grand doute, que sa philosophie est mise à mal par l'immixtion des États, que les conflits se multiplient.

On danse jusqu'à quatre heures du matin cette nuit-là. L'enterrement des années Brauman doit être digne d'un visionnaire. On salue ainsi la formidable envolée de Médecins sans frontières au cours de cette décennie d'engagement en Afghanistan, de drame de conscience en Éthiopie, de dénonciation du tiers-mondisme aveugle et sectaire, de critique des gouvernements soucieux de cacher leur inaction en Bosnie derrière l'alibi humanitaire.

Le lendemain, chacun retient son souffle.

Deux candidats s'affrontent pour la succession du « président René de la secte des Emesséfiens ». Philippe Biberson, intronisé par ses pairs, homme du siège et médecin de trente-huit ans, directeur adjoint des techniques médicales au siège parisien, et Alain Destexhe, trente-cinq ans, secrétaire de MSF-International. Le premier bénéficie du soutien de Brauman et de l'appareil. Le second, plus médiatique, auteur d'ouvrages sur l'aide humanitaire, a tissé un réseau de relations extérieures. Lors du vote à bulletin secret pour l'élection du nouveau conseil d'administration, Biberson devance largement Destexhe, par cinq cents voix contre deux cents. Jamais autant de membres n'avaient voté lors d'une assemblée de MSF. La sortie du « président René » est honorable, dotée d'une apothéose théâtrale et d'un successeur nourri dans le sérail. Est-ce la fin des politiques, comme le suggérait Malhuret avant l'ouverture des rideaux, et l'arrivée des technocrates ? Une page de l'histoire de MSF et, au-delà, de l'action humanitaire est tournée.

Dans la salle aux vitraux qui donne sur le boulevard, Régis Lansade, infirmier anesthésiste en rupture de ban, ancien de l'Afghanistan et du Sri Lanka qui s'apprête à acheter une vigne dans le Saint-Émilionnais, discute avec un journaliste :

– Il faudrait, dit-il, repartir de zéro. Après les débuts, le temps de l'artisanat, puis la montée en puissance, aujourd'hui, c'est la remise en question. On devrait se saborder et s'atomiser en petits groupes.

A Médecins du monde aussi, le doute s'installe. Pierre Pradier, directeur général de l'organisation, vient de se déclarer candidat sur la liste de Bernard Tapie pour les élections européennes de juin. Dans les couloirs, les commentaires vont bon train. Est-ce le syndrome Kouchner-Malhuret qui s'empare de ce vieux routier de soixante-deux ans, ancien élève des jésuites, médecin anesthésiste et compagnon de route de Kouchner dans les bons et les mauvais jours ? Cinglant, son ami Pierre Fyot, qui demeure de droite, lui adresse un petit mot : « Mon Pierre, de l'*Ile de Lumière* au *Phocéa* [le bateau de Tapie], ton chemin est difficile à suivre. Je t'embrasse. »

Bernard Granjon se fend d'une lettre aux journaux pour clarifier sa situation : « Il existe une incompatibilité absolue entre un tel exercice politique et la persistance de fonctions à l'intérieur de notre association. De la même façon, je ne peux que confirmer ce que j'ai déjà écrit en démenti à certaines rumeurs : je ne m'autorise en aucune façon à faire campagne pour quelque candidat que ce soit, ni à titre personnel, ni à titre de président de Médecins du monde. »

Dans les couloirs, Pierre Aeberhard est de la même veine :

– Sur le plan moral, je ne peux accepter ça.

Pierre Pradier est contraint de démissionner pour entrer en campagne électorale aux côtés de Bernard Tapie, impliqué dans des affaires de corruption et de subornation de témoin en faveur de son club de football, l'Olympique de Marseille. Exit l'humanitaire.

Kouchner et Malhuret ont engendré des émules, chacun de leur côté.

Dans les coulisses de ce grand remue-ménage, la jeune garde de MDM piaffe d'impatience. Alain Deloche, Gérard Sallerio, Jean Porrini, Patrick Hirtz, Brigitte Maître et François Marin sont les instigateurs du complot contre les caciques. Bouter dehors le président Bernard Granjon est devenu leur slogan. Que reproche-t-on au dirigeant suprême ? Les discussions surréalistes où l'on passe des heures à refaire le monde, où l'on invite un sémiologue pour discuter très sérieusement du logo de l'association et de la position de l'oiseau bleu, dont la signification, selon qu'il vole vers la droite ou vers la gauche, n'est pas la même ? Ou veulent-ils, en Saint-Just de la cause humanitaire, blâmer les amateurs, qui ont irrité les Iraniens au cours de l'opération Kurdistan au point de causer leur expulsion des camps de réfugiés? Non, les conspirateurs critiquent, au contraire, l'excès de professionnalisme, les projets pharaoniques – l'achat imminent des Galeries Barbès à Paris, près du Sacré-Cœur, pour trente-cinq millions de francs –, la tendance à la gestion lourde de l'association, sorte de petite Croix-Rouge au budget éloquent – plus de deux cent dix millions de francs, provenant de neuf cent mille donateurs.

Depuis son hôtel de Maussane dans les Bouches-du-Rhône, Sallerio, médecin reconverti dans le tourisme, dirige les opérations, en liaison avec Jean Porrini. Mais la prise de pouvoir échoue lors de l'assemblée générale de juin 1994, qui se tient dans les salons du Tapis-Rouge, rue du Faubourg-Saint-Martin. Tenaces, les conspirateurs remettent l'éviction à plus tard. Pour l'heure, ce sont eux qui quittent le conseil d'administration – ils démissionnent en bloc –, en dépit du soutien affiché de Kouchner, venu défendre les séditieux. Granjon rétablit la situation et demande les pleins pouvoirs. Kouchner, qui comptait revenir à ses premières amours et commander en maître pour décider de quelque mission lointaine ou audacieuse la tête savamment penchée sur la planisphère des calamités, est mis sur la touche.

Pour la première fois, Médecins du monde réussit à couper les liens avec le père.

Malgré la crise, malgré le chômage, la saturation du don, la querelle sur l'humanitaire d'État, la générosité ne tarit pas. Neuf milliards de francs sont légués chaque année aux associations de charité, neuf fois plus qu'il y a dix ans. Selon un sondage publié en 1993, cinquante-huit pour cent des Français classent la faim dans le monde comme la question la plus urgente à régler, juste après le chômage, préoccupation majeure pour soixante-quatorze pour cent des personnes interrogées. La modification du paysage intellectuel, la fin des grandes idéologies, le règne de la communication télévisuelle sont pour beaucoup dans ce rayonnement du sentiment de compassion, même s'il n'est parfois que défoulement, déculpabilisation ou palliatif des carences de la diplomatie.

Par ailleurs, l'action humanitaire engendre de plus en plus de candidatures. Les sondages parmi les jeunes de quinze à vingt-cinq ans portent aux nues l'acte de solidarité. Pour le philosophe Gilles Lipovetsky, c'est l'illustration d'un sentiment de révolte contre l'éducation parentale des années 80 et 90, où l'altruisme occupe une place marginale. Aider équivaudrait donc à un acte d'insoumission.

Des centaines de volontaires frappent chaque semaine aux portes des associations. On compte huit cents candidats par mois pour trente-cinq postes proposés par MSF! Des agriculteurs, des médecins, des enseignants, des étudiants, des retraités défilent en rangs dispersés comme devant un centre d'embauche. Ces cohortes de la solidarité démentent la théorie selon laquelle un individualisme forcené régnerait dans les sociétés occidentales.

Pendant ce temps, Pablo et Olivier, les deux médecins qui reviennent de Gorazde, témoignent des atrocités commises par les Serbes. Enfermés dans la ville assiégée, ils ont pu décrire les conditions épouvantables de survie des civils bosniaques. A leur manière, ils ont renouvelé la mission des débuts – la claustration dans un réduit et la dénonciation.

Rufin, qui vient de démissionner du cabinet de Lucette Michaud-Chevry, ministre délégué à l'Action humanitaire et aux Droits de l'homme, pour entrer au ministère de la Défense, a remis un rapport au successeur de Kouchner. Il recommande non pas l'abandon de la politique de l'humanitaire d'État, mais la discrétion et une meilleure explication de cette action. Il propose notamment une concertation permanente entre humanitaire privé et humanitaire public. « L'entrée en scène des États dans le domaine humanitaire, écrit Rufin, est donc généralement reconnue par les ONG [organisations non gouvernementales] comme un événement positif. Que l'État ajoute ses moyens à ceux du secteur privé, en particulier pour les opérations de grande ampleur, est considéré par les ONG comme nécessaire. Par-delà les polémiques récentes, il semble, après réflexion, que l'existence d'un humanitaire d'État n'est pas remis en question. Les ONG prennent note de la naissance de ce nouvel acteur et sont seulement soucieuses de clarifier leurs relations avec lui. »

Malgré les critiques adressées à Kouchner, à son excès de médiatisation, le nouveau ministre entérine l'émergence du droit international humanitaire.

Dans le même temps, l'Afrique du Sud connaît ses premières élections multiraciales libres. Nelson Mandela, ancien prisonnier politique et chef de l'ANC – le Congrès national africain –, vient de remporter son fantastique pari. Il devient le premier président noir d'Afrique du Sud, après vingt-sept d'années d'incarcération. Frederic De Klerk, président sortant et grand organisateur de ce remue-ménage, salue son remplaçant.

A Soweto, dans une église du ghetto noir, Bernard Kouchner est venu fêter l'événement, avant de regagner Paris pour sa campagne électorale des Européennes. Quelques mois plus tôt, il a créé une nouvelle association humanitaire, sorte de fondation qui n'en a pas le nom et qui regroupe, dans des locaux du XIIIe arrondissement, diverses organisations. En liaison avec quelques donateurs et Georges Soros, un financier d'origine hongroise, il s'évertue à créer des réseaux, à poursuivre la mise en œuvre du droit d'ingérence. Michel Bonnot est chargé des contingences quotidiennes, tandis que l'énarque Jean-Maurice Rippert, ancien directeur de cabinet de Kouchner, s'occupe des relations avec l'étranger depuis le consulat de France à Los Angeles, dans le fauteuil qu'occupa jadis Romain Gary.

A Soweto, la chanteuse Barbara Hendricks qui accompagne le futur député européen monte sur scène et entame un vibrant tour de chant. C'en est fini de la séparation des races, contre laquelle se sont battus si longtemps les French Doctors. L'apartheid meurt officiellement ce jour-là, sous les vivats de Kouchner et du public noir rassemblés dans la petite église du bidonville.

A quelques centaines de kilomètres de Soweto, en Angola, Minor Hernandez renoue avec des vieilles amours humanitaires, incognito. A soixante-deux ans, il a rempilé pour trois mois. Dans la ville de Benguela, cernée par les troupes de l'Unita, il soigne les blessés sous la bannière de Médecins du monde. Odeurs pestilentielles et nuée de mouches lui rappellent le Biafra, les débuts épiques et artisanaux de la médecine humanitaire. Les mains dans les plaies, les pieds dans le sang, il pense que l'Afrique, au fond, n'a guère changé depuis vingt-cinq ans. Surtout l'Angola.

Lui, le compagnon des premiers jours de Médecins sans frontières puis de Médecins du monde, a assisté à la libération de la colonie portugaise en 1975 et au départ des soldats lusitaniens. Que d'espoirs il fondait alors sur ces combattants noirs qui parlaient de liberté et d'indépendance ! Soigner leurs blessés représentait un acte d'engagement. Choisir son camp relevait d'une décision manichéenne évidente.

Mais la guerre civile est venue. Près de deux décennies plus tard, les frères ennemis angolais, forces du MPLA et troupes de l'Unita sous la férule de Jonas Savimbi, continuent de se battre. Russes, Colombiens, Européens essaient en vain d'intervenir. Minor, qui a pris du ventre et un double menton sans pour autant s'assagir, soigne encore et toujours, mais à quoi cela sert-il ? Il recoud des enfants blessés à la machette, des civils touchés par les balles, des rôdeurs visés par les séides de la Sécurité civile, des victimes de mines.

A peine pansés, les survivants recommencent à s'égorger.

– Le monde est devenu dingue, lance Minor à l'infirmière angolaise qui l'assiste.

Le chirurgien guatémaltèque a vu des guerres et des guérillas, des conflits fratricides et des civils massacrés, des calamités, des catastrophes. La mort défile dans sa mémoire comme la pellicule d'un film. Minor s'efforce encore de philosopher, de perpétuer sa condition d'humaniste, d'évoquer un « devoir d'assistance humanitaire ». Ne serait-il voué qu'à cette destinée épisodique, à ce rôle d'émissaire de la mauvaise conscience de l'Occident ? La contemplation des drames de la planète depuis l'agonie du Biafra ressemble à un bréviaire de la compassion. Dangereuse pitié, comme l'écrivait Stefan Zweig, qui se retourne contre son dépositaire. Les guerres, les calamités, les barbaries appréhendées à travers le petit écran ne sont que miasmes d'une générosité à distance, légère, qui se fane lorsque s'éteignent les postes de télévision.

Minor peste un peu contre lui-même.

Reality-show que ce voyeurisme de pacotille.

Le soir, dans la petite maison qui lui sert d'abri, il s'effondre, ivre de fatigue et de bière angolaise, certain qu'un jour, avec l'avènement d'un monde meilleur, les missions humanitaires s'achèveront.

Lorsque Jacques Bérès saute de la voiture qui le dépose à Mulundi, le quartier général des rebelles rwandais près de la frontière ougandaise, il croit revivre lui aussi les heures peu glorieuses du Biafra. Le Rwanda, déjà, ressemble à un champ de ruines. Plus loin, dans la ville de Gahini, les corps des victimes s'amoncellent, les morts côtoient les vivants. Bérès aperçoit des blessés qui se traînent à terre. Des miliciens hutus leur ont tranché les tendons d'Achille afin qu'ils ne puissent plus jamais marcher. D'autres errent comme des fantômes. Ils ont été enterrés vivants dans des fosses communes et ont pu se dégager des entrailles de la terre. On parle d'un génocide, d'un massacre des Tutsis par l'ethnie rivale, les Hutus, au pouvoir jusqu'au jour de l'assassinat du président rwandais Juvénal Habyarimana. Ce jour-là, le 6 avril 1994, deux missiles mystérieusement tirés aux alentours de l'aéroport provoquent l'explosion en vol de l'avion présidentiel. Depuis, ses partisans, ivres de rage, massacrent à la machette. Civils, femmes, enfants, les tueurs ne font guère de différences. On tranche les poignets, les bras, les jambes, la tête, on brûle des maisons, des églises. Le tri des blessés s'effectue sous les tentes de Médecins sans frontières, montées à la hâte devant le centre hospitalier de Kigali. La morgue est déjà saturée. Les corps s'entassent, que survolent une nuée de mouches.

Les cheveux blanchis, Bérès, cinquante-trois ans, vient renouer avec l'humanitaire. Une fois, deux fois, trois fois par an, il délaisse son cabinet de chirurgien esthétique, ses opérations de redressement des seins affaissés et ses rectifications de nez pour fouler quelque terre ingrate, sujette aux calamités ou à la colère des hommes. Depuis le Biafra, il a collectionné les missions ardues, le Kurdistan d'Iran et d'Irak, le Salvador, le Liberia, la mer de Chine. Mais Dieu! que celle-ci s'avère difficile! Ce qu'il voit dépasse l'entendement. Combien d'Oradour-sur-Glane sur ces hauts plateaux luxuriants, paradis, disait-on, de l'Afrique des Grands Lacs?

Jamais Bérès n'avait assisté à une telle barbarie, sauf au Liberia, peut-être... Ici, deux missiles suffisent à déclencher un génocide, sinistre équation du crime suprême.

Au Rwanda, on parle de plus d'un million de morts sur sept millions d'âmes.

Bérès tente de gagner l'hôpital. Pour Médecins du monde, nanti de trois tonnes de médicaments, il est chargé d'évaluer les besoins sur place. Que doit-on transporter? Combien de médecins? Avec qui faut-il passer des accords? Avec les ex-forces gouvernementales dominées par les Hutus ou le FPR, le Front patriotique rwandais, formé par les Tutsis? Les conditions de sécurité sont-elles réunies? Minutieusement, Jacques Bérès tente de répondre aux questions, consulte les chefs de guerre dans la ville de Mulundi, prend des repères. Surveillé de près par les soldats du FPR, soumis au verdict de la propagande et au contrôle des agents, il est gêné dans sa mission. Veut-il aller dans la forêt? On le lui interdit. Désire-t-il s'enquérir des besoins auprès d'un chef rebelle? Celui-ci est absent et ses subalternes ne veulent pas prendre de risques.

La ligne de front n'est guère éloignée. Elle s'insinue au cœur de la capitale. Là, un hôpital est aux mains des FAR, les Forces armées du Rwanda, celles des Hutus. Plus loin, un bâtiment délabré, criblé de balles, sert de quartier général aux rebelles tutsis du FPR, qui entendent venger leurs morts et exécuter les massacreurs. Mais la guerre est-elle si simple? Bérès, en vieux baroudeur de l'humanitaire, se méfie des explications manichéennes comme de la peste. Que de fois ses pairs ont-ils été bernés, et lui aussi, sans doute, par des agents, des propagandistes, des soldats de l'ombre fidèles au dogme, bien souvent celui du mensonge!

Dans la capitale rwandaise, la rumeur soupçonne des mercenaires, français ou belges ou des extrémistes hutus d'être à l'origine de l'attentat. Et si les responsables n'étaient pas, tout simplement, les rebelles du FPR, bien armés, solidement implantés dans le pays depuis 1990 et aidés par l'Ouganda? Qui croire? Bérès arpente les rues désertées, constate que les maisons ont été pillées, remarque des traces de sang sur les murs. Les corps sont la proie des chiens, des rats, des oiseaux. Il faut envoyer d'urgence des équipes, soigner les survivants, empêcher une catastrophe humanitaire. Dans deux, trois jours, des centaines de milliers de Rwandais se précipiteront sur les routes pour fuir la vengeance des Tutsis. Cet engrenage classique de la violence, Bérès le connaît bien. Si les Rwandais se ruent sur les frontières, ce sera un drame. Les épidémies, le choléra, la peste... Dans cette Afrique surpeuplée, soucieuse de défendre ses frontières, quel pays pourrait accueillir une telle marée humaine? Bérès se dépêche de rentrer, son rapport sous le bras. Le discours qu'il fait quelques jours plus tard au comité des missions de Médecins du monde est catastrophique. Il ne perd pas son calme, son flegme tout britannique, mais sa voix trahit une émotion certaine. Autour de la table, Bernard Granjon et la jeune garde écoutent l'homme aux cheveux blancs parler des grandes catastrophes à venir. L'urgence prévaut. Une équipe part aussitôt.

Pierre Pradier effectue lui aussi une tournée de reconnaissance au Rwanda avec Bernard Kouchner, tout juste élu le 12 juin au Parlement européen, Michel Bonnot et Jean-Louis Machuron, le président de Pharmaciens sans frontières, une organisation présente à Kigali depuis un an. Kouchner est mandaté par Boutros Boutros-Ghali, le secrétaire général de l'Onu qui ne l'apprécie guère – il le surnomme le « missile non guidé » –, mais qui, en désespoir de cause, lui a demandé de sonder les intentions des belligérants et de sensibiliser l'opinion publique.

Boutros-Ghali le reconnaît lui-même : la mission des Nations unies, présente au Rwanda depuis trois ans, a lamentablement échoué.

Avec Pradier et Machuron, Kouchner tente d'obtenir le passage des centaines de Tutsis réfugiés à l'hôtel des Mille Collines, en zone hutue. Si les malheureux ne fuient pas rapidement, ils sont voués à une mort certaine. Les trois vieux camarades dorment au siège de la mission des Nations unies pour le Rwanda, la Minuar, dont les soldats, impuissants, sont contraints d'entériner la liste des massacrés.

A peine s'aventurent-ils dans les rues de Kigali que les combats reprennent. Des enfants parviennent en sang à l'hôpital. Ils ont deux, trois doigts coupés, signe des survivants qui ont su éviter le coup de machette fatal. Les Tutsis n'hésitent pas, eux aussi, à se livrer à quelques exactions. Quand les soldats rebelles du FPR s'emparent de l'aéroport, ils massacrent allègrement femmes et enfants. En face, à l'hôtel des Mille Collines comme dans les ambassades, les orphelinats, les églises, les Hutus effectuent des descentes, sélectionnent quelques victimes qu'ils massacrent méthodiquement. Des fillettes sont violées, des hommes émasculés, des femmes empalées. La terreur règne sur la ville.

Kouchner se rend à la radio des Mille Collines où les Hutus délivrent quotidiennement des appels au meurtre. Il est galvanisé par les exactions innommables.

– Vous êtes des lâches, hurle-t-il dans le micro. Vous tuez vos frères ! Laissez vos machettes, sinon, un jour ou l'autre, vous serez condamnés pour crimes contre l'humanité.

Les militaires qui contrôlent la station hésitent. Ils sortent puis rengainent leurs pistolets. Assassiner un ancien ministre français pourrait leur causer quelques tracas.

A l'orphelinat tenu par le père Blanchard, un Français, les deux cents enfants qu'il a recueillis sont tous exécutés. L'un des chefs de la milice hutue, Kigingi, lance à l'ecclésiastique :

– Tu sais, le père, moi je ne fais pas de pitié.

La paroisse Saint-André des pères blancs n'est plus qu'une immense morgue. Les cadavres sont jetés dans une fosse commune creusée de longue date.

Dans d'autres orphelinats, les enfants sont épargnés, mais les adultes qui y ont trouvé refuge sont promptement expédiés dans l'au-delà. Certains parviennent à survivre en se cachant dans les faux plafonds, des trous, des caves aux portes dissimulées. Au village de Kipaga-paga, c'est sur des cadavres d'enfants décapités – deux mille corps – que marche

Kouchner. Machuron et lui tentent de porter secours à Marc Vaitter, un autre Français, qui a recueilli cent soixante et onze enfants. Personnage mystique, courageux, Vaitter a refusé de quitter les lieux lorsqu'il était encore temps. Il ne voulait pas abandonner ses jeunes protégés.

Kouchner est amer. Sa tentative de créer un corridor humanitaire échoue, une fois de plus. Le mardi 9 mai, à neuf heures, les belligérants, pourtant, se tenaient fin prêts. C'était sans compter sur la bière. Dès le matin, les miliciens baignaient dans l'ivresse et tiraient sur tout ce qui bouge. Désormais, le gouvernement rwandais ne parvient même plus à retenir les bandes armées qui écument les rue de Kigali.

– Ça ne sert à rien, ces corridors, fulmine Machuron. Ici, une seule kalachnikov suffit pour faire la loi.

Quelles plaies peuvent panser les humanitaires dans cet océan de blessures? Si peu, fulminent-ils, leur action est forcément limitée. La solution au conflit doit d'abord être politique.

A Médecins sans frontières, dont une centaine de volontaires sont sur le terrain, le constat est le même qu'à Médecins du monde. L'horreur atteint son comble. Deux cent cinquante à trois cents employés locaux de l'organisation ont été assassinés. Le génocide ne fait plus aucun doute, malgré les atermoiements de la France et des État-Unis, soucieux de ne pas s'engager dans ce bourbier. Philippe Biberson décide alors d'organiser une conférence de presse au siège de MSF. Là, face à une vingtaine de journalistes, il demande l'intervention de troupes étrangères. Entouré de Marc Gastellu, directeur adjoint des opérations, et de Bernard Pécoul, directeur général, il plaide pour une opération militaire dans un discours non dénué d'émotion. La France n'est pas citée mais, malgré l'ambiguïté de sa politique passée, son soutien affiché aux Hutus, son intervention est souhaitée, faute de mieux.

– Au Rwanda, explique Biberson, l'humanitaire, une fois de plus, sert de paravent à l'inaction des États, dans l'attente d'une réaction musclée. On a connu l'humanitaire alibi, désormais on rentre dans l'humanitaire impossible ou l'humanitaire impasse. Aujourd'hui, en l'absence de règlement politique, l'aide humanitaire, qui est nécessaire dans bien des endroits, doit être contrôlée. Elle est utilisée par les uns et par les autres pour nourrir la guerre. On ne peut pas arrêter un massacre avec des médicaments! Il faut que ce génocide cesse, que ses responsables soient jugés!

Bernard Pécoul, lui, rentre bouleversé de son voyage à la frontière rwandaise, côté tanzanien. Dans des camps improvisés, il a vu débarquer des centaines de milliers de réfugiés. Le 16 juin, à Benako, un camp implanté dans les montagnes semi-désertiques de Tanzanie, il a vécu un drame. Impunis et arrogants, les chefs hutus, anciens massacreurs de Kigali, ont investi le camp et ordonné aux soixante volontaires de Médecins sans frontières de quitter les lieux sur-le-champ. Ceux qui se sont opposés au départ des humanitaires ont été bombardés de pierres. La prise de la « ville » a été dûment préparée, constate Pécoul. Dommage. Les trente logisticiens avaient réalisé des prouesses, acheminant l'eau potable pour cette ville créée *ex nihilo* en quelques jours. Deux cent mille réfugiés sont ainsi devenus otages des anciens bourreaux, avec l'attitude complice des militaires tanzaniens et sous le regard impuissant des volontaires français, retranchés dans la ville de N'Gara à une heure trente de route du camp. « Privés » de soins, ceux-ci prônent une hypothétique « grève humanitaire ».

Habitué, comme Philippe Biberson, des camps de réfugiés en Thaïlande où il a servi deux ans durant, Pécoul est subjugué par le degré d'organisation des Hutus, semblable à celui des Khmers rouges. Le lait en poudre, les sacs de maïs, de riz, de blé acheminés par l'aide internationale représentent désormais une arme entre leurs mains. Des camions entiers ont pris le chemin des villes tanzaniennes, vers Mwanza ou le lac Victoria, pour revendre leur cargaison. A Benako, les royalties de la charité servent aussi à acheter des armes. Bernard Pécoul est écœuré par cette manipulation. Comment continuer à nourrir ces êtres si les rations permettent aussi de les assassiner? Éternel dilemme. Au Rwanda et dans les camps, il devient crucial.

– On a participé à la réhabilitation des bourreaux, lâche Pécoul de retour à Paris. C'est écœurant.

Comme en Bosnie, les humanitaires demandent aux États de prendre leurs responsabilités. Les médecins ne sont pas des justiciers ou des redresseurs de torts. Aux nations de prendre la relève.

Lors de la réunion du mardi soir à Médecins du monde, la tension monte. Bernard Granjon demande la parole. Fort de sa reprise en main du conseil d'administration quinze jours plus tôt, le président de MDM blâme le projet d'intervention française au Rwanda. Depuis plusieurs jours, François Léotard évoque l'envoi de troupes dans ce pays. L'idée qui émane de Matignon et du Quai d'Orsay a été peaufinée par Jean-Christophe Rufin, conseiller du ministre de la Défense et ancien numéro deux de MSF.

Granjon s'insurge contre cette opération médiatico-militaire.

– L'armée française veut sauver sa mise au Rwanda. Nous, on ne peut s'appuyer ni sur l'armée française, ni sur les populations. Il n'y a plus de victimes dans cette zone, il n'y a que des bourreaux!

Granjon est soutenu par Michel Brugière, qui a remplacé Pierre Pradier au poste de directeur de MDM.

– La France n'a pas changé de politique. On va vers une scission du Rwanda et un soutien au FAR. Il faut se rendre sur place pour le faire savoir.

La salle est partagée. Faut-il continuer à soigner au Rwanda ou dénoncer l'ingérence française, que l'on estime partisane? Quelques jours plus tôt, Bernard Granjon, assisté de sa femme Évelyne, psychiatre pour enfants, et d'Éric Cheysson, chirurgien, « ancien » d'Afghanistan, s'est rendu à Kigali pour tenter de ramener des enfants en France. Trente-deux gamins malades ont pu franchir les lignes après de rudes négociations avec les chefs du FPR. L'aéroport de Kigali a été spécialement rouvert pour cette opération. Le pilote, un officier de la force des Nations unies qui arrivait de Nairobi, a dû redécoller quelques minutes à peine après son atterrissage pour éviter les tirs et monter très vite en spirale vers les nuages.

En arrivant à Orly, Bernard Granjon a aperçu dans le pavillon d'honneur l'un de ses prédécesseurs à la présidence de Médecins du monde, Bernard Kouchner, flanqué de Lucette Michaud-Chevry, ministre délégué à l'Action humanitaire. Kouchner était venu accueillir les trente-deux enfants en son nom propre. Les caméras se sont tournées naturellement vers lui. Granjon, fourbu par ses journées marathons et les heures de palabres avec les rebelles rwandais, ne s'est guère offusqué de cette récupération médiatique. Mais tout de même, a-t-il pesté intérieurement, quelle propension au vedettariat pour l'ancien ministre !

Pendant ce temps, dans son bureau de New York, le représentant de la France aux Nations unies, Jean-Bernard Mérimée, s'efforce de convaincre les membres du Conseil de sécurité des bonnes intentions françaises. Alternativement, il téléphone et arpente les couloirs du grand bâtiment. Les Américains, les Britanniques, les Russes et les Chinois se sont montrés favorables à une intervention, malgré les réticences traditionnelles de Pékin à plaider la cause du droit d'ingérence.

Dans la soirée du 22 juin, les membres du Conseil de sécurité se rangent du côté de la France et votent une résolution autorisant l'envoi de troupes françaises au Rwanda. Seule la Chine s'abstient.

Dès le lendemain matin, le dispositif militaire, baptisé « opération Turquoise », se met en place. Deux mille cinq cents soldats font leur paquetage avant d'être acheminés sur Goma et Bukavu, deux villes frontalières au Zaïre. Les premiers détachements assurent la protection des réfugiés tutsis. Les volontaires de MSF présents au Rwanda saluent l'opération, même s'ils continuent à penser que les Français n'étaient pas les mieux placés pour intervenir. Au siège de l'organisation, à Paris, l'état-major, choqué par le génocide, reprend espoir. L'appel au secours lancé par Philippe Biberson et ses pairs a été entendu.

Désormais, c'est le soldat qui précède le médecin pour endiguer une catastrophe.

Après la critique de l'opération américaine Restore Hope en Somalie, MSF avalise l'alliance de l'humanitaire et de la troupe.

La coopération sur le terrain n'est pas toujours aisée. Venue pour gérer la communication de la mission de Médecins sans frontières, l'Américaine Samantha Bolton note scrupuleusement les éléments de la discorde entre soldats et volontaires qu'elle envoie par fax au siège parisien.

4 juillet

J'ai envoyé un fax urgent à propos de la visite d'un groupe d'officiers français venus ce matin en Jeep exiger que MSF travaille « immédiatement » à Gikongoro où arrivent les réfugiés hutus en provenance de Butare. Ils affirment qu'ils ont besoin d'un renfort de médecins sur place et assurent qu'il n'y aura pas de problème de sécurité, puisqu'ils nous escorteront à l'aller comme au retour. Nous avons répondu que nous prendrions une décision dès le retour de notre mission exploratoire, c'est-à-dire en fonction de nos propres informations sur la situation des gens. Menace d'un officier : « S'il n'y a pas de réponse positive ce soir, nous dirons à la presse que vous ne voulez rien faire. » Dur à avaler pour notre staff qui est sur le terrain depuis des mois, à Kigali et ailleurs au Rwanda. Recevoir une leçon de la part de types qui viennent à peine de débarquer, c'est un peut fort ! Quand même, MSF ne s'est pas barré du Rwanda quand les massacres ont commencé...

6 juillet

Maintenant que Kigali est tombé, les éléments avancés du FPR sont à quelques kilomètres de la zone de sécurité française, vers Gikongoro. L'attitude des Français de Turquoise à l'égard des miliciens et des responsables gouvernementaux qui circulent tout à fait librement dans cette zone de sécurité reste obscure. Il y a bien eu un petit show organisé pour les télévisions lors de l'interpellation de quelques miliciens armés, mais on nous répète chaque jour que l'ordre de mission de Turquoise ne comprend pas le désarmement des milices.

Alors faut-il travailler dans cette zone? Sur place, toutes les équipes MSF exigent une mise au clair. Les uns estiment qu'il ne faut pas que l'ensemble de la population hutue paie pour les crimes commis par quelques-uns. Les autres ont du mal à accepter l'idée de côtoyer et d'aider des tueurs, et cela bien qu'à l'hôpital de Kigali nos toubibs aient soigné tout le monde : civils, miliciens, soldats, même ceux qui leur tiraient dessus...

La cellule de coordination humanitaire française continue de pédaler dans le vide, et les officiers de l'opération Turquoise sont de plus en plus nerveux. Ils ont l'habitude d'exécuter les ordres et ne comprennent pas pourquoi les ONG ne sautent pas immédiatement à bord des camions militaires pour travailler à leurs côtés. De plus, beaucoup parmi eux n'ont jamais vu autant de réfugiés avant de venir ici, ni tant d'enfants malades ou abandonnés. Ils se sentent complètement inutiles. « Nous ne sommes ni équipés ni formés pour faire le travail des ONG », a dit un officier supérieur, la voix brisée et des larmes dans les yeux. C'est vrai qu'à Gikongoro, où se trouvent environ deux cent cinquante mille déplacés, il y a un seul médecin militaire qui a constaté vingt-cinq décès en un jour. Les soldats qui enregistrent l'identité des personnes déplacées ne savent absolument pas s'y prendre.

Cela dit, les pressions continuent et les officiers français multiplient les accusations contre les ONG, et surtout contre « quelques ONG européennes subventionnées par la France, et spécialisées dans le soutien médical, qui ne s'engagent pas, plutôt pour des raisons politiques que caritatives ». Vous voulez un dessin?

7 juillet

Selon le docteur Kasima, qui était le chef de la mission médicale MSF à Butare, l'ambiance dans le secteur gouvernemental est extrêmement tendue. Les gens ont peur des massacres en cas de percée du FPR et veulent se réfugier dans la zone française. Mais les distances sont importantes, il y a des difficultés de transport, et beaucoup de barrages où, de plus, les miliciens et les soldats sont ivres et agressifs. Les radios hutues entretiennent la terreur et incitent la population à se réfugier le plus vite possible au Zaïre. Les conclusions d'une équipe du CICR qui vient de rentrer d'une mission en dehors des zones contrôlées par les Français sont inquiétantes. Des dizaines de milliers de personnes fuiraient actuellement la région de Kigali : des soldats en camion, des gens en voiture, à vélo, à pied, poussant devant eux leurs vaches, leurs poules. Et bien sûr tout ce monde est encadré par des centaines de miliciens totalement ivres qui « organisent » cet exode.

Ici, à Goma, les gens ne parlent que de l'éruption des volcans. Ils accusent les Français d'en être à l'origine, avec « leurs avions qui font trembler la terre ». L'affaire est sérieuse. Ces volcans sont situés à environ quarante kilomètres de Goma, et on dit que le bétail refuse de manger l'herbe couverte de poussière volcanique. MSF-Hollande envoie une mini-mission sur place pour faire le point.

Demain, les Français veulent organiser un petit défilé sur l'aéroport pour montrer à la population combien les forces sont ouvertes et amicales. Il n'y aura sans doute pas beaucoup de spectateurs : l'opposition zaïroise a lancé une opération ville morte contre le nouveau Premier ministre Kengo, celui-là même que les Français soutiennent depuis que Mobutu leur a permis de s'installer au Zaïre. Voilà, c'est tout pour aujourd'hui.

8 juillet

La mission Volcans est rentrée. La lave a effectivement brûlé de nombreux champs de patates douces et elle menace une petite ville de dix mille habitants à trois heures d'ici. Il ne nous manquait plus que cela.

De l'autre côté du lac, au Rwanda, il y a de plus en plus de « déplacés », environ sept cent mille, et d'autres mouvements sont prévus dans les prochains jours. La cellule de « coordination » française passe toujours ses nerfs sur les ONG. Et les miliciens ivres et les soldats des FAR se prélassent encore dans la zone de sécurité de Turquoise.

Lors de la dernière réunion de la cellule, le HCR a demandé à quoi ressemblaient les camps de réfugiés contrôlés par le FPR. Réponse d'un officier français : « C'est le collectivisme... le lavage de cerveaux... des cours obligatoires... des Khmers noirs, quoi ! » J'ai rappelé qu'il n'y a de saints dans aucun des deux camps, mais que l'Onu a pu constater qu'à Kigali le FPR avait quand même évacué les blessés de toutes les ethnies, et qu'à notre connaissance il n'y avait pas de camp de rééducation chez eux. Bref, le langage des militaires français est toujours aussi musclé à l'encontre du FPR et, hélas, toujours aussi discret à propos des miliciens et du pouvoir rwandais qui ont commis un génocide. La radio hutue clame sur tous les tons qu'il faut fuir, que le FPR va massacrer tout le monde. Si les Français s'y mettent aussi, les gens vont vraiment tous s'enfuir. On aura l'air malin quand ils déferleront ici à Goma...

11 juillet

Vous n'allez pas me croire, mais, pour la première fois, la réunion de la cellule s'est tenue dans une ambiance à peu près détendue, sans propos agressifs contre les ONG, sans allusion à des projets de coordination quelconques.

Il est toujours aussi difficile de travailler dans le secteur des forces gouvernementales. Toutefois, il y a là-bas des centaines de blessés, civils et militaires, et un besoin urgent de médicaments pour équiper les quatre centres de soins et les hôpitaux qui fonctionnent encore. Les rares docteurs et les infirmières locaux n'ont absolument plus rien et réutilisent leurs seringues et leurs aiguilles en se contentant de les nettoyer à l'alcool.

13 juillet

Depuis cet après-midi, une foule immense franchit la frontière entre le Rwanda et le Zaïre. En certains endroits, on a décompté le passage de quinze mille personnes par heure. De l'autre côté de la frontière, Ruhengeri est devenue une ville morte. Le grand hôpital est absolument désert. Il y aurait cinq cent mille personnes sur la route entre Ruhengeri et Gisenyi. C'est tout le Rwanda qui débarque à Goma !

14 juillet

Nous aussi, nous avons notre défilé, mais il n'y a vraiment pas de quoi plaisanter : celui-là est horrible. Ce matin, les réfugiés arrivent encore par dizaines de milliers à Goma. Je n'ai jamais vu cela. La ville est totalement inondée de gens, d'enfants, de vaches, de poules...

Les Zaïrois tentent de désarmer les soldats et les miliciens mêlés aux réfugiés, mais ils sont débordés.

15 juillet

Deux cent cinquante personnes sont arrivées hier à Goma en seulement huit heures. Il s'agit vraisemblablement de la première vague. Cinq cent mille autres seraient en chemin. La population normale de Gisenyi et Ruhengeri est d'environ neuf cent mille personnes. Le CICR estime qu'il y a aussi huit cent mille déplacés de la région de Kigali. Espérons qu'ils ne viennent pas tous ici...

18 juillet

La nuit dernière, l'aéroport et la ville ont été bombardés : une cinquantaine de morts et de blessés. La panique. Il y a eu des tirs dans la ville toute la nuit, et ce matin il n'était vraiment pas possible de circuler dans les rues.

Le Rwanda s'est vidé de sa population dans le Kivu. S'ils restent ici, des milliers d'entre eux vont mourir : les problèmes d'alimentation, d'eau, les risques de dysenterie, pis, de choléra. Non, le Rwanda ne peut pas rester à Goma. Aucune organisation n'a les moyens de nourrir, d'abreuver et d'abriter plus d'un million de personnes. Si on ne fait pas plus et s'ils ne rentrent pas chez eux, ils vont mourir !

21 juillet

Pour qu'on puisse acheminer une aide suffisante, le HCR estime qu'un avion-cargo devrait atterrir environ toutes les deux minutes. Pour l'instant, il n'y a que dix vols par jour sur une piste en mauvais état, et les capacités de déchargement sont très limitées. Il y a aussi des problèmes de contrôle aérien. Le petit gars de l'aéroport a l'habitude d'assurer un ou deux vols d'avion de tourisme par semaine. Maintenant, il y a des cargos, des appareils militaires, etc. Et si vous voulez savoir pourquoi, hier, les vols ont été suspendus, tenez-vous bien : le petit gars avait tout simplement pris un jour de congé sans le dire à personne ! Les Américains ont promis de faire quelque chose pour améliorer tout cela. Inch Allah !

A Goma et dans toute la région, on ne peut pas creuser : c'est de la roche volcanique. Il faut un outillage lourd, simplement pour pouvoir enterrer les morts ou construire des latrines. C'est pour cela qu'on voit tant de cadavres dont personne ne s'occupe. Les familles ne savent pas quoi en faire. De plus, cette roche n'est pas perméable aux déchets (diarrhées, vomissements), ce qui favorise les épidémies. Habituellement, dans un camp de réfugiés, les morts sont enterrés à l'extérieur de l'enceinte, mais ici les gens sont trop affaiblis et n'ont pas l'équipement nécessaire. Parfois, seul un morceau de tissu posé sur un visage permet de distinguer un mort d'un vivant. Hier, en vingt mètres, de la route au dispensaire, j'ai enjambé huit cadavres. L'un d'entre eux était nu, et ils avaient recouvert son visage de feuilles pour qu'on sache qu'il s'agissait d'un mort. Les derniers prélèvements le confirment : épidémie de choléra. Ça va être l'hécatombe !

Voilà, comme prévu, je dois partir demain pour Nairobi et je reviendrai dans cet enfer dans un ou deux jours. Salut!

A Nairobi, Samantha tente de décrocher. Le spectacle de ces cadavres entassés, l'énergie employée à tenter de réveiller depuis Goma l'opinion publique l'ont minée. Elle plonge dans la dépression nerveuse, contrecoup de la tension qu'elle a vécue des semaines durant.

Dans la contrée du lac Kivu, ses sombres prédictions se réalisent. L'hécatombe... Des dizaines de milliers de cadavres jonchent les chemins. Au milieu des corps enchevêtrés, des enfants agonisent, la bave au coin des lèvres.

Les humanitaires sont débordés.

On n'arrive même plus à ramasser les cadavres. L'armée française se charge de collecter les corps dans Goma, tandis que les volontaires de l'association irlandaise Goal nettoient la route du nord, vers les camps, à raison de cinq cents cadavres par jour. On tente de diviser les tâches. Aux Britanniques de l'Oxfam la livraison de l'eau, à MSF la santé, aux Américains de Care et au CICR la charge des camps et les sacs de nourriture. Vœu pieux. Personne ne peut livrer cinq millions de litres d'eau potable par jour, soigner un million de morts vivants. Au Rwanda et à ses portes, les organisations humanitaires montrent leurs limites. Leurs dirigeants, Philippe Biberson en tête, vilipendent les États et le Haut-Commissariat des Nations unies pour les réfugiés pour leur lenteur. « L'enfer ne se gère pas », écrit l'envoyé spécial de *Libération*, Guy Benhamou, de retour d'une tournée dans les camps.

Tandis que les dirigeants de Médecins sans frontières et Kouchner clament leur approbation de l'opération, Médecins du monde prend ses distances, appuyé par Pharmaciens sans frontières. Le clivage est l'inverse de celui de la Somalie : les détracteurs de l'intervention américaine d'hier approuvent aujourd'hui celle des Français. La différence? « Il y a génocide », lancent les responsables de MSF dont les envoyés reviennent de plus en plus choqués de leur séjour au Rwanda et se lancent dans de longues séances de conversation, le « debriefing », thérapie nouvelle des volontaires de l'urgence. « C'est le Mal absolu, reprend Rony Brauman, qui demeure l'un des mentors de l'organisation, dans un ouvrage au ton virulent. Comment qualifier autrement la vague de massacres qui s'est emparée du pays, à coups de machette, de hache, de pieu clouté, de massue, de flèche et de sagaie? Promis au destin tragique de l'errance ou du massacre, le Rwanda est en proie à une gigantesque chasse à l'homme. Au Zaïre, où sont regroupés plus d'un million de réfugiés, sévit le choléra – des centaines de victimes chaque jour.

Et au-dessus de la tête des réfugiés, comme si les maux n'étaient guère suffisants, tonne le volcan Nyiragongo dont le cratère se réveille.

Le Rwanda et ses bordures meurtries ne sont déjà plus qu'un grand cimetière.

A la frontière tanzanienne, plusieurs volontaires s'offusquent de soigner les bourreaux. Nul doute que ceux-ci figurent en bonne place parmi les trois mille réfugiés hutus qui parviennent chaque jour au camp de Ngara. Hervé Isambert, médecin, et Christine Pliche, infirmière, sont contraints de fermer les yeux et de s'abriter derrière leur déontologie – le silence prôné par Hippocrate. Aider les massacreurs : voilà un paradoxe de plus qu'engendre le principe d'impartialité de l'aide humanitaire. Paradoxe douloureux pour le docteur Isambert, qui sait que les bourreaux ne seront pas jugés. Les bonnes intentions se doublent, là encore, d'une lourde ambiguïté pour les humanitaires, contraints d'assister à l'un des pires massacres de ce siècle. Peu à peu, les volontaires de MSF se désengagent des camps de réfugiés, devenus des repères de massacreurs hutus, qui aiguisent leurs machettes dans l'attente de la vengeance. La logique du droit d'ingérence, relayé par l'armée française, a démontré ses limites. Il permet de circonscrire l'incendie sans pouvoir juger les pyromanes ni prévenir les prochains feux.

A Paris, Bertrand Poirot-Delpech, journaliste au *Monde* et académicien, publie *L'Amour de l'humanité*, un roman pamphlétaire sur l'aide humanitaire dans l'ex-Yougoslavie. Son héros, un enseignant de trente ans, part en Bosnie accompagner un convoi d'aide alimentaire. Aurélien des Herbrais ne rencontre en route que des désillusions. S'il est parti, conclut le romancier, c'est surtout pour se faire plaisir. Une galerie de portraits illustre le récit, du baroudeur bon teint au philosophe en quête de reconnaissance médiatique, et les motivations, simples ou troubles, défilent comme une litanie de justifications.

Le roman ajoute encore au désarroi ambiant, ressenti par les humanitaires mais aussi par les opinions publiques occidentales. L'aide humanitaire, dans ce siècle finissant, se conçoit comme une nouvelle philosophie, une réplique au silence des clercs et des gourous. Elle a réussi et échoué en même temps, sur les terrains mouvants de l'après-guerre froide. En son nom, tout semble possible.

Succédané hasardeux des grandes utopies ou légitime matrice de la politique de demain, maintes fois encensée et souvent vilipendée, l'émergence de la société médiatico-humanitaire ne s'opère pas sans heurts et sans critiques, à commencer par celles qui émanent de ses hérauts. Alain Destexhe, secrétaire général de MSF-International, publie un essai intitulé *L'Humanitaire impossible*. Rony Brauman titre son pamphlet à propos de l'aide en Somalie *Le Crime humanitaire* et sort un essai sur le Rwanda, intitulé *Devant le Mal*. Le malaise est grand mais traduit l'importance de l'enjeu : si l'aide humanitaire, artisanale dans les années 70, portée aux nues dans les années 80, récupérée et vilipendée dans les années 90, parvient à se métamorphoser, les horizons du droit, de la morale, de la politique et de la stratégie en seront transformés. Des derniers grands drames, famine éthiopienne, guerre civile somalienne, conflit ethnique dans l'ex-Yougoslavie, génocide rwandais, la geste humanitaire ne sort pas indemne. Ses guides et mentors, de Brauman à Emmanuelli et Biberson, de Kouchner à Aeberhard et Granjon, en connaissent l'enjeu : une remise en question permanente, une autocritique obligée, pour éviter les travers pernicieux, les tentatives de récupération, les sabordages par grand fond. De l'expérience rwandaise, nul n'est épargné, sur le terrain ou dans les états-majors parisiens. Mais la connaissance du mal rwandais a permis de mieux cerner les carences et les limites de l'action humanitaire.

Cynisme exacerbé, humanisme béat, ersatz malicieux des rapports de forces issus de l'après-guerre froide, élans du cœur qui prétendraient régir les relations entre États... L'action humanitaire, qui s'apparente quelquefois à une nouvelle utopie, est surtout faite de grandeurs et de servitudes, d'espoirs et d'affres. La mission des porte-drapeaux du devoir d'urgence s'étend de la Somalie aux camps de la purification ethnique en Bosnie, du nord au sud, des tropiques au cœur de l'Europe, partout où les États se montrent impuissants. La médiatisation se révèle un passage obligé, le corollaire de la sensibilisation des opinions publiques. Et l'appui politique, voire militaire, en dépit d'erreurs et de carences comme celles constatées en Somalie, demeure un vecteur puissant.

Secouristes, nouveaux moralistes, commandos en blouse blanche, les qualificatifs n'ont pas manqué pour décrire la trajectoire des volontaires. Dépositaires, par l'idée d'assistance humanitaire, de l'universalisme des droits de l'homme, ils sont aussi héritiers de la morale judéochrétienne, des idéaux laïcs nés de la Révolution française. Leur mission est simple, identique à celle du docteur Rieux dans *La Peste* de Camus : « sauver les corps ».

Les acteurs de la saga humanitaire, considérée déjà par de nombreux observateurs comme la plus grande aventure intellectuelle de cette fin de siècle, ont inventé une nouvelle morale, un code de générosité, un idéal humaniste, sorte d'instrument antilâcheté. Car, loin de verser dans un « universalisme abstrait », le devoir d'assistance humanitaire permet de donner, de temps en temps, une réponse à l'indifférence, à l'agonie et d'ériger une nouvelle éthique des rapports humains.

Épilogue

Au terme de ce récit qui embrasse près d'un quart de siècle d'épopée humanitaire, le bilan est mitigé, forcément pluriel. S'il est impossible de dresser un état des lieux, un constat précis de cette épopée, le bilan tient plutôt dans le legs que les volontaires entendent apporter. Une promesse d'avenir, un engouement partagé par toutes les couches de la société, en France et ailleurs : leur aventure a offert un renouvellement intellectuel aux sociétés contemporaines, mélange d'altruisme et d'engagement, de destinées collectives et de fatums individuels. Au brouillage du paysage planétaire engendré par la chute du mur de Berlin et l'enterrement des grandes idéologies, la geste humanitaire apporte des prémices de vision nouvelle, un début d'analyse *systémique*, entre morale de l'urgence et politique de l'indigence, entre usure de la pitié et timidité des États. Par cette exploration des conflits et des drames de la planète, proches ou lointains, l'acte humanitaire représente aussi un nouveau regard sur les sociétés « d'ici ou de là-bas », au sens ethnologique du terme. Les liens entre politique, éthique et droit s'en trouvent renouvelés, pour le meilleur et pour le pire. Les relations entre États sont désormais en partie transcendées par la « pensée » humanitaire. De nombreux régimes tentent d'apprivoiser le courant humanitaire, tandis que certains pouvoirs non démocratiques se défient de ces envoyés très spéciaux, aptes à manier la dénonciation, la critique corrosive, à ausculter les corps mais aussi les droits, de l'homme ou autres, et agissent en conséquence. En ce sens, l'action humanitaire peut représenter un *pôle de pouvoir émergent* de la même manière que l'on a pu parler de quatrième pouvoir aux États-Unis au lendemain de l'affaire du Watergate. A ceux qui évoquent une défaite de la pensée, les humanitaires opposent l'argument du renouveau de la pensée.

Au départ poignée d'ex-militants déçus par mai 68 rejoints par quelques hommes de droite, les volontaires sont devenus légion. Ils viennent de tous horizons, de tous les milieux, jeunes, moins jeunes, militent de moins en moins dans les partis, ont relégué dans les placards les certitudes idéologiques. Ils entendent représenter l'espoir, aussi ténu soit-il, d'un monde meilleur, grâce à une générosité tangible, dénuée d'intéressement politique, loin de la glose manichéenne, riche en leçons pour les sociétés donatrices comme pour les sociétés récipiendaires, lien entre le Nord et le Sud, mais aussi entre pays en paix et pays en guerre, proches ou éloignés de la vieille Europe, ou même en son sein. Ils proclament non plus un tiers-mondisme unilatéral, mais une solidarité des peuples. Ils savent qu'il n'y a plus guère de certitudes globales, de dogme permettant d'englober les questions sur le devenir du monde, mais prônent une alliance de l'espoir et du geste qui sauve. Moralistes malgré eux, ils entendent clamer haut et fort leurs revendications d'un monde meilleur et leur droit, leur devoir de témoignage, tandis que les États tentent de s'emparer de leur outil et de leur éthique.

En chemin, des volontaires sont devenus ministres, députés, hommes politiques, représentants dans différentes organisations internationales, au siège des Nations unies, à l'Organisation mondiale de la santé, au Haut-Commissariat pour les réfugiés, à la Croix-Rouge. D'autres sont chômeurs, médecins généralistes, ingénieurs, professeurs. L'un s'est pendu, un autre s'est tiré une balle dans la tête, un autre encore s'est suicidé par overdose de produits anesthésiants. Plusieurs ont été assassinés, des dizaines d'entre eux ont été blessés, l'un est mort torturé. Des couples se sont formés dans les camps, des « missionnaires » ont épousé des locaux. Ils abandonnent l'engagement humanitaire ou y reviennent. De retour de mission, ils débarquent en France ou ailleurs, un peu déboussolés, décalés. Certains ne peuvent se réadapter et partent pour d'autres horizons. Les autres essaient d'entretenir, secrètement ou non, la flamme acquise dans les camps de réfugiés, les dispensaires de brousse et autres lieux d'humanité.

Remerciements

La liste de toutes les sources consultées pour élaborer ce récit, historique et « roman vrai » des humanitaires, serait fastidieuse. J'ai eu recours à environ deux cents interviews réparties sur trois ans et réalisées *in situ* à l'étranger, à Paris ou en province, de volontaires, de fondateurs des mouvements concernés, de compagnons de route, de « grands témoins » de cette saga, sans compter les témoignages de rescapés, de victimes de guerre ou de catastrophe sauvés par ces humanitaires, en Afghanistan, au Kurdistan d'Irak, au Cambodge, etc. Pour compléter cette enquête, j'ai parcouru, dans le cadre de reportages, une quinzaine de pays dans lesquels se déroulait une opération humanitaire (Afghanistan, Arménie, Azerbaïdjan, Birmanie, Cambodge, Irak, Kenya, Pakistan, Singapour et la mer de Chine pour les missions de Médecins du monde, Tchad, Thaïlande, Turquie, Viêt-nam, ex-Yougoslavie). Les interviews mais surtout l'observation des missions sur le terrain ont permis une analyse « participante » au sens ethnologique du terme, de manière à tenter de restituer l'ambiance, l'atmosphère interne et externe des missions, de mesurer les enjeux, les ruptures, les décalages, bref de cerner le « clan des humanitaires », ouvert et fermé, et d'évaluer ses codes, ses rites, ses origines, ses conflits d'ordre personnel, technique ou politique.

Les livres, les revues, les journaux ont également constitué de précieuses sources d'information.

Toutes les personnes interviewées ne peuvent être citées, mais je tiens à remercier en particulier pour le temps accordé et les archives prêtées – notes, lettres personnelles, télégrammes, affiches, revues humanitaires, cassettes, films vidéo, tracts, manuscrits, poèmes, thèses – Claude Malhuret, Rony Brauman, Bernard Kouchner, Max Récamier, Pierre Pradier, Bernard Granjon, Francis Charhon, Jacques Lebas, Jacques Bérès, Antoine Crouan, Marcel Roux, Michel Fiszbin, Régis Lansade, Michel Bonnot, Patrick Aeberhard, Éric Cheysson, Juliette

Fournot, Robert Sebbag, Raymond Borel, Jean-Christophe Rufin, Dominique Martin, Brigitte Vasset, Alain Dubos, Laurence Laumonier, Patrice Franceschi, Alain Boinet, Patrick Laburthe, Vladan Radoman, Minor Esseyn-Hernandez, Gilles Demas, Xavier Emmanuelli, François Jean, Bernard Pecoul, Philippe Biberson, André Glucksmann, Pascal Grellety-Bosviel, Jacques Pinel, Anne-Marie Gloaguen, Michel Clerc, Rosaria de Rosa, Ghislaine Bayle, Odile Fauconnier, Pierre Fyot, Jean-Marc Fischer, Bernard Jacquemart, Christophe Picard, Françoise Bouchet-Saulnier, Dominique Monchicourt, Michel Gillet, Vincent Faber, Jean-Élie Malkin, Jean-Louis Boujenah, Martin Buisson, René Caravielhe, Pierre-Marie Chanareille. Tous les faits, les dialogues, les détails rapportés dans ce récit proviennent de cette masse documentaire – interviews et sources écrites – et des voyages effectués sur le terrain.

Merci également à Gilda Spizzichino pour la documentation patiemment et scrupuleusement constituée. Ma gratitude à Jean-François Revel et Luc Boltanski pour leur « éclairage » sur l'histoire et l'éthique de la saga humanitaire, ainsi qu'à Michel Fiszbin, Michel Bonnot, Régis Lansade et Françoise de Maulde pour leur relecture attentive du manuscrit. Merci enfin à l'équipe du *Point* pour la multiplicité des reportages qui m'ont permis à maintes reprises de croiser la route des héros de ce livre.

Bibliographie

Afghanistan, la colonisation impossible, par A. Marigo, B. Dupaigne, P. et M. Centlivres, O. Roy, G. Rossignol, J. Mathonnat, E. Gille, J.J. Puig, Le Cerf, 1984.
Mike BARRY, *Le Royaume de l'insolence. La résistance afghane, du Grand Moghol à l'invasion soviétique*, Flammarion, 1984.
Philippe BERNIER, *Des Médecins sans frontières*, Albin Michel, 1980.
Mario BETTATI et Bernard KOUCHNER, *Le Devoir d'ingérence*, Denoël, 1987.
Luc BOLTANSKI, *La Souffrance à distance*, Métailié, 1993.
Michel BONNOT, *Mission médicale clandestine au Laos*, thèse de médecine, université de Dijon, 1981.
Claire BOULANGER, Bernard JACQUEMART, Philippe GRANJON, *L'Enfer yougoslave. Les victimes de la guerre témoignent*, Belfond, 1994.
Marie-France BOTTE, Jean-Paul MARI, *Le Prix d'un enfant. Quatre ans dans l'enfer de la prostitution enfantine à Bangkok*, Robert Laffont, 1993.
Pierre BOURETZ, *Entre l'éthique, le juridique et le politique : le triangle humanitaire, Esprit*, juillet 1994.
Rony BRAUMAN *et alii*, *Le Tiers-Mondisme en question*, Olivier Orban, 1986.
Rony BRAUMAN, *Le Crime humanitaire, Somalie*, Arléa, 1993.
Rony BRAUMAN, *Devant le Mal. Rwanda, un génocide en direct*, Arléa, 1994.
Sylvie BRUNEL, *Une tragédie banalisée. La faim dans le monde*, Pluriel, Hachette, 1991.
Alain de BURES et J.-M. CHALIGNY, *Le Défi afghan*, Anthropos, Bureau international Afghanistan, 1986.
Pierre-Marie CHANAREILLE, *Mogapoly, un humanitaire à Mogadiscio*, Tirésias, 1993.
Roger DADOUN, *La Violence. Essai sur l'« homo violens »*, Hatier, 1993.
François DEBRÉ, *Biafra, an II*, Julliard, 1968.
Pierre-Edouard DELDIQUE et Catherine NININ, *Globe Doctors*, Belfond, 1991.
Alain DELOCHE, *Chirurgien du bout du monde*, Lattès, 1993.
Pascale DESCHAMPS, *Histoires ordinaires de l'exclusion*, Régine Deforges, 1990.
Alain DESTEXHE, *L'Humanitaire impossible ou deux siècles d'ambiguïté*, Armand Colin, 1993.

Alain DUBOS, *Sans frontières*, Carrère, 1986.
Xavier EMMANUELLI, *Au vent du monde*, Flammarion, 1990.
Xavier EMMANUELLI, *Les Prédateurs de l'action humanitaire*, Albin Michel, 1991.
Béatrice FRAITEUR, *Années sans frontières, carnets de route*, De Bœck, 1991.
Patrice FRANCESCHI, *L'Exode vietnamien, les réfugiés de Pülau Bidong*, Arthaud 1979.
Patrice FRANCESCHI, *Ils ont chosi la liberté*, Arthaud, 1980.
René GIRARD, *Le Bouc émissaire*, Grasset, 1982.
André GLUCKSMANN et Thierry WOLTON, *Silence on tue*, Grasset, 1986.
Hervé HAMON et Patrick ROTMAN, *Génération*, tome I : *Les Années de rêve*; tome II : *Les Années de poudre*, Seuil, 1987 et 1988.
François JEAN, *Éthiopie. Du bon usage de la famine*, MSF, 1986.
Bernard KOUCHNER, *Charité Business*, Le Pré aux Clercs, 1986.
Bernard KOUCHNER, *L'Ile de Lumière*, Ramsay, 1980.
Bernard KOUCHNER, *Le Malheur des autres*, Odile Jacob, 1991.
Bernard KOUCHNER et l'abbé PIERRE, *Dieu et les hommes*, Robert Laffont 1993.
Jean LARTÉGUY, *L'Adieu à Saigon*, Presses de la Cité, 1975.
Jacques LEBAS, *A la vie, à la mort. Médecin par temps d'épidémies*, Seuil, 1993.
Gilles LIPOVETSKY, *L'Ère du vide. Essais sur l'individualisme contemporain*, Gallimard, 1992.
Gilles LIPOVETSKY, *Le Crépuscule du devoir*, Gallimard, 1992.
Esmeralda LUCIOLLI, *Le Mur de bambou (Le Cambodge après Pol Pot)*, MSF/ Régine Deforges, 1988.
Claude MALHURET et Xavier EMMANUELLI, *Médecins sans frontières*, Chêne-Hachette, 1982.
Claude MALHURET, *Les Déportations de masse en Éthiopie*, MSF, 1985.
Olivier PAGE, *Enfants d'un monde sans frontières*, MSF, 1989.
François PONCHAUD, *Cambodge, année zéro*, Julliard, 1977.
Vladan RADOMAN, *Le Sourire de l'accordéoniste*, La Table ronde, 1993.
Jean-François REVEL, *Le Regain démocratique*, Fayard, 1992.
Rémy RIEFFEL, *La Tribu des clercs. Les intellectuels sous la Ve République*, Calmann-Lévy, CNRS Éditions, 1993.
Marcel ROUX, *Diapositives*, MSF/Régine Deforges, 1988.
Olivier ROY, *L'Afghanistan. Islam et modernité*, Le Seuil, 1985.
Jean-Christophe RUFIN, *Le Piège. Quand l'aide humanitaire remplace la guerre*, J.-C. Lattès, 1987.
Jean-Christophe RUFIN, *L'Empire et les nouveaux barbares*, J.-C. Lattès, 1991.
William SHAWCROSS, *Le Poids de la pitié*, Balland, 1985.
Stephen SMITH, *Somalie, la guerre perdue de l'humanitaire*, Calmann-Lévy, 1993.
Olivier TODD, *Cruel Avril. 1975, la chute de Saigon*, Robert Laffont, 1987.

Index
des personnes citées

Table des matières

Cet ouvrage a été réalisé par la
SOCIÉTÉ NOUVELLE FIRMIN-DIDOT
Mesnil-sur-l'Estrée
pour le compte des Éditions Robert Laffont
en mars 1995

Imprimé en France
Dépôt légal : mars 1995
N° d'édition : 36046 – N° d'impression : 29940

[illegible]
Dépôt [illegible]
[illegible]